제2판

병원경영정보시스템

공 명 달 저

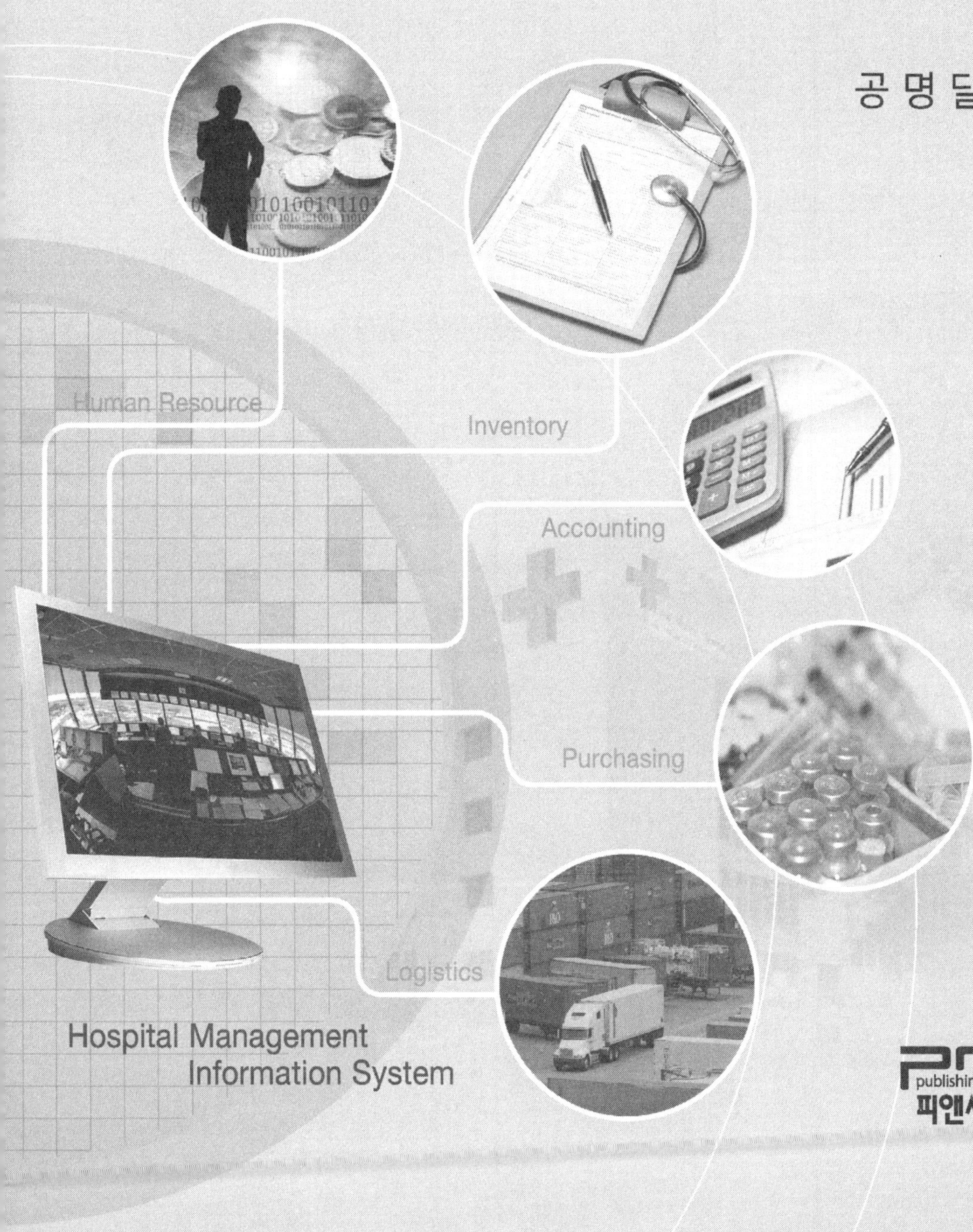

Hospital Management
Information System

publishing and culture
피앤씨미디어

머리말

최근 병원을 둘러싸고 있는 경영환경이 급변하고, 인구의 고령화, 경제발전, 국민생활 수준의 향상, 건강에 관한 관심이 고조되는 시대를 맞아 의료서비스의 수요는 급속히 증가하고 있으며, 특히 삶의 질을 추구하는 웰빙(well-being) 열풍이 지속되면서 의료수요가 고급화하는 경향이 점차 가속화되고 있다.

아울러, 정보기술의 발전으로 인한 U-Healthcare 시대의 도래와 업무의 효율화를 위한 의료기관 내외부 간의 정보 공유의 필요성이 증대되고 있다. 또한 정부의 각종 의료정책, 보험수가 등과 관련기관 간의 환자정보의 교환에 따른 표준화, 통합화 및 공유화에도 대응해야 하며, 병상수의 증가와 병상이용률의 감소, 병원 규모의 대형화 및 고급화, 의료서비스의 경쟁 심화 및 비용의 증가, 전문병원의 출현과 약진 등에도 신속하고 적절한 대처가 필요하다.

이러한 병원의 내외적인 경영환경이 급변하는 가운데 조직이 지속적으로 발전하기 위해서는 무엇보다도 비용우위와 의료서비스의 차별화를 통한 경쟁우위 확보가 급선무이다. 또한 고객이 만족할 수 있는 우수한 품질과 서비스를 제공하는 것이 중요한데, 이를 위해서는 자원의 효율적 관리와 함께 지속적인 개선활동과 경영혁신이 필요하다. 즉, 환자가 중심이 되는 진료환경을 조성하고 양질의 의료서비스의 제공과 고객만족, 의료비용의 절감과 지속적인 진료서비스의 질을 개선하는 것이 무엇보다 중요하다. 진료서비스의 개선을 위해서는 의사의 직접 전산입력에 따른 정확한 처방과 신속한 정보 전달, 원무행정의 정확성 및 편의성 확보, 대기시간 단축 등의 환자 서비스 개선이 필요하다. 또한 조직의 경쟁력 제고를 위해서는 효율적인 자원관리, 신속한 의사결정 지원 및 수익성 향상이 이루어져야 한다.

요즘과 같은 지식정보화 사회에서는 병원에 있어서 인적자원과 물적자원 못지않게 중요한 자산이 정보이다. 정보는 경영계층별로 의사결정을 하는데 근거가 되는 것으로 병원경영에 필요한 정보는 대부분 정보시스템을 통하여 생성되어 유통되며 활용되고 있다.

정보를 비롯한 인적·물적 자원의 효율적 관리와 경영혁신을 위한 정보시스템 구축과 운영을 통하여 업무처리능력 향상은 물론 정보개선, 관리통제, 능률증대, 서비스향상 및 원가절감을 위하여 많은 투자도 하고 있는 실정이다. 이러한 노력에 힘입어 수많은 병원들이 병원정보시스템(HIS)의 핵심인 OCS/EMR을 운영 중에 있거나 도입을 추진 중에 있다. 뿐만 아니라 OCS/EMR에서 더 나아가 경영관리를 위한 병원경영정보시스템을 구축, 운영하여 내부자원의 최적화를 도모하고, 거래처와의 효율적인 물류관리를 위한 SCM과 고객관리를 위한 CRM 등의 솔루션까지 도입하여 운영하고 있는 실정이다.

따라서 이와 같은 병원의 경영환경 변화에 따른 인적·물적 자원의 중요성과 활용, 정확한 처방 및 신속한 정보의 전달, 업무의 효율성 향상, 고객만족, 그리고 무엇보다도 병원의 경쟁력 향상을 위한 강력한 무기가 되는 OCS/EMR과 함께, 일반관리부서의 업무를 담당하는 병원경영정보시스템(Hospital Management Information System, HMIS)의 운영이 필수요건이라 하겠다.

병원경영정보시스템은 병원의 OCS/EMR 시스템과는 별도로, 인사급여관리, 재무회계관리, 구매재고관리, 물류관리 등 경영관리 업무를 대상으로 정보기술을 기반으로 하여 병원의 선진 업무프로세스(best practice)가 구현된 소프트웨어(S/W) 패키지이다.

저자는 이러한 요구와 중요성을 인식하고 병원현장의 실정에 맞는 병원경영정보시스템의 도입과 운영을 위한 지침서의 필요성을 느꼈고, 현재 국내에 출시되어 판매 중인 병원경영정보시스템(HMIS) 제품들을 검토한 결과 수도권을 기반으로 여러 종합병원, 요양병원 등에서 시스템을 설치하여 운영 중인 ㈜소프트넷의 제품을 선정하게 되었다. 따라서 이 책의 후반부에는 ㈜소프트넷의 제품의 프로그램 화면이 구성되어 있으며, 이들은 실제로 병원에서 운영 중인 프로그램 화면들이다.

오랜 기간 동안 기업체 현장에서의 실무경험과 약 10여년 동안 MIS, ERP 교과목을 대학에서 강의를 해 오면서, 이번 ㈜소프트넷의 자료들을 체계적으로 정리하여 공부하는 학생들이나 병원 실무자들에게 실질적인 도움을 주기 위하여 감히 출간을 결심하게 되었다. 촉박한 일정 가운데 저술하여 잘못된 부분도 발견되리라 생각되며 이에 대해서는 독자 여러분들의 양해를 바라마지 않는다.

이 책은 병원정보시스템 중에서 병원의 경영관리를 위한 이론과 실무 지침서이다. 경영정보시스템에 대한 기본개념의 이해로부터 정보기술(IT)에 대한 일반적인 이론, 그리고 실제로 병원현장에서 병원경영정보시스템을 도입하여 운영할 경우 실무자 및 관리자들이 부딪치게 될 기술적인 문제들과 기본적인 실무내용은 물론, 단위업무별로 업무흐름 순서에 따라 메뉴화면 및 업무처리 화면들에 대한 내용설명과 접근경로까지 함께 제시하고 있다.

따라서 본서는 대학에서 의료경영학, 보건행정학, 보건의료경영학, 병원경영학, 의무행정학, 의료정보학, 의료정보공학 등을 전공하는 학생들에게 교재로 사용될 수 있을 뿐만 아니라, 병원에서 전산실에 근무하면서 시스템 개발이나 운영업무를 담당하는 전산요원, 정보시스템개발 용역회사 및 SI업체의 개발요원 및 컨설턴트들, 병원정보시스템을 비롯한 소프트웨어 공급업체 종사자들에게 쉽고 유익한 지침서가 될 것이며, 그리고 병원 관리부서의 신입직원들에게도 유익한 교육용 지침서가 될 것으로 기대한다.

이 책은 병원의 경영정보시스템을 위한 실질적이고 종합적인 지침서가 될 것으로 기대하며, 향후 수정보완을 거쳐 추가로 출간할 것임을 밝혀둔다. 본서가 나오기까지는 여러 분들의 협조와 지원이 있었는데, 특히 자료뿐만 아니라 소프트웨어 제공까지 흔쾌히 수락하고 많은 지원을 아끼지 않으신 ㈜소프트넷의 박진용 사장님을 비롯한 직원들께 진심으로 감사를 드리며, 본 저서출간 작업을 위하여 수고해 주신 피앤씨미디어의 박노일 사장님을 비롯한 관계자 여러분들께도 진심으로 감사를 드린다.

2017년 겨울, 천성산 기슭의 연구실에서
저자 공명달

목 차

제1부 경영과 정보시스템

제2부 정보기술 일반

제3부 병원경영정보시스템의 구축 및 운영

제4부 병원정보시스템의 실무활용

제 1 부
경영과 정보시스템

제 1 장 경영과 정보시스템

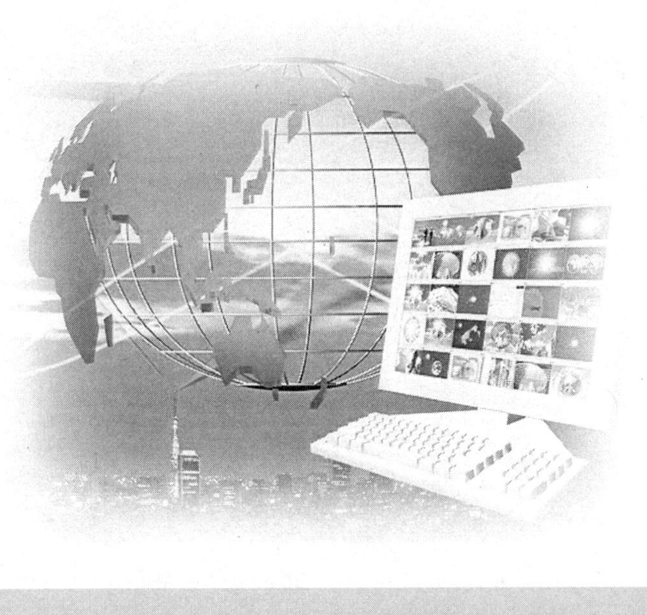

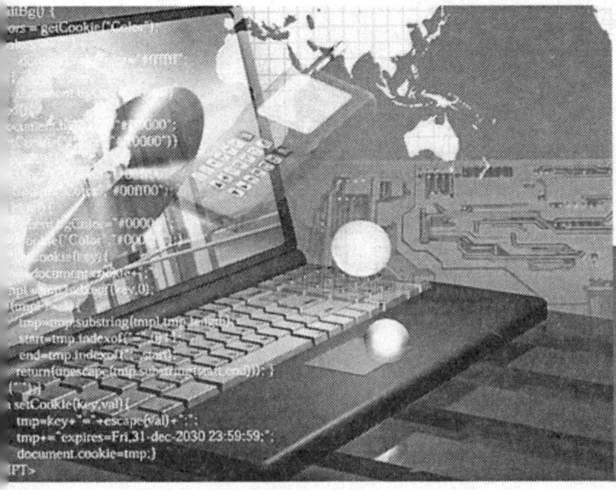

제 1 장 경영과 정보시스템

1.1 경영과 정보

1.1.1 경영과 정보의 개념

1. 경영의 개념

경영은 모든 조직운영의 기본원리이다. 즉, 경영(management, business)은 각 경제주체가 사회적 존재로서 생존하고 발전하기 위해 인적자원, 물적자원 및 자본 등을 계획(planning)하고, 조직화(organizing)하여, 지휘(leading)하고, 통제(controlling)하는 연속적인 의사결정과정이다. 경영은 조직의 목표를 효율적으로 달성하기 위하여 계획을 세우고, 그 계획을 달성할 조직을 구성하여 목표에 따라 계획이 실현될 수 있도록 종업원들을 지휘하고, 그 계획에 따라 실행이 이루어졌는지를 측정하고 평가하는 통제활동으로 구분된다.

과거 산업사회에서는 경영의 핵심요소로 토지(물적자원), 노동(인적자원), 자본(물적자원)이 필요하였으나, 현대사회에서는 정보화가 급격히 진전되고 글로벌화됨에 따라 사람(인적자원), 자본(물적자원), 정보 및 전략이 중요한 경영자원으로 등장하게 되었다. 경영목표를 달성하기 위해 없어서는 안 될 투입자원으로 노동력을 제공하는 사람, 즉 인적자원이 필요하다. 자본(capital)은 돈뿐만 아니라 토지나 건물과 같은 실물자본도 포함한다.

요즘 기업의 경쟁력은 정보력에 의해서 좌우된다고 할 만큼 정보의 중요성이 강조되고 있다. 이와 같이 정보는 기업에 있어서 인적자원이나 자본의 중요성에 못지않게 중요한 자산이며, 정보화 사회가 진전될수록 그 중요성은 더욱 높아질 것이다. 경영이란 최종적으로 의사결정의 과정이라고 단순화시킬 수 있다. 정보는 마치 인체의 혈액과 같아서 정보가 원활하게 유통될 때 기업에 활력이 넘치고 발전이 있다. 정보는 의사결정을 위한 판단근거가 된다. 기업환경에 대한 정보를 신속·정확하게 수집하고 분석한다면 치열한 경쟁환경에서 생존과 성장을 이룰 수 있는 정확한 의사결정이 가능하다. 인적자원과 물적자원이 준비되었고 관련정보의 수집과 분석이 끝났으면, 이들을 하나로 결집해 경영목표를 효율적으로 달성할 수 있는 전략이 필요하다.

전략(strategy)이란 기업이 어떤 방향으로 나아가야 할 것인지 또 목표를 실현시키기 위한 방법이 무엇인지를 결정하는 것을 의미한다. 전략에는 기업의 지향점이 명시되어야 하기 때문에, 최고 경영자의 창조적인 의지와 비전이 담겨져 있어야 한다. 그리고 이를 달성할 수 있는 인적자원과 물적자원의 조달계획과 신속하고 정확한 의사결정을 할 수 있는 정보가 뒷받침되어야 전략의 실현 가능성이 높고 치열한 경쟁에서 살아남을 수 있다.

2. 정보의 개념

일상생활에서 자료와 정보는 거의 같은 의미로 사용되는 경우가 많지만, 이들은 개념적으로 차이가 있다.

자료(data)는 전혀 가공되지 않은 원천적 사실(raw facts)을 말한다. 여기에는 기본적인 단순한 사실이나 사물, 사건, 활동, 기호, 숫자, 문자, 관찰치, 측정치, 이미지, 소리 등이 해당된다. 예를 들면, 주민등록번호, 성적, 은행잔고, 체온 기록 등이 있다.

정보(information)는 의사결정을 목적으로 체계화되고 가공(추출, 재구성, 정렬, 요약, 분석)된 자료를 의미한다. 이것은 목적과 용도에 맞도록 구성되고, 추출되고 요약된 자료이다. 개인이나 조직이 의사결정을 하는데 사용되도록 의미있고 유용한 형태로 처리된 자료가 정보이다. 예를 들면, 매출실적 집계표, 성장률 그래프, 학생이름+성적, 고객명단+은행잔고 등은 정보가 된다. 정보는 인체의 혈액과 같아서 정보가 원활하게 유통될 때 조직에 활력이 넘치고 발전이 있는데, 이것은 정보가 의사결정의 원동력이기 때문이다.

지식(knowledge)은 동종의 정보가 집적되어 일반화된 형태로 정리된 것으로 어떤 특정 목적 달성에 유용하며 추상화되고 일반화된 정보를 말한다. 어떤 의도나 목적과 관련성을 가지고 있으면서 체계화되고 일반화되어 있는 안정된 정보이며, 행동과 의사결정에 지침을 제공하는 본능, 아이디어, 규칙 그리고 절차 등을 의미한다. 이것은 정보로부터 얻어지는 체계로서 주로 인과관계를 나타내며, 정보로부터 추론되는 사람, 객체, 사건에 관한 이해 또는 모형이다. 예를 들면, 조직의 시스템, 프로세스, 노하우, 차년도 매출액의 추정, 논설 등이 여기에 해당한다.

정보가 유용성(가치)을 갖기 위해서는 다음과 같은 몇 가지 특성을 갖추어야 한다.

① 정확성(accuracy)
정보에 오류가 없어야 한다.

② 적시성(timeliness)
정보는 시간적 가치를 가지고 있으며, 필요한 때 적절하게 이용 가능해야 한다. 정보의 가치는 시간에 따라 변할 수 있는 것이다.

③ 관련성(relevance)
정보가 필요로 하는 목적에 맞게 사용되어야 한다.

④ 검증가능성(verifiability)
정보의 정확성에 대하여 확인 가능해야 한다. 정보의 정확성을 검증할 수 없다면 그 정보는 신뢰할 수 없게 되고, 아무리 적시성과 관련성이 높다 하더라도 정보의 가치는 매우 낮게 평가될 수밖에 없다.

⑤ 완전성
정보는 누락이 없어야 한다.

⑥ 명확성
정보에는 애매모호한 표현이 없어야 한다.

1.1.2 경영과 정보의 분류

오늘날 기업이 처한 환경은 급변하고 기업 간의 경쟁은 점점 더 심화되고 있으며 고객들의 요구는 하루가 다르게 변화하며 다양화되어가고 있다. 따라서 기업들이 생존과 발전을 위해서는 환경의 변화를 신속히 파악해야 함은 물론, 고객요구의 변화를 신속히 반영하고 자사와 경쟁사의 강점과 약점을 파악하고 적절하게 대처해나가야 한다.

정보는 경영자원으로 활용되고 의사결정에 필요하며, 업무기능, 경영관리 및 경영계층의 영역에 반드시 포함되는 요소이다.

1. 경영을 위한 정보

기업은 서로 다른 경제환경, 산업환경, 과업환경 등이 다르고 필요로 하는 정보도 다르지만 공통적으로 필요한 정보는 크게 세 가지로 분류할 수 있다.

(1) 환경에 관한 정보

국제정보, 정부정책정보, 사회정보, 시장정보, 기술정보, 고객정보 등 조직의 외부에서 유입되어 기업경영에 영향을 미치는 정보이다.

(2) 기업의 실체에 대한 정보

기업의 이미지, 분위기, 문화 등과 같은 정보로 이러한 정보는 기업이미지, 신용도, 브랜드에 대한 인식 등과 같이 외부에서 부여되는 정보와 조직풍토, 종업원의 사기 등과 같은 조직내부에서 발생하는 정보로 구분된다.

(3) 기업활동에 대한 정보

조직활동을 통하여 처리되고 가공되는 정보로 재무구조, 수익구조, 매출현황, 재고정보 등이 있다.

2. 경영관리와 정보

경영관리의 기능은 계획(plan), 실행(do), 통제(see)라는 세 가지 과정으로 구성된다. 경영을 통해 달성하고자 하는 목적과 목표가 설정되면, 계획은 이를 달성하기 위하여 언제, 무엇을, 어떻게, 누가할 것인지, 그리고 어떠한 자원들이 필요한지를 결정한다. 계획이 설정되면, 계획에 맞게 실행을 하고, 통제는 경영목표 혹은 경영계획에 의하여 설정된 기업활동들이 목표 혹은 계획대로 수행되는지를 감독하고 계획과 실행의 결과에 차이가 나는 경우 그 원인과 문제점을 분석하여 기업활동을 개선해 나간다.

최적의 목표를 설정하고 이를 효과적으로 달성하기 위한 계획을 수립하기 위해서는 과거의 업적이나 성과, 현재의 상황과 능력, 시장 및 경쟁환경 등에 대한 정보가 필요하다.

실행과정에서는 현재 수행되고 있는 업무의 진행상황과 문제점, 그리고 향후 계획된 작업 등에 대한 정보가 필요하다. 통제과정에서는 실행이 계획된 대로 진행되고 있는지를 비교하고 평가할 수 있는 정보가 필요하고, 만일 계획과 실행 간에 차이가 발생한다면 그 원인과 문제점에 대한 정보가 필요하다.

3. 업무기능과 정보

기업은 일정한 목적과 목표를 효율적으로 달성하기 위하여 기업의 활동을 기능별로 전문화하고 분업화하게 되는데, 기본적인 업무기능은 크게 마케팅기능, 생산기능, 재무기능, 회계기능, 인력관리기능으로 구분된다.

(1) 마케팅기능과 정보

마케팅기능은 고객의 욕구와 기업의 목표를 모두 만족시키기 위해 제품과 서비스를 교환하는 기능이다. 다시 말해서, 마케팅활동이란 표적시장의 고객들과 제품이나 서비스를 교환하면서 고객의 욕구와 기업의 목적을 만족시키기 위해 가격결정, 유통, 촉진 등을 계획하고 실행하는 과정이라고 할 수 있다. 이와 같은 마케팅기능은 기업을 중심으로 한 사고가 아니라 고객을 중심으로 한 사고에 기반을 두고 있기 때문에 고객의 욕구가 무엇인지를 파악하는 것이 중요하다. 이를 위해서는 자사 및 경쟁사의 제품과 상표, 이미지 등과 같은 각종 시장정보, 고객정보, 판매원에 대한 정보 등이 요구된다.

병원은 의료에 대한 고객의 욕구를 파악하고 이를 충족시킬 수 있는 서비스 상품을 개발하여 고객들에게 전달하고, 서비스 질을 측정하여 상품계획에 반영하고 서비스를 개선함으로써 고객만족을 추구하여야 한다.

병원마케팅은 병원이 소재하고 있는 지역사회의 고객(주민)들에게 행동의 변화를 통하여 병원의 자원을 최대한 이용할 수 있도록 양질의 의료를 제공함으로써 고객에 대한 서비스 제고는 물론 병원 장비의 활용도를 높여 병원의 수익을 보장하려는 활동을 말한다.

(2) 생산기능과 정보

생산기능은 기업에서 필요한 모든 자원을 활용하여 고객이 원하는 제품이나 서비스를 창출하는 기능이다. 다시 말하면, 생산활동은 기업이 사용할 수 있는 모든 자원을 이용하여 고객이 원하는 제품이나 서비스를 창출하도록 생산시스템을 계획하고 실행하며 통제하는 활동이다. 이것은 판매목표를 토대로 생산목표를 설정하고 생산기능의 실행에 필요한 생산계획 및 원료조달계획 등을 수립한다. 생산계획을 수립하기 위해서는 생산능력, 가동률 등과 같은 생산기능 내부의 정보뿐만 아니라 생산활동을 효율적으로 수행하기 위한 생산성, 품질, 재고, 설비 가동률, 생산원가 등과 관련된 각종 정보를 수집하고 분석한다. 병원은 고객(환자)에게 진료라는 의료서비스를 생산하고 창출한다.

(3) 재무기능과 정보

재무기능은 기업의 목표를 달성하기 위해 필요한 자본을 합리적으로 조달하고 효과적으로 운용하는 기능이다. 재무활동(financing)은 기업의 경영활동에 필요한 자본을 합리적으로 조달하고, 조달된 자본을 효과적으로 운용하는 활동이다. 자금의 조달, 운용 및 이와 관련된 계획, 실행 및 통제 등 모든 활동, 즉 기업의 자금흐름과 관련된 모든 활동을 효율적으로 관리하는 활동이다. 재무활동은 크게 기업이 필요한 자본을 언제, 어디서, 얼마만큼 조달할 것인가 하는 조달측면과 조달된 자본을 언제, 어디에, 얼마만큼 투자할 것인가 하는 운용측면으로 구분할 수 있다.

재무제표(financial statement)란 기업의 경영활동 가운데 자본의 흐름이나 상태를 숫자로 나타낸 표를 말한다. 기업은 1년마다 결산을 하게 되는데 결산 후에 발표되는 재무제표는 지난 1년간 기업의 경영성과를 알려주는 성적표이다. 재무제표에는 대차대조표와 손익계산서가 대표적이다. 대차대조표(balance sheet)는 결산기 말에 기업의 영업활동에 사용되고 있는 자산이 어떠한 형태로 얼마만큼 있으며, 그것이 어떠한 자본으로 조달되고 있는가를 나타낸 표이다. 손익계산서(income statement)는 일정기간의 영업성적을 정확히 결산하여 그 수익을 달성하기 위해 어떠한 비용을 사용했는가를 밝히고 기말 현재의 미처분 이익을 나타내는 표를 말한다.

재무활동을 위해서는 기업의 자금운용에 관한 정보뿐만 아니라 이자율, 주가 등과 같은 금융정보, 물가, 부동산, 경제성장률 등과 같은 경제정보 등이 필요하다.

병원재무관리의 기본과제는 병원자금을 투자하는데 관련된 업무와 절차, 자금의 운용을 계획하고 통제하는 기능, 소득분배 결정으로 구분할 수 있으며, 병원재무관리의 기능은 다음과 같다.

① 효과적인 투자의사결정

병원의 자산을 활용하여 각 사업에 효과적인 투자를 유도하는 기능이다.

② 합리적 자본조달

병원을 운영하는데 필요한 운전자금(자기자본, 타인자본)을 합리적으로 조달하는 기능이다.

③ 소득재분배

투입대비 산출을 어떻게 효율적으로 분배하는가를 미리 계획하는 기능이다.

④ 합리적 재무통제

자본 및 자산이 계획한대로 구성되었는지 검토하는 기능과 예산을 통제하는 기능이다.

(4) 회계기능과 정보

병원회계는 병원에서 사용되는 재화를 수익과 지출이라는 과정을 통해 운영되는 것을 보여주는 기본적인 관리과정이다. 병원회계도 일반적인 기업회계의 주요한 원칙과 과정을 따르고 있으므로 기업회계와는 큰 차이가 없다고 할 수 있다. 다만 일반 기업회계가 대부분 영리기업으로 이윤의 극대화를 추구하는 것을 목표로 하고 있는데 반하여, 대다수의 대형병원은 비영리법인으로서 재무제표를 이용하는 관계자가 다르다. 영리기업은 주주들이 기업에 대한 투자여부를 판단하고 보다 높은 수익성을 위해 기업회계 자료를 이용하지만, 병원회계는 병원 재무구조의 건전성 등을 평가하고 지속적인 발전 가능성과 운영의 건전성, 병원 경영상의 문제점을 파악하고 개선하는 더 많은 관심을 가진다. 또한 일반 기업은 이익잉여금처분계산서를 작성하지만, 비영리병원은 기본금변동계산서를 작성하는 점도 차이점이다.

기업은 수익이 발생하였을 때 기업의 발전에 공헌이 있는 주주나 기업관계자들에게 이익을 나눌 수 있지만, 비영리법인인 병원의 경우 발생한 수익을 병원 내에 재투자하여야 하며 이익을 나눌 수 없는 것이 특징이라 할 수 있다. 물론 개인이 운영하고 있는 병의원의 경우에는 법인병원과는 달리 이익에 대한 처분을 상대적으로 자유롭게 할 수 있다(의료경영학회, 2010).

병원회계는 병원경영활동에 있어서 일정시점의 재무상태와 일정기간의 경영성과를 제공해 주어 병원이 운영되고 있는 현황과 성과를 통하여 효율적인 경영에 대한 평가를 하며 개선방안을 마련할 수 있는 기초를 제공한다. 제공하는 정보의 종류는 다음과 같다.

① 재무제표에 관한 정보 제공

② 현금흐름, 수익성, 재무예측 등에 대한 정보 제공

③ 자원의 사용, 관리, 통제 등을 위한 정보 제공

④ 이용자에 대한 공시를 위한 정보 제공

(5) 인력관리기능과 정보

인력관리기능은 기업에서 사람과 관련된 모든 활동으로 종업원들을 채용하여 교육훈련시켜 적재적소에 배치하는 인적자원관리 활동과 원만한 노사관계를 유지하도록 하는 노사관계관리 활동을 말한다. 인적자원관리 활동은 인적자원계획수립부터 시작하여 모집, 선발과 교육훈련 및 업적평가를 통한 보상관리, 인원교체(승진, 전근 등), 이직관리까지를 포함하는 순환과정이다.

인력관리기능에 필요한 정보로는 업무에 맞는 사원의 모집을 위해서는 업무에 대한 정확한 내용뿐만 아니라 업무수행에 필요한 능력, 입사예정자들의 신상 등과 같은 정보가 필요하다. 입사 후에는 인사기록, 급여기록, 교육 및 복지 등에 대한 정보가 관리되며, 기업의 성과를 측정할 수 있는 노동생산성과 같은 정보들이 관리되어야 한다.

병원인적자원관리는 병원 조직의 목표달성을 위해 필요한 인적자원의 확보(직무분석, 정원관리, 채용관리), 개발(교육훈련, 승진관리, 인사평가, 직무순환, 경력개발), 보상(임금관리, 복지후생관리), 유지를 병원의 경영환경과 관련하여 계획, 조직화, 지휘, 조정 및 통제하는 관리체계라고 할 수 있다. 이것은 조직이 처해있는 노동시장의 성격, 기술 환경, 경제 환경, 정치적·법적 환경 또는 경영자나 근로자들의 가치관과 같은 환경적 조건의 영향을 받는다.

1.2 정보시스템

1.2.1 시스템의 개념

1. 시스템의 정의

시스템이론은 1930년대 폰 베르탈란피(L. von Bertalanffy)가 여러 학문분야를 통합할 수 있는 공통적인 사고와 연구의 틀을 모색하는 과정에서 처음으로 주창하였다. 그는 일반적으로 시스템이라 불릴 수 있는 실체에 공통적으로 적용할 수 있는 기본 개념을 제시하였는데, 이를 일반시스템이론(general system theory, GST)이라 한다.

시스템(system)이란 공통의 목표나 기능을 달성하기 위하여 상호 작용하는 요소 또는 실체들로 구성된 집합체이다. 즉 일정한 목표를 달성하기 위하여 모인 구성요소들의 유기적인 집합체가 시스템인데, 이를 그림으로 표시하면 <그림 1-1>과 같다.

〈그림 1-1〉 시스템의 일반모델

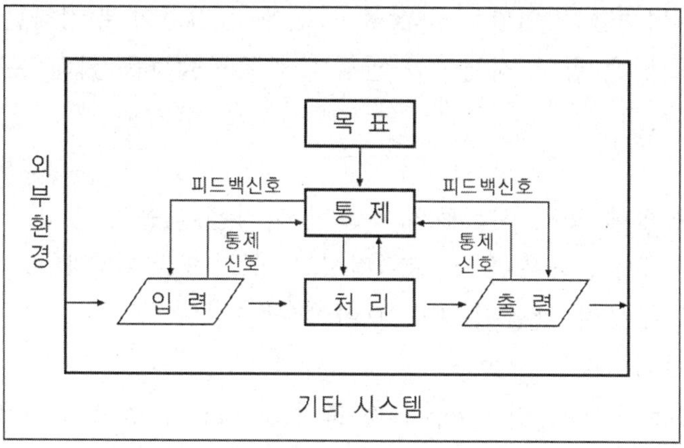

제조시스템 : 원자재 → 처리(가공) → 제품
정보시스템 : 데이터 → 처리(컴퓨터) → 정보

시스템은 환경으로부터 제공받은 입력을 하위 시스템들의 가공, 처리과정을 통해 시스템의 목적에 맞게 출력으로 전환하여 다시 환경에 제공한다. 이러한 기능을 효과적, 효율적으로 수행하기 위하여 시스템의 하위시스템(subsystem)들은 일정한 규칙과 절차에 의해 통제받고 목표의 달성여부에 따라 평가받게 된다. 시스템의 구성요소들 사이에는 유기적인(organic) 관계가 존재해야 하는 데, 이는 곧 생명적체인 관계를 뜻한다.

중요한 것은 정보피드백(information feedback)과 이를 토대로 한 시스템의 통제로 목표달성이 제대로 되어가고 있는지를 수시로 점검하고 차질발생시 자원재배치 등의 조치를 취한다는 원리이다. 이것을 사이버네틱(cybernetic) 시스템이라고 한다. 이를 등한히 할 때 시스템은 결국 붕괴된다. 입력, 출력, 처리(변환,), 제어(통제), 피드백 등 5가지를 시스템의 기본 구성요소라고 한다.

2. 시스템의 특징

시스템의 특성으로는 목적성, 자동성, 제어성, 종합성을 들기도 한다. 목적성이란 시스템에는 특정 목적이 있으며 목표 추구적이라는 것이다. 자동성이란 일정한 조건이나 상황발생시 적절한 처리가 자동적으로 이루어지도록 시스템을 만들어 놓는 것을 뜻하며, 제어성이란 시스템의 기능을 정상적으로 수행하기 위하여 미리 정해진 조건의 범위를 벗어나는 현상을 사전에 감지하여 수정하는 것을 말한다. 종합성이란 시스템은 항상 전체적인 관점에서 목적달성을 위해 종합적인 기능을 수행해야 함을 뜻한다.

이를 다시 종합해 보면 시스템의 주요한 특징은 다음과 같다.

① 시스템의 구성원들은 상호 관련적이고 상호 의존적이다.
② 시스템을 부분이 아닌 전체로 보아야 한다.
③ 목표 추구적이다.
④ 시스템에는 반드시 입력(input)과 출력(output)이 있고 입력을 출력으로 변환시키는 처리(process)과정이 있다.
⑤ 시스템은 목표가 달성되도록 그 구성원들을 통제(control)할 수 있어야 한다.
⑥ 하나의 시스템은 규모가 작은 하위시스템들로 구성되는 것이 보통이며, 하위시스템은 더 작은 시스템을 내포하여 계층구조를 이루는 것이 보통이다.

1.2.2 정보시스템의 개념

1. 정보시스템의 정의

정보시스템은 조직에서 의사결정과 통제를 지원하기 위하여 정보를 수집(추출), 처리, 저장 및 분배하는 상호 관련된 요소의 집합을 말한다. 정보시스템은 자료를 입력(input)받아 처리과정(process)을 거쳐 정보(information)를 산출해내는 것이다. 즉 자료를 입력받아 이를 정보로 변환시키는 시스템이다. 이것은 경영관리나 의사결정에 필요한 자료를 획득하고 저장하며, 가공하고 그 결과를 제시하거나 검색할 수 있게 한다.

2. 정보시스템의 구성요소

이러한 정보시스템은 하드웨어, 소프트웨어, 네트워크, 데이터베이스, 운영절차, 인력 등으로 구성된다.

① 하드웨어(hardware)

컴퓨터 본체, 모니터, 키보드, 프린터와 같이 자료와 정보를 받아서 처리하고 보여주는 일련의 장치들이다.

② 소프트웨어(software)

하드웨어가 자료를 처리하도록 하는 일련의 컴퓨터 프로그램들이다.

③ 네트워크(network)

다른 컴퓨터들 간에 자원을 공유하도록 하는 연결 시스템이다.

④ 데이터베이스(database)

조직에서의 다양한 정보요구를 충족시킬 수 있도록 상호 관련된 데이터를 모아 놓은 통합된 데이터의 집합체이다.

⑤ 운영절차(procedure)

정보시스템의 사용을 위한 전략, 정책, 방법, 규칙들이다.

⑥ 인력(people)

정보시스템을 이용하여 작업하거나 그 산출물을 이용하는 사용자 및 운영자이다.

3. 정보시스템의 유형

컴퓨터기반 정보시스템(CBIS, computer-based information system)은 목표한 업무의 일부나 전체를 수행하기 위해 컴퓨터나 원격 통신기술을 사용하는 정보시스템이다.

1.2.3 기업과 정보시스템

기업과 정보시스템을 그림으로 표시하면 <그림 1-2>와 같다. 기업이란 공급처로부터 자재를 구입하여 제품을 생산, 이를 소비자에게 공급하는 과정을 반복함으로써 이윤 극대화라는 목적을 추구하는 하나의 시스템이다.

〈그림 1-2〉 기업과 정보시스템

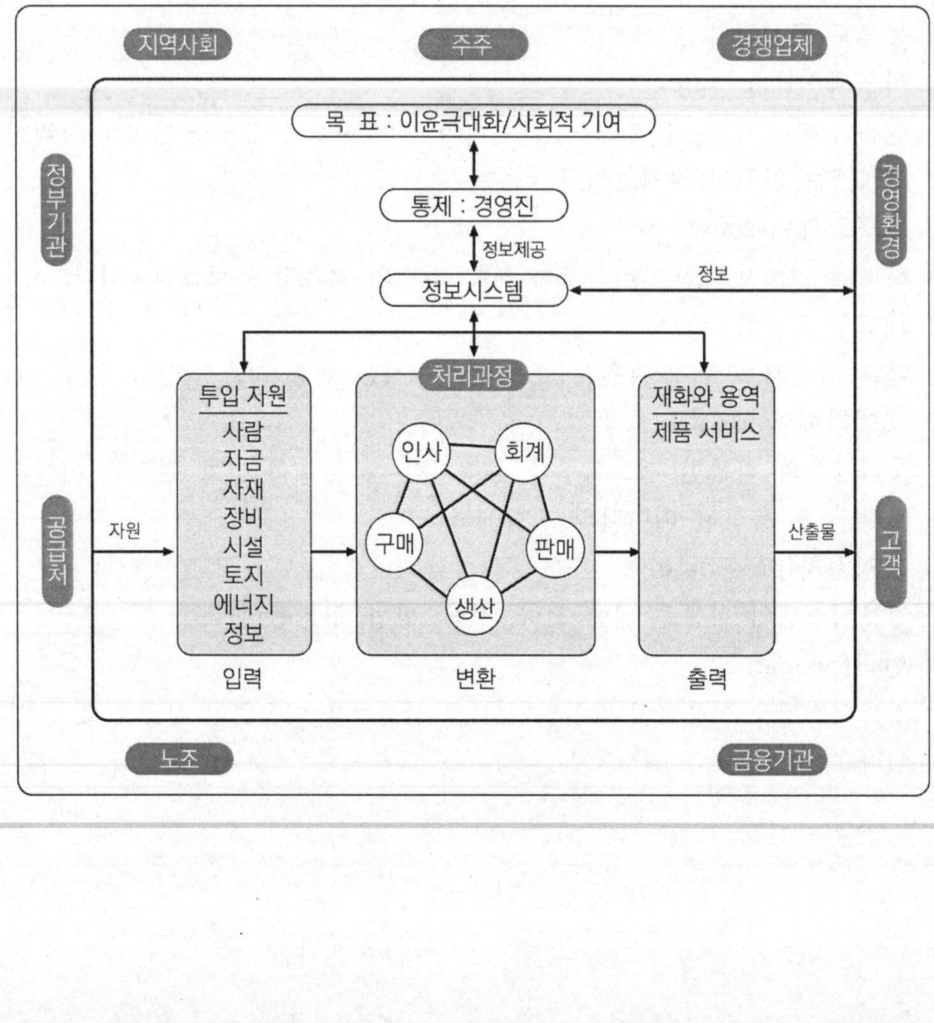

따라서 정보시스템의 역할은 조직의 운영과 경영환경(시장)에 관한 정보를 경영진에게 제공, 이들이 조직운영을 통제할 수 있도록 하는 것이다.

기업이 환경변화를 무시하고 현재 상태에만 안주하려 할 때 내부적으로 엔트로피(entropy)가 증대되어 마침내 붕괴된다. 사용자요구의 변화를 수용하기 힘들면 사용이 저조해져 궁극적으로 폐기하게 된다. 따라서 사용자의 요구(requirements)를 충분히 반영해야 하고 수정·변경이 용이한 시스템을 개발해야 한다.

정보시스템은 자료를 입력(input)받아 처리과정(process)을 거쳐 정보(information)를 산출해내는 것이다. 즉 자료를 입력받아 이를 정보로 변환시키는 시스템이다. 이것은 경영관리나 의사결정에 필요한 자료를 획득하고 저장하며, 가공하고 그 결과를 제시하거나 검색할 수 있게 한다. 이러한 정보시스템은 하드웨어(hardware), 소프트웨어(software), 네트워크(network), 데이터베이스(database), 운영절차(procedure), 사용자 및 운영자 등으로 구성된다.

시스템 개발시 분석과 설계의 대상으로 삼는 것은 조직의 업무와 컴퓨터를 기반으로 하는 정보시스템(CBIS, computer based information system)으로 이를 통하여 조직의 동맥경화증을 예방할 수가 있다. 정보는 마치 인체의 혈액과 같아서 정보가 원활하게 유통될 때 조직에 활력이 넘치고 발전이 있다. 정보는 의사결정을 위한 판단근거가 되기 때문이다.

1.3 경영관리와 정보시스템

1.3.1 경영관리

1. 경영관리의 개념

경영관리란 기업이 추구하는 목적달성을 위하여 제한된 인적, 물적자원을 최적으로 배분하고 이용하기 위한 경영활동이다. 이러한 경영활동은 먼저 어떻게 기업활동을 전개할 것인가에 대한 계획을 수립하고 그 계획을 실행하며, 실행결과를 평가하여 기업활동을 개선하는 과정을 통해 이루어진다.

기업활동이 원활히 이루어지도록 하기위한 경영관리는 기획, 조직화, 충원, 지휘, 그리고 통제라는 다섯 단계의 순환과정으로 이루어진다.

① 기획(planning)

기업의 경영목표를 세우고 이를 달성하기 위한 가장 좋은 방안을 찾는 활동이다. 즉, 기획은 누가, 언제, 무엇을, 어떻게 할 것인가 등을 사전에 결정하는 과정으로, 조직의 목적이나 목표를 효과적으로 달성할 수 있는 방안을 수립하는 과정이다.

② 조직화(organizing)

조직화는 수립된 계획을 성공적으로 달성하기 위하여 어떠한 형태로 조직을 구성할 것인가를 결정하고 인적 및 물적자원, 자본, 정보, 지식 등을 배분하고 조정하는 활동이다. 이것은 경영목표가 결정된 후 이를 가장 효과적으로 달성할 수 있도록 조직의 활동과 장비, 구성원을 체계적으로 구성하고 배치하는 것을 말한다.

③ 충원(staffing)

충원이란 조직화단계에서 규명된 필요자원을 획득하는 것으로서 특히, 기업의 운영을 위해 필요한 인력을 확보하기 위한 활동을 말한다.

④ 지휘(leading)

기업의 목표를 달성하기 위하여 요구되는 업무를 잘 수행할 수 있도록 종업원들의 동기를 유발하고 이끄는 활동이다.

⑤ 통제(controlling)

종업원이 수행하는 업무가 제대로 추진되고 있는가를 확인하고 문제가 있을 때 수정하는 활동이다. 이것은 기업의 계획된 목표가 달성될 수 있도록 계획과 비교하여 성과를 측정하고 성과를 향상시키기 위한 조치를 취하게 되는 것을 말한다.

2. 계층별 경영관리

경영관리는 조직계층에 따라 서로 다른 특성과 기능으로 체계화되는데, 경영관리 기능을 수행하는 조직계층을 경영계층이라 한다. 일반적으로 경영계층은 최고경영층, 중간경영층, 하위경영층의 세 가지 계층으로 구분되는데, 대체적으로 상위경영층으로 올라갈수록 비정형적이고 전략적인 업무를 수행하며, 하위경영층으로 내려갈수록 정형적이고 일상적인 업무를 수행한다.

앤소니(R. Anthony)는 조직에서 수행되는 다양한 경영활동을 일련의 계층적 활동으로 파악할 수 있다고 하였다. 즉 경영관리자에 의해 수행되는 활동은 경영계층에 따라 크게 전략기획(strategic planning), 관리통제(management control), 운영통제(operational control)로 나누어진다는 것이다.

1.3.2 계층별 경영관리와 정보시스템

정보시스템은 크게 운영업무를 위한 정보시스템과 경영관리자를 위한 정보시스템으로 구분할 수 있다. 전자는 기업활동의 가장 기본적인 업무와 그와 관련된 데이터를 처리하는 것이 목적이고, 후자는 세부 업무를 통해 발생되는 데이터를 경영관리자의 관리활동 및 의사결정에 필요한 정보로 가공하여 제공함이 목적이다.

이를 경영계층에 따라 구분하면 하위경영층과 운영요원층의 업무와 데이터 처리를 위한 거래처리시스템, 중간경영층의 정보처리를 위한 경영정보시스템, 그리고 최고경영층의 경영업무 지원을 위한 중역정보시스템으로 나눌 수 있다.

1. MIS의 개념

MIS(Management Information System, 경영정보시스템)는 1970년대 초반에 개념이 등장하였는데, 1980년대 초반에 붐을 일으켜 당시 경영자들은 문제발생시 만능에 가까운 시스템의 등장을 열망하였다. 그 이전에는 급여, 재고, 판매, 회계 등의 기본적인 업무에 자료처리전산(Electronic Data Processing)이 이루어지고 있었다.

MIS란 컴퓨터를 거래처리에서 뿐만 아니라 조직의 운영 및 관리, 그리고 전략수립에까지도 활용하는 것으로 볼 수 있다. 따라서 EDP는 MIS의 하부구조를 이루는 것으로 MIS를 떠받치는 주춧돌의 역할을 한다. MIS는 EDP를 포함하며 EDP를 도외시한 MIS는 존재할 수 없다. EDP가 거래처리 내지 일상 업무와 관련한 자료의 기록, 보관, 정리 및 보고에 역점을 둔다면, MIS는 이러한 자료를 활용한 분석, 기획 및 의사결정지원 등에 중점을 둔다.

MIS란 조직의 운영, 관리 및 전략수립에 필요한 정보를 제공해 주는 인간과 컴퓨터의 결합체(man－machine system)로 정의할 수 있다. 이것은 경영층을 위한 보고자료나 하부업무의 운영, 통제 및 평가를 종합적이고도 요약된 정보를 손쉽게 제공해 주는 시스템인 것이다.

조직의 운영이란 거래처리(transaction processing)를 뜻하는 것으로 판매, 생산, 재고, 인사, 회계 등의 각 분야에서 매일매일 발생하는 거래의 기록·계산·조회 및 보고를 뜻한다. 일반 사무직근로자들이 이 업무를 담당한다.

조직의 관리는 운영통제(operation control)와 관리통제(management control)로 나누어 볼 수 있다.

운영통제란 최일선의 관리자가 거래들이 과연 능률적으로, 그리고 효과적으로 처리되고 있는가를 감독하고 필요한 조치를 취하는 것을 말한다. 능률적 운영이란 주어진 시설과 자재, 노동력 등의 자원을 활용하여 최대한의 산물을 어떻게 생산해 내느냐 하는 효율성(efficiency)의 극대화를 뜻하며, 효과적 운영이란 조직목표에의 기여도, 예컨대 고객에 대한 서비스의 개선을 통한 매출액 증대 등 효과성(effectiveness)의 제고를 뜻한다. 대리나 과장이 운영통제기능을 수행한다.

관리통제란 조직의 장기목표를 달성하기 위한 전략의 구체적 실천방안 마련, 집행결과분석 및 사후조치 강구를 뜻한다. 구체적으로는 장기경영목표를 중·단기계획으로 세분화시키고 이의 실행에 필요한 자원의 획득과 배분, 계획과 실적간의 비교, 차질원인의 분석 및 자원재배치 등을 뜻한다. 주로 부장들이 하는 일이 여기에 해당한다.

전략기획(strategic planning)이란 조직의 경영환경과 능력을 감안, 장기적인 성장목표를 정하고 이를 달성하기 위한 기본전략을 수립하는 것으로 신규 사업에의 참여, 방향설정, 기업이념, 재정립 등이 여기에 속한다. 최고경영층의 주 임무가 이것이다.

1.4 조직과 정보시스템

조직은 공동의 목적을 달성하기 위하여 정립한 체계화된 구조에 따라 조직구성원이 상호작용을 하며, 경계를 가지고 외부환경에 적응하는 인간의 사회적 집단을 의미한다. 조직을 시스템 관점에서 보면 공통의 목적, 체계화된 구조, 조직구성원, 그리고 환경과 경계로 구성된 시스템이라 할 수 있다(한재민, 2002).

1.4.1 조직에서 정보시스템의 역할

시스템 관점에서의 조직은 환경으로부터 여러 가지 자원이 투입되면 다양한 조직의 처리과정을 거쳐 제품과 서비스를 만들고 이를 다시 환경으로 제공하는 기능을 수행한다. 그리고 이러한 조직 내에서 정보시스템의 역할은 입력－처리－출력으로 이어지는 정보처리 기능을 통해 조직활동(프로세스)을 지원하고 조직구성원에게 정보를 제공하며, 경영환경의 신속한 변화를 감지하여 환경변화에 적절히 대응할 수 있는 적응력을 갖추게 하는 기능을 수행한다.

이러한 정보시스템의 역할은 다음과 같은 다섯 가지의 기능으로 세분화된다.

① 업무처리

정보시스템의 가장 기본적인 기능으로 업무의 효율적인 처리가 있다. 정보시스템을 도입하여 많은 업무를 자동화함으로써 생산성을 높이고 업무의 질을 향상시킬 수 있다.

② 기획, 실행, 통제의 연계

기업은 목표달성을 위해 계획을 수립하고 이를 실행에 옮기며 실행과정이 계획대로 수행되도록 통제한다. 이러한 경영관리의 기획, 실행, 통제 과정이 유기적으로 연계될 수 있는 수단으로 정보시스템이 활용될 수 있다.

③ 하위시스템 간 조정

조정이란 조직의 목적을 달성하기 위해서 사람이나 하위시스템들의 갈등과 상충관계를 해소하고 이들 간의 바람직한 관계를 설정하는 것을 의미한다. 즉, 정보시스템은 서로 다른 부서나 업무 간의 데이터 교환, 업무연계, 원활한 의사소통을 가능하게 함으로써 하위시스템 간의 조정역할을 수행할 수 있다.

④ 하위시스템의 통합

시스템은 목적 달성에 필요한 기능을 수행하기 위해 여러 개의 하위시스템으로 구성된다. 정보시스템은 시스템을 구성하는 하위시스템들이 공통의 목적을 달성하는데 필요한 기능을 일관성 있고 효율적으로 수행하도록 하위시스템들을 통합하는 역할을 제공한다.

⑤ 환경변화의 감지

조직은 경제적, 정치적, 사회적, 기술적, 생태학적 환경 내에서 존재한다. 조직은 환경으로부터 조직활동에 필요한 자원을 입력받고 이를 처리하여 다시 환경에 제공하게 된다. 정보시스템은 외부 정보원천으로부터 수집되는 각종 데이터를 가공하고 분석하여 경영계획과 전략, 그리고 환경변화에 대한 대응방안을 수립하는 업무를 지원한다.

1.4.2 정보시스템과 조직의 변화

정보시스템이 조직에 도입되면 조직에서는 과업구조, 인력구조, 조직구조, 그리고 궁극적으로 조직문화에 이르기까지 상당한 변화가 일어난다. 즉, 일상적인 작업들이 자동화되어 인력이 절감된다든지, 조직계층의 수가 줄어들어 조직구조가 수평적으로 된다든지, 권한이 하위계층으로 이양된다든지 하는 변화가 일어난다.

1. 조직변화의 주요 요소

조직의 구성요소는 사람(people), 과업(task), 조직구조(structure), 문화(culture), 기술(technology)이라고 할 수 있다. 이 다섯 가지의 요소가 지속적으로 상호작용을 하면서 일정한 특성을 가진 조직을 형성한다. 하나의 요소가 변화하면 이에 따라 다른 요소도 영향을 받게 되며, 궁극적으로 조직의 특성에 변화를 가져오게 된다.

정보시스템은 다섯 가지 요소 중 기술의 하나로 간주할 수 있으며, 정보시스템이란 새로운 기술이 조직에 도입되면 과업, 사람, 조직구조, 그리고 조직문화에 영향을 미침으로써 조직의 변화를 야기하게 된다. 그러나 정보시스템이 다른 네 가지 요소와 적절한 변화과정을 공유하지 못하고 일방적으로 도입된다면 정보시스템은 성공적으로 구축되지 못할 가능성이 높게 된다.

2. 정보시스템으로 인한 조직의 변화

(1) 과업구조

정보시스템의 도입은 과업구조와 경영관리 과정에 상당한 영향을 미치게 되는데, 복잡한 과정을 거쳐 수행되던 업무는 보다 단순화되고, 표준화되며, 통합화된다.

① 단순화

정보시스템이 도입됨으로써 과거 복잡한 과정을 거쳐 수작업으로 처리했던 업무방식이 단순화된다. 예를 들어, 병원에 정보시스템이 도입되기 전에는 모든 업무처리가 장부에 수기하는 방식으로 이루어졌다. 입금과 출금, 진료비 수납 등은 모두 담당자에 의해서 수작업으로 이루어졌으나, 정보시스템을 도입한 이후에는 간단한 컴퓨터 조작으로 입출금전표 처리는 물론, 진료비 수납 및 퇴원정산 등이 자동으로 처리된다. 이와 같이 정보시스템을 도입하여 활용함으로써 업무가 보다 단순화되어 비전문가들도 일상적인 업무처리가 가능하게 된다.

② 표준화

정보시스템이 도입되기 위해서는 사전에 업무처리절차 및 양식 등이 표준화되어 있어야 한다. 업무의 표준화는 정보시스템을 개발하기 위한 전제조건이며, 업무의 표준화가 미흡한 경우에는 업무처리의 정보시스템화가 매우 어려울 뿐만 아니라, 정보시스템의 도입효과도 떨어지게 된다. 그러므로, 기업에서 정보시스템 도입을 추진하는 과정에서 우선적으로 업무처리 및 자료의 표준화를 추진하게 된다.

③ 통합화

정보시스템이 구축되면 표준화된 과업들은 정보시스템을 중심으로 통합이 가능하게 된다. 예를 들어, 포드자동차의 구매부서에서는 구매주문서, 물품수취서류와 송장이 일치하는지를 대조하느라 상당한 인원과 시간이 소요되었다. 그러나 주문결재시스템을 도입한 후 주문내용, 제품의 수취내역을 바로 데이터베이스에 입력하고 조회하여 대금결재가 이루어지도록 함으로써 중복되고 유사한 업무를 통합할 수 있었다.

정보시스템은 조직구성원이 담당하는 과업의 처리방식에 변화를 가져옴으로써 궁극적으로 조직의 과업구조를 변화시킨다. 정보시스템이 도입됨에 따라 단순반복적인 과업이 감소되며, 대인접촉보다는 컴퓨터접촉을 주로 하는 업무가 증가한다. 즉, 자료수집이나 단순집계 같은 업무는 감소하는데, 경영관리자의 경우 정보의 수집, 정리, 보관 등의 단순 사무업무는 감소하고 정보활용을 위한 분석력, 판단력, 창의력을 요구하는 업무는 증가한다. 또한, 업무의 많은 부분이 컴퓨터에 의해 처리되고, 의사결정 과정과 커뮤니케이션이 전자우편, 전자결재, 화상회의 등과 같은 통신기술에 의해 지원됨으로써 대인 간 업무보다는 컴퓨터를 통한 업무가 증가하게 된다.

(2) 인력구조

정보시스템의 도입은 조직구성원의 과업구조를 변화시킴으로써 조직 내 인력구조에도 영향을 미치게 된다. 단순반복적인 업무의 감소는 이러한 과업에 종사하던 조직구성원의 수를 줄이는 효과로 나타나는데, 일반적으로 정보시스템 구축의 기대효과로 인력절감이 많이 제시되는 이유가 여기에 기인한다고 볼 수 있다.

정보시스템의 도입은 특히 중간관리층의 인력구조에 많은 영향을 미친다. 일선업무의 감독과 경영층에 대한 정보제공 등과 같은 기능이 정보시스템에 의해 대체되거나 훨씬 효율적으로 지원되면서 점차 중간관리자의 역할과 기능이 줄어들게 된다. 이런 경우 중간관리자의 수가 줄어들거나 전문화되어 라인으로부터 이탈하는 인력구조의 변화가 발생한다.

(3) 조직구조

정보시스템의 도입은 과업구조와 인력구조에 영향을 미치고 이는 다시 조직구조에 영향을 미친다. 조직구조에 대한 영향으로는 크게, 조직계층의 수평화, 전문화, 집권화와 분권화로 나누어 볼 수 있다.

① 조직계층의 수평화

정보시스템이 조직에 도입되면 정보처리의 상당부분은 컴퓨터에 의해 처리되기 때문에 각 부서의 수는 감소하고 계층수도 줄어들게 된다. 또한 정보시스템을 이용하여 하위층에서 경영층으로 혹은 경영층에서 하위층으로 직접적인 의사소통이 가능해짐에 따라 중간관리계층의 역할은 보다 축소되고 조직계층은 보다 수평적으로 된다. 특히 중간관리층이 담당했던 구조적이고 일상적인 업무는 자동 처리되고, 비구조적인 의사결정은 점차 최고경영층으로 이관됨으로써 조직계층이 보다 수평적으로 될 가능성이 높다.

② 전문화

정보시스템이 도입되면 조직구성원의 단순반복 업무는 시스템으로 대체되고 조직구성원은 보다 창의적이고 전문적인 업무에 치중하게 된다. 따라서 조직구조도 전통적인 기능 중심의 라인조직보다는 전문적인 스텝조직이 강화되는 형태로 변하게 된다.

③ 집권화와 분권화

정보시스템의 도입은 경영관리에 있어서 조정과 통제기능에 영향을 미치게 되고, 이는 권한과 책임의 분권화 정도에 따라 조직구조에 영향을 미친다. 정보시스템의 도입으로 인한 분권화의 정도는 서로 상반된 견해가 존재하는데, 분권화가 촉진된다는 견해와 집권화가 강화된다는 견해가 있다. 정보시스템의 도입이 단순히 조직의 집권화를 강화시키느냐, 분권화를 강화시키느냐에 대한 일률적인 결론을 내리기는 어렵고, 기업이 처한 환경, 전략, 업무특성 등에 따라 조직이 집권화될 수도 있고 분권화될 수도 있다고 보아야 할 것이다. 즉, 안정적인 환경에 처한 기업에서는 집권화의 경향이 강화될 것이고, 극심한 환경변화를 겪는 기업에서는 환경변화에 능동적으로 대처해야 하기 때문에 분권화의 경향이 강화될 것이다.

또한, 기업의 업무특성이 비교적 일상적이고 구조적인 경우에는 집권화의 경향이 강화될 수 있으나, 업무특성이 다양성이 높고 많은 정보를 필요로 하는 경우에는 분권화의 경향이 강화될 것이다.

(4) 조직문화

기업문화 혹은 조직문화는 조직의 구성원들이 공유하고 있는 가치관, 신념, 관습, 규범, 그리고 전통 등의 집합체로서 공유가치, 경영전략, 조직구조, 관리시스템, 구성원, 리더십 스타일, 그리고 지식과 기술로 구성된다. 이들 일곱 가지 요소들은 공유가치를 중심으로 서로 밀접하게 연결되어 조직문화를 형성하고 있다. 요즘 우리나라 기업의 종업원들은 과거와는 달리 소득보다는 여가를 선호하고 조직을 위한 희생보다는 개인의 발전을 추구하는 경향이 강하다고 할 수 있다. 이러한 가치관의 변화는 새로운 정보시스템을 요구하게 된다. 소위 3D 업종의 일은 자동화하고, 사람에게는 보다 창의적인 업무를 부여하고, 생산성 향상을 통해 더 많은 여가를 조직구성원에게 제공할 수 있는 정보시스템을 선호하게 된다. 이와 같이, 정보시스템은 조직문화의 각 요소들과 상호작용의 관계에 있다. 즉, 조직문화가 어떠한 특성을 가지고 있고, 또한 어떻게 변화하느냐에 따라 정보시스템에 대한 요구가 달라지며, 정보시스템의 구축 역시 조직문화에 변화를 야기하게 된다.

제 2 부

정보기술 일반

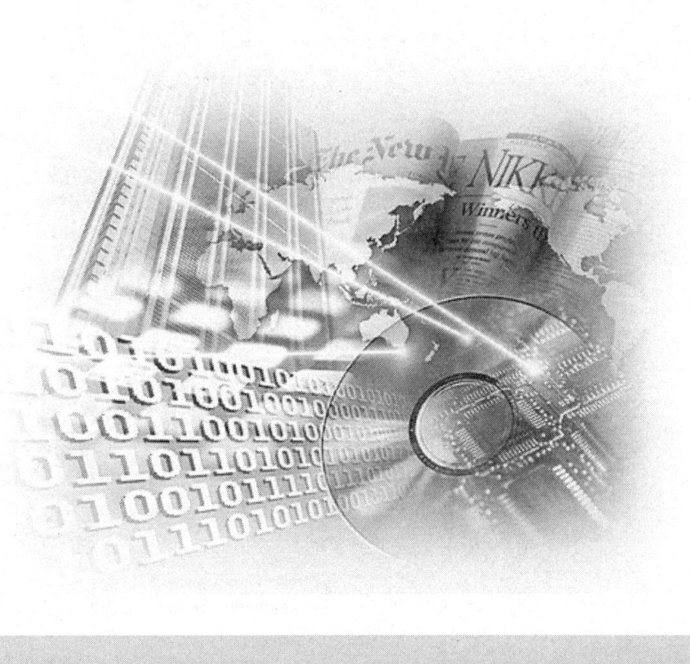

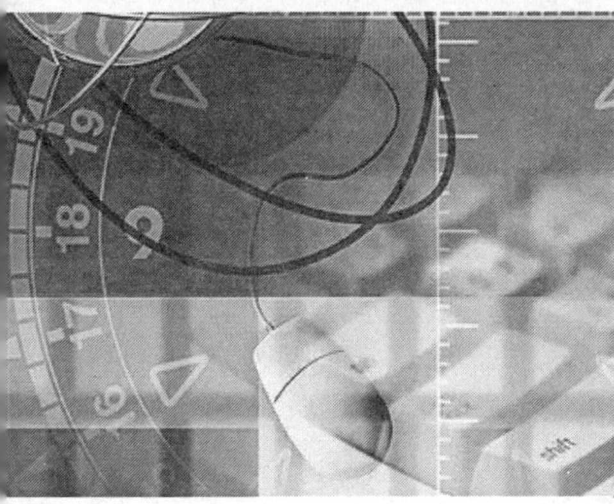

제 2 장

컴퓨터시스템

2.1 컴퓨터의 개요
2.2 컴퓨터의 발달 및 종류
2.3 컴퓨터 환경의 구성방식
2.4 최신 하드웨어 플랫폼

2.1 컴퓨터의 개요

2.1.1 컴퓨터의 개념

컴퓨터라는 단어는 '계산하다'라는 뜻을 가진 라틴어인 'computare'에서 유래되었다.

컴퓨터(computer)는 전자회로를 이용하여 다양한 종류의 데이터를 처리하는 기기를 일컫는다. 하지만 폭넓은 의미에서 보면 컴퓨터는 전자회로의 유무와 관계없이 계산을 할 수 있는 기기 전반을 가리킨다. 즉, 컴퓨터는 자료를 처리하는 기계장치로서, 자료를 입력받아 일련의 프로그램의 명령에 따라 산술, 논리적 연산을 수행하여 새로운 결과를 산출하는 디지털 전자기계이다.

컴퓨터는 데이터를 처리하는 기계적인 기능을 가진 하드웨어(hardware)와 하드웨어를 운영하고 데이터를 처리하는 과정을 규정하는 소프트웨어(software)로 구분된다. 하드웨어와 소프트웨어로 구성되어 데이터를 처리하는 시스템을 컴퓨터 시스템이라 하며, 흔히 컴퓨터라 하면 대개 컴퓨터 하드웨어를 의미한다.

컴퓨터는 아직까지 스스로의 지능을 가지고 있지 못하고, 단지 프로그램 형태로 인간이 정의해 준 작업만을 수행할 수 있을 뿐이다. 컴퓨터는 전자적 회로의 예(on, 켜짐) 또는 아니오(off, 꺼짐)를 지시하는 프로그램에 의해 자료를 저장, 검색, 처리할 뿐이며, 전자회로를 이용하여 산술연산(arithmetic operation : 덧셈, 뺄셈, 곱셈, 나눗셈 등), 자료값 간의 논리적 비교(logical comparision : >, <, =, ≠, ≤, ≥), 그리고 저장과 검색(storage and retrieval operations) 등 세 가지의 기본적인 기능을 수행한다.

컴퓨터의 특징은 신속성(고속성), 정확성, 대량성, 자동성, 범용성, 호환성 등을 들 수 있다. 방대한 자료를 신속, 정확하게 처리하고 대량의 데이터를 저장한다.

2.1.2 컴퓨터의 구성요소

컴퓨터의 하드웨어는 <그림 2-1>과 같이, 크게 중앙처리장치와 주변장치로 구성되며 중앙처리장치는 다시 제어장치, 연산논리장치, 주기억장치로, 주변장치는 입출력장치와 보조기억장치로 구성된다.

〈그림 2-1〉 컴퓨터의 구성요소

- **컴퓨터 하드웨어**
  - **중앙처리장치** (CPU)
    - **제어장치**
    - **연산논리장치**
      - → 프로세서, 마이크로 프로세서(칩) (제어와 연산기능만 가짐)
    - **주기억장치**
  - **주변장치**
    - **보조기억장치** : 자기디스크, 자기테이프, 자기드럼, 광디스크(CD-ROM, CD-R, WORM, DVD), USB
    - **입출력장치**
      - **입력장치** : 키보드, 마우스, 터치스크린, 조이스틱, 트랙볼
      - **출력장치** : 프린터, 모니터, 플로터

컴퓨터 하드웨어는 <그림 2-2>와 같이, 사용자로부터 데이터를 입력받는 입력장치(input device), 지시(명령)에 따라 주어진 데이터를 처리하는 중앙처리장치(CPU), 처리된 결과를 출력하는 출력장치(output device), 그리고 프로그램과 데이터를 저장하는 보조기억장치(secondary storage device)로 구성된다.

컴퓨터의 작동과정을 보면 다음과 같다.

컴퓨터에 전원이 공급되면 중앙처리장치(CPU)가 초기화되고 ROM(Read Only Memory)에 저장된 바이오스(BIOS, basic input output system)라는 프로그램이 실행된다. 바이오스는 중앙처리장치(CPU), 캐시(cache), 디스크 드라이브, 키보드 등 하드웨어 장치의 상태를 검사한다. 이때 이상이 없으면 바이오스는 보조기억장치의 부트섹터에 저장된 부팅 프로그램을 주기억장치로 이동시키고, 이상이 있으면 메시지를 출력하고 동작을 멈춘다.

부팅 프로그램은 보조기억장치에 있는 운영체제(OS, operating system)를 복사하여 주기억장치로 이동시키고, 운영체제의 첫 번째 명령어가 실행되도록 명령어를 지정한다. 이후로는 운영체제(OS)가 컴퓨터의 동작을 담당하게 된다.

부팅을 통하여 운영체제(OS)가 주기억장치에 저장되면 사용자는 원하는 작업을 시작할 수 있다.

〈그림 2-2〉 컴퓨터 하드웨어의 구성

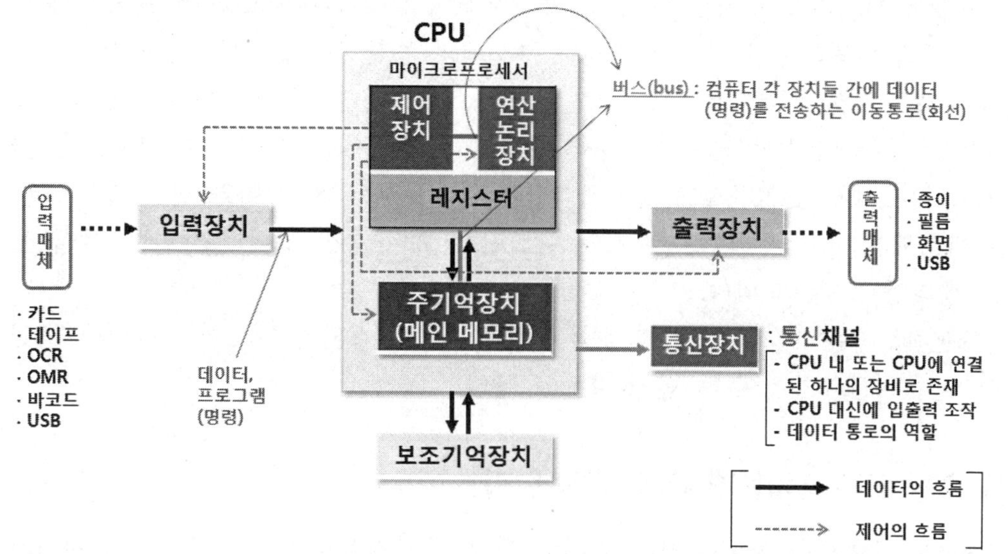

1. 중앙처리장치

중앙처리장치(CPU, central processing unit)는 컴퓨터 시스템의 두뇌이며 심장부로서 제어장치, 연산논리장치, 주기억장치의 세 부분으로 구성되며, 실제적인 수치계산 또는 수치가공을 컴퓨터 내부에서 실행하는 역할을 담당한다. 중앙처리장치에서 처리되는 작업에는 분류작업(classifying), 정렬작업(sorting), 연산작업(calculating : 산술적/논리적 연산), 자료요약(summarizing), 저장작업(storaging) 등이 있다.

제어장치와 연산논리장치를 합하여 프로세서(processor)라고 부르기도 하는데, 프로세서는 한 개 또는 그 이상의 회로요소 또는 칩(chip)으로 구성된다. 대형컴퓨터는 프로세서를 상자같은 구조물 또는 프레임 내에 몇 개의 회로판 위에 설치할 수 있는데, 여기에서 메인프레임이라는 말이 나오게 되었다. 마이크로컴퓨터의 경우에는 프로세서들이 한 개의 끼움 칩(plug-in chip)에 알맞도록 소형화되어 있으며, 이것이 마이크로프로세서이다. 대형컴퓨터에서는 주기억장치, 제어장치 및 연산논리장치를 합하여 CPU라고 하지만, 소형컴퓨터에서는 프로세서 또는 마이크로프로세서(제어장치 + 연산논리장치)를 CPU라고 부르기도 한다.

중앙처리장치(CPU)는 실리콘 웨이퍼나 칩(chip)의 회로 안에 수백만 개의 마이크로 트랜지스터로 구성된 마이크로프로세서이다. 실리콘(silicon)은 진흙과 모래에서 널리 발견되는 물질이며 도체와 부도체의 중간 성질을 띠는 반도체이다. 칩(chip)은 미세한 전자회로 부속(주로 트랜지스터)들을 내장한 작은 실리콘 조각으로서 그 종류에는 마이크로프로세서, 메모리, 논리, 통신, 그래픽 칩 등이 있다. 마이크로프로세서는 일반적인 중앙처리장치의 기능 중에서 제어와 연산 기능만 갖는 반도체 칩으로 주기억 장치가 포함되지 않으며 통상 칩이라고 한다. 예를 들면, 펜티엄 Ⅳ 등이 있다.

트랜지스터는 전기적으로 작동되는 아주 작은 스위치로서 켜짐(ON)과 꺼짐(OFF) 사이를 1초에 수억 번 왔다갔다 한다.

1) 중앙처리장치(CPU)의 작동원리

자료와 프로그램은 CPU에 입력되면 바로 주기억장치에 저장된다. 즉, 처리가 시작되면 자료는 입력매체로부터 입력장치에 의해 주기억장치로 전송되어, 처리상 필요할 때까지 주기억장치에 머물게 된다. 처리 중인 자료와 연산논리장치(ALU)의 중간결과 역시 주기억장치에 저장되며, 모든 연산과 처리가 끝난 최종결과는 제어장치에 의해 출력장치로 전송될 때까지 주기억장치에 남게 된다.

(1) 기계주기(machine cycle)

기계주기는 CPU가 명령을 실행(처리)하는 과정을 말한다. 컴퓨터는 주기억장치 내에서 데이터 또는 명령어를 추적(접근)하기 위하여 우편제도처럼 주소(address)를 이용한다. 주소는 고유한 번호에 의해 주기억장치 내에 지정된 위치인데, 이곳에는 데이터나 명령어의 한 문자가 처리 중에 저장된다. 각 문자를 처리하기 위해 CPU의 제어장치가 그 문자를 메모리 내의 그 주소로부터 가져와 레지스터(register)에 넣는다. 이것이 기계주기의 첫 단계이다. 기계주기는 하나의 프로그램 명령어를 실행하기 위해 수행하는 일련의 운영활동이다. 기계주기는 명령주기와 실행주기라는 두 부분으로 구성된다(기계주기 = 명령주기 + 실행주기).

명령주기(instruction cycle)는 제어장치가 주기억장치로부터 하나의 명령어를 가져와서 그 명령어를 해독(해석)하는 과정이다(<그림 2-3>의 ①과 ②). 실행주기(execution cycle)는 연산논리장치가 그 명령을 실행하고(데이터에 대해 작업을 수행하고) 그 처리결과를 주기억장치나 레지스터에 저장하는 과정이다(<그림 2-3>의 ③과 ④). 이러한 전체과정이 시스템시계(system clock)에 의해 동기화(synchronize)된다. 동기화는 작업들 간의 수행시점을 맞추는 것이다.

시스템시계는 석영 크리스탈에서 나오는 고정진동을 이용하여 컴퓨터 내에서 일어나는 모든 작동의 속도를 통제한다. 수정의 결정체를 적당한 크기와 방향으로 잘라내어 극성이 변하는 전기를 가하면 진동이 용이하고 강하게 발생한다. 이것을 전자회로의 일부에 삽입하면 수정조각의 고유 주파수에 따라 일정한 주파수가 안정되게 발생되는데, 이것이 수정진동 발진장치이다. 컴퓨터 내에는 최소한 하나의 수정진동 발진장치가 들어가 있으며, 시계의 동작에 적용되고 있다.

시계(clock)의 단위는 MHz(메가 헤르츠)인데, 1MHz는 1초에 1백만 번 ON/OFF 상태를 만들어 낸다. 컴퓨터는 이 시계에 맞추어서 명령을 실행하며, 보통 시스템 시계 한 펄스(pulse)에 한 기계주기, 즉 명령주기와 실행주기를 맞추어 놓고 있다. 펄스는 파장이 급격히 상승하여 일정시간 동안 지속된 후 급격히 하강하는 비정현파 신호의 총칭이다. 1초당 만들어지는 펄스 수가 많아질수록 명령어 실행속도가 빨라진다. CPU 속도를 나타내는 대표적인 단위에는 클럭(clock)이 있다. 클럭은 1초당 CPU내부에서 몇 단계의 작업이 처리되는지를 측정해 이를 주파수 단위인 Hz로 나타낸 것을 말한다. 클럭 수치가 높을수록 CPU 처리속도가 빠르다.

CPU의 성능을 좌우하는 기준에는 클럭(clock) 속도, 코어(core)의 수, CPU의 캐시 메모리 용량, CPU 아키텍처 등이 있다. 코어는 CPU에 내장된 처리회로의 핵심부분으로서 최근에는 하나의 CPU에 2개 이상의 코어를 집어넣는 멀티코어 CPU가 보편화되어 있다. 클럭만 너무 높이면 발열이나 전력소모도 심해지며, 이는 특히 휴대용 기기에 치명적이다. 캐시메모리는 CPU가 데이터를 처리할 때 자주 사용하는 데이터를 임시로 저장하는 곳이다. CPU 아키텍처는 CPU 시스템의 기본구조의 설계방식을 의미한다.

(2) CPU의 작동원리

CPU가 작동되는 원리는 다음과 같다. 프로그램(명령), 데이터가 입력매체로부터 입력장치에 의해 주기억장치로 전송되면 <그림 2-3>에서 보는 바와 같이, CPU는 다음과 같은 절차에 따라 작동된다.

〈그림 2-3〉 CPU의 작동원리

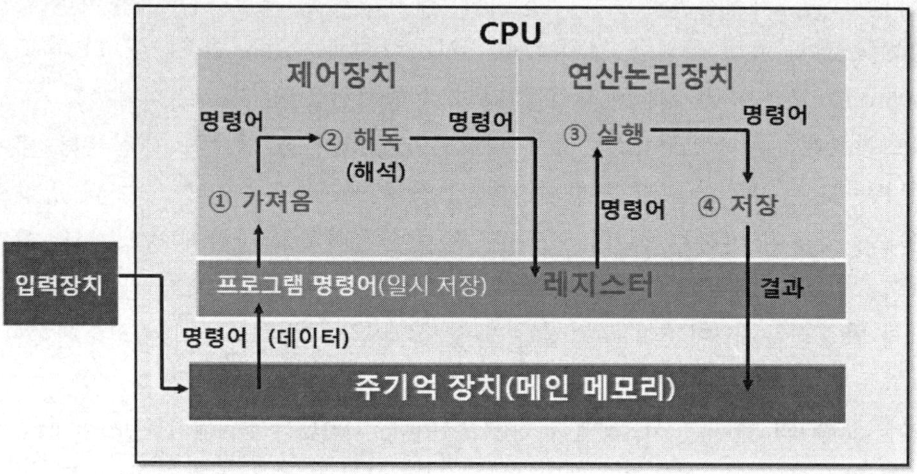

① 프로그램 카운터(레지스터)에 저장된 명령어의 주소를 읽는다.
다음에 실행될 명령어의 주소는 레지스터의 프로그램 카운터(program counter)에 저장되어 있다. 명령에는 프로그램의 흐름제어 명령, 자료의 이동 명령, 산술논리 연산 명령, 입출력 명령 등이 있다.

② 주기억장치로부터 프로그램 명령어를 가져와 제어장치의 레지스터에 일시적으로 저장한다(실행할 명령어 → 명령 레지스터, 숫자(피연산자) → 주소 레지스터로 이동).

③ 이동된 명령어는 제어장치내의 특수회로인 디코더(decoder)에 의해 해석(해독)된다.
제어장치는 필요한 연산을 수행할 수 있는 전자회로(path)를 CPU 내부에 마련한다(예: 데이터를 읽어 들이는 회로를 연다).

④ 주기억장치에서 읽어 들인 명령어(데이터)를 연산논리장치의 저장 레지스터에 일시적으로 저장한다. 연산논리장치에서 명령어를 실행한다. 덧셈의 경우 가산기(adder)라는 특수회로를 이용, 저장 레지스터에 있는 누산기(accumulator)로 알려진 레지스터에 있는 값에 더한다.

⑤ 계산결과를 주기억장치에 저장한다.

⑥ 주기억장치에 저장된 계산결과 데이터를 출력장치로 전송하여 출력한다.

2) 중앙처리장치(CPU)의 구성요소

(1) 제어장치(control unit)

제어장치는 컴퓨터시스템의 각 장치 전체를 명령하고 감독하며 제어(지시)하는 역할을 한다. 프로그램 명령어를 해석하고, 해석된 명령의 의미에 따라 연산장치, 주기억장치, 입출력 장치 등에게 동작을 지시한다.

즉, 주기억장치에 있는 프로그램 명령어를 호출하여 프로그램의 명령어를 차례로 읽어서 이를 해독(해석)하고, 그 명령에 따라 제어신호를 만들어 연산장치, 주기억장치, 입출력 장치 등 각 장치에 전달해 주며 각 장치의 동작을 제어한다. 또한, 자료의 입력과 출력을 제어하고 연산논리장치의 산출연산과 논리연산을 제어한다.

제어장치는 프로그램 카운터, 명령 레지스터, 명령 해독기 등으로 구성된다.

① 프로그램 카운터(program counter)
프로그램의 수행순서를 제어하며, 다음에 실행될 명령어의 주소를 저장하는 레지스터(register)이다.

② 명령 레지스터(instruction register)
현재 수행 중인 명령어의 내용을 임시로 기억하는 곳이다.

③ 명령 해독기(instruction decoder)
명령 레지스터에 기억된 명령어를 해독하여 수행될 장치에 제어신호를 보낸다.

(2) 연산논리장치(ALU, arithmetic-logic unit)

자료의 처리는 산술연산과 논리연산을 수행하는 연산논리장치에서 일어난다.

덧셈, 뺄셈, 곱셈, 나눗셈의 산술연산뿐만 아니라 논리연산을 하는 장치로서 제어장치의 지시에 따라 연산을 수행한다.

산술연산에는 덧셈, 뺄셈, 곱셈, 나눗셈이 포함되고, 논리연산(비교)에는 등식의 여섯 가지 조합인 $>$, $<$, $=$, $\neq$, $\leq$, $\geq$이 포함된다. 컴퓨터의 내부처리는 주로 연산 및 비교작업이므로, ALU의 설계와 능력이 컴퓨터의 성능을 좌우하게 된다. CPU는 2진(0, 1)형태의 데이터만을 처리한다. 연산논리장치가 수행하는 연산에는 산술, 논리, 관계, 이동 연산 등이 있다. 연산장치에는 뺄셈을 수행하기 위하여 입

력된 값을 보수로 변환하는 보수기(complementor)와 2진수 덧셈을 수행하는 가산기(adder)가 있으며, 누산기(accumulator)는 사칙연산 등의 연산된 결과를 일시적으로 저장하는 레지스터이다.

(3) 주기억장치(main memory, primary storage)

주기억장치는 중앙처리장치(CPU)의 작업장소 역할을 하는 반도체 칩(semiconductor chip)으로 보통 램(random access memory, RAM) 또는 메모리라 부르기도 한다.

현재 실행 중인 프로그램 명령어와 프로그램이 필요로 하는 데이터를 일시적으로 저장하는 장치이다. 저장된 정보를 관리하기 편하고 각 위치를 구분하기 위해 바이트(byte) 단위로 분할해 주소(address)를 할당한다.

주기억장치는 CPU 내에서 명령어, 자료, 중간결과 및 최종결과 등을 저장한다.

주기억장치는 처리속도가 빠른 기억소자로 구성되며, 전원이 꺼지는 경우 저장된 내용이 지워져 버리는 휘발성(volatility)을 가지고 있다. 주기억장치에는 반도체가 사용되며, 반도체 메모리는 실리콘 칩 위에 설계된 회로들로 구성된다. 반도체는 온(on)이나 오프(off)의 상태를 가질 수 있는 비트셀(bit cell)이라 불리는 곳에 자료를 저장하도록 설계된다. '온' 상태는 1로, '오프' 상태는 0으로 나타낸다. 주기억장치는 수천 개의 온/오프(on/off)장치로 구성되어 있으며, 각 장치는 한 개의 비트(bit)를 나타낸다. RAM에서 한 문자를 저장하기 위해서는 8개의 칩이 필요하다.

주기억장치는 사실상 컴퓨터의 단기적 용량을 나타내고, 이는 일정 순간에 처리할 수 있는 프로그램과 자료파일의 총량을 결정한다. 주기억장치의 메모리 내용은 임시적이며, 메모리 용량은 컴퓨터에 따라 다르다. 메모리의 크기는 중요한데, 한 번에 처리할 수 있는 자료의 양과 그 자료를 처리하는데 쓰이는 프로그램의 크기와 복잡정도를 결정하기 때문이다.

컴퓨터의 기억장치에서 모든 자료는 기본적으로 이진수(bit, 0과 1값)로 저장된다.

컴퓨터 내부의 기억장치에서, 문자를 저장하는 기본 단위는 바이트(byte)이며, 바이트는 문자표현의 최소단위이다. 그리고, 정수나 실수를 저장하는 기본단위는 워드(word)인데, 워드는 CPU내의 각 장치들 간에 한 번에 오가는 데이터의 양이다. 각 바이트와 워드에는 기억장치 내에서 그 위치를 나타낼 수 있도록 주소(address)가 부여된다.

주기억장치(RAM)의 용량이 클수록 컴퓨터의 작동속도가 빨라지고 소프트웨어도 잘 돌아 간다.

① 램(RAM, Random Access Memory)

램(RAM)은 즉각적으로 처리할 자료나 프로그램 명령어를 일시적으로 저장하는 반도체 기억장치이다. 기본메모리로 사용되고, 휘발성이다.

읽고 쓰기(Read/Write)가 가능하다.

컴퓨터의 일반적인 작동을 통제하는 소프트웨어 프로그램인 운영체제(OS) 등과 데이터를 저장한다. 이러한 데이터나 프로그램들은 컴퓨터가 켜질 때 RAM으로 적재되며, 컴퓨터가 작동하는 동안 상주한다.

RAM에는 DRAM(dynamic RAM)과 SRAM(static RAM)이 있으며, DRAM은 휘발성이고, 캐시메모리에 비해 다소 속도가 떨어져도 무방한 일반적인 주기억장치로 사용된다. 반면에 SRAM은 비휘발성이고, 소량의 메모리나 캐시메모리에 주로 사용되는데 속도가 빠르고 가격이 비싸다.

② 롬(ROM, Read Only Memory)

롬(ROM)은 컴퓨터의 기본적인 작동을 관리하는데 필요한 프로그램과 정보가 저장되는 곳이다. 롬(ROM) 내장 프로그램은 컴퓨터를 시동하거나 문자들을 화면에 띄우는 것과 같은 기본 컴퓨터 운영을 위한 명령어들이다.

즉, 부팅과정을 수행하는 프로그램과 각종 장비에 대한 정보 등 시스템 운영에 필요한 가장 핵심적인 사항을 저장한다. 이들은 내용을 변경할 수도 없고 전원을 끊어도 내용이 소멸되지 않는 비휘발성을 가지고 있다.

ROM은 컴퓨터 하드웨어에서 기능과 제곱근, 지수값 등 함수가 저장되는 곳이다. ROM에 저장되는 프로그램을 바이오스(BIOS)라고 한다. BIOS(basic input output system)는 컴퓨터 운영을 위한 기본적인 기능(function)을 제공하는 프로그램들의 집합이다. PC에서 메인보드의 ROM에 저장되므로 롬바이오스(ROM-BIOS)라고 부르기도 한다. BIOS는 명령어(함수 등)가 롬에 장치(내장)되어 하드웨어와 소프트웨어의 중간형태의 성격을 띠므로 펌웨어(firmware)라고 한다. 하드웨어와 소프트웨의 중간에서 교량역할을 담당하는 것이 펌웨어이다. ROM은 BIOS로 사용되고 비휘발성이다.

③ 레지스터(register)

레지스터는 컴퓨터 처리 중 명령어와 데이터를 CPU 내에서 임시로 보유하는 영역으로 제어장치와 연산논리장치에 존재한다. 주기억장치로부터 읽어온 명령어 또는 데이터를 저장하거나 연산된 결과를 저장하는 곳이다.

중간계산은 레지스터에서 수행되고 결과는 주기억장치로 보내진다. 가장 작은 용량을 가지고 있고, 단지 즉각적으로 사용될 극도로 제한된 명령과 데이터들만이 처리되기 전이나 후에 저장된다. 레지스터는 즉각 처리될 자료를 보유할 수 있고, CPU의 제어장치에 의해 매우 빠르게 정보를 전송할 수 있다. 중요한 레지스터로는 명령 레지스터, 번지 레지스터, 인덱스 레지스터, 누산기, 프로그램 카운터 등이 있다. 명령 레지스터는 현재 실행 중인 명령의 내용을 기억하는 레지스터이다.

주기억장치처럼 주소(address) 지정이 될 수 없으며 2진 소자(cell)로 구성되어 있다.

④ 캐시메모리(cache memory)

주기억장치의 일부분으로서 고속 버퍼역할을 하는 메모리이다.

CPU가 RAM에서 필요한 데이터를 읽어오려고 할 때 CPU의 처리속도에 비해 RAM의 속도가 너무 느리기 때문에 CPU에 필요한 데이터를 그때 그때 전달하지 못하는 상황이 발생한다. 그래서 CPU와 비슷한 속도로 동작하는 메모리를 하나 더 만들어 CPU가 자주 사용하는 데이터를 저장해 두는 곳이 캐시메모리이다. 캐시메모리는 프로세서와 주기억장치의 속도차이를 보완하기 위해 제공되는 일종의 버퍼역할을 하는 기억장치이다.

프로그램은 어떤 데이터나 명령어가 자주 접근되는가를 미리 예측하여, 이것을 캐시메모리에 기억시켜 놓는다. 컴퓨터가 이러한 데이터나 명령어를 주기억장치의 임시장소에 기억시켜 놓음으로써 주기억장치를 드나들며 명령어를 교환하는 시간이 필요 없게 되고, 처리속도를 상당히 느리게 만드는 보조기억장치에의 접근도 필요 없게 된다. 속도가 빠른 CPU와 상대적으로 속도가 느린 주기억장치 사이에 위치하며, 컴퓨터의 처리속도를 향상시키는 역할을 한다. 캐시메모리는 DRAM보다 접근속도가 빠른 SRAM 등이 사용되며, 주기억장치보다 소용량으로 구성된다. 캐시메모리는 휘발성이다.

〈그림 2-4〉 기억장치의 계층

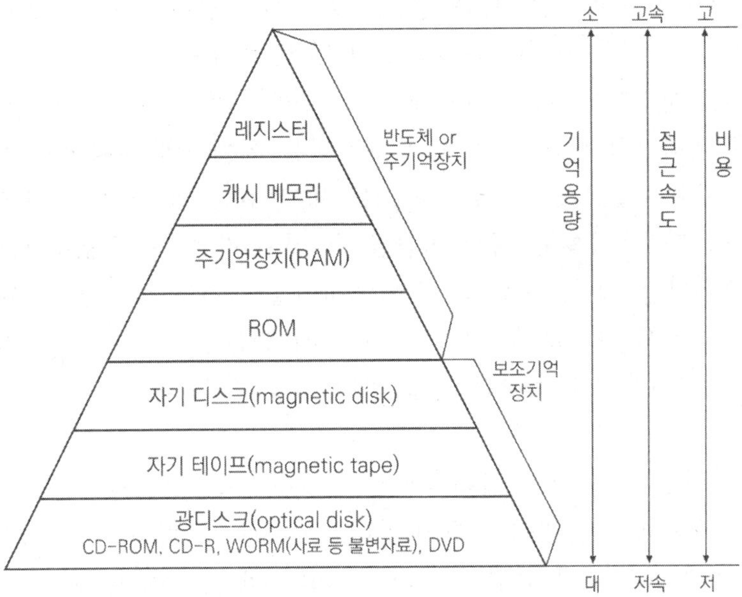

3) 컴퓨터의 성능

컴퓨터의 성능은 일반적으로 주어진 작업을 얼마나 빠른 시간에 처리할 수 있는가를 나타내는 처리속도와 한 번에 얼마나 많은 양의 데이터를 저장할 수 있는가를 나타내는 기억용량에 따라 결정된다.

일반적으로 컴퓨터 시스템의 성능을 평가하는 요소는 처리능력(throughput), 응답시간(response time), 신뢰도(reliability)이다.

(1) 처리속도(processing speed)

컴퓨터의 처리속도는 중앙처리장치(CPU)의 처리속도에 크게 영향을 받는다. 그러나 중앙처리장치가 아무리 빨리 데이터를 처리하더라도 주변장치들이 이 속도를 제대로 따라가지 못하면 전체 시스템의 처리속도 향상은 기대할 수 없다. 즉, 컴퓨터의 처리속도는 중앙처리장치(CPU)의 처리속도, 주기억장치에 대한 접근속도, 각 장치들 간의 데이터 전달속도, 보조기억장치의 입출력속도 등에 의해서 종합적으로 결정된다. 이외에도 물리적인 요소로는 전류가 단속되는 속도(ON 상태에서 OFF 상태로 바뀌는 시간)와 전류가 회로에 도달하기까지의 거리(회로 간의 거리)가 컴퓨터의 속도에 영향을 준다. 그 밖의 요인들은 프로그램을 작성하는데 사용된 프로그래밍언어, 컴퓨터가 한 번에 처리할 수 있는 자료의 양(word size), 컴퓨터의 주기억장치가 쉽게 받아들일 수 있는 데이터와 명령어의 양이다.

일반적으로 마이크로프로세서의 속도는 워드(word)의 크기, 마이크로프로세서의 시계속도, 주기억장치에 직접 접근할 수 있는 자료의 양 등에 의하여 결정된다. 어떤 컴퓨터가 32비트 크기의 워드(word)를 가지고 있다면 CPU내에 32비트 크기의 레지스터를 가지고 있거나, CPU내에서 한꺼번에 이동 또는 처리할 수 있는 데이터의 크기가 32비트라는 것을 의미한다.

① 중앙처리장치(CPU)의 처리속도

CPU의 처리속도는 CPU가 1초에 처리할 수 있는 명령문 혹은 지시(instruction)의 개수를 백만개의 단위로 나타낸 MIPS(million instructions per second)로 표시한다. 즉, CPU가 처리할 수 있는 초당 명령어의 개수이다. 여기서 지시란 CPU가 수행하는 가장 기본적인 단위명령을 의미한다.

그리고 컴퓨터의 처리속도를 나타내는 시간단위로는 밀리초(millisecond : 천분의 1초), 마이크로초(microsecond : 백만분의 1초), 나노초(nanosecond : 10억분의 1초), 피코초(picosecond : 1조분의 1초) 등이 있다.

FLOPS(floating－points per second)는 초당 실행되는 부동소수점들의 수이다. 보통 메가 플롭스(mega flops)로 측정되며 슈퍼컴퓨터에서 사용한다.

② 신호의 전달속도

컴퓨터의 여러 장치들 간에는 전기적인 신호가 계속적으로 전달된다. 이러한 신호의 전달속도는 1초에 몇 백만번의 주기를 갖는가로 나타내며, 보통 MHz(mega hertz)로 표시된다.

③ 버스(bus)의 폭

컴퓨터의 처리속도는 데이터 버스의 크기에 의해서도 영향을 받는다. 버스

(bus)는 컴퓨터의 각 장치들 간에 데이터를 전달하는 회선으로 데이터 버스와 제어 버스로 구성된다. 데이터와 명령이 이동되는 전자적 통로가 버스이다. 버스에는 데이터버스, 주소버스, 제어버스, 입출력버스 등이 있다.

데이터버스는 데이터가 전달되며, 주소버스는 주기억장치 주소가 전달되고, 제어버스는 제어신호(읽기/쓰기 제어신호 등)가 전달된다.

데이터 버스의 폭이 크면 클수록 한 번에 전달할 수 있는 데이터의 양(비트의 수)이 많아지므로 컴퓨터의 처리속도는 빨라진다. 버스는 여러 차선을 가진 고속도로와 같아서, 버스가 차선을 많이 가질수록 비트들은 더 빨리 전달된다.

④ 주기억장치의 접근속도

주기억장치의 접근속도는 제어장치가 기억장치에 데이터를 기억시키거나 읽어오는데 걸리는 시간을 말한다. 주기억장치의 접근속도는 주로 기억소자의 종류에 의해 결정되므로 새로운 소자개발에 대한 연구가 필요하다.

⑤ 보조기억장치의 접근속도

컴퓨터의 처리속도는 처리할 데이터를 읽어오거나 처리된 결과를 저장하는 보조기억장치의 접근속도와도 관계가 있다. 디스크의 접근속도는 디스크의 회전속도와 접근장치의 접근속도에 의해 결정된다. 디스크는 주기억장치보다 속도가 훨씬 느리므로 이를 보완하기 위하여 디스크 캐시 등을 이용하거나 접근속도가 빠른 디스크를 개발할 필요가 있다.

(2) 기억용량

컴퓨터가 저장할 수 있는 데이터의 용량, 즉 기억용량은 보통 하나의 문자를 기억하는데 필요한 바이트(byte) 단위로 표현된다. 일반적으로, 1바이트에는 한 개의 알파벳 또는 두 개의 숫자가 표현된다. 보통 8비트로서 문자를 표현하기에 충분하므로 8비트가 기억장치의 기본단위가 된다. 컴퓨터의 메모리나 디스크의 저장용량은 킬로바이트(KB)나 메가바이트(MB)로 나타낸다. 1KB는 대략 1000바이트이고, 1MB는 대략 1백만 바이트, 1기가바이트(GB)는 약 10억 바이트, 1테라바이트(TB)는 약 1조 바이트이다.

주기억장치의 용량이 크면 클수록 실행에 필요한 프로그램과 데이터를 한 번에 많이 기억시킬 수 있고 이로 인해 상대적으로 속도가 느린 보조기억장치에의 접근 횟수를 줄일 수 있다. 따라서 가능하면 주기억장치의 용량이 클수록 컴퓨터의 전체 처리속도는 빨라진다고 할 수 있다.

2. 보조기억장치

보조기억장치(secondary storage device)는 프로그램(원시 프로그램)이나 데이터(데이터베이스 등)를 파일의 형식으로 저장하는 장소로, 사용자가 필요에 따라 기록하거나 지울 수 있으며 전원이 꺼지더라도 데이터가 지워지지 않는 비휘발성을 가지고 있다. 보조기억장치에 저장된 데이터는 CPU가 직접 사용할 수 없으므로 일단 주기억장치에 읽어 들인 후 사용한다. 보조기억장치에는 자기테이프, 자기디스크, 광디스크 등이 있다.

(1) 자기테이프(magnetic tape)

자기테이프는 자기처리를 한 플라스틱 테이프에 데이터를 저장하는 방식으로 카세트테이프와 유사한 방식으로 데이터를 저장한다. 데이터를 저장하거나 읽기위해서는 테이프의 앞에서부터 차례로 쓰거나 읽어야 하는 순차적인 접근방식(sequential access method)을 사용한다. 자기테이프는 저장용량당 가격이 저렴하고 데이터 보관이 비교적 안정적이기 때문에 일괄처리방식에서 대량의 데이터를 저장하거나 백업(backup)용으로 데이터를 저장하는 경우에 많이 사용되고 있다.

자료저장에 자기테이프를 사용하면 CPU와 자기테이프 간의 자료전송 속도가 빠르고, 기록밀도가 높아서 작은 공간에 많은 양의 데이터를 저장할 수 있으며, 상대적으로 저렴한 비용으로 높은 용량과 백업수단을 제공하는 장점이 있는 반면, 순차적 접근방식으로 인하여 자료검색에 많은 시간이 소요되고 환경적 요인에 의하여 훼손될 수 있다는 단점이 있다.

(2) 자기디스크(magnetic disk)

자기디스크는 원하는 곳에 직접 데이터를 읽거나 쓸 수 있는 직접접근 방식(direct access method)을 사용한다. 자기디스크는 자기산화물을 입힌 원반으로 플로피디스크와 하드디스크가 있다. 플로피디스크는 재사용이 가능하고 가볍고 보관이 쉬우며 값이 싸다. 하드디스크는 양면이 산화철 같은 자성물질로 입혀져 있는 금속원반인데, 그 표면은 은반과 달리 홈이 없이 매끄럽다. 마이크로컴퓨터에서 하드디스크는 시스템에 내장되어 있지만, 분리가능한 하드디스크 카트리지와 같은 외부 하드디스크도 있다.

대형컴퓨터에서는 분리가능한 하드디스크 팩이나 레이드(RAID, redundant array of inexpensive disks) 저장 시스템을 이용한다. 레이드는 여러 개의 하드디스크에 일부 중복된 데이터를 나눠서 저장하는 기술로서 복수 배열 독립 디스크이다. 레이드 장치는 작은 하드 디스크 드라이브를 여러 개 사용하고 데이터는 모든 하드 드라이브에 배분된다. 디스크 드라이브(disk drive)는 디스크에 데이터를 기록하고 기록된 자료를 읽어 들이는 장치를 말한다. 레이드 시스템의 장점은 동일한 공간 내에서 고정형 디스크 드라이브보다 더 많은 데이터를 저장할 뿐만 아니라 드라이브 하나가 작동 못하면 다른 드라이브들이 대신할 수 있으므로 신뢰성이 더 높다.

(3) 광디스크(optimal disk)

광디스크는 레이저기술을 이용하여 데이터가 기록/판독되는 분리가능 디스크이다. 레이저빔으로 태운 미세한 구멍(pit, 핏트)의 유무로써 데이터를 기록/판독한다. 하드디스크보다 접근속도가 훨씬 빠르고 반도체 램보다는 꽤 느리지만, 저장용량이 매우 크다. 광디스크에는 시디롬, 시디알, 웜, 삭제가능 디스크 등이 있다.

① 시디롬 디스크(CD－ROM disk)

음악 시디처럼 판독전용(read－only) 디스크로서, 만들어질 때 이미 텍스트, 그래픽, 소리 등이 저장되어 있다. 저장용량이 크고 값이 싸며 내구력이 강하다. 용도는 지도, 의학이나 법률 등의 자료, 백과사전, 게임, 영화, 잡지/서적류 등의 저장이다. 영화매체로 사용되는 DVD(digital video disk)는 CD－ROM의 변형이다. DVD는 영상과 음성을 디지털화하여 저장하는 지름 12cm 크기의 광디스크이며, 멀티미디어 환경에 대비하여 만들어진 CD와 같은 크기로 최대 17GB의 대용량 저장이 가능하다.

② 시디알 디스크(CD-R disk)

시디알(CD-R, compact disk-recordable)은 특별히 제작된 디스크에 사용자가 데이터를 기록할 수 있는 시디로서, 표준형 시디롬 드라이브에 의해 판독될 수 있다. CD-RW는 하드디스크처럼 지우고 쓰기가 자유로운 형태이다.

③ 웜 디스크(WORM disk)

웜(WORM: write once, read many) 디스크는 딱 한번만 기록되고 그 후 삭제가 불가능하며 여러 번 읽힐 수 있으며, 장서, 사료 등 불변자료를 저장하는데 유용하다.

④ 삭제가능 광디스크(erasable optical disk)

삭제가능 광디스크는 사용자가 데이터를 지울 수 있어 디스크를 여러 번 이용할 수 있다. 가장 잘 알려진 유형은 자기디스크와 광디스크 모두를 응용한 자기광디스크로서 이러한 디스크는 대량문서의 연속적인 개정판을 저장하거나 멀티미디어 제작을 하는데 유용하다.

3. 입출력장치

1) 입력장치

(1) 입력장치의 종류

입력장치에는 숫자나 문자, 그림, 소리 등의 데이터를 컴퓨터가 이해할 수 있는 형태로 바꿔주는 키보드, 마우스, 트랙볼, 스캐너, 터치스크린, 스타일러스, 조이스틱, 태블릿, 터치스크린, 터치패드, 라이트펜, 스캐너, 마이크로폰 등이 있다.

키보드(keyboard)는 미리 키보드 상에 정해져 있는 숫자, 문자, 그리고 기호들을 입력하는 가장 기본적인 입력장치이다. 마우스(mouse)는 모니터 화면의 커서를 적절한 위치로 움직이게 하는데 사용되는 도구이다. 마우스에 약간 변화를 준 것으로서 그래픽 다자인에 많이 사용되는 트랙볼이 있다.

조지스틱(joystic)은 컴퓨터 게임이나 컴퓨터 그래픽에서 막대모양의 손잡이를 전후좌우 여러 방향으로 움직여서 위치정보를 컴퓨터에 입력하여 화면상의 도형이나 물체를 이동시키는데 사용된다.

태블릿은 CAD/CAM, 설계도면, 지도와 같이 정밀하고 복잡한 데이터 입력에 유용하다. 마이크로폰은 음성을 전기신호로 변환시키는 장치이다. 음성증폭기(앰프)나 음성인식장치 등에서 음성입력장치로 사용된다.

(2) 원시자료 자동화

원시자료 자동화(source data automation)는 어떤 거래가 발생하는 즉시 현장에서 그 거래에 대한 자료를 컴퓨터가 읽을 수 있는 형태로 수집하는 것이며, 그 목적은 사람의 간섭을 최소화시키면서 데이터를 입력하는 것이다. 여기에는 현금자동화기기(ATM), POS 단말기(point of sale terminal) 등의 현금거래장치, 바코드 판독기, 자기잉크문자 인식(MICR), 광학마크 판독기(OMR), 광학문자인식(OCR) 등 광학 스캐너, 그리고 기타 음성인식시스템(VRS), 센서(sensor), 카메라(camera) 등의 유형을 들 수 있다.

① 자기잉크문자 인식(MICR, magnetic ink character reader)

자성물질을 포함한 특수잉크로 인자된 문자나 기호를 자기헤드로 읽어 들이는 것으로, 문자의 식별이 용이하고 특수잉크를 사용하기 때문에 기록내용이 변조될 위험성이 적어 수표와 어음 등 금융기관에서 장표처리에 이용한다.

② 광학마크 판독기(OMR, optical mark reader)

카드나 용지의 특정 위치에 연필이나 사인펜 등으로 마크한 것을 직접 광학적으로 판독하는 장치이다. OMR 표시 문서상의 특정 위치에 표시(mark)가 있으면, 그 문서가 광원 밑으로 지나갈 때 그 표시에서 반사된 빛이 그 존재를 가리킴으로써 광학표시 페이지 판독기가 감식하게 된다. 광학표시 페이지판독기가 서류들을 판독하는 것과 동시에, 연결되어 있는 컴퓨터는 광학표시자료를 자동적으로 기계어로 번역한다. 광학식 마크 판독장치. OCR이 문자와 기호를 판독해 컴퓨터에 입력하는 장치인데 반해, OMR는 연필 등으로 기입한 마크만을 판독하는 것이다.

OMR은 시험채점(시험용 답안지) 외에도 주문접수, 재고관리, 설문조사, 임금관리 등에 응용되고 있다.

③ 바코드 판독기(bar－code reader)

굵은 선과 가는 선의 조합으로 코드를 나타낸 바코드가 인쇄된 입력매체에 빛을 쬐어 반사되는 빛의 강약에 따라 전자신호를 발생시키며, 이것으로 논리회로를 작동하여 컴퓨터의 내부 코드로 변환시키는 광학원리를 이용한다. 이렇게 판독을 통해 컴퓨터는 제품과 상표명, 기타 관련 정보를 파악하고 이들 자료를 통해 제품의 가격을 알아낸 다음, 제품명과 가격을 화면과 영수증에 출력한다. 슈퍼마켓에서 고객이 상품을 구입할 때 바코드 판독기로 상품에 인쇄된 바코드를 읽어 즉시 판매 자료로 인식시켜 수납 처리할 수 있다. 의료정보시스템에서 바코드 시스템의 이용 사례는 환자진료카드, 병리검체 라벨, 의약품 재고관리 등이다.

④ 광학문자 판독기(OCR, optical character reader)

장표상에 특정 문자의 형태로 인쇄된 문자에 빛을 비추어 반사된 빛의 양적 차이를 이용하여 문자를 식별한다. 광학문자인식(OCR)은 표시들의 위치가 아니라 문자의 형태로 광자료를 나타낸다는 점에서 OMR과 가장 큰 차이가 있으나, 쓰여진 자료가 반사된 빛에 의하여 기계가 판독할 수 있는 형태로 바뀌어진다는 점에서는 같다. 문자는 용지와 구별될 수 있는 명암이 있는 것으로 그 기종과 약속된 특정한 모양을 하고 있어야 한다. 원리적으로는 1자를 수십 개의 모눈으로 분할하여 특정한 모눈의 흑백 또는 자획형상의 특징에 의해 문자를 판독한다. OCR은 읽은 문자와 이미 저장되어 있는 문자의 비교를 통해 판독한다. 납부고지서, 공공요금 청구서 등에 이용된다.

⑤ 음성인식장치(voice recognition device)

음성인식장치는 말하는 사람의 음성에 의해 생성된 전기적 패턴과 컴퓨터 내에 이미 기록되어 저장되어 있는 일단의 패턴과 비교하여 그 사람의 말을 디지털 부호로 전환시키는 장치이다.

2) 출력장치

출력장치는 컴퓨터가 처리한 정보를 우리가 이해할 수 있는 형태로 변환시켜주는 장치로서, 여기에는 화면, 프린터, 플로터, 다중기능 장치와 오디오 출력장치, 가상현실, 로봇 등이 있다.

화면(monitor)은 입력시에는 자료나 프로그램 명령어를, 처리 후에는 처리결과를 보려주는 출력장치이며, 프린터는 처리된 자료를 사람이 읽을 수 있는 형태로 문자, 기호, 그래픽 등을 인쇄해 주는 출력장치이다. 오디오 출력장치로는 화상회의, 고해상 텔레비전(HDTV), 삼차원 텔레비전 등이 있다. 가상현실장치는 컴퓨터가 만들어 낸 일종의 인공적인 현실인 3차원 공간에 있는 느낌을 만들어 주고, 로봇은 사람이 하는 기능을 실행하거나 사람의 지능이 있는 듯이 작동하는 장치이다.

2.1.3 데이터와 프로그램의 표현방식

컴퓨터에 의해 처리되는 데이터는 스위치의 열림과 닫힘을 나타내는 '0'과 '1'의 이진수 형태로 표현된다. 이와 같이 두 가지의 상태만을 나타낼 수 있는 데이터 단위를 비트(bit)라고 한다. 문자, 숫자, 그림(이미지), 음성 등과 같은 모든 종류의 데이터가 컴퓨터를 이용하여 처리되기 위해서는 비트(bit) 단위로 바뀌어야 한다.

1. 기계어(machine language)

컴퓨터가 직접 해독할 수 있는 2진 숫자(binary digit)로 나타낸 언어로 프로그래밍 언어의 기본이 된다. 즉 컴퓨터를 작동시키기 위해 0과 1로 나타낸 컴퓨터 고유 명령 형식이다. 프로그램은 기계어로 번역되어야만 컴퓨터가 그 내용을 이해하고 작동하는데 기계어로 번역하는 프로그램에는 어셈블러(assembler)와 컴파일러(compiler)가 있다. 대부분의 사람들은 기계어로 작성된 명령어 구문을 이해할 수 없다. 0과 1로만 구성되어 있기 때문이다. 그러나 이것은 컴퓨터 스스로가 이해할 수 있는 것이고, 0과 1들은 정확한 저장위치와 운영사항을 나타낸다.

컴퓨터보다 훨씬 복잡한 두뇌를 가지고 있는 인간이 이해할 수 있는 프로그램 구문들은 어떻게 컴퓨터가 이해할 수 있는 기계어로 변환될 수 있을까? 언어번역기로 불리는 컴파일러(compiler)라는 특수 시스템 프로그램이 그 구문들을 기계어로 신속히 전환시켜 준다.

2. 이진법의 표현

컴퓨터와 통신은 전기를 기반으로 한다. 그런데 어떻게 그 전기가 데이터를 나타낼 수 있을까? 해답은 전기는 켜져 있거나(on), 꺼져 있거나(off) 둘 중 하나의 상태에 있다는 간단한 사실에서 출발한다. 데이터는 컴퓨터에서 기계회로의 전기적 상태에 의해 표현된다. 즉, 데이터는 코어저장장치(core memory) 에서의 자기적 상태, 반도체 저장장치에서의 전류상태, 버블에서의 자기버블 위치 등에 의해 표현된다. 이 모든 상황에서 '온'과 '오프'의 두 가지 상태만이 가능하다. 이러한 두 가지 상태의 체계를 이진체계(binary system)라 하며, 이진체계에 의해 데이터를 표현하는 것을 이진법 표현이라 한다. RAM에서 한 문자를 저장하기 위해서는 8개의 칩(스위치)이 필요하다. 예를 들면, 영문자 'L'을 표현하기 위해서는, off－off－on－off－on－on－off－off 의 8개 칩(스위치)이 필요하다.

우리에게 익숙한 십진체계(decimal system)는 0에서 9까지의 숫자가 기본이지만, 이진체계에서는 오직 0과 1 두 개의 숫자만이 있다.

코어저장장치는 IC(integrated circuit, 집적회로)가 나오기 전에 컴퓨터의 주기억장치의 중심을 이루던 고속 기억 장치의 일종으로, 소형의 반지 모양의 자성체를 2차원적인 행렬로 배열하여 절연 동선으로 짠 것이며, 코어의 자속 방향에 따라 정보를 기억한다.

3. 이진코드화 방식

컴퓨터에서 문자는 일정한 약속에 따라 2진수로 바뀌어 진다. 한 개의 문자를 표현 할 수 있는 단위를 바이트(byte)라고 하며, 그 크기는 컴퓨터의 종류마다 다르나 개인용 컴퓨터의 경우 8비트를 사용하므로 256(2^8)개의 문자를 표현할 수 있다. 2진수로 문자를 표현하는 방법에는 다음과 같은 3가지가 있다.

(1) BCD

많은 컴퓨터들은 문자를 나타내기 위해 단순한 2진 표기법과는 다른 이진코드화 방식(binary coding scheme)을 사용한다. 가장 기본 것 중의 하나는 4비트-BCD (binary coded decimal)이다. 10진수를 순수한 2진수로 나타내자면 숫자가 커짐에 따라 그 표현이 매우 복잡해지므로 10진수의 각 자리수를 BCD를 사용하여 4비트로 나타낸다. zone비트는 숫자비트와 함께 여러 가지 조합을 이루어 숫자, 문자, 특수문자 등을 나타내는데 사용된다.

- 기본코드 6비트로 구성(zone : 2비트, 숫자 digit : 4비트)
- 64(2^6) 가지의 문자표현 가능

(2) EBCDIC(엡시딕)

EBCDIC(extended binary coded decimal inchange code)은 8비트코드 방식이다. 8비트코드는 256개(2^8)의 조합을 만들 수 있기 때문에 엡시딕은 10진수의 0부터 9까지, A부터 z까지 영어 알파벳의 대-소문자, 그 밖에 마침표(.), 쉼표(,) 등 특수문자까지 모두 나타낼 수 있다.

- 8비트로 구성(zone : 4비트, 숫자 : 4비트)
- 256(2^8)가지의 문자표현이 가능
- IBM 대형기종에서 사용

(3) ASCII(아스키)

컴퓨터 시스템 간의 데이터 통신이나 개인용 컴퓨터에 널리 사용되는 미국 표준 코드이다. 아스키 문자체계에서는 0부터 31까지는 제어문자로, 32부터 127까지는 일반문자로, 그리고 128분터 255까지는 선문자나 특수문자로 지정하여 일반적으로 사용하는 대부분의 문자들을 표현할 수 있도록 하고 있다.

ASCII(American Standard Code for Information Interchange)는 원래 7비트 코드였다가 많은 컴퓨터들이 8비트에 적합하도록 설계되었기 때문에 아스키-8(8비트용 ASCII)이 만들어 졌다.

현재 아스키코드가 국제표준으로 채택되어 있다. 아스키 문자체계는 영어를 사용하는 지역의 문자만을 표현할 수 있으므로 한글이나 한자 같은 문자는 직접적으로 표현할 수 없다.

- 7비트로 구성(zone : 3비트, 숫자 : 4비트)
- 128(2^7)가지 문자표현이 가능
- 주로 범용컴퓨터에서 사용
- 데이터 통신용이나 마이크로컴퓨터(PC)에서 사용

4. 그림의 표현

그림은 점들의 집합으로 이루어지므로 컴퓨터가 처리하기 위해서는 점단위로 표현하여야 한다. 그림을 표현하는 기본단위를 화소(pixel, picture element)라 부르며, 전체 그림을 몇 개의 화소로 나누느냐가 그림을 얼마나 정확히 표현하느냐를 나타내는 기준이 되며 이를 해상도(resolution)라고 한다.

흑백으로만 구성된 그림에서 하나의 화소는 1비트로 표현할 수 있다. 그러나 색깔이 존재하는 그림에서는 색의 종류에 따라 하나의 점을 표현하기 위해서 더 많은 용량의 데이터가 필요하다. 예를 들어, 4가지 색으로 구성되는 그림에서 하나의 화소를 표현하기 위해 2비트가 필요하며, 16색에서는 4비트가 필요하다. 16가지 색을 지원하며 640×720개의 화소로 구성되는 한 화면의 그림을 표현하기 위해서는 모두 1,843,200(640×720×4)비트가 필요하다.

이미지를 디지털화하는 방법은 크게, 전체 그림을 미세한 화소(pixel)로 분해, 각 화소의 색상과 위치를 기록해 저장한 비트맵(bitmap) 방식과 그림을 구성하고 있는 점이나 직선, 곡선 등의 위치와 기울기 등을 산술적인 데이터로 기록해 저장한 벡터(Vector) 방식으로 나뉜다. 그 중에서도 벡터 방식은 적은 데이터 용량으로 이미지를 구현할 수 있고, 확대해도 화질(선명도) 저하가 없는 장점이 있지만 복잡한 이미지는 표현할 수 없어 간단한 도형이나 로고 등을 그리는 경우에만 주로 사용된다. 따라서 일반적으로 컴퓨터에서 사용되는 디지털 이미지는 비트맵 방식이라 할 수 있다.

비트맵 방식은 복잡한 형태의 그림이나 사진도 문제없이 표현할 수 있는 것이 장점이지만, 데이터의 용량이 크고 이미지를 확대했을 때 화질이 저하되는 것이 단점이다. 비트맵(bit map)은 작은 점들로써 그림을 이루는 이미지 파일 형식이다. GIF, JPEG, PNG, TIFF, BMP, PCT, PCX 등 파일 형식이 있으며, 보통 폰트나 이미지에서 사용된다.

BMP는 윈도 또는 OS/2 환경에서 사용되는 기본 그래픽 형식으로서 압축하지 않아 파일의 크기가 크다. BMP 형식의 경우 용량 압축을 전혀 하지 않은 이미지라서 화질은 우수하지만 데이터 용량이 너무 커서 보관과 전송이 불편하다. 반면 GIF의 경우, 품질 손상 없이 용량을 줄일 수 있는 비(非)손실 압축 방식의 파일이라 화질 대비 용량이 작지만, 최대 256색으로만 이루어진 이미지만 구현할 수 있고 압축 기술에 특허가 걸려있어서 널리 사용되는데 한계가 있었다.

이로 인하여 화질은 높으면서 용량은 적고, 사용도 자유로운 디지털 이미지 규격을 만들기 위한 업체들(JPEG, Joint Photographic Experts Group: 통합사진전문가단체)의 노력이 계속되어, 1992년에 내놓은 결과물이 바로 'JPEG'라는 이름의 디지털 이미지 규격이다. JPEG 규격은 1994년에 ISO(국제표준화기구)의 인증을 받으며 디지털 이미지 규격의 세계 표준으로 자리잡게 되었다.

JPEG는 손실압축 방식이긴 하지만 화질 대비 압축률은 GIF에 비해 월등히 높으며, 최대 16,777,215색(24비트 컬러)에 달하는 다양한 색상을 구현할 수 있다. 그리고 사용자가 이미지를 제작하는 과정에서 압축률을 자유롭게 조절할 수 있는 것 또한 장점이다. 압축률이 높아질수록 노이즈나 선명도 저하가 심해지지만, 출판이나 광고 등의 상업용도가 아닌 개인적인 용도(UCC, 블로그, 메일 전송 등)로 쓰기에는 원본 대비 25~50%의 화질도 충분하다는 평가를 받고 있다. 또한 이미지가 많이 쓰이는 웹 사이트의 경우, 웹 페이지가 출력되는 속도를 높이기 위해 이미지 파일 용량을 최소화하는 것이 유리함에 따라 2011년 현재, 인터넷 상에서는 대부분 JPEG 규격 이미지가 사용된다.

다만 JPEG는 용량에 비해 우수한 품질의 이미지를 구현할 수 있지만, 압축 과정에서 화질 저하가 불가피하다는 명심해야 한다. 특히 선명한 외곽선이나 복잡한 패턴을 구현하는데 비교적 불리하므로 선이나 문자가 다수 포함된 이미지를 저장할 때는 JPEG보다는 GIF나 PNG(Portable Network Graphics) 등의 비손실압축 규격으로 저장하는 것이 좋다.

5. 소리의 표현

사람의 음성과 같은 소리 데이터는 그림 데이터와 마찬가지로 연속적인 이진수로 표현된다. 소리를 연속적으로 채취하여 그때의 값(높낮이와 음량)을 표현한다. 이때, 주어진 시간에 몇 번 채취하느냐와 어느 한 순간의 소리를 몇 개의 값으로 표현하느냐에 따라 소리의 정확도를 평가할 수 있다. 예를 들어, 한 시점에 표현할 수 있는 소리의 값을 256등분한다면 소리신호 하나를 표시하는데 8비트가 필요하며, 이를 1초에 8,000번씩 채취하여 처리한다면 1분 동안 음성을 저장하는데 총 3,840,000(8×60×8000)비트가 필요하다. 이와 같은 것은 단순한 음성의 표현이고, 음악과 같이 복잡한 정보는 소리를 세부요소로 분리시켜야 하므로 보다 많은 양의 기억용량이 필요하며, 이를 처리하기 위한 복잡한 작업이 필요하다.

AVI(Audio Video Interleaved)는 MS사가 만든 디지털 비디오 압축 기술로서 비디오 및 오디오를 압축, 재생가능하다. 윈도 운영체제에서 기본으로 지원하는 동영상 파일 포맷으로서 오디오와 비디오를 합쳐 하나의 동영상을 구성한다는 뜻에서 AVI(Audio Video Interleaved)라고 한다. 윈도에서는 *.avi라는 확장자를 갖는다. 음악과 그림을 모두 포함하는 동영상 파일을 멀티미디어 파일이라고 하는데, 이런 종류의 파일 가운데 가장 많이 사용된다. AVI 파일은 제작자에 따라 서로 다른 프로그램을 사용해 압축을 한다. 따라서 이 파일을 재생하려면 반드시 압축 해제용 프로그램인 코덱(codec)이 필요하다. 화질은 뛰어나지만 용량이 크기 때문에 실시간 동영상에는 적합하지 않다.

WAV(waveform audio format)는 개인용 컴퓨터에서 오디오를 재생하는 MS사의 파일 포맷 표준이다. 윈도에서 사용하는 일반적인 음성파일로서 원음 그대로 저장 및 재생이 가능하고 용량이 크다.

MP3(MPEG－1 Audio Layer－3)란 음악 등 각종 오디오용 데이터를 저장한 컴퓨터 파일로서 원음을 디지털화 하면서 압축 처리하여 용량을 줄인 파일이다. MP3는 오디오 데이터의 압축 기술로서, 사람이 소리를 들을 때 필요하지 않은 부분을 제거해 작게 만든 오디오 파일이다. CD와 비교했을 때, 음질은 비슷하지만 데이터 크기는 10분의 1에 불과하다. 파일의 크기는 작지만 음질이 깨끗하고 좋기 때문에 현재 가장 많은 사람들이 애용하는 디지털 음원 중 하나로 자리 잡았다.

MP3의 용량이 작은 것은 데이터를 압축했기 때문이다. 데이터를 압축하는 방법은 크게 무손실 압축과 손실 압축으로 나눌 수 있는데, 문서 파일이나 유틸리티를 압축한 ZIP파일, ARJ파일 등이 전자에 해당하고 음악, 동영상, 이미지를 압축한 MP3 파일, JPG 파일 등이 후자에 해당한다. 오디오 데이터를 디지털 방식으로 기록한 파일형식으로는 MP3파일 외에 wav파일, ra파일, rm파일 등이 있으나, 이 가운데 MP3파일이 압축 기술도 우수하고 음질도 깨끗해 상당한 인기를 얻고 있다.

2.1.4 데이터의 구성단위

〈표 2-1〉 데이터의 구성단위

단 위	내 용	예 (비고)
비트(bit)	• 0과 1 값 • 컴퓨터가 처리할 수 있는 자료의 최소 단위, 자료(정보) 표현의 최소 단위 • 기억장소에 저장하는 단위	• 0, 1 (0 또는 1) • **2진수 1자리로 표현**
니블(nibble)	• 4비트로 구성되며 2^4 (=16)개의 정보를 표시	• **16진수 1자리로 표현**
바이트(byte)	• 문자 표현의 최소단위 • 문자를 저장하는 기본단위 • 1 바이트 = 8비트 • 문자 한 글자 (영문자)	1001000(문자 'H'를 이진수 ASCII로 표현)
워드(word)	• 컴퓨터에서 한 번에 처리할 수 있는 데이터의 양 • 주기억장치와 CPU 간에 한 번에 오가는 데이터의 양 • 컴퓨터의 기억장치로부터 자료를 입출력하는 기본단위 • 각종 명령어를 처리하는 기본단위 • 정수, 실수를 저장하는 기본단위	• **바이트의 집합** • Half Word(2byte), Full Word(4byte), Double Word(8byte)
필드(field)	• 워드의 집합, 파일 구성의 최소 단위 • 논리적 자료의 최소단위 • 칼럼, 열, 속성, 자료항목	Kim, C.S. **(고객번호, 성명, 상품명)** (성명은 필드)
레코드 (record)	• 하나 이상의 필드들의 집합 • 프로그램 상에서 자료처리의 단위 • 행, row, tuple • 논리 레코드와 물리 레코드로 분류 – 논리 레코드 : 자료처리의 기본단위 – 물리 레코드 (블록, block) : 하나 이상의 논리 레코드의 집합. 보조기억장치와의 입출력 단위	910192–1101811 Kim, C.S. 2013–07–01 (레코드는 주민등록번호, 성명, 입사입자 포함)
파일(file)	• 레코드들의 집합 • 테이블	790809–1028331 Lee, T.H. 2013–01–03 880528–1034821 Park, J.B. 2010–07–01 910115–1101811 Kim, C.S. 2013–12–01 (인사파일)
데이터베이스 (database)	• 파일(테이블)들의 집합	**인사파일** **부서파일** **급여파일** (K사의 데이터베이스)

2.1.5 통신 데이터 오류제어 방식

컴퓨터에서 통신회선을 통하여 데이터를 전송하는 경우 먼지, 습기, 자기장 또는 설비결함 등 여러 가지 이유로 전송회로의 통신회선에 간섭을 일으킬 수 있다. 예를 들어, 연산논리장치(ALU)에서 주기억장치로 자료를 전송할 때, 자료 중 한 개의 비트가 상실되는 비트오류가 발생할 수 있다. 자료 전송 중에 오류가 발생한 경우에는 이것을 수신측에서 검출하여 정정(재전송)하는 기법이 필요한데, 이 기법을 오류제어 방식이라 한다.

이러한 오류제어 방식에는 패리티 검사방식, 군계수 검사방식, CRC(순환중복검사)방식 등이 있다. 패리티 검사방식에서는 오류 체크를 위해 바이트 끝에 한 비트(9번째 비트)의 패리티 비트(parity bit) 또는 검사비트(check bit)를 붙여 사용한다.

① 패리티 코드(parity code)
전송되는 데이터의 한쪽 블록(2진 비트열) 끝에 오류검출을 위한 패리티 비트를 추가하여 오류를 검출하는 방법이다. 오류 검출만 가능하고 정정은 불가능하다.

② 해밍 코드(hamming code)
패리티 비트를 사용해 컴퓨터 스스로 데이터의 오류를 검출하고 정정하는 방법이다. 데이터 통신이나 정보교환에서 데이터의 전송오류를 검출하고 잘못된 부분을 찾아 정정한다.

컴퓨터 내부회로는 각 위치에 필요한 수의 비트들이 있는지를 확인, 검열함으로써 그 움직임을 계속 감시하고 있다. 컴퓨터에서 시스템 소프트웨어는 정확성을 기하기 위해 패리티 방식을 자동적으로 계속 검사한다.

CRC(순환중복검사) 방식은 데이터 전송 과정에서 발생하는 오류를 검출하기 위하여 순환 2진 부호를 사용하는 방식이다. 송신 측에서 데이터를 블록 단위로 나누고 각 블록 뒤에 2진 다항식의 특수 계산에 의해 얻어진 순환 부호를 여분으로 붙여서 전송하면 수신측에서도 동일한 계산에 의해 같은 순환 부호가 얻어지는지의 여부로 전송 오류의 유무를 검사한다. 이 방법은 패리티 비트에 의한 방법보다 정교하므로 오류검출 능력이 뛰어나다.

2.2 컴퓨터의 발달 및 종류

2.2.1 컴퓨터의 발달

1. 제1세대 이전 : 1950년 이전

① 파스칼

컴퓨터의 기초기술은 프랑스의 수학자이자 철학자인 파스칼(Blaise Pascal)과 함께 싹트기 시작하였다. 1642년 가감산을 할 수 있는 톱니바퀴를 사용하여 최초의 기계식 계산기인 파스칼라인(Pascaline)을 발명하였다.

② 라이프니츠

1694년, 독일 수학자 폰 라이프니츠(G.W. von Leibniz)는 가감승제는 물론 제곱근까지도 계산할 수 있는 계산기인 스텝트 레코너(Stepped Reckoner)를 개발하였다.

③ 배비지의 분석엔진

1812년 영국의 수학자 배비지(Charles Babbage)는 사칙연산뿐만 아니라 다항방정식 등 복잡한 수학문제를 풀기 위하여 차등엔진(difference engine)을 만들었고, 1834년에는 카드위에 코드화된 명령에 의해 연산기능을 하는 새로운 기계인 분석엔진(analytical engine)을 개발하였다. 배비지는 오늘날 컴퓨터의 아버지라고 불린다.

④ 홀러러스의 천공카드

홀러러스는 천공카드(punched card)를 개발하였는데, 이것은 기계의 자동화 진전에 큰 역할을 하게 되었다.

⑤ 부울

수학자인 부울(George Bool)은 오늘날 컴퓨터 개발에 중요한 이론인 논리이론을 1854년에 소개하였으며, 오늘날 부울대수라고 불리어지고 있다.

⑥ 에니악(ENIAC) : 세계 최초의 전자식 컴퓨터(프로그램 외부 방식)

현대적 컴퓨터를 향한 획기적 진전은 1944년 하버드대학의 에이킨(Howard Aiken)의 연구팀이 마크원(Mark Ⅰ)이라는 최초의 전기 기계식 자동계산기를 만들면서 이루어졌다.

그 후, 1946년 모클리(John Mauchly)와 에커트(J. P. Eckert)가 에니악(ENIAC,

electronic numerical integrator and calculator)이라는 최초의 전자식 컴퓨터를 개발하였다. 에니악은 미육군 탄도연구 실험실에 설치하여 10여년간 주로 탄도계산, 일기예보, 원자핵계산 등에 사용되었다. 18,000개의 진공관으로 구성된 에니악은 엄청난 양의 전력소모, 높이 3m, 폭 3m, 길이 30m, 무게 30톤 등 부피와 무게 면에서 많은 한계성을 가지고 있었다. 그리고 진공관의 고장률이 매우 높고, 기계작동 명령을 수작업으로 입력해야 하는 문제점이 있었다. 즉, 새로운 응용프로그램을 수행시킬 때마다 그 전에 배선판(plugboard)에 스위치를 설치하고 전선을 연결하는 작업을 손으로 해야 했는데, 이는 시간도 많이 필요했을뿐만 아니라 지루하고 실수하기 쉬운 작업이었다. 즉, 에니악을 비롯한 당시의 컴퓨터는 새로운 작업을 할 때마다 회로 및 기억장치를 바꿔 끼워야 하는 불편함이 존재하였다.

⑦ 폰 노이만

이러한 문제점을 극복할 수 있는 방법은 폰 노이만에 의해 고안되었다. 1945년에 헝가리 출신의 미국 수학자인 폰 노이만(John von Neumann, 1903~1957)은 컴퓨터 내부의 기억장치에 소프트웨어 방식의 프로그램을 내장, 소프트웨어만 바꾸면 여러 가지 작업에 대응할 수 있는 프로그램 내장(stored program) 방식 컴퓨터의 개념을 발표하였다. 즉, 컴퓨터의 주기억장치에 데이터뿐만 아니라 기계작동을 위한 명령도 모두 저장시키자는 것이었다.

⑧ 에드박(EDVAC)

그리고 1949년에는 프로그램 내장방식을 실용화한 최초의 컴퓨터(10진법)인 '에드삭'(EDSAC, electronic delay storage automatic calculator)이 등장하였고, 몇 개월 후에 에드삭의 개량형 컴퓨터(2진법)인 에드박(EDVAC : electronic discrete variable automatic computer)도 발표하였다. 에드삭과 에드박의 이른바 '폰 노이만 방식'은 현재 쓰이는 대부분의 컴퓨터에도 적용되고 있다.

2. 제1세대 : 1951~1957년

제1세대 컴퓨터는 모클리와 에커트가 에니악과 에드박의 설계를 바탕으로 제작한 유니박 원(UNIVAC-Ⅰ, universal automatic computer)인데, 이것은 최초의 상업용 전자식 컴퓨터였다. 최초의 숫자뿐만 아니라 문자(알파벳)를 사용할 수 있는 범용컴퓨터로서 초당 1,000번의 연산을 수행하는 최초의 상용 프로그램 내장방식 컴퓨터였다.

3. 제2세대 : 1958~1963년

트랜지스터(transistor), 자기코어 저장장치(magnetic core storage), 자기테이프(magnetic tape), 자기디스크(magnetic disk)와 같은 네 가지 하드웨어의 발달로 제2세대 컴퓨터가 1960년대 초 출현하게 되었다. 트랜지스터는 제1세대 컴퓨터의 진공관을 대신한 것으로서, 진공관처럼 전기흐름을 제어하는 고체로 만들어진 작은 부품이다.

트랜지스터가 사용됨으로써, 제2세대 컴퓨터는 이전 세대보다 소형화, 고속화되었으며, 전기 사용량과 발열정도도 적어지게 되었다. 뿐만 아니라 내부저장장치도 자기드럼에서 자기코어로 바뀌게 되었다. 자기코어라는 이 새로운 형태의 내부저장장치는 자기테이프나 자기디스크와 같은 외부저장장치에 의해 보강되었다. 디스크와 테이프는 데이터 처리속도와 저장능력을 향상시켰으며, 이내 천공카드를 대신하게 되었다. 이 기간 동안에는 보통 코볼(COBOL, COmmon Business Oriented Language), 포트란(FORTRAN, FORmular TRANslation)과 같은 보다 복잡한 컴퓨터언어인 3세대 언어가 사용되었다.

4. 제3세대 : 1964~1969년

제2세대 시스템의 발달과 더불어 새로운 산업이 나타나게 되었는데, 이것은 트랜지스터의 부품을 회로에 집적시켜 실리콘 칩(silicon chip)에 부착시키는 개념을 중심으로 한 것이었다. 노이스(Robert Noyce)와 킬비(Jack S. Kilby)는 최초로 집적회로(IC, integrated circuit)를 개발하였다. 이러한 칩(chip)들은 제3세대 컴퓨터시대의 막을 열었다. 이 시기에 미니컴퓨터가 개발되었는데, 이것은 대형컴퓨터와 능력은 거의 동등하면서도 크기와 저장장치 공간이 작고 원가도 싼 것이었다.

1969년 ARPAnet 작업이 시작되었고, 벨연구소의 톰슨을 비롯한 연구원들은 UNIX를 개발하였다. 1970년에는 미국방부가 ARPAnet 상에서 네 개의 노드를 만들게 됨으로써 컴퓨터 간의 네트워크 구성방법이 확장되었다. 이 네 개의 노드는 각각 캘리포니아 산타바바라 대학, UCLA, SRI International, 유타 대학에 설치되어 어느 하나의 라인이 끊어져도 나머지 라인을 사용하여 네트워크를 안전하게 유지시킬 수 있도록 고안하였는데, 이것이 인터넷의 효시가 되었다.

5. 제4세대 : 1970~1989년

(1) 마이크로프로세서의 출현

하나의 칩에 더 많은 회로를 넣고자 하는 노력은 끊임없이 계속되었고, 그 결과 제4세대 컴퓨터를 특징짓는 고밀도 집적회로(LSI, large－scale integration)가 개발되었다. 고밀도 집적회로는 한 개의 칩에 수천 개의 전자회로를 집어넣은 것이라 그 처리속도는 한층 더 빨라졌다.

이 LSI를 기반으로 한 마이크로프로세서(microprocessor)가 발명됨으로써 컴퓨터의 제4세대가 1971년 막을 열게 되었다. 마이크로프로세서는 연산 및 논리작업을 하고, 작업의 순서와 자료, 명령, 중간/최종 결과의 저장을 통제하는 하나의 칩(chip)이다.

인텔의 기술자였던 테드 호프(Ted Hoff)는 프로그램 가능한 하나의 단위, 즉 마이크로프로세서라 불리는 '칩 위의 컴퓨터'에 대한 착상을 하여 최초의 마이크로프로세서 칩인 인텔 4004를 개발하였다. 이로써 미국 인텔은 1971년 세계 최초의 소형 컴퓨터용 CPU인 인텔 4004를 만들었다. '소형 컴퓨터를 위한 CPU'(마이크로프로세서)가 처음으로 세상에 등장한 것이다

(2) 최초의 PC 등장

MITS사의 창업자인 에드 로버츠(Ed Roberts)는 마이크로컴퓨터 혁명을 예견하고, 인텔(Intel) 8080 마이크로프로세서를 사용하여 하나의 키트(kit)로 구성될 수 있는 컴퓨터인 세계 최초의 상용 PC '알테어(Altair) 8800'을 개발하였다.

(3) 애플의 탄생과 PC의 발전

알테어의 등장 이후 곧바로 1976년 휴렛팩커드(Hewlet－Packard)의 직원이었던 스티븐 워즈니악(Stephcn Wozniak)이 Apple Ⅰ이라는 사용하기 쉬운 소형컴퓨터를 개발하였다. 친구이자 회사동료였던 스티븐 잡스(Steven Jobs)는 워즈니악을 설득하여 함께 휴렛팩커드를 떠나 1,300달러로 새로운 회사를 만들어 애플(Apple)

컴퓨터를 만들기 시작하였다. 그들이 상업용으로 대성공을 거둔 첫 번째 마이크로 컴퓨터는 AppleⅡ였고, 이후 애플은 AppleⅡ plus, 매킨토시(Macintosh) 등과 같은 컴퓨터를 연속하여 생산하게 되었다. 1977년에는 애플사와 마이크로소프트사가 설립되었고, 빌게이츠와 폴 알렌은 미국 뉴멕시코주의 앨부키쿠에서 매장을 차렸다.

마이크로프로세서의 개발은 가정용 및 교육용 마이크로컴퓨터의 제작붐과 대중화를 이끌어 냈고, 이에 따른 소프트웨어의 개발을 유도하기 시작하였다. 초기에 개발된 프로그램의 대부분은 오락용이었고, 교육용 프로그램은 그 후에 나오기 시작하였다.

1990년에는 스위스 제네바에 있는 고에너지 물리학연구소 CERN의 물리학자 버너스 리(Tim Berners Lee)가 HTML(hypertext markup language)를 개발함으로써 www(world wide web)시대가 개막되었다. 버너스 리가 제안한 URL, HTTP 프로토콜, HTML 언어 등도 발표되었다.

오늘날에는 기업, 학교, 개인이 사용할 수 있는 다양한 마이크로컴퓨터용 소프트웨어가 개발되어 있으며, 초고밀도 집적회로(VLSI, very−large−scale integration)가 나와 고밀도 집적회로(LSI)를 대체하였다.

이상의 컴퓨터의 발전과정을 요약하면 <표 2−2>와 같다.

〈표 2-2〉 컴퓨터의 세대별 발전과정

구 분	제1세대	제2세대	제3세대	제4세대	제5세대
기 간	1951~1957	1958~1963	1964~1969	1970~1989	1990~
회로소자	진공관	트랜지스터	집적회로(IC)	고집적회로 (LSI)	초고집적회로 (VLSI)
입력장치	펀치카드 종이테이프	펀치카드	테이프·디스크로 의 키입력	키보드 스캐너	음성입력 터치방식
출력장치	펀치카드 인쇄물	펀치카드 인쇄물	인쇄물 화면표시기	화면표시기 음성응답·인쇄물	그래픽 음성인식
주기억장치	마그네틱 드럼	마그네틱 코어	마그네틱 코어	LSI반도체	VLSI반도체
보조기억장치	마그네틱테이프 마그네틱드럼	마그네틱테이프 마그네틱디스크	마그네틱디스크 마그네틱테이프	마그네틱디스크 플로피디스크 광디스크	광디스크, 카드 마그네틱디스크
소프트웨어	기계어 사용자프로그램	기호언어 패키지 프로그램	고급언어 운영체제	4세대언어 등장 DBMS	자연어처리 전문가시스템
기 타	사무처리 통계처리	일괄처리 온라인처리	중형컴퓨터 실시간처리 다중분산처리	소형컴퓨터 사무자동화 공장자동화	신경망컴퓨터 인공지능

2.2.2 컴퓨터의 종류

컴퓨터는 1950년대 최초의 전자식 컴퓨터가 개발된 이래, 보다 빠르고 작고 저렴한 컴퓨터로 발전되어 왔다.

1. 데이터 표현방법 기준

컴퓨터는 데이터 표현방법에 의하여 크게 두 가지로 나타내면 디지털 컴퓨터와 아날로그 컴퓨터로 분류할 수 있다.

① 디지털 컴퓨터

디지털 컴퓨터(digital computer)는 숫자나 문자를 부호화하여 사칙 연산, 분류, 비교 등 필요한 처리를 한 뒤, 그 결과를 부호, 숫자, 문자로 정보를 얻을 수 있는 컴퓨터이다. 예를 들면, 탁상 계산기, 과학기술 계산용 컴퓨터 등이다.

② 아날로그 컴퓨터

아날로그 컴퓨터(analog computer)는 전류, 전압, 온도, 속도, 압력 등과 같은 연속적인 물리량을 사용하여 계산하는 컴퓨터이다. 이것은 부호변환을 시킬 필요 없이 직접 계측기기에 입력함으로써 신속한 입력과 출력을 얻을 수 있다.

2. 처리속도와 저장능력 기준

컴퓨터는 처리속도와 자료저장능력을 기준으로 슈퍼컴퓨터, 대형컴퓨터(메인프레임), 미니컴퓨터, 마이크로컴퓨터의 네 가지 유형으로 구분할 수 있다. 그러나 마이크로컴퓨터와 미니컴퓨터의 고성능화에 의하여 대형컴퓨터의 성능과 유사한 컴퓨터가 개발됨에 따라 컴퓨터의 명확한 분류가 점차 어려워지고 있다.

(1) 슈퍼컴퓨터

슈퍼컴퓨터(supercomputer)는 가장 크고, 빠르며, 가장 값비싼 컴퓨터이다. 슈퍼컴퓨터는 복잡하고 긴 연산을 위해 사용되는데, 1초에 10억개 이상의 명령어를 처리할 수 있다. 세계 최초의 슈퍼컴퓨터는 1964년에 미국 CDC사에서 만든 CDC 6600이며, 이 당시의 성능은 초당 1백만 회의 부동소수점 연산이 가능한 1MF(메가플롭스)였다. 슈퍼컴퓨터라는 명칭을 가지려면 50~100메가 FLOPS(1초에 할 수 있는 부동소수점 연산의 횟수를 나타내는 컴퓨터 연산속도 단위) 이상의 처리 성능을 가져야 한다. 2013년 현재 세계 최고 성능인 슈퍼컴퓨터의 처리속도는 54.9 페타플롭스(petaflops : 1초당 1,000조 회의 연산처리)이다.

슈퍼컴퓨터는 기상예측이나 일기예보, 유전탐사, 에너지관리, 지질학, 핵반응 장치의 안전도 분석, 핵에너지 연구, 항공기 설계시의 시뮬레이션 등과 같이 엄청난 양의 초고속 데이터처리를 요하는 분야를 위해 특수 제작된 고성능의 컴퓨터이다.

(2) 대형컴퓨터

대형컴퓨터(mainframe)는 고속처리, 대량의 데이터처리, 즉시처리, 그리고 다중처리 등과 같이 고도의 처리능력과 신뢰성이 요구되는 분야에서 주로 사용된다. 대형컴퓨터는 많은 수의 단말기와 입출력 장치들을 연결하여 조직의 각 구성원들이 동시에 데이터처리 업무를 수행할 수 있고, 대용량의 보조기억장치를 장착하여 조직 전체의 데이터베이스를 저장 및 관리하는 호스트(host) 컴퓨터로 활용된다. 주로 대기업, 대형병원, 대학, 은행과 같이 대량의 자료처리를 필요로 하는 곳에서 사용되는데, 특별한 설치와 관리를 필요로 하며 밤낮으로 작동하고 많은 양의 자료에 접근할 수 있으므로 사용자는 어떤 형태로든지 보안 시스템을 구축하여 접근을 통제하여야 한다.

(3) 중형컴퓨터(미니컴퓨터)

중형컴퓨터(midrange computer, minicomputer)는 소형보다는 성능이 강력하지만 대형컴퓨터에 비해 크기도 작고 성능도 떨어지는 중간 형태의 컴퓨터를 말한다. 중형컴퓨터는 여러 사람이 함께 사용할 수 있는 다중사용(multi－user computing) 기능을 보유하고 있어 대형컴퓨터에 비해 상대적으로 적은 비용으로 컴퓨터자원의 공유가 가능하다. 특히, 소형컴퓨터와 주변기기들을 통신망으로 연결하여 조직의 컴퓨터 자원을 분산 및 공유하는 시스템 환경을 구축할 수 있어 다운사이징을 위한 컴퓨터로 활용될 수 있다. 대형컴퓨터보다 설치와 운영이 쉽고 책상 위 등 작은 공간에도 설치가 가능하여 중소기업용으로 적합하다. 일반적으로 공정제어, 연구조사, 공학용 어플리케이션과 같은 특수한 과업을 수행하기 위한 목적으로 이용된다.

(4) 마이크로컴퓨터

마이크로컴퓨터(microcomputer)는 오늘날 가장 대중적인 컴퓨터기종으로서 마이크로프로세서를 중앙처리장치(CPU)로 사용하는 컴퓨터를 가리킨다. 마이크로라는 말은 그 능력보다는 크기와 가격을 나타낸다고 할 수 있다. 그 크기가 책상 위는 물론 서류가방, 심지어 손바닥 위에 올려놓을 수 있을 정도로 작아도 그 능력은 매우 강력하다. 크기에 따라 데스크톱(desktop), 랩톱(laptop)과 노트북(notebook), 팜톱(palmtop)으로 구분할 수 있다.

마이크로컴퓨터는 크게 개인용컴퓨터(PC, personal computer)와 워크스테이션(workstation)으로 구분된다. PC는 주로 워드 프로세싱, 스프레드시트와 같이 일반적으로 사용하기 쉬운 응용 프로그램을 활용하는데 사용되고 한 사람만이 사용가능한 반면, 워크스테이션은 주로 엔지니어 또는 과학자와 같은 전문인들이 설계, CAD 등 복잡한 업무를 처리하는데 활용하며 고성능, 고가격의 특징을 가진다. 워크스테이션은 다수 사용자의 동시작업을 지원할 수 있으므로 그룹 내 정보처리를 위한 서버(server)로서도 활용된다.

2.3 컴퓨터 환경의 구성방식

컴퓨터를 효과적으로 활용하기 위해서는 조직 내 경영방식, 조직구조, 업무특성 등을 고려하여 가장 적절한 컴퓨터 환경을 구성하여야 한다. 조직 내 컴퓨터의 배치 및 활용형태는 크게 세 가지로 구분될 수 있다. 중앙에 강력한 컴퓨터를 배치하고 이를 중심으로 조직의 모든 정보를 처리하는 메인프레임 컴퓨팅, 개인마다 자신의 컴퓨터를 가지고 업무를 처리하는 퍼스널 컴퓨팅, 그리고 컴퓨터 간에 통신망을 연결하여 업무를 처리하는 네트워크 컴퓨팅이 있다.

2.3.1 메인프레임 컴퓨팅

메인프레임 컴퓨팅환경에서 정보는 많은 양의 정보, 수많은 사용자 단말기 및 수백만 건의 거래를 처리하기 위해 만들어진 컴퓨터인 메인프레임에 의해 처리된다.

메인프레임 컴퓨팅(mainframe computing)이란 중앙에 대용량의 중형컴퓨터나 대형컴퓨터와 같은 고성능의 컴퓨터를 설치하고 이를 중심으로 필요한 업무를 처리하는 중앙집중형 정보처리방식을 말한다.

사용자들은 단말기(terminal)를 통해 메인프레임 컴퓨터와 상호작용을 하며, 이러한 단말기는 데이터를 입력하거나 수정하고 메인프레임 컴퓨터에서 정보를 입출력하기 위해 사용된다. 이 터미널들은 개인용 컴퓨터와는 달리 그 자체의 계산능력은 없다. 현재의 메인프레임 컴퓨팅은 개인용 컴퓨터들이 터미널의 역할을 하지만, 많은 양의 정보를 저장하고 처리하는 능력을 갖춘 메인프레임 컴퓨터가 시스템의 핵심이다.

이러한 컴퓨팅방식에는 처리할 업무를 유형별로 모아 처리하는 일괄처리 방식과 사용자가 직접 데이터를 입력하여 처리결과를 조회하는 온라인처리방식이 있다.

① 일괄처리(batch processing) 방식

컴퓨터에서 처리할 데이터를 일정 기간이나 일정량이 될 때까지 모아두었다가 일괄적으로 처리하는 방식이다. 데이터의 발생에서부터 최종 결과를 얻을 때까지의 시간이 비교적 길고, 주 파일의 갱신이 주기적으로 이루어지나, 컴퓨터를 능률적으로 사용할 수 있고 시스템의 사용 계획을 미리 세울 수 있다. 처리주기는 일별, 주별, 월별, 분기별 등 필요에 따라 정할 수 있고, 급여 계산, 카드거래 대금청구 등과 같이 거래가 자주 일어나지 않거나 정기적으로 처리될 경우에 적합한 방식이다.

② 온라인처리(on-line processing) 방식

온라인 처리방식은 거래가 발생하는 즉시 이를 처리하는 방식이다. 일괄처리 방식과 달리 데이터가 준비작업 없이 생성장소에서 바로 컴퓨터에 전송, 처리되어 그 결과가 원하는 장소로 보내지는 방식이다. 데이터의 대기 시간이 없어 사용자로서는 매우 편리하므로 사용자 중심의 처리방식이라고 할 수 있다. 비행기좌석의 예약이나 예금의 출금상황 등과 같이 거래가 발생되는 즉시 자료의 내용이 갱신될 필요가 있을 경우에 온라인처리 방식이 적합하다.

그리고 실시간처리 방식(real time processing)은 시스템이 온라인으로 연결되어 거래가 발생되는 즉시 처리되는 점에서는 온라인처리와 같으나, 시스템의 성능수준에서 높은 신뢰도와 빠른 응답시간을 요구한다는 점과 인간의 간섭이 배제된다는 점에서 온라인처리와 구별된다. 예를 들어, 병원의 중환자실 관리시스템이나 원격수술 시스템의 경우, 시스템의 작은 고장이나 느린 응답시간이 환자의 생명에 치명적인 영향을 줄 수 있으며, 방공통제시스템의 경우에도 적기의 발견과 동시에 신속하고 정확한 자동통제시스템의 가동이 필요하기 때문에 실시간처리 방식을 채택하여야 한다.

메인프레임 컴퓨팅방식은 중앙집중형 정보처리방식으로 모든 사용자가 중앙의 컴퓨터에 의존하기 때문에 중앙컴퓨터의 고장이나 연결장치에 문제가 발생하는 경우 모든 전산처리 업무가 마비되는 위험을 안게 된다. 그리고 중앙통제에 따라 단계별로 업무를 처리함으로써 업무처리의 신속성과 유연성이 떨어질 수 있는 문제점도 있다.

2.3.2 퍼스널 컴퓨팅

퍼스널 컴퓨팅(personnel computing)환경에서는 개인용 컴퓨터(PC)가 하드웨어 아키텍처를 구성하게 된다. 이 경우에는 중앙컴퓨터가 없이 복수의 컴퓨터가 사용

된다. 데이터는 일반적으로 PC 자체 내 또는 외장형 하드 드라이브와 같이 PC와 함께 사용하기 위해 고안된 외장형 저장장치에 저장된다. 일반적으로 PC는 근거리 통신망(LAN, local area network)을 통해 다른 PC에 연결된다. 개인용 컴퓨터 아키텍처는 대다수의 중소형 조직에 일반적으로 적용된다.

80년대를 전후로 도입되기 시작한 개인용 컴퓨터는 조직 내에서의 정보처리방식에 새로운 변화를 가져왔다. PC는 가격이 저렴할 뿐만 아니라 사용하기가 편리하여 수작업으로 하기에는 귀찮거나 일의 양이 많고 대형컴퓨터로 처리하는데 적절하지 못한 업무들의 자동화를 가능하게 하였다. 특히, 문서작성, 데이터관리, 집계/통계, 개인 일정계획 및 의사결정 등의 업무를 워드프로세서, 스프레드시트, 데이터베이스관리시스템, 통계패키지 등과 같은 소프트웨어를 이용함으로써 간편하게 수행할 수 있다.

그러나, 퍼스널 컴퓨팅에서는 개별 시스템마다 독자적인 컴퓨팅 능력을 보유할 수 있는 장점은 있으나, 하드웨어나 소프트웨어와 같은 정보처리 자원이 낭비되며 데이터가 중복관리된다는 단점도 있다.

2.3.3 네트워크 컴퓨팅

네트워크 컴퓨팅(network computing)이란 조직 내 컴퓨터들이 통신망(network)으로 연결되어 정보처리 자원을 공유할 수 있는 형태의 컴퓨팅 환경을 말한다. 즉, 조직 내에 산재되어 잇는 크고 작은 컴퓨터들을 통신망으로 연결하고 하드웨어와 소프트웨어들을 공유하여 경제적이고 효율적으로 사용하고자 하는 컴퓨팅방식이다. 네트워크 컴퓨팅방식은 대형컴퓨터보다는 중·소형컴퓨터를 근간으로 하므로 하드웨어와 소프트웨어에 대한 투자비용을 줄일 수 있고, 조직 내의 컴퓨터들이 통합된 환경으로 제공됨으로써 부서간의 업무연계나 의사소통이 원활해지고 업무의 효율성을 증가시킬 수 있는 장점이 있다. 또한 전자결재, 전자메일, 전자회의 등이 가능하게 되므로 사무환경의 자동화를 실현할 수 있는 정보처리 환경으로 평가받고 있다.

네트워크 컴퓨팅의 일종으로 널리 활용되고 있는 것이 클라이언트/서버 구조이다.

1980년대에 들어 PC 가격의 하락과 함께 개인이 쉽게 사용할 수 있는 소프트웨어가 널리 보급됨에 따라 PC가 많이 보급되어 PC 위주의 업무형태가 확산되었다.

PC의 확산에 따라 컴퓨터 능력이 중앙집중에서 조직전체로 확산되었으며, 기기는 분산되어 있지만 컴퓨터능력은 물리적으로만 서로 연계를 가지게 되었다.

1983년에는 분산처리 방식인 클라이언트/서버 구조가 출현하게 되었다. 클라이언트/서버 구조(client/server architecture)는 통신망(network)을 통해 서로 연결된 다양한 종류의 컴퓨터에 응용프로그램과 데이터를 적절히 분산시켜 정보자원의 효율적인 공유와 업무의 분담처리를 가능하게 하는 시스템 구성체계를 말한다. 이것은 근거리 통신망(LAN)과 원거리통신망(WAN)으로 연결되어 있다.

서버(server)는 데이터베이스와 응용프로그램을 저장, 관리하면서 클라이언트들이 필요로 하는 데이터, 프로그램, 기타 전산기능들을 제공하고, 통신망에 연결된 하드웨어 장비와 통신망의 운영과 관리에 필요한 기능들을 수행한다. 클라이언트(client)는 주로 PC와 워크스테이션으로 구성되어 퍼스널 컴퓨팅에서처럼 독자적인 컴퓨팅능력을 보유하지만, 필요한 데이터, 프로그램 및 프린팅기능들은 서버에게 의존한다.

가장 단순한 클라이언트/서버 네트워크는 하나의 서버 컴퓨터에 네트워크로 연결된 하나의 클라이언트 컴퓨터로 구성되는데, 이 두 가지 컴퓨터 간에는 처리 역할이 분담되어 있다. 이것을 2계층 클라이언트/서버 아키텍처라 부르며, 이러한 단순한 클라이언트/서버 네트워크는 소기업들에 적용된다. 소기업을 제외한 다른 규모의 기업들은 대부분 더 복잡한 다중계층(multitiered, N－tier) 클라이언트/서버 구조를 갖는다. 이런 다중계층 아키텍처에서는 요청되는 서비스 종류에 따라 다수의 서로 다른 서버들을 통해 네트워크 상의 작업부하들이 조정된다. 예를 들어, 첫 번째 수준에서 웹서버(web server)는 클라이언트의 서비스 요청에 따라 클라이언트에게 웹페이지를 보내준다. 웹 서버 소프트웨어는 저장된 웹 페이지들을 찾고 관리하는 역할을 한다. 만약, 클라이언트가 기업시스템(예를 들어, 제품리스트 또는 가격 정보)에 대한 접근을 요청하면, 이 요청은 애플리케이션 서버(application server)로 전달된다. 애플리케이션 서버 소프트웨어는 사용자와 조직의 후방(back－end) 비즈니스 시스템들 간의 모든 애플리케이션 운영을 다룬다. 이러한 애플리케이션 서버는 웹서버와 같은 컴퓨터 또는 별도의 전용 컴퓨터에 존재한다. 클라이언트/서버 컴퓨팅은 미니컴퓨터 또는 중앙집중식의 메인프레임 시스템들보다 훨씬 비용이 저렴한 다수의 작은 컴퓨터들로 컴퓨팅 작업을 분산시킬 수 있다.

2.4 최신 하드웨어 플랫폼

미국 기업들은 2010년 컴퓨터 하드웨어 투자에 약 1,090억 달러를 지출했다. 하드웨어는 데스크톱 PC, 넷북이나 랩탑 등 모바일 컴퓨팅 장비와 같은 클라이언트 장비들과 서버장비들이다. 클라이언트 장비들은 주로 Intel 이나 AMD의 마이크로 포로세서를 사용한다. 2010년 미국에서 팔린 PC들은 약 9,000만대(세계적으로는 4억대)에 이를 것으로 예측되었다(Gartner, 2010).

컴퓨터 하드웨어 시장은 장비의 90%를 생산하는 IBM, HP, Dell, Sun Microsystems과 같은 선두 기업들과 Intel, AMD, IBM과 같은 3대 칩생산 업체들에게 집중되었다. 산업계는 전체적으로 Intel의 프로세서를 표준으로 따르지만, 유닉스(Unix)와 리눅스(Linux) 서버의 경우 SUN 또는 IBM의 유닉스 프로세서를 사용하기도 한다(김우주 외, 2012).

1. 모바일 디지털 플랫폼

스마트폰과 같은 휴대폰은 휴대용 컴퓨터 기능들을 많이 가지고 있는데, 여기에는 데이터 전송, 웹서핑, 이메일 및 인스턴트 메시지 전송, 디지털 콘텐츠 검색, 기업의 내부 시스템과의 데이터 교환 등이 있다. 이외에도 새로운 모바일 플랫폼에는 저비용의 넷북(netbook)으로 불리는 가벼운 노트북이 있는데, 이것은 무선통신과 인터넷 접속에 최적화된 것으로서 워드프로세싱과 같은 핵심 컴퓨팅 기능을 가지고 있다.

향후 수년 후에는, 스마트폰, 넷북, 테블릿 컴퓨터 등은 인터넷에 접속하는 주요 수단이 될 것이며, 기업 컴퓨팅은 PC와 데스크톱보다는 모바일 기기의 이용이 더욱 확산될 것이다.

2. 그리드 컴퓨팅

그리드 컴퓨팅(grid computing)은 '그리드' 상의 모든 관련 컴퓨터들의 계산능력을 결합하여 가상의 슈퍼컴퓨터를 구축하기 위해 지리적으로 멀리 떨어져 있는 컴퓨터들을 하나의 네트워크로 연결하는 것이다. 그리드는 세계적으로 보급되어 사용되고 있는 월드와이드웹(WWW)과 달리 컴퓨터의 처리능력을 한 곳으로 집중시킬 수 있는 인터넷망으로, 집과 공장에 전력을 공급하는 전기 배선(power grid)과 흡사하다고 해서 '격자선'이라는 뜻을 가진 '그리드'라는 이름이 붙여졌다. 즉, 지리적으로 분산된 고성능 컴퓨터, 대용량 데이터베이스(DB), 각종 정보통신 첨단 장비 등을 네트워크로 연동, 상호 공유할 수 있도록 하는 것이다

그리드 컴퓨팅이란 모든 컴퓨팅 기기를 하나의 초고속 네트워크로 연결하여 컴퓨터의 계산능력을 극대화한 차세대 디지털 신경망 서비스를 말한다. 즉, PC나 서버, PDA 등 모든 컴퓨팅 기기를 하나의 네트워크로 연결해 정보처리 능력을 슈퍼컴퓨터 혹은 이상 수준으로 극대화시키는 것이다. 이것은 분산된 컴퓨팅 자원을 초고속네트워크로 모아 활용하는 개념으로, 그리드 컴퓨팅 네트워크는 월드와이드웹(www)보다 1만 배나 빠른 속도로 정보를 처리할 수 있다.

그리드 컴퓨팅은 기상 예측이나 고에너지 물리학, 유전공학, 지진 연구 등 슈퍼컴퓨터로도 하기 힘든 방대하고 복잡한 연구를 처리하는데 필요한 기술이다. 이미 주요 선진국에서는 관련 연구가 활발하게 진행되고 있다. 미국의 경우 국방부와 국립과학재단, NASA 등에서 그리드 컴퓨팅 기술을 지원하고 있다.

3. 클라우드 컴퓨팅

클라우드 컴퓨팅(cloud computing)이란 정보처리를 자신의 컴퓨터가 아닌 인터넷으로 연결된 다른 컴퓨터로 처리하는 기술을 말한다. 우리가 사용하고 있는 개인용 컴퓨터(PC)에는 필요에 따라 구매한 소프트웨어가 설치되어 있고 동영상과 문서와 같은 데이터도 저장되어 있다. 문서를 작성하려면 자신의 컴퓨터에 저장되어 있는 ᄒᆞᆫ글과 같은 프로그램을 구동시켜야 한다. 그러나 클라우드 컴퓨팅은 프로그램과 문서를 다른 곳에 저장해 놓고 내 컴퓨터로 그곳에 인터넷을 통해 접속해서 이용하는 방식이다.

인터넷 기반(cloud)의 컴퓨터기술(computing)을 의미하는 것으로, 여기에서 구름(cloud)은 컴퓨터 네트워크 상에 숨겨진 복잡한 인프라 구조, 인터넷을 뜻한다. 클라우드 컴퓨팅은 사용자가 필요한 소프트웨어를 자신의 컴퓨터에 설치하지 않고도 인터넷 접속을 통해 언제든 사용할 수 있고 동시에 각종 정보통신 기기로 데이터를 손쉽게 공유할 수 있는 사용 환경이다. 즉, 개인이 웹에 접속해서 포토샵, 오피스 같은 프로그램을 작업할 수 있고 그 작업에 대한 저장도 웹에서 하게 된다. 결국 가상공간에 한 서버(server)만을 놓고 이 한 컴퓨터를 통해 여러 사람이

개인 작업을 할 수 있는 것이다.

클라우드 컴퓨팅은 하드웨어나 소프트웨어와 같은 컴퓨터 자산을 구매하는 대신 빌려 쓰는 개념이다. 어떠한 요소를 빌리느냐에 따라 소프트웨어 서비스(SaaS, software as a service), 플랫폼 서비스(PaaS, platform as a service), 인프라 서비스(IaaS, infra-structure as a service)로 구분한다.

클라우드를 가능하게 해주는 핵심 기술은 가상화(virtualization)와 분산처리(distributed processing)이다. 가상화란 실질적으로는 정보를 처리하는 서버(server)가 한 대지만 여러 개의 작은 서버로 분할해 동시에 여러 작업을 가능하게 만드는 기술이다. 이를 이용하면 서버의 이용률(utilization rate)을 높일 수 있다. 분산처리는 여러 대의 컴퓨터에 작업을 나누어 처리하고 그 결과를 통신망을 통해 다시 모으는 방식이다. 분산 시스템은 다수의 컴퓨터로 구성되어 있는 시스템을 마치 한 대의 컴퓨터 시스템인 것처럼 작동시켜 규모가 큰 작업도 빠르게 처리할 수 있다.

클라우드 컴퓨팅을 도입하면 기업 또는 개인은 컴퓨터 시스템을 유지보수 및 관리하기 위하여 들어가는 비용과 서버의 구매 및 설치 비용, 업데이트 비용, 소프트웨어 구매 비용 등 엄청난 비용과 시간·인력을 줄일 수 있고, 에너지 절감에도 기여할 수 있다. 또 PC에 자료를 보관할 경우 하드디스크 장애 등으로 인하여 자료가 손실될 수도 있지만 클라우드 컴퓨팅 환경에서는 외부 서버에 자료들이 저장되기 때문에 안전하게 자료를 보관할 수 있다. 그리고 저장 공간의 제약도 극복할 수 있으며, 언제 어디서든 자신이 작업한 문서 등을 열람·수정할 수 있다. 하지만 서버가 해킹당할 경우 개인정보가 유출될 수 있고, 서버 장애가 발생하면 자료이용이 불가능하다는 단점도 있다.

4. 그린 컴퓨팅

그린 컴퓨팅(green computing)은 컴퓨터와 서버, 모니터, 프린터, 저장장치, 네트워킹 및 통신시스템 등과 같은 관련 장비들의 환경에 대한 영향을 최소화시킬 수 있도록 설계, 제조 및 사용 하는 활동과 기술이다. 즉, 서버, 저장장치, 네트워크 장비 등 하드웨어 및 인프라의 전력사용량과 발열량을 줄이고 가상화 등의 컴퓨팅 자원의 효율화를 통해 고효율, 저전력화를 지원하는 기술을 말한다.

5. 자율 컴퓨팅

자율컴퓨팅(autonomic computing)은 컴퓨터 시스템들이 스스로의 상태를 인식해 인간의 관여 없이 또는 최소한의 관여로 스스로를 복구, 재구성, 보호 및 자원 재할당을 할 수 있다는 개념이다. 자신의 환경을 스스로 설정하고, 자신을 스스로 최적화하며 조율하고 고장이 나면 스스로 고치고 외부의 침입과 자멸로부터 스스로 자신을 방어할 수 있는 시스템을 개발하려는 것이다. 우리 신체의 모든 기관이 자율적으로 반응하고 작동 및 통제되고 있기 때문에 모든 인체 기능이 정상적으로 작동하는 것처럼 컴퓨터도 그렇게 작동시키겠다고 하는 IBM의 마케팅 개념으로, 관련 시스템들이 서로 협력하여 전반적인 자율 컴퓨팅 기능을 수행하는 시스템의 집합적 행동을 말한다. 현재로는 고장시 애프터 서비스 처리나 사용에 따른 설정 정보 변경 등 번거로운 관리 작업을 컴퓨터가 스스로 알아서 자동화한다는 개념 수준 정도이나 수많은 컴퓨팅 디바이스가 존재하고, 그것도 사용자가 인지하지 않는 상태가 대부분인 유비쿼터스 컴퓨팅 환경에서는 자율 컴퓨팅이 중요한 이슈의 하나로 등장하고 있다.

6. 고성능 절전형 프로세서

요구 전력과 하드웨어의 산발성(sporadicalness)을 줄이기 위한 또 하나의 방법은 더욱 효율적이고 절전이 가능한 프로세서를 이용하는 것이다. 최신 마이크로프로세서들은 이제는 여러 개의 프로세서 코어들이 하나의 칩에서 작동되는 특성을 갖추게 되었다. 멀티코어 프로세서(multicore processor)는 2개 이상의 프로세서 코어들이 부착된 하나의 집적회로로서 성능을 더욱 높이고 전력소모가 더욱 감소되며 여러 작업들은 동시에 더욱 효율적으로 처리하는 능력을 갖추었다. 이 기술로 인해 절전과 열 감소 능력을 갖춘 2개 이상의 프로세서 엔진들은 하나의 프로세싱 코어를 가진 칩보다 더욱 빠르게 수행할 수 있게 되었다.

인텔 등의 칩 제조업체들은 전력소모를 최소화시킬 수 있는 마이크로프로세스들도 개발하였다. 저전력 소모는 스마트폰, 넷북, 기타 모바일 디지털 기기들의 배터리 시간을 늘리는데 필수적이다. 이제는 주변에서 넷북, 디지털 미디어 플레이어, 스마트폰 등에서 ARM, 애플의 A4 프로세서, 인텔의 Atom 등과 같은 고절전 마이크로프로세서들을 찾아 볼 수 있다.

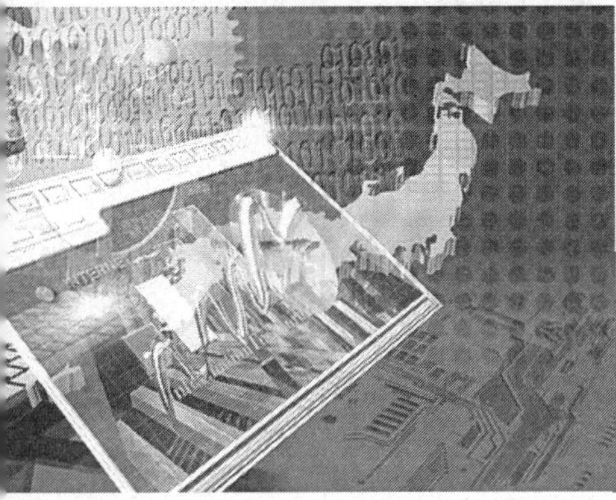

제3장

컴퓨터 소프트웨어

3.1 소프트웨어의 개요

3.1.1 소프트웨어의 개념

컴퓨터시스템은 크게 하드웨어(hardware)와 소프트웨어(software)로 구성되어 있다. 아무리 최첨단의 하드웨어라 할지라도 구체적으로 무슨 작업을 어떻게 수행할 것인지 지시를 하지 않으면 하드웨어가 자동으로 이를 수행할 수 없는데, 이때 구체적인 지시내용이 바로 소프트웨어이다.

소프트웨어(software)는 컴퓨터에게 작업수행에 필요한 처리 절차 및 내용을 구체적으로 명시한 프로그램의 집합체로서 하드웨어를 효과적으로 운영하기 위한 프로그램과 처리절차에 관한 기술(description) 및 각종 문서들을 말한다. 프로그램(program)은 특정한 목적의 업무를 수행하기 위해 필요한 명령어로 이루어져 있으며, 명령어를 논리적으로 순서에 맞게 나열하여 모아 놓은 것이다. 컴퓨터 명령어를 이용하여 프로그램을 작성하는 작업을 프로그래밍(programming)이라 하고, 프로그램을 작성하는 사람을 프로그래머(programmer)라고 한다.

3.1.2 소프트웨어의 분류

소프트웨어는 크게 시스템 소프트웨어와 응용 소프트웨어로 구분된다. 시스템 소프트웨어(system software)는 사용자가 복잡한 하드웨어의 기능과 구조를 모르더라도 하드웨어를 유용하게 사용할 수 있도록 도와주며, 주로 컴퓨터자원의 효율적 활용을 위하여 컴퓨터의 기본적인 작동을 지시, 조정, 통제하는 프로그램의 집합체이다. 응용 소프트웨어(application software)는 시스템 소프트웨어를 기반으로 해서 사용자의 요구사항을 해결하여 주는 프로그램을 말한다.

시스템 소프트웨어는 운영체제(OS, operating system), 유틸리티 프로그램, 언어번역기로 나누어지고, 응용 소프트웨어는 범용 소프트웨어와 전용 소프트웨어로 나누어진다. 가장 중요한 시스템 소프트웨어인 운영체제는 컴퓨터 하드웨어를 동작시키기 위해 기본적으로 필요한 소프트웨어이며, 기타의 소프트웨어는 운영체제상에서 작동된다. 이들의 분류를 요약해서 그림으로 나타내면 <그림 3-1>과 같다.

〈그림 3-1〉 소프트웨어의 분류

- 소프트웨어 (software)
  - 시스템 S/W
    - 운영체제 (OS)
      - 제어프로그램
        - 감시 프로그램
        - 데이터관리 프로그램
        - 작업관리 프로그램
        - 통신제어 프로그램
      - 처리프로그램
        - 언어번역 프로그램
          - 컴파일러
          - 인터프리터
        - 서비스 프로그램
          - 유틸리티 프로그램
          - 연계-편집 프로그램
    - 시스템개발 소프트웨어
  - 응용 S/W
    - 전용S/W : 사무용S/W, 과학계산용S/W, 기타S/W
    - 범용S/W : 워드프로세싱, 스프레드시트, DBMS, 그래픽, 멀티미디어, 통신, 음성인식 S/W, 그룹웨어

3.2 시스템 소프트웨어

1. 운영체제(OS, operating system)

운영체제(OS)는 하드웨어를 운영 및 관리하는 기능을 전담하는 프로그램으로서 모든 시스템 소프트웨어의 중심이 된다. 운영체제는 중앙처리장치, 입출력장치 및 보조기억장치 등 컴퓨터 하드웨어의 모든 기능을 관리, 통제하는 시스템 프로그램의 집합체이다. 이러한 기능을 수행하기 때문에 운영체제는 사용자 또는 응용프로그램과 컴퓨터 하드웨어간의 교량역할을 한다. 따라서 사용자는 하드웨어의 내부사정을 몰라도 컴퓨터 시스템을 매우 쉽게 사용할 수 있다.

운영체제는 컴퓨터시스템이 갖고 있는 자원을 효율적으로 사용하며, 컴퓨터의 실행에 따른 인간의 간섭을 최소화하는 것을 목표로 하고 있다. 운영체제의 기본적인 기능에는 부팅, 사용자 인터페이스, 자원관리, 작업관리, 파일관리 등이 있다.

운영체제는 서버용으로 UNIX(유닉스), Windows NT, Linux(리눅스) 등과 PC용으로 Windows 계열(윈도7, 윈도10 등), OS2, Mac 등이 있다.

(1) 부팅

사용자가 컴퓨터의 전원을 켜는 순간 하드 디스크에 저장된 운영체제가 컴퓨터의 주기억장치로 복사하여 옮겨오게 되고 시스템을 가동시키는 과정을 부팅(booting)이라고 한다. 이 부팅과정은 컴퓨터의 전자회로에 영구적으로 설치되어 있는 프로그램(boot routine)에 의하여 수행된다. 부팅과정에서 주기억장치의 용량, 중앙처리장치 및 기타 장치들이 정상적으로 작동하는지 테스트가 이루어지고 그 결과가 화면상에 나타난다. 부팅을 통하여 운영체제가 주기억장치에 저장되면 사용자는 원하는 작업을 시작할 수 있다. PC에서 부팅 과정은 BIOS(basic input output system)가 담당하며, 또한 BIOS는 하드웨어와 소프트웨어 사이의 연결과 번역기능을 담당하는 인터페이스 역할을 한다. BIOS는 컴퓨터에서 전원을 켜면 맨 처음 컴퓨터의 제어를 맡아 가장 기본적인 기능을 처리해주는 프로그램이다.

(2) 사용자 인터페이스

대부분의 운영체제는 복잡한 기능과 구조를 화면에 나타내지 않는다. 모든 복잡한 기능과 구조는 컴퓨터시스템 내부에서 수행하고 사용자가 볼 수 있는 것은 오직 화면에 나타나는 사용자 인터페이스뿐이다. 즉, 사용자 인터페이스는 운영체제의 서브프로그램으로서 사용자와 운영체제를 연결하는 역할을 한다.

사용자 인터페이스에는 명령어 중심, 메뉴중심, 그래픽 중심의 세 가지 종류가 있다. 이 중에서 윈도에서 채택하고 있는 그래픽 사용자 인터페이스(graphic user interface, GUI) 환경이 사용자 인터페이스 표준으로 자리 잡게 되었다.

사용자 인터페이스는 사용자와 컴퓨터가 정보를 주고받기 위해 사용자와 프로그램이 상호 작용하는 프로그램의 일부분으로서 사용자가 키보드에서 명령을 입력하여 프로그램을 작동시키는 것을 커맨드 라인 인터페이스(command-line interface)라고 하고, 메뉴 선택에 의한 명령으로 작동시키는 것을 메뉴 방식 인터페이스(menu-driven interface)라고 하며, 광 펜, 마우스, 컨트롤 볼, 조이스틱 등의 위치 지정 도구를 사용하여 도형 표시 프로그램을 작동시키는 것을 그래픽 사용자 인터페이스(GUI)라고 한다.

(3) 자원관리

자원관리는 시스템 소프트웨어 및 응용 소프트웨어가 요구하는 시스템 자원에 대한 통제 기능으로, 이러한 자원에는 주기억장치, 보조기억장치, 입출력장치, 중앙처리장치 처리시간, 프로그램, 파일 등에 대한 통제기능 등을 수행한다.

운영체제는 사용자 인터페이스 뒤에서 모든 작업이 순서에 따라 원활하게 작업이 수행될 수 있도록 모든 컴퓨터자원을 관리하며, 이를 관리자 프로그램(supervisor program)이 담당한다. 또한 주기억장치 내에서 프로그램과 데이터가 어디에 있는지를 추적·관리한다. 주기억장치의 효율성을 높이기 위해서는 실행하고자 하는 프로그램과 데이터의 일부 중 즉시 실행이 필요한 부분만을 보조기억장치에서 주기억장치로 이동(swap)시킴으로써 제한된 주기억장치가 마치 무한히 존재하는 것과 같은 효과를 제공한다. 즉, 보조기억장치의 일부를 주기억장치처럼 사용하는 방법이다. 이를 가상기억장치(virtual storage) 또는 가상메모리(virtual memory)라 부른다. 가상기억장치는 즉시 처리가 요구되는 프로그램의 해당 부분만이 주어진 처리시간 동안만 주기억장치에 있으면 된다는 원리에 기초한다. 즉, 프로그램 중 즉시 처리가 필요 없는 부분은 보조기억장치에 저장하였다가 처리가 필요한 해당 부분만 주기억장치에 기억시키고 처리가 끝나면 다시 보조기억장치로 되돌려 보내고 다음 실행에 필요한 부분만을 주기억장치로 불러온다. 이와 같은 교체과정을 스와핑(swapping)이라 하며, 매우 빠른 속도로 처리되기 때문에 사용자는 의식하지 못한다. 버퍼링(buffering)이란 주기억장치의 일부를 사용하여 입출력 장치로부터 읽거나 기록할 데이터를 임시로 저장하여 시스템 전체의 효율을 높이는 방법이다.

(4) 작업관리

컴퓨터는 많은 작업을 가능한 한 빠른 시간 내에 처리하도록 요구된다. 작업의 효율적 수행을 위하여 활용되고 있는 대표적인 방법으로 다중작업, 시분할처리, 다중처리가 있다.

① 다중작업(multitasking)

다중작업 또는 다중프로그래밍은 하나의 CPU로 두 개 이상의 프로그램을 동시에 수행함으로써 처리속도를 향상시키는 방법이다. 이것은 시스템의 자원을 병행적으로 사용하여 한 대의 컴퓨터로 동시에 여러 개의 프로그램을 실행해 나가는 것으로, 주기억장치에 두 개 이상의 프로그램을 기억시켜 동시에 병행 처리하는 방식이다. 예를 들면, 한글로 보고서를 작성하면서, 동시에 인터넷 익스플로러로 인터넷상의 자료를 검색할 수 있다.

다중작업 또는 다중프로그래밍은 컴퓨터 자원의 효과적인 할당과 느린 입출력 속도를 상쇄해서, CPU의 활동시간을 효과적으로 증가시킨다.

② 시분할처리(time－sharing processing)

시분할처리는 다수의 사용자가 단말기를 통하여 하나의 컴퓨터 시스템을 효율적으로 사용하는 방법이다. 즉, 한 사용자의 프로그램을 주어진 아주 짧은 시간 동안 처리한 후 주어진 시간이 되면, 그 프로그램이 미처 끝나지 않았어도 그 다음 사용자의 프로그램을 처리하며 이 방식을 계속해서 적용한다. 이것은 여러 개의 작업을 아주 작은 시간단위로 나누어 차례대로 수행함으로써, 사용자들은 자신이 CPU를 항상 점유하여 사용하는 것과 같이 느끼도록 한다.

③ 다중처리(multiprocessing)

다중처리는 두 대 이상의 CPU들이 함께 연결되어 한 작업을 처리하는데, 여러 대의 CPU들은 동일 프로그램의 여러 가지 다른 명령들을 동시에 실행하거나, 완전히 다른 여러 개의 프로그램을 동시에 실행하게 된다. 이것은 하나 이상의 CPU를 이용하여 여러 개의 프로그램을 동시에 처리하게 된다. 하나의 작업(job)은 그 처리과정에서 여러 개의 독립적인 프로세스(process)로 형성된다.

(5) 파일관리

컴퓨터시스템에는 많은 데이터 파일 및 프로그램 파일이 보조기억장치에 저장되어 있다. 운영체제는 어떤 데이터 파일이 어디에 위치하고 있는지를 추적 관리함은 물론 파일이름의 변경, 삭제 등 파일운영에 관련된 변경내용까지 관리함으로써 사용자가 해당 파일을 검색하고자 할 때 정확하게 접근할 수 있도록 도와주는 기능을 한다. 이것은 데이터의 입출력, 저장위치, 검색 등을 통제하는 기능으로 데이터베이스관리시스템(DBMS)의 데이터베이스 처리에 관한 활동을 지원한다.

2. 언어번역 소프트웨어

언어번역 소프트웨어(compiler)는 언어처리기라고도 하며, 어셈블리어(assembly language), 코볼(CPBOL), 포트란(FORTRAN), 파스칼(PASCAL), 씨(C), 자바(JAVA) 등과 같은 프로그래밍언어로 작성된 프로그램을 컴퓨터가 인식할 수 있는 기계어 명령코드로 번역하는 소프트웨어이다. 대부분의 언어번역 소프트웨어는 프로그램 작성 및 편집기능을 포함하는 통합환경을 제공함으로써, 프로그램을 쉽게 개발할 수 있도록 지원하고 있다. 언어번역 소프트웨어에는 다음과 같이 몇 가지가 있다.

① 어셈블러(assembler)

어셈블리어로 만들어진 프로그램의 부호 명령코드를 번역하는 소프트웨어이다.

② 컴파일러(compiler)

고급언어로 만들어진 프로그램의 문장 전체를 번역하는 소프트웨어이다.

③ 인터프리터(interpreter)

컴파일러나 어셈블러와 같이 완전한 기계어 프로그램을 만드는 대신에, 프로그램을 한 문장씩 번역하여 실행하는 소프트웨어이다.

<그림 3-2>는 프로그래밍 및 수행 과정을 나타낸다. BASIC이나 COBOL과 같은 프로그래밍 언어로 작성된 프로그램을 원시 프로그램(source program)이라 한다. 원시 프로그램을 언어번역 소프트웨어로 번역하여 기계어의 형태로 만들어진 프로그램을 오브젝트 프로그램(object program)이라 한다. 이러한 오브젝트 프로그램은 컴퓨터가 인식할 수 있고 실행될 수 있는 형태이지만, 일반적으로 컴파일러의 라이브러리(library) 혹은 유틸리티(utility)에서 제공하는 다른 오브젝트 프로그램들과의 링크과정을 거치게 된다. 이 과정을 통해 만들어진 파일을 로드 모듈(load module) 또는 실행파일(executable file)이라 한다. 대부분의 컴파일러(compiler)는 원시 프로그램을 번역하는 역할 외에도 사용자의 편의를 위하여 문서편집기, 디버거(debugger) 등의 프로그램개발 통합 환경을 제공하고 있다. 이러한 기능은 프로그램을 작성할 때 발생하는 오류를 파악하고 수정하는 작업을 훨씬 쉽게 하기 때문에 프로그래머의 효율성과 생산성을 향상시켜 준다.

〈그림 3-2〉 프로그램의 실행과정

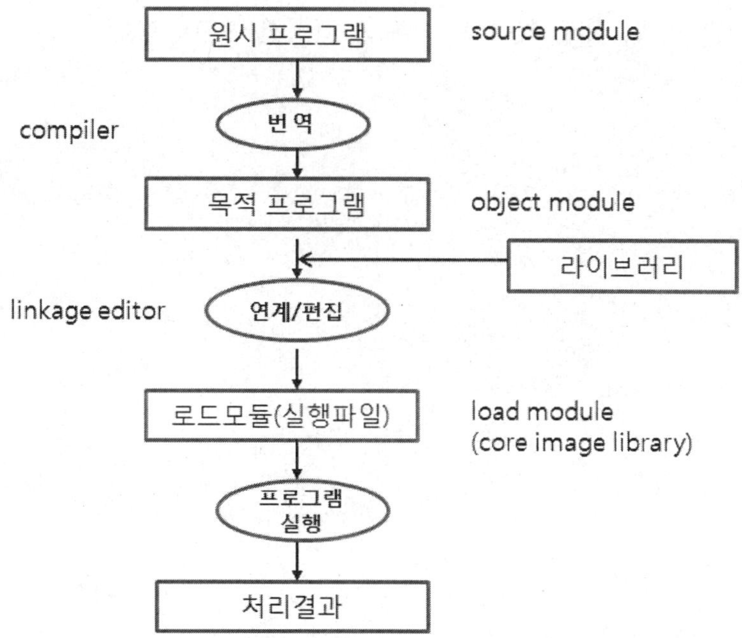

3. 유틸리티 프로그램

유틸리티(utility) 프로그램은 컴퓨터상에 발생하는 일상적인 작업의 수행을 지원하는 시스템 소프트웨어로 사용자들이 하드웨어를 보다 편리하게 사용할 수 있도록 서비스를 지원해주는 역할을 하며, 컴퓨터 시스템 구입시 운영체제와 함께 제공되는 것이 일반적이다. 유틸리티 프로그램은 일반적으로 다음과 같은 기능을 수행하는 소프트웨어들을 말한다.

① 파일의 레코드를 정해진 순서에 따라 정렬(sort)하는 프로그램
② 디스크에서 특정 프로그램이나 데이터 파일을 탐색하는 프로그램
③ 프로그램이나 데이터 파일을 복사, 삭제하는 프로그램
④ 폴더의 생성, 삭제 프로그램
⑤ 파일 압축 프로그램
⑥ 포맷(format)을 수행하는 프로그램
⑦ 메모리관리 프로그램
⑧ 시스템성능을 진단하는 프로그램
⑨ 바이러스 예방, 검사 및 치료 프로그램(백신 프로그램)

3.3 응용 소프트웨어

응용 소프트웨어는 특정 업무의 수행을 위해 작성된 모든 프로그램을 말하며, 시스템 소프트웨어를 기반으로 사용자의 요구사항을 해결하여 주는 프로그램을 말한다. 응용 소프트웨어는 그 활용목적 및 범위에 따라 범용과 전용으로 나누어 진다.

1. 전용 소프트웨어

전용 소프트웨어는 최종사용자의 사용목적에 맞게 개발된 소프트웨어이다.

① 사무용 소프트웨어

기업의 경영관리를 위하여 필요한 소프트웨어로서, 인사관리, 회계관리, 공정관리, 생산관리, 자재관리, 재고관리, 경영분석 등의 소프트웨어를 들 수 있다.

② 과학계산용 소프트웨어

대량의 계산이 필요한 정보처리 작업에 주로 사용되는 소프트웨어로, 수학, 엔지니어링, 일기예보, 모의전쟁 시뮬레이션, 과학적 연구, 실험, 개발 등의 소프트웨어가 있다.

③ 기타 소프트웨어

사무용과 과학계산용의 응용분야를 제외한 나머지 분야를 총칭하며, 여기에는 교육, 오락, 음악, 미술, 법률, 의학 등과 같은 분야에 응용되는 소프트웨어를 말한다.

2. 범용 소프트웨어

범용 소프트웨어는 최종사용자의 정보처리 작업을 위하여 공통적으로 사용되는 소프트웨어로, 워드프로세싱 소프트웨어, 스프레드시트 소프트웨어, 데이터베이스 관리시스템 소프트웨어, 그래픽 소프트웨어, 통신 소프트웨어 등이 있다.

① 워드프로세싱 소프트웨어

워드프로세싱 소프트웨어(word processing software)는 개인용 컴퓨터 혹은 터미널의 키보드를 통하여 입력된 텍스트를 전자적으로 처리하는 소프트웨어로, 모든 종류의 문서를 생성, 편집, 저장 및 인쇄하는 기능을 가지고 있다.

② 스프레드시트 소프트웨어

스프레드시트 소프트웨어(spread sheet software)는 일상 업무에 많이 발생되는 여러 가지 도표 형태의 양식으로 계산하는 사무업무를 자동으로 할 수 있는 표 계산 프로그램이다. 액셀(Excel)이 가장 많이 사용되며, 최초의 스프레드시트는 1979년 애플II 개인용 컴퓨터에서 구현 가능하도록 개발한 비지칼크(VisiCalk)이다.

③ 데이터베이스관리시스템

데이터베이스관리시스템(database management system, DBMS)은 서로 관련있는 데이터들의 집합체인 데이터베이스를 생성, 유지 및 통제하는 소프트웨어로서, 여기에는 Oracle(Oracle사), Access(마이크로소프트사) 등이 있다.

④ 그래픽 소프트웨어

그래픽 소프트웨어(graphic software)는 그래픽 파일을 생성, 편집, 처리 및 검색하는데 사용되는 응용 프로그램의 일종이다. 이들 프로그램은 사진을 보고 수정하며 생생한 매체나 디지털 미디어를 생성할 수 있는 기능을 제공한다. 가장 많이 사용되고 있는 그래픽 소프트웨어로는 포토샵(adobe사), 일러스트레이터(adobe사), 3D MAX(auto desk사), 파워포인트(마이크로소프트사) 등을 들 수 있다. 또한 제조업 분야에서 사용되는 CAD(computer－aided design), CAM(computer－aided manufacturing) 및 CAE(computer－aided engineering) 패키지는 전체 제조공정에서 필수적인 부분이 되었다.

⑤ 통신 소프트웨어

통신 소프트웨어(communication software)는 컴퓨터 상호 간에 접속하여 정보를 교환할 수 있게 하는 소프트웨어 프로그램의 총칭으로, 서로 다른 컴퓨터 간에 데이터의 송수신을 가능하게 하는 기능을 수행한다.

3.4 프로그래밍 언어

1. 프로그래밍 언어의 개념

프로그래밍 언어(programming language)는 컴퓨터에게 어떤 업무를 수행할 것인지를 알려 주는 일련의 부호(명령어) 및 규칙들의 집합이라 할 수 있다. 컴퓨터에게 명령을 내리기 위해서는 컴퓨터가 이해할 수 있는 언어로 명령을 지시하여야 한다. 이같이 컴퓨터가 이해할 수 있는 언어를 프로그래밍 언어라 하며, 언어의 어의(syntax)라 불리는 규칙들을 가지고 있으며 특별한 의미를 지닌 부호(symbols)를 가지고 있다. 프로그래밍언어는 1945년부터 시작하여 1980년대 이르기까지 5세대에 걸쳐 발전하였다.

2. 프로그래밍 언어의 발달과정

(1) 제1세대 : 기계어

컴퓨터는 기본적으로 0과 1로 구성되는 명령어만을 인식할 수 있는데, 이를 위해 0과 1의 조합인 2진수로 구성된 언어를 기계어(machine language)라 한다. 이것은 프로그래밍 언어 중 가장 낮은 수준이면서 가장 기본적인 언어로서 데이터를 0과 1의 조합으로 표현하는 언어이다. 비록 기계어는 컴퓨터가 가장 이해하기 적합한 언어이기는 하나 0과 1로 구성된 긴 기계어 프로그램을 작성하는 것은 매우 어려운 일이며, 프로그램에 오류가 발생했을 때 그 오류를 찾기가 매우 힘든 일이다.

(2) 제2세대 : 어셈블리어

어셈블리어(assembly language)는 기계어에서 모든 명령과 데이터를 0과 1의 조합으로 나타내는 불편함을 감소시키기 위하여 연산코드와 기억장소 등을 부호로 표현할 수 있도록 하였다. 어셈블리어를 이용하기 위해서는 어셈블리어 프로그램을 컴퓨터가 인식할 수 있는 기계어로 변환시키는 언어번역기 프로그램이 필요한데, 이를 어셈블러(assembler)라 한다. 어셈블리어는 연산코드, 기억위치, 그리고 데이터를 표현하기 위하여 알파벳 약자 혹은 부호를 사용하기 때문에 흔히 부호어(symbolic language)라고도 불리어진다. 이 언어의 장점은 부호를 이용하여 명령문을 쉽게 이해할 수 있고 수정과 변환을 용이하게 행할 수 있다는 장점이 있는 반면, 기계지향적 특징을 가지고 있어 컴퓨터 기종에 따라 표현방식과 규칙이 각각 다르기 때문에 기종이 바뀌면 다시 배워야 하는 불편함이 있다.

(3) 제3세대 : 고급언어, 절차어

제3세대 언어는 고급언어(high level language) 또는 컴파일러 언어(compiler language)라고도 하며, 일상적인 인간의 언어나 수식과 유사한 형태의 문장을 사용한다. 고급언어의 각 문장은 컴파일러 혹은 인터프리터라고 불리는 언어번역기 프로그램에 의하여 기계어로 번역될 때 여러 개의 기계어 명령을 만들어 내므로, 일종의 매크로(macro) 명령이라고도 할 수 있다.

고급언어는 영어와 유사한 언어로서 어셈블리어와 같이 부호에 의한 언어에 비하여 배우기가 쉽고 프로그램 작성이 용이하다는 장점이 있다. 또한 대부분의 고급언어들은 기계 독립적이어서 컴퓨터 기종에 관계없이 사용될 수 있다. 대표적인 고급언어로서는 FORTRAN, COBOL, BASIC, Pascal, C, Ada 등이 있다. FORTRAN은 과학계산용 언어이고, COBOL은 사무처리용 언어이다. LISP는 인공지능 개발을 위한 언어이다. 고급언어는 컴퓨터가 이해할 수 있는 기계어로 번역하는 언어번역기인 컴파일러(compiler)와 인터프리터(interpreter)가 필요한데, 그 차이점은 번역한 기계어를 즉시 실행(인터프리터) 또는 사후 실행(컴파일러)하느냐에 있다.

3세대 언어인 고급언어는 일반적으로 절차언어(procedural language)라고 하는데, 프로그램 실행에 필요한 정확하고 구체적인 절차를 연속된 프로그램 문장으로 표현하여야 한다. 따라서, 프로그래머들은 프로그램 작성 시 상세한 절차를 일일이 작성해야 하는 번거로움이 있으며, 이는 결국 프로그래밍의 생산성 저하를 가져오고 있다.

(3) 제4세대 : 초고급언어, 비절차어

4세대 언어인 초고급언어(very high level language)는 종종 4세대언어(4th－generation, 4GL)라고도 불리어진다. 4세대 언어는 3세대 언어에 비하여 더욱 사용자 지향적이고 불과 몇 줄의 문장만으로도 복잡한 프로그램을 개발할 수 있다는 장점이 있다. 4세대 언어는 목적지향적인 비절차어(nonprocedural language)로서 프로그래머가 원하는 결과에 대하여 단지 무엇을 원하는지만 명시만 하면 컴퓨터가 결과를 제시한다. 이는 절차어인 3세대 언어가 결과를 얻기 위해서는 상세한 모든 절차와 논리(logic)를 프로그래밍 해야만 되는 것과 비교할 때 적은 문장으로 프로그램이 가능함으로써 프로그래머의 시간과 노력을 크게 절약할 수 있다. 4세대 언어는 크게 보고서 생성기(report generator), 질의어(query language), 응용시스템 생성기(application generator), 데이터베이스관리시스템 언어 등이 있다.

4세대 언어의 대표적인 예로는 Power Builder, Delphi, Visual Basic, Visual C++, Java 등이 있다.

(4) 제5세대 : 자연어

4세대 언어가 사람이 사용하는 일상언어와 비슷하지만 사람이 일상생활에서 사용하는 자연어에 비하면 형식적이고 문법적인 면이 많이 있다. 이에 따라 사람이 사용하는 일상언어와 같은 수준으로 개발하여 마치 컴퓨터와 대화하며 컴퓨터를 실행시킬 수 있도록 하는 언어를 자연어라 한다. 자연어를 사용하여 처리할 때는 마치 사람과 대화하듯이 명령어를 처리할 수 있다. 자연어는 아직도 개발단계에 있으며 인공지능(artificial intelligence, AI) 분야에서 활발히 연구되고 있는 중요한 분야이다.

3. 언어번역 프로그램

컴퓨터는 오직 0과 1의 디지털 신호인 기계어만 이해를 하기 때문에 고급언어로 작성된 프로그램은 컴퓨터가 이해할 수 있는 기계어로 번역되어야만 한다. 이렇게 고급언어로 작성된 프로그램을 컴퓨터가 이해할 수 있는 기계어로 번역해 주는 프로그램을 언어번역 프로그램(language translator)이라 하며, 번역방식에 따라 컴파일러와 인터프리터로 구분된다.

(1) 컴파일러

컴파일러(compiler)는 고급언어로 작성된 프로그램 전체를 한꺼번에 기계어로 번역하는 프로그램이다. 프로그램의 원시코드(source code)를 컴파일러가 기계어로 번역된 코드를 목적코드(object code)라 하는데, 이것은 컴퓨터가 이해할 수 있는 기계어로 번역되었기에 즉시 실행이 가능하다. 또한 저장이 가능하기 때문에 번역과 동시에 프로그램을 실행하기보다는 차후에 실행하고 싶을 때 언제든지 반복해서 실행 가능한 장점을 제공한다. 컴파일러를 사용하는 대표적인 고급언어는 COBOL, FORTRAN, Pascal 등이 있다.

(2) 인터프리터

인터프리터(interpreter)는 고급언어로 작성된 프로그램을 한 문장씩 기계어로 번역함과 동시에 즉시 실행시킨다. 이와 같은 작업을 프로그램이 끝날 때까지 반복한다. 이에 따라, 컴파일러와 같이 목적코드가 저장되지 않으며, 대표적인 고급언어로는 BASIC이 있다.

3. 객체지향 프로그래밍 언어

객체(object)란 연산기능을 수행하는 함수와 연산에 필요한 데이터들을 함께 가지고 있는 소프트웨어 모듈을 말한다. 같은 특성을 갖는 객체들의 집합을 클래스(class)라 한다.

객체지향 프로그래밍(object-oriented programming, OOP)은 데이터와 명령문(연산)을 객체(object)라는 단위로 통합하여 프로그래밍하며, 객체는 그 자체가 특정 기능을 수행할 수 있어서 이를 다른 프로그램에서도 사용가능하기 때문에 프로그램의 재사용성을 높여준다. BASIC과 같은 3세대 언어로 프로그래밍을 할 경우에는 각 라인별로 처음부터 일일이 프로그래밍을 하여야 하는 반면에, 객체지향 프로그래밍을 할 경우에는 이미 특정기능(예를 들면, 급여계산)을 수행토록 데이터와 명령문(연산)이 결합된 객체 또는 블록을 불러다가 사용함으로써 쉽게 프로그램을 완성할 수 있다.

객체지향 프로그래밍에는 세 가지의 중요한 개념이 있는데, 캡슐화, 상속성, 다형성이다. 캡슐화(encapsulation)는 데이터와 연산(함수)을 객체라는 단위로 한 울타리 안에 묶은 것을 말한다. 상속성(inheritance)은 이미 정의된 상위 클래스의 속성과 명령문(연산) 등 모든 속성을 하위 클래스가 물려받는 것을 의미한다. 다형성(polymorphism)은 프로그램 실행을 위해 메시지가 전달될 때 전달된 객체에 따라 다양한 결과를 제시함을 의미한다. 즉, 어느 한 연산이 여러 개의 서로 다른 객체 유형에 적용되는 것을 말한다.

1980년대의 구조적 분석에 의한 전통적 개발방식 하에서는 코볼(COBOL)언어를 비롯한 3세대 언어가 응용 프로그램 개발도구로 많이 이용되었고, 1900년대 중반 내지 후반에 접어들어서부터는 4세대 언어(파워빌더, SQLWindows, 델파이, 비주얼 베이직 등)와 객체지향언어(Java, C++등)에 의한 개발이 보편화되고 있다.

객체지향 언어는 객체를 정적이나 동적으로 생성할 수 있게 클래스를 정의할 수 있는 언어인 클래스기반(class-based)언어로서의 특성뿐만 아니라 상속성까지 지원하는 언어를 말한다. 객체지향 언어에는 Smalltalk와 같은 순수한 객체지향 언어와 C++, Object COBOL과 같은 하이브리드 객체지향 언어가 있다. 지금까지는 정보시스템 개발도구로 비주얼 베이직(Visual Basic)과 자바(Java)언어 등이 가장 많이 이용되고 있다. 자바(Java) 언어의 가장 큰 장점은 웹브라우저 상에서 실행 가능하다는 점이다.

4. 비주얼 프로그래밍 언어

비주얼 프로그래밍(visual programming)이란 라인별로 프로그램을 실제로 코딩하기 보다는 다이어그램과 아이콘으로 객체를 표현하고 연결, 클릭함으로써 프로그램을 완성하는 기법을 말한다. 비주얼 프로그래밍기법은 기본적으로 객체지향 개념을 도입하였으나 그래픽과 다이어그램 등 비주얼 방식을 활용함으로써 프로그래머가 아닌 일반 사용자들도 그래픽으로 보다 쉽게 프로그램을 작성할 수 있도록 도와준다. 그래픽 환경 하에서 사용된 프로그래밍 언어를 흔히 비주얼 프로그래밍 언어라고 한다. 이 언어는 스크린에 마우스, 아이콘, 기호를 사용하거나 프로그래밍을 보다 쉽게 할 수 있고, 직관적인 풀다운(pull-down) 메뉴를 사용한다. Visual Basic, Visual C++, ObjectVision은 시각 프로그래밍 언어의 예이다. 미숙련자들에게 사용상 편의성이 있으나 언어가 구체적이고 비시각적인 대상물에 대한 처리가 약하다는 단점이 있다.

① Visual Basic

Visual Basic은 가장 배우기 쉬운 Basic 언어를 사용한다. 개발 시간은 아주 빠른 편이나 큰 프로그램을 작성하거나 객체지향적 프로그램을 작성하기엔 무리가 있다. 한글 지원이 우수하여, 변수 이름, 컨트롤 이름 등에 한글 사용이 가능하다. 다른 MS 도구들을 간편하게 사용이 가능하며, MS 사의 도구와 기능에 대해 가장 확실히 지원하는 것은 Visual C++이지만, 가장 간편히 사용할 수 있는 도구는 Visual Basic이다.

5. 닷넷(.NET) 과 C# 언어

① 닷넷(.NET)

마이크로소프트사는 2000년 7월에 C# 언어와 함께 닷넷 플랫폼을 발표하였다. 닷넷 플랫폼은 마이크로소프트사의 수많은 신기술을 포함하여 활용된다. 닷넷 플랫폼은 서비스를 구현하고 운용할 수 있는 하부 구조 및 도구이며, 새로운 종류의 스마트 인터넷 장비를 가능하게 하는 소프트웨어이다. 닷넷 프레임워크는 웹 기반의 분산 응용 프로그램을 지원하도록 설계되었다.

② C#

C#은 닷넷 환경의 응용 프로그램을 개발하기 위한 프로그래밍 언어이다. C#은 C의 빠른 속도, C++의 객체지향 구조, Java의 보안, Visual Basic의 빠른 개발 시간 등 기존 언어의 장점들을 바탕으로 설계되었다. C#에서는 XML 스타일의 문서화 방식을 지원하여 응용프로그램에 대한 참고문서를 쉽게 작성할 수 있도록 도와준다. 또한 C#은 C++ 스타일의 포인터(pointer)를 이용하여 직접 메모리에 접근하는 것을 허용한다.

6. 자바 스프링(Java Spring)

자바 플랫폼을 위한 오픈 소스 애플리케이션 프레임워크로서 간단히 스프링(spring)이라고 한다. 관점지향 프로그래밍(AOP)을 위한 풍부한 지원이 가능하다. 자바로 된 프레임워크로서 자바 SE로 된 자바객체(POJO)를 자바 EE에 의존적이지 않게 연결해준다. 컨테이너를 통해 라이프사이클을 관리하고, XML 기반으로 컴포넌트를 개발할 수 있도록 지원해주는 프레임워크이다. 동적인 웹 사이트 개발을 위한 여러 가지 서비스를 제공한다. 크기와 부하 측면에서 경량이다. 대한민국 전자정부 표준프레임워크의 기반 기술로 사용되고 있다.

3.5 최신 소프트웨어 플랫폼

1. 오픈 소스 소프트웨어

(1) 오픈 소스 소프트웨어의 개념

오픈 소스 소프트웨어(open source software)는 무상으로 공개된 소스코드 또는 소프트웨어로서 소프트웨어의 설계도에 해당하는 소스코드를 인터넷 등을 통하여 무상으로 공개하여 누구나 그 소프트웨어를 수정하고, 이것을 재배포할 수 있도록 하는 것 또는 그런 소프트웨어를 말한다. 이것은 전 세계의 수십만 명의 프로그래머들이 참여하는 커뮤니티에 의해 생산된다. 오픈 소스 소프트웨어는 무료이며 사용자들에 의해 수정될 수 있다. 그리고 어떠한 특정 운영체제 또는 하드웨어 기술에도 국한되지 않는다. 오픈 소스 운동은 30년 이상 발전해 왔으며, 오픈 소스를 기반으로 상업적으로 수용되는 고품질의 소프트웨어를 생산할 수 있다는 점을 주장해 왔다.

인기있는 오픈 소스 소프트웨어로는 리눅스 운영체제, 아파치(Apache) HTTP 웹 서버, 모질라 파이어폭스(Mozilla Firefox) 웹 서버, 오라클 오픈 오피스(Oracle Open Office) 데스크톱 생산성 스위트 등을 들 수 있다. 여러 가지 오픈 소스 도구들은 마이크로소프트 오피스를 대신할 수 있는 저렴한 대안으로 넷북에서 이용되고 있다. IBM, HP, Dell, Oracle, SAP와 같은 주요 하드웨어 및 소프트웨어 벤더들은 현재 리눅스에서 사용 가능한 버전들을 제공하고 있다.

(2) 리눅스

가장 잘 알려진 오픈 소스 소프트웨어 중의 하나는 유닉스와 관련된 운영체제인 리눅스이다. 리눅스는 핀란드 헬싱키 대학 학생이던 리누스 토발즈(Linus Torvalds)에 의해 개발되었는데, 1991년 8월에 인터넷에 처음 소개되었다. 대형 기종에서만 작동하던 운영 체계인 유닉스를 386 기종의 개인용 컴퓨터(PC)에서도 작동할 수 있게 만든 운영체제이다. 인터넷을 통해 프로그램 소스코드를 완전 무료로 공개하여 사용자는 원하는 대로 특정 기능을 추가할 수 있을 뿐만 아니라, 어느 플랫폼에도 포팅(porting)이 가능하다. 여기서 플랫폼(platform)이란 컴퓨터 시스템의 기반이 되는 하드웨어나 소프트웨어(OS 등)를 말한다. 이러한 장점 때문에 일반 기업과 인터넷 서비스업체, 연구기관 등에서 수요가 늘어나고 있다. 리눅스 애플리케이션(application)들은 휴대폰, 스마트폰, 넷북, 전자상거래 등에 설치되어 있다. 리눅스는 데스크톱 시스템에서는 많이 사용되지 않지만, LAN, 웹 서버, 초고속 컴퓨팅 작업에서 주로 사용되며 서버 운영체제 시장의 20% 이상을 차지하고 있다. IBM, HP, 인텔, Dell, Sun 등은 리눅스를 주요 제품 중 하나로 성장시켜 왔다.

2. 웹 소프트웨어

(1) 자바

자바(JAVA)는 1990년 선마이크로시스템의 프로그램 개발자인 제임스 고슬링이 개발한 객체지향 프로그래밍 언어이다. 원래 쌍방향 TV를 위한 프로그래밍 언어로 개발되었으나, 쌍방향 TV에 대한 적용이 어려워지자 곧바로 인터넷 월드와이드웹에 적용하여 웹 검색 프로그램인 핫 자바(HOT JAVA)를 개발, 발표함으로써 순식간에 차세대 웹 검색 프로그램으로 각광을 받게 되었다.

자바는 윈도나 유닉스 등 컴퓨터의 운영체제에 상관없이 작동하는 것이 가장 큰 특징이다. 자바의 가장 큰 장점은 3차원 그래픽과 애니메이션, 음향효과까지 제공할 수 있고 유연성이 있다는 점이다. 또한 인터넷 웹브라우저 상에서 실행 가능하다. 자바는 사용상의 편의성과 이식성이 높고, 스마트카드에서 슈퍼컴퓨터까지의 기종에 관계없이 폭넓게 활용할 수 있어 특정업체의 독점 기술이 아닌 만인의 기술로 인정받고 있으나 속도가 다소 느리다는 단점이 있다.

자바의 특징은 다음과 같다.

① 단순한 문법

자바는 C++에 가깝지만 훨씬 간단하다. C나 C++에서 프로그래머에게 많은 혼란을 주는 요소(전처리, 포인터, 구조체, 공용체, 다중상속 등)들을 제거하였다.

② 객체지향 언어(object oriented language)

자바는 추상화, 캡슐화, 상속성, 다형성 등과 같은 특성을 완벽하게 지원한다.

③ 플랫폼 독립성(Platform Independence)

자바는 자바코드 소스를 컴파일하여 바이트 코드를 만들어내며 이 바이트 코드는 다양한 플랫폼에 설치된 자바 인터프리터에 의해 해석되기 때문에 어떠한 플랫폼에서도 실행 가능하다. 따라서 새로운 기계라도 자바 인터프리터만 설치되어 있으면 바이트 코드를 해석할 수 있다.

④ 높은 이식성

기존의 언어는 각각의 플랫폼마다 수치 연산 문제 등으로 인하여 약간씩 다른 코드를 사용한다. 그러나 자바는 이식성이 강하여 다른 운영 체제, 다른 CPU에서도 같은 코드를 사용할 수 있다. 이식성이 높을 때의 단점은 각각의 시스템의 특성을 고려하지 않기 때문에 최적의 성능을 얻어낼 수 없는데, 자바는 이러한 것을 극복한 언어이다.

⑤ 메모리 자동 관리(Garbage Collection)

Garbage Collector에 의해 필요 없는 메모리를 자동으로 처리한다.

⑥ 보안성

바이트 코드 실행 전에 보안에 위배되는 요소가 있는지 여부를 미리 검사하게 된다.

⑦ 인터프리터 언어

인터프리터 언어이다. 자바는 정확하게 말하면 컴파일 언어인 동시에 인터프리터언어이다. 자바는 먼저 텍스트 소스를 컴파일하여 2진파일(클래스 파일)로 만든 다음 자바 런타임이 클래스 파일을 인터프리트하면서 실행한다.

(2) 에이잭스

에이잭스(AJAX : Asynchronous JavaScript and XML)는 웹2.0 구현을 위한 핵심 기술로 자바스크립트 언어와 기타 웹 표준을 사용하는 기술이다. 에이잭스는 최근 화두로 떠오른 웹 기반 비동기 통신기술로, 새로운 데이터를 불러오려면 전체 페이지를 다시 리로딩해야 하는 기존 JSP/ASP 방식과 달리 SO221AP·XML 등 소프트웨어 통신 프로토콜을 이용해 브라우저의 사용자 화면 구성에 필요한 서비스만을 서버에 호출, 그 결과를 화면에 적용할 수 있다. 에이잭스는 매크로미디어의 플래시에 이은 인터랙티브 웹 애플리케이션 개발도구로 인기를 얻고 있다. 지난 1990

년대에 마이크로소프트가 개발했으나 최근까지 다수의 개발자와 기업은 에이잭스가 제공하는 새로운 기회를 붙잡지 못했다. 에이잭스가 주목받은 것은 구글이 구글 맵 서비스에 이 기술을 적용하면서부터다.

3. 웹 서비스와 서비스지향 아키텍처

(1) 웹 서비스

① HTML(HyperText Markup Language) : 하이퍼텍스트 구성언어

인터넷은 전세계 각국의 컴퓨터를 연결한 원격통신 네트워크이다. 무한정보의 시대에 전세계에 걸쳐있는 정보를 저장, 관리하며 사용자들이 신속, 정확하고 편리하게 인터넷상의 정보를 이용할 수 있게 해주는 것이 WWW(world wide web)이다. 인터넷에서는 인터넷 익스플로러(internet explorer), 구글의 크롬 브라우저와 같은 웹 브라우저(web browser : 웹 검색 프로그램)라는 프로그램을 이용하여 웹 서버(web server)라는 컴퓨터에서 저장, 관리되는 문자, 그림, 음성, 동화상 등의 정보를 검색할 수 있다.

HTML은 웹 문서를 만들기 위하여 사용하는 기본적인 프로그래밍 언어의 한 종류로서 하이퍼텍스트를 작성하기 위해 개발되었다. 하이퍼텍스트(hypertext)를 구성하기 위한 언어로서 구조화된 형식을 취하며 웹 브라우저를 통해 손쉽게 인터넷에 접근할 수 있게 해준다. 하이퍼텍스트는 웹상의 한 문서에서 다른 문서로 연결(link)이 되어 있어서 문서와 문서 간, 내용과 내용 간에 꼬리에 꼬리를 물고 서로 연결되어 있는 텍스트 문서이다. 인터넷에서 웹을 통해 접근되는 대부분의 웹 페이지들은 HTML로 작성된다. HTML은 문서의 글자크기, 글자색, 글자모양, 그래픽, 문서이동(하이퍼링크) 등을 정의하는 명령어로서 홈페이지를 작성하는 데 쓰인다. WWWW 서버와 사용자와의 사이에 실질적으로 오가는 데이터는 이 HTML 형식으로 작성한 소스(source)와 이 소스(source)에서 사용되는 데이터로 구성된다.

② XML(extensible markup language) : 차세대 인터넷 표준언어

인터넷 웹페이지를 만드는 HTML을 획기적으로 개선하여 만든 언어이다. HTML보다 웹 페이지의 추가와 작성이 편리해졌다. 홈페이지 구축 기능, 검색 기능 등이 향상되었고 클라이언트 시스템의 복잡한 데이터 처리를 쉽게

한다. 또한 인터넷 사용자가 웹에 추가할 내용을 작성, 관리하기에 쉽게 되어 있다. 이밖에 HTML은 웹 페이지에서 데이터베이스처럼 구조화된 데이터를 지원할 수 없지만 XML은 사용자가 구조화된 데이터베이스를 뜻대로 조작할 수 있다.

즉, XML은 웹에서 구조화된 문서 전송이 가능하도록 설계되어 있고 표준화된 마크업 언어로 어떤 플랫폼에서나 읽을 수 있는 포맷을 제공하여 특정 회사 제품이나 환경에 구애받지 않는 언어이다. 구조적으로 XML 문서들은 SGML(standard generalized markup language) 문서 형식을 따르고 있다.

(2) 서비스지향 아키텍처

기업의 소프트웨어 시스템을 구축하는데 사용되는 웹 서비스들은 서비스지향 아키텍처를 구성한다. 서비스지향 아키텍처(service－oriented architecture, SOA)는 소프트웨어 애플리케이션 들을 개발하기 위해 서로 커뮤니케이션하는 필요기능들이 완비된 서비스들의 집합이다. 비즈니스 업무들은 이런 일련의 서비스들을 수행시킴으로써 완수될 수 있다. 소프트웨어 개발자들은 애플리케이션들을 완성하기 위해 이런 서비스들을 다른 조합으로 재사용한다. 사실 모든 주요 소프트웨어 벤더들은 웹 서비스를 이용하여 소프트웨어 애플리케이션들을 구축하고 통합하기 위한 도구들과 플랫폼 전체를 제공하고 있다. IBM은 웹스피어(WebSphere)라는 전자상거래 소프트웨어 플랫폼을 기반으로 한 웹 서비스를 하고 있으며, 마이크로소프트는 웹 서비스 도구들을 마이크로소프트 .NET플랫폼에 통합시켜 놓았다.

4. 소프트웨어 아웃소싱과 클라우드 서비스

(1) 소프트웨어 아웃소싱

소프트웨어 아웃소싱(outsourcing)은 기업이 맞춤화된 소프트웨어 개발이나 기존의 운영프로그램들을 외부 기업에게 맡기는 계약을 하는 것인데, 이 외부 기업은 세계적으로 저임금 지역에 해당하는 외국에서 운영되는 기업인 경우가 종종 있다. 해외 아웃소싱 기업들은 주로 낮은 수준의 유지보수, 데이터 입력, 콜센터 운영을 담당하였다.

(2) 클라우드 기반 소프트웨어

클라우드 기반 소프트웨어와 그 사용 데이터는 대형 데이터 센터의 강력한 서버에 의해 호스팅되는데, 인터넷과 웹 브라우저를 통해 접속될 수 있다. 기업들은 소프트웨어 프로그램을 구매하여 설치하는 대신, 소프트웨어를 대여하는 기업들에게 가입비나 거래처리당 비용을 지불하고 빌려 쓸 수 있다. 일종의 웹기반 서비스로서 원격으로 소프트웨어에 접속할 수 있도록 해주는 서비스를 '서비스로서의 소프트웨어'(software as a service, SaaS)라 한다.

(3) 앱

앱(App, application, 응용 프로그램)은 애플리케이션의 줄임말로서 인터넷, 컴퓨터 또는 휴대폰에서 작동되는 작은 소프트웨어인데 일반적으로 인터넷을 통해 전달된다.

응용 소프트웨어(application software)는 운영체제(OS)나 유틸리티 프로그램(utility program), 언어처리 프로그램 등의 시스템 소프트웨어(system software)와는 달리, 특정한 업무 처리를 목적으로 작성된 프로그램이다. 응용 프로그램은 사용자에 의해 직접 작성되기도 하지만, 지금은 사용자의 프로그램 작성상의 번거로움을 덜고, 또 편리하게 활용할 수 있도록 하기 위해서 각 분야의 전문가에 의해 개발·작성되고 패키지화된 응용 프로그램이 많이 활용되고 있으며, 이를 패키지 프로그램이라 한다. 패키지 프로그램(package program) 중에서 대표적인 것으로는 통계처리 프로그램, 수치해석 프로그램, 시뮬레이션 프로그램, 생산관리 프로그램, 물류관리 프로그램 등이 있으며, 과학용 프로그램도 이에 속한다.

구글은 앱을 통해 온라인 서비스를 제공하고 있는데, 여기에는 데스크톱 생산성 도구인 구글 앱스 스위트도 해당된다. 그러나 일반적으로 앱은 모바일 디지털 플랫폼용으로 개발된 앱에 초점이 맞춰져 있다. 스마트폰이나 기타의 모바일 휴대용 기기들을 범용의 컴퓨팅 도구로 변화시킨 것이 바로 이 앱들이다. 대부분의 앱들은 아이폰이나 안드로이드, 블랙베리 등의 운영체제 플랫폼에서 작동되도록 개발되었다. 많은 앱들이 무료로 제공되거나 기존의 소프트웨어에 비해 훨씬 저렴한 가격으로 제공되고 있다.

현재 가장 많이 다운로드가 된 앱들은 게임(65%)이며, 뉴스 및 날씨(56%), 지도

/네비게이션(55%), 소셜 네트워킹(54%), 음악(46%), 비디오/영화(25%) 순이다. 그러나, 앱에는 기업의 사용자들이 문서를 생성하고 편집하며, 배송상황을 파악하는 업무용 앱들과 제품이나 서비스를 온라인으로 조사하거나 구매하는데 사용되는 전자상거래 앱들도 있다.

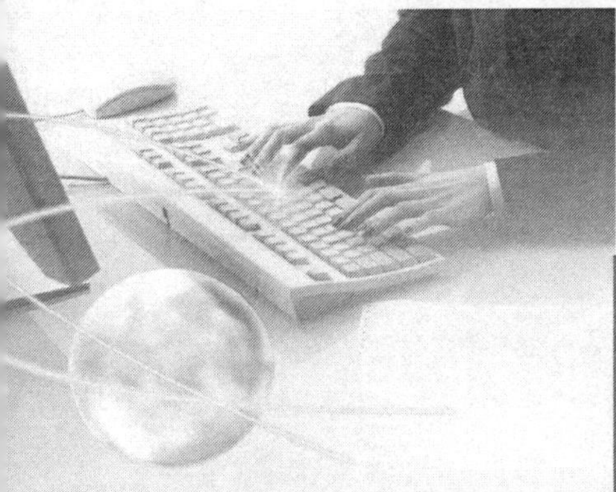

제4장

데이터베이스시스템

4.1 데이터 저장 및 처리방식

4.1.1 데이터 저장 방식

정보는 필요한 때 필요한 곳에서 필요한 형태로 제공되어야만 그 의미(가치)를 가진다. 조직에서 필요로 하는 정보를 제공하기 위해서는 먼저 정보의 생산에 필요한 데이터가 저장되어야 한다. 컴퓨터시스템에 저장되는 데이터는 물리적으로는 0과 1의 이진수로 표현되어 기억장치에 저장된다. 데이터는 필드(field), 레코드(record), 파일(file) 등의 일정한 구조로 체계화되어 저장되고 처리되어 사용자에게 제공된다.

4.1.2 데이터 처리 방식

운영체제는 초창기의 단일 작업처리 시스템에서 출발하여 복잡한 다중 프로그램의 처리가 가능한 분산처리 시스템으로까지 발전하였다. 데이터 처리 방식은 다음과 같이 분류할 수 있다.

〈그림 4-1〉 데이터 처리 방식의 분류

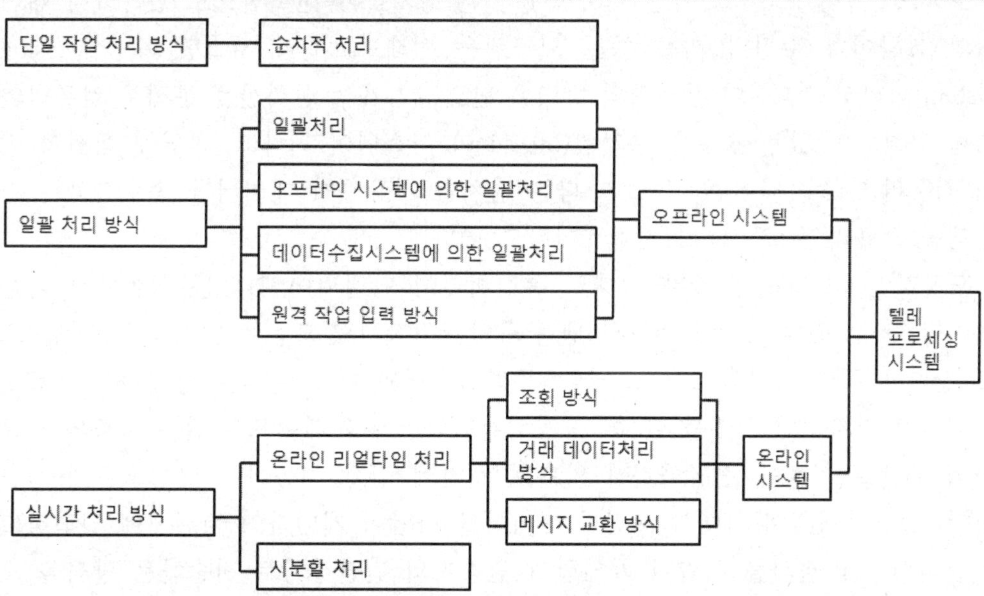

1. 단일 작업처리 방식

단일 작업처리(single job processing)는 한 번에 하나의 작업(job)만을 처리하는 방식으로서 작업의 처리는 순차적으로 하나씩 입력하여 처리되고 출력하는 방식이다. 이러한 처리 방식은 입출력 장치와 중앙처리장치는 속도 차이가 있으므로 입출력 장치가 작동하는 동안 중앙처리장치는 작동 속도가 빠르기 때문에 유휴시간(idle time)이 많아 비효율적이다.

2. 일괄처리 방식

(1) 일괄처리 방식

일괄처리(batch processing) 방식이란 데이터가 일정량이 될 때까지 모아 두었다가 한 번에 처리하는 방식으로 배치처리라고도 한다. 예를 들어 전화요금, 전기요금, 수도세, 급여계산 등과 같이 일정기간마다 정리하는 것들이 일괄처리 방식으로 이루어진다.

(2) 오프라인 시스템에 의한 일괄처리

두 지점 사이 또는 그 이상의 지점에 있는 장치를 통신회선으로 접속하여 데이터의 교환이나 수집 처리를 하는 시스템을 텔레프로세싱 시스템(teleprocessing system)이라고 한다. 이 시스템의 방식은 단말장치가 통신회선을 통해서 컴퓨터와 직접 연결되어 있는 경우를 온라인(on-line) 시스템이라 하고, 반면에 회선이 직접 컴퓨터와 접속되어 있지 않고 다른 장치를 사용해서 데이터를 송수신하는 시스템을 오프라인(off-line) 시스템이라고 한다.

오프라인(off line)은 글자 그대로 통신회선이 단절되어 있다는 의미에서 나온 용어라 할 수 있다. 오프라인 시스템은 중앙처리장치의 도움이 없더라도 자체적으로 간단한 처리 기능을 갖추고 있다. 중앙컴퓨터와 따로 분리된 상태에서 자료를 수집하고 일차적인 처리를 한 후, 중앙컴퓨터와는 자기테이프와 같은 별도의 자료 기억 매체로 자료를 전달하거나 약속된 시간에 일괄 전송하는 방법으로 통신을 한다. 중앙의 단말장치에서 수집한 데이터를 사람이 개입하여 컴퓨터에 입력하고 컴퓨터의 처리결과를 사람이 개입하여 원격지의 단말장치로 전송하는 방식을 오프라인 일괄(off-line batch) 처리라고 한다.

(3) 데이터 수집 시스템에 의한 일괄처리

온라인 시스템 처리방식은 원래 즉시처리(real time processing)를 위한 방법이지만 업무의 성질에 따라서는 일괄처리보다 훨씬 합리적인 경우가 있다. 그래서 온라인 데이터수집 시스템에 의한 일괄처리 방식이 활용되고 있다.

온라인 데이터수집 시스템(on-line data collection system)이란 원격지에서 발생한 데이터를 통신회선을 통하여 전송하면 중앙 컴퓨터에서 받아서 보조기억장치에서 차례대로 기억시킨다. 이와 같이 일정량의 데이터가 수집되거나 또는 일정기간이 지나면 일괄적으로 처리하는 방식을 말한다. 이 처리방식에서는 데이터 수집은 즉시처리 방식이고 수집된 데이터를 처리하는 것은 배치처리(batch processing) 방식이다.

(4) 원격 작업 입력시스템

원격 작업 입력시스템(remote job entry system, RJE)은 원격 일괄처리 방식과 같으며, 중앙의 컴퓨터에서 떨어진 장소에 설치한 단말 장치에서 중앙의 컴퓨터에 데이터를 작업 단위로 직접 입력하여 처리하는 방식이다. 이것은 원격지의 단말장치로부터 작업을 처리하기 위해 프로그램과 데이터를 필요에 따라 일괄적으로 중앙 컴퓨터에 입력하고 처리 결과를 원격지의 단말에서 직접 받아보는 처리 시스템을 원격 작업 입력시스템(remote job entry system)이라고 한다.

3. 실시간 처리 방식

온라인 시스템은 중앙 컴퓨터와 원격지의 단말장치가 통신회선을 통해 직접 연결되어 데이터의 수집, 처리, 교환을 수행하는 시스템으로서, 그 주요 목적은 데이터가 발생할 때마다 입력하여 결과를 즉시 되돌려 받을 수 있도록 실시간 처리(real time) 방식을 채용하기 위한 것이다.

실시간 처리(real time) 방식은 컴퓨터에 의한 데이터 처리방식으로 데이터가 발생한 시점에서 필요한 계산처리를 즉석에서 처리하여 그 결과를 데이터가 발생한 곳에 되돌려 보내는 방식이다. 예약 시스템, 예금업무, 재고관리, 대공방위 시스템 등에 응용되며 소프트웨어와 하드웨어의 좋고 나쁨이 큰 영향을 끼친다. 실시간 처리 방식의 종류로는 온라인 리얼타임 방식(on-line real time system)과 시분할 처리 방식(time sharing system)이 있다.

(1) 온라인 리얼타임 시스템에 의한 처리

업무에는 그 성격에 따라 데이터가 발생할 때마다 즉시 처리를 필요로 하는 것이 있다. 예를 들면, 은행의 예금처리, 항공기 및 철도의 좌석예약 등은 해당 업무 데이터가 발생했을 때 가능한한 즉시 처리할 수 있어야 한다. 이런 경우 업무를 즉시 처리할 수 있는 방식이 요구된다. 이와 같이 데이터의 발생과 동시에 즉시 처리할 수 있는 시스템을 온라인 리얼타임(on-line real time) 시스템이라고 한다.

이러한 방식으로는 조회방식, 거래 데이터 처리 방식, 메시지 교환(message switching) 방식 등이 있으며 실제로는 하나의 실시간 처리 시스템에 이들 방식을 혼합하여 사용하는 경우가 대부분이다.

① 조회방식

조회(inquiry) 방식은 원거리의 단말장치로부터 수신된 질의(query)에 대해 응답해 주는 방식을 말한다. 예를 들면, 여행사에 기차나 항공기의 좌석표 예매관계를 확인한다거나 은행의 예금 잔고 확인 등의 문의에 대하여 중앙의 컴퓨터를 통하여 즉시 결과를 알려주는 방식이다.

② 거래 데이터처리 방식

거래 데이터 처리(transaction data processing) 방식이란 원거리에서 발생한 데이터를 입력하고 처리한 뒤 그 결과를 단말장치에 알려 주는 방법을 말한다. 예를 들면, 주로 은행의 신규 예금처리나 항공기의 좌석예약에 사용된다. 항공기 좌석예약의 경우 좌석대장에 예약 좌석을 기록하고 원거리 단말장치에서는 좌석표를 출력시켜 주는 방식이다.

③ 메시지 교환 방식

메시지 교환(message switching) 방식은 단말장치로부터 보내 온 데이터를 어떤 특정한 단말장치로 보내는 방식으로, 전송되는 데이터를 그대로 전달시킬 수도 있고 중앙 컴퓨터에서 일정한 처리를 가한 후에 전달시킬 수도 있다.

(2) 시분할처리 방식

온라인 시스템은 단말장치가 중앙의 컴퓨터와 통신회선으로 연결되어 업무처리를 하는데 단말장치의 입장에서 보면 작업을 선택할 수도 없고 단지 중앙 컴퓨터에서 결정한 작업의 데이터만을 입력하여 그 결과를 받아 보는 것이 대부분이다. 그래서 단말장치측에서도 데이터뿐만 아니라 원하는 업무의 프로그램까지도 선택입력하여 처리할 수 있게 한 것이 원격 작업입력(remote job entry) 방식이다. 그렇지만 원격 작업입력 시스템은 처리결과를 단말장치에서 받아 볼 때까지는 시간적인 간격이 생기므로 이 시간에는 다른 업무를 처리할 수 없다는 단점이 제기되었다. 그래서 이를 보완하기 위한 방식이 바로 시분할처리 시스템이다.

시분할처리 시스템(time sharing system, TSS)이란 중앙처리장치(CPU)의 이용시간을 짧게 분할해서 여러 개의 업무를 각각 짧은 시간씩 순차적으로 처리하도록 하는 방식이다. 즉, 컴퓨터는 처리 속도가 매우 빠르기 때문에 그 이용시간을 짧게 분할하여 정해진 계획에 따라 각 이용자에게 순차적으로 할당함으로써 일정 시간 내에 복수의 과업을 실행할 수 있도록 하는 방식을 말한다. 이때, CPU의 처리속도가 매우 빠르기 때문에 각 단말장치에서 업무를 처리하는 사용자는 마치 자기 혼자서 컴퓨터를 전용하여 사용하는 것처럼 느끼게 된다.

4.1.3 파일처리 방식

1. 개념

데이터를 저장하고 필요한 형태로 처리하는 기술로는 전통적인 방법으로 파일처리 방식이 있다. 파일처리 방식이란 정보시스템이 필요로 하는 데이터를 정보시스템을 구성하는 개별 프로그램의 용도에 맞게 각각 파일의 형태로 설계하고 구현하는 방식을 말한다. 파일처리 방식에서의 각 시스템은 고유한 업무에 적합하도록 별도의 데이터 파일과 프로그램을 보유하게 된다. 이런 경우, 동일한 내용의 데이터를 중복 저장하게 될 뿐만 아니라, 조직 내의 데이터 공유도 어렵게 된다.

2. 단점

① 데이터의 중복

각 시스템에 따라 별도의 데이터 파일이 구축되어야 하므로, 데이터의 중복(data redundancy)을 피할 수 없게 된다. 이런 경우 중복 저장으로 인해 기억장치 내 저장 공간의 낭비, 데이터 수정 및 유지보수의 어려움, 그리고 데이터 간의 불일치 등을 초래하게 된다.

② 일관성 없는 데이터

동일한 데이터가 여러 곳에 저장될 경우 각 데이터 파일에 저장되어 있는 데이터를 서로 다른 프로그램이 사용하게 되고 이로 인해 서로 다른 파일에 있는 동일한 데이터의 내용이 갱신되는 데이터의 불일치(inconsistency)가 발생할 수 있다. 이러한 문제를 해결하기 위해서는 데이터 수정시 각 파일에 들어 있는 모든 관련 데이터들을 동일한 내용으로 수정하는 별개의 파일유지 프로그램이 필요하다.

③ 데이터 파일의 경직성

파일처리 방식은 시스템을 개발할 때 업무처리 방식과 사용자의 데이터 요구사항들을 분석하여 그 내용을 프로그램과 데이터 파일의 구조에 반영하게 된다. 따라서, 데이터 파일의 내용과 구조가 시스템 개발시 고정되므로 처음 설계할 때와 다른 형태의 데이터 요구나 즉흥적인 데이터 요구에 대해서는 즉각적인 데이터처리가 불가능하게 될 수 있다. 이러한 데이터의 경직성으로 인해 새로운 요구가 제시될 때마다 새로운 요구에 맞는 프로그램과 데이터 파일을 개발해야 하는 불편함이 발생한다.

④ 데이터 공유의 제한

파일처리 방식으로 구축된 각 시스템은 서로 다른 체계의 고유한 데이터 파일을 가지게 되므로 다른 시스템이나 다른 데이터 파일의 공유가 제한된다. 특히, 서로 다른 하드웨어나 소프트웨어를 사용하는 경우에는 데이터 공유가 더욱 어렵게 된다.

⑤ 표준화 결여

파일처리 방식에서는 시스템 설계, 구축 및 운영이 각 부서로 분산되어 독립적으로 이루어지므로 데이터를 구성하는 각 항목에 이름을 부여할 때 동음

이의어 및 동의어 등과 같은 표준화 문제가 발생하게 된다. 이와 같이 표준화의 결여로 인한 데이터의 불일치는 각 파일들을 조합하여 처리하는 프로그램의 개발을 불가능하게 하거나, 부정확한 결과를 출력하는 문제를 일으킬 수 있다.

⑥ 프로그래머의 생산성 저하

파일처리 방식에서는 각 프로그래머가 각 시스템마다 별도의 데이터 파일과 프로그램을 작성하여야 하며, 파일에 접근하는 방식을 직접 정의하여야 하는 등의 작업을 반복적으로 수행하여야 하므로 프로그래머의 생산성이 저하된다.

⑦ 프로그램 유지보수의 어려움

파일처리 방식에 있어서는 데이터의 내용과 구조가 프로그램과 독립적으로 존재하는 데이터의 독립성이 확보되지 못하고 데이터 파일과 프로그램의 종속성으로 인해 유지보수에 많은 시간과 노력을 필요로 한다.

4.1.4 데이터베이스 방식

1. 데이터베이스의 개념

데이터베이스(database)란 조직이 필요로 하는 자료의 체계적 집합 혹은 통합된 파일들의 집합(collection of integrated files)으로 정의할 수 있다. 즉, 이것은 데이터의 중복성을 최소화하면서, 조직에서의 다양한 정보요구를 충족시키도록 상호관련된 데이터를 모아 놓은 데이터의 통합된 집합체로 정의된다. 통합은 하나의 파일로 병합(merge)시키는 것이 아니고 자료의 중복저장 제거와 파일 또는 테이블 상호간의 유기적인 연결관계의 형성을 뜻한다. 데이터베이스화의 가장 큰 목적은 자료의 중복성 배제로 인한 정보의 불일치성(inconsistency) 제거에 있다.

전통적인 파일처리 방식에서는 정보시스템을 설계 및 구현할 때 기업 등의 조직 또는 각 부서에서 필요한 데이터 처리에 초점을 맞추어, 각각의 고유 업무에 따라 별개의 데이터 파일을 구축한다. 따라서 데이터의 중복, 일관성 없는 데이터, 데이터파일의 경직성, 데이터 공유의 제한, 표준화 결여, 프로그래밍 생산성 저하 및 프로그램 유지보수의 어려움 등 많은 단점을 가지고 있다. 이러한 전통적인 파일처리 방식의 단점을 해소하기 위하여 나온 것이 데이터베이스 방식이다.

데이터베이스란 자료의 종합 창고이고, 데이터베이스 관리시스템(DBMS)은 이 종합 창고의 관리자동화 시스템이라 할 수 있다. 응용 프로그램들은 자료의 저장 및 반출시 데이터베이스 관리시스템(DBMS)이라는 창고관리 자동화시스템을 경유하게 된다. 그러나 아무리 종합 창고화시킨다 하여도 설계를 잘못하면 있는 물건도 중복 구매하고 찾기도 힘들어 진다. 데이터베이스도 마찬가지이다. 데이터베이스의 논리적 설계(데이터 모델링)시 정규화가 중요한 이유가 여기에 있다. 또한 데이터베이스의 규모가 일정 수준을 넘어서면 처리속도가 떨어지고 자료 관리가 어려워진다.

2. 데이터베이스 목적

① 데이터의 독립성

데이터의 독립성은 논리적 독립성과 물리적 독립성 등 두 가지로 구분할 수 있는다.

논리적 독립성은 데이터베이스의 논리적 구조 변경이 응용 프로그램에 영향을 미치지 않는 성질을 의미하고, 물리적 독립성은 데이터베이스의 물리적 구조 변경이 데이터베이스의 논리적 구조나 응용 프로그램에 영향을 주지 않는 성질을 의미한다.

② 중복성의 최소화

데이터베이스를 이용하면 동일한 데이터가 여러 파일(테이블)에 나누어 저장되는 것을 방지할 수 있고 데이터의 집중관리가 가능하며 관리비용이 절감된다.

③ 데이터의 공유성

여러 응용 프로그램이 데이터베이스에 저장된 데이터를 공동으로 이용할 수 있으며, 신규 프로그램도 기존의 데이터를 활용할 수 있다.

④ 데이터의 보안성

데이터베이스는 사고로부터 안전을 보장해주며, 비밀유지가 가능하다.

⑤ 데이터의 무결성

데이터베이스관리시스템(DBMS)의 운용으로 여러 파일(테이블)의 데이터가 서로 일치하지 않는 현상인 데이터의 불일치의 제거, 즉 무결성을 보장할 수 있다. 무결성(integrity)이란 비인가된 자에 의한 데이터의 변경, 삭제, 생성 등으로부터 보호하여 데이터의 정확성, 완전성이 보장되어야 하는 것을 말한다.

3. 데이터베이스 방식의 이점

데이터베이스 방식은 파일처리 방식에서 각 프로그램에 의해 독립적으로 관리되던 파일들을 통합 저장하고, 데이터베이스 관리시스템으로 하여금 응용프로그램과 독립적으로 관리하게 하여 다양한 사용자와 응용 프로그램들이 데이터를 공유할 수 있도록 한다.

데이터베이스 방식의 이점을 몇 가지 들면 다음과 같다.

① 데이터의 중복성 통제

데이터베이스 방식에서는 모든 데이터 파일이 논리적으로 통합된 하나의 데이터베이스를 구성하므로, 원칙적으로 하나의 데이터는 데이터베이스의 오직 한 곳에서만 저장된다. 즉, 데이터의 중복성을 최소화시킬 수 있다.

② 데이터의 일관성 유지

데이터의 중복성이 완전히 제거된다면 하나의 데이터가 오직 한 곳에만 저장되므로 데이터들 간의 모순이 발생하지 않으며 일관성을 유지할 수 있다.

③ 데이터의 통합

데이터베이스를 구성하는 각 데이터 파일은 서로 논리적인 관계를 맺고 있어서 논리적으로는 모든 데이터가 하나의 데이터베이스에 저장된 것과 같은 효과를 가져올 수 있다. 따라서, 데이터 간의 논리적인 관계를 통해 서로 다른 데이터, 혹은 데이터 파일과의 통합이 가능하다.

④ 데이터의 공유

데이터베이스에는 조직의 모든 데이터가 통일된 체계로 모여 있으므로 특정 데이터를 사용할 수 있는 권한을 가지고 있는 사람이라면 누구나 그 데이터를 검색할 수 있다. 즉, 조직의 모든 구성원이 논리적으로 통합된 하나의 데이터베이스를 공유할 수 있게 된다.

⑤ 표준화

데이터 관리에 대한 기능이 한 부서에 의해 이루어지고 조직전체의 데이터가 공통된 체계와 논리적으로 하나의 데이터베이스에 저장되므로 표준화가 이루어진다.

⑥ 프로그래머의 생산성 향상

데이터베이스가 구축되면 데이터의 입력, 처리, 출력을 위한 프로그래밍 노력을 현저히 줄일 수 있다. 즉, 데이터 입력은 데이터베이스관리시스템의 데이터 정의언어(data definition language, DDL)를 이용하여 간편하게 정의하고 입력할 수 있으며, 데이터 출력 또한 리포트 작성기능(report generator)과 같은 다양한 데이터 출력기능을 이용할 수 있다.

⑦ 보안을 위한 통제 용이

데이터베이스시스템에서는 데이터베이스에 조직의 모든 데이터가 집중되어 저장, 관리되며 데이터 관리부서가 비밀번호(password)나 사용권한과 같은 통제장치로 각 사용자들에게 검색이나 갱신할 수 있는 권리 등을 부여하게 되므로 철저한 보안(security)을 기할 수 있다.

⑧ 유연성과 편리성

㉠ SQL 이용

데이터베이스시스템은 매우 간단한 형태의 질의어(query language)를 사용하여 데이터를 검색하고 처리할 수 있으므로, 즉흥적이거나 비일상적인 데이터 처리 요구에 즉각적으로 대응할 수 있는 유연성을 제공한다. 예를 들어, '전공이 의료경영학인 30세 미만의 사원'을 찾는 데이터 처리 요구는 SQL(structured query language)이라는 질의어를 이용하는 경우 다음과 같은 몇 줄의 간단한 명령문으로 처리될 수 있다.

```
SELECT  사원번호, 이름, 나이, 직위
FROM    사원파일
WHERE   전공 ='의료경영학' AND 나이 < 30
```

위의 명령을 수행하면, 사원파일로부터 전공이 의료경영학이고 나이가 30세 미만인 사원의 사원번호, 이름, 나이, 직위를 출력한다. 이와 같은 데이터베이스시스템의 간편한 데이터처리 기능은 전문개발자가 아닌 일반인의 정보처리 능력을 향상시켜 최종사용자 컴퓨팅을 가능하게 한다.

ⓛ 뷰(view)

그리고 관계형 데이터베이스에서는 실제 테이블처럼 가상의 테이블인 뷰(view)를 만들어 자료들을 쉽게 조회할 수 있다.

뷰(view)는 하나 이상의 기본 테이블로부터 유도되어 만들어지는 가상 테이블로서 물리적으로 구현되지 않고 정의만 시스템 내에 저장하였다가 필요시 실행시간에 테이블을 구축하는 것을 말한다. 하나 이상의 테이블로부터 유도되는 이름을 갖는 가상 테이블이며, 권한과 관련되어 접근할 수 있는 자료를 제한할 수 있어 보안과 검색이 용이하다. 이것은 SELECT 연산의 결과값 집합으로 구성된 가상테이블이다. 뷰의 데이터는 실제 테이블처럼 저장되어 있는 것이 아니라 뷰를 SELECT할 때 뷰에서 참조하고 있는 실제 테이블로부터 열과 행을 가져온다. 뷰(view)는 SQL로 정의하여 생성한다(CREATE view이름...).

⑨ 데이터의 독립성

데이터의 독립성이란 데이터가 그 구조나 기억매체에 저장되어 있는 방식 등에 있어서 특정 프로그램과 아무 관련을 갖지 않은 독립적인 형태로 저장, 관리되는 것을 말한다. 데이터베이스 방식은 데이터베이스관리시스템을 통해 데이터와 프로그램 간의 독립성을 유지함으로써 데이터베이스의 변화에 따른 응용프로그램의 수정과 변화에 따른 데이터베이스의 변경을 최소화한다.

4. 데이터베이스시스템의 구성

데이터베이스시스템은 기업의 내부능력, 기업활동의 성과, 경영환경의 주요지표 등과 같은 경영활동에 필요한 데이터와 정보를 체계적으로 저장, 관리하여 조직구성원에게 제공하는 역할을 담당한다. 데이터를 공유하게 하는 데이터베이스시스템은 <그림 4-2>에서 보는 바와 같이 크게 다섯 가지의 요소로 구성된다.

데이터베이스시스템은 데이터를 요구하고 관리하는 사용자, 데이터를 사용자의 요구에 맞게 처리하여 주는 응용 프로그램, 데이터에 대한 정보를 저장하는 데이터 사전, 데이터베이스를 관리하는 소프트웨어인 데이터베이스관리시스템, 그리고 데이터가 물리적으로 저장되는 데이터베이스로 구성된다.

① 데이터베이스

데이터베이스는 자료의 저장창고라고 할 수 있으며, 자기디스크 등의 보조기억장치에 저장해 놓은 물리적인 데이터의 집합체이다. 파일처리 방식과는 달리 데이터베이스의 데이터는 처음 데이터베이스 생성 시에 한 번 정의되면, 일관성있게 관리되어 조직의 모든 구성원과 응용 프로그램에게 제공된다.

② 데이터베이스관리시스템

데이터베이스관리시스템(DBMS)은 데이터베이스를 효율적으로 관리하고 응용 프로그램이나 사용자가 쉽고 간편하게 데이터베이스를 이용하도록 도와주는 소프트웨어를 말한다. 이러한 기능을 수행하기 위하여 DBMS는 데이터 정의(DDL), 데이터 처리(DML), 데이터제어(DCL), 데이터 출력을 용이하게 하는 고급 프로그래밍 언어를 제공하고 있다.

③ 데이터사전

데이터베이스로부터 데이터를 찾기 위해서는 찾고자 하는 데이터가 어떤 이름과 어떠한 내용으로 저장되어 있는지를 먼저 알아야 한다. 이러한 데이터를 데이터에 대한 데이터라는 의미로 메타데이터(meta data)라 한다. 즉, 데이터에 대한 정의와 형식, 사용권한, 보안사항 등의 데이터 특성을 저장하여 사용자의 요구에 따라 데이터에 대한 정보를 제공한다.

④ 응용 프로그램

응용 프로그램은 데이터베이스로부터 원하는 데이터를 가져와 처리하기 위한 프로그램으로, Visual Basic과 같은 프로그래밍 언어를 사용하여 작성할 수 있다. <그림 4-2>에서와 같이, 응용 프로그램은 데이터베이스에 직접 접근하여 데이터를 가져오는 것은 아니며, 중간에 데이터베이스관리시스템이 존재하여 이들의 인터페이스 역할을 한다.

⑤ 사용자

데이터베이스시스템에서의 사용자에는 데이터를 최종적으로 사용하는 최종사용자, 데이터의 정의 및 표준화 등을 책임지는 데이터 관리자, 그리고 데이터베이스의 설계, 운영 등 기술적인 관리기능을 수행하는 데이터베이스 관리자가 있다.

〈그림 4-2〉 데이터베이스시스템의 구성요소

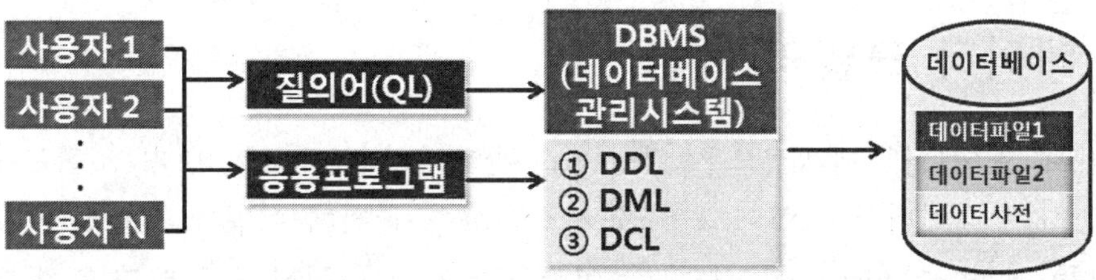

데이터베이스의 사용자는 데이터베이스 내의 데이터 파일에 직접 접근하여 처리하는 것이 아니라 응용 프로그램이나 간단한 질의어(query language)로 데이터 처리를 요구하고, 질의어와 응응 프로그램은 다시 데이터베이스관리시스템의 데이터 처리기능을 이용하여 사용자가 요구하는 데이터를 효율적으로 처리한다.

4.2 데이터 모델링

4.2.1 데이터 모델의 개념

조직 내 데이터를 체계적으로 저장하고 관리하기 위해서는 먼저 조직구성원이 필요로 하는 데이터가 무엇이고 이를 시스템화하기 위해 어떻게 정리하고 표현할 것인가를 결정해야 한다. 데이터 모델이란 사용자의 데이터 요구를 명확히 이해하고, 이를 데이터베이스로 효과적으로 구축하기 위해 조직 내에서 필요로 하는 데이터의 내역과 데이터 간의 관계를 표현한 모델을 말한다.

데이터베이스(database)란 조직이 필요로 하는 자료를 체계적으로 저장시켜 놓은 자료의 종합창고라 할 수 있다. 잘 정리된 창고는 필요한 자료만 가지고 있다가 의사결정에 필요한 정보를 즉각 제공, 조직의 발전에 기여한다. 데이터베이스가 잘 설계되어 있으면 프로그래밍도 쉬워진다.

데이터 모델링(data modeling)이란 이 데이터베이스를 구성하는 테이블들의 종류와 관계를 실체관계도(ERD, entity relationship diagram)라는 그래픽도구를 이용하여 묘사하는 것이다. 이를 데이터베이스의 논리적 설계(logical design) 또는 논리적 스키마(logical schema)의 작성이라 한다. 데이터 모델링은 문제영역(problem domain) 내에 존재하는 의미객체(semantic object)를 파악하는 데서 시작된다. 의미객체란 독자적인 판별이 가능한 사물에 대한 속성(attributes)의 집합체를 뜻한다. 주문처리의 경우 고객, 주문, 제품 등이 여기에 해당한다. 의미모델링(semantic modeling)은 따라서 최종사용자가 이해할 수 있는 용어로 객체별 속성을 정의하는 것이다.

논리적 데이터 모델링(logical data modeling)이란 기업의 업무활동, 즉 경영전략, 조직, 업무 프로세스, 데이터에 대한 종합적인 이해를 바탕으로 기업의 정보구조를 명확하게 표현하기 위하여 기업 내에 존재하는 데이터에 대해 업무와는 독립적으로 인식하여 이를 알기 쉽고 체계적으로 문서화하는 효율적인 기법을 말한다.

관계형 데이터베이스를 사용하여 정보시스템을 구축할 경우 이러한 의미객체는 관계(relation), 즉 2차원 테이블로 바뀌고 여기서 자료정규화(data normalization)의 문제가 등장한다. 논리적 설계의 주안점은 자료의 정규화(data normalization)

에 있고 정규화의 주목적은 필요한 자료를 한번만 저장시키자는 것, 즉 자료의 불필요한 중복저장을 없애자는 것이다. 자료가 2중, 3중으로 저장되어 있으면 디스크 면적의 낭비는 물론 자료간의 불일치(inconsistency) 현상이 발생하여 이의 해결에 많은 노력이 투입될 수 있다. 다시 말해서 데이터 모델링시 자료 정규화(data normalization) 작업이 행해지는데 이의 주목적은 자료의 중복저장(data redundancy)을 없애고 자료 수정시의 예기치 않은 이상현상(modification anomalies)을 없애기 위함이다. 또한 이를 통하여 데이터베이스 설계의 타당성을 검증하기 위한 것이다.

데이터베이스 설계 시 고려해야 할 사항으로는 일관성, 무결성, 효율성, 보안성, 확장성, 회복성 등이 있다.

4.2.2 3단계 데이터 모델

각 사용자는 데이터를 공유하는 데이터베이스 환경에서 사실상 전체 데이터베이스의 일부분만 접근하게 된다. 더군다나 데이터베이스의 내부 구조는 아주 복잡하다.

그래서 복잡한 데이터베이스의 내부 구조를 감출 수 있는 추상화(abstraction)는 데이터베이스 관리 측면에서 효과적일 수 있다. 왜냐하면 일반 사용자들은 해당하는 수준에서 바라보는 뷰만 인지하면 되기 때문이다. 데이터베이스의 추상화는 세 단계이다.

첫째, 사용자 또는 응용프로그램 별로 보는 외부단계(external level) 또는 뷰 단계,
둘째, DBMS를 중심으로 보는 개념단계(conceptual level) 또는 논리적 단계,
셋째, 데이터베이스를 중심으로 보는 내부단계(internal level) 또는 물리적 단계,

이렇게 하나의 데이터베이스를 세 단계로 나누어서 기술하는 것을 3단계 데이터베이스 구조라고 한다.

데이터베이스는 <그림 4-3>에서 보는 바와 같이, 사용자별 데이터 요구를 표현한 외부모델, 각 사용자의 데이터 요구를 조직 전체의 관점에서 하나의 통일된 모델로 통합한 개념모델, 그리고 조직 전체의 통합된 데이터 요구를 데이터베이스관리시스템(DBMS)로 구현하기 위한 데이터 모델을 내부모델이라 하는데, 개념모델을 내부모델로 전환한 다음 물리적인 데이터베이스로 구현된다.

〈그림 4-3〉 3단계 데이터 모델

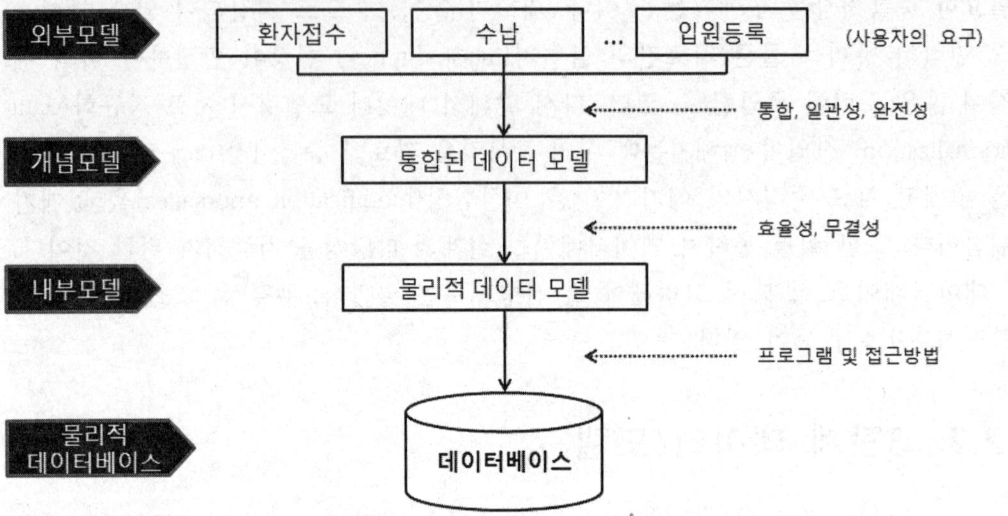

1) 외부모델(외부스키마)

외부모델(external model) 또는 외부스키마(external schema)란 데이터베이스의 논리적 구조로서, 공용의 의미보다는 어느 특정 응용에 국한된 논리적 데이터 구조이며 전체 데이터베이스의 한 논리적 부분으로 간주될 수 있기 때문에 서브 스키마(subschema)라고도 한다. 이것은 각 응용 프로그램 또는 사용자가 자신의 관점에서 필요로 하는 데이터를 표현한 모델을 말하며 사용자 관점(user view)이라고도 한다. 스키마(schema)는 데이터베이스의 논리적 구조를 전체적으로 명시한 것을 의미한다. 이 단계에서는 특정 사용자 그룹이 관심을 갖는 데이터베이스의 일부분만 기술하고 데이터베이스의 다른 부분은 은폐한다.

2) 개념모델(개념스키마)

개념모델(conceptual model) 또는 개념스키마(conceptual schema)는 데이터베이스의 전체적인 논리구조로서 각 사용자들의 관점에서 본 데이터 요구를 하나의 관점으로 통합한 데이터 모델이다. 개념모델에는 데이터 간의 일관성이 유지되면서 각 사용자가 요구한 모든 데이터가 포함되어야 한다. 이 경우 대개 실체관계도를 이용한다. 이 단계에서는 데이터베이스의 전체 구조를 추상화하는 단계로 개념 스키마(conceptual schema)를 통해 구조를 기술한다. 물리적 저장구조의 세부 사항을 은폐하고, 어떤 데이터가 저장되었는지와 데이터 간에 존재하는 관계를 기술한다.

(1) 실체관계도

실체관계도(개체관계도, entity relationship diagram, ERD)란 실체와 이들 간의 관계를 알기 쉬운 도형을 사용하여 일목요연하게 그림으로 표기한 것을 말한다.

실체(개체, entity)란 조직에 유용한 정보를 제공하기 위하여 기록, 관리하고자 하는 데이터로서 사람, 사물, 장소, 개념 또는 사건을 말한다. 실체의 조건으로는 유일한 식별자를 가져야 하고 식별자외의 속성(들)이 존재해야 하며, 다른 실체와의 관계가 존재해야 한다. 실체 중에서 사람과 관련된 예를 들면, 사원(직원, 행원,...), 계약자(가입자, 회원,...), 이용자(학생, 환자,..) 등이 있다.

관계(relationship)란 실체 간에 존재하는 상호간의 연관성으로, 해당실체와 관련된 업무가 수행되는 일련의 규칙으로부터 정의된다. 두 실체 간에 상호 연관성이 존재할 경우 이들 실체의 공통 필드(열)를 서로 연결시킨다.

(2) 용어의 정의

논리적 데이터 모델링에서 사용되는 중요한 용어를 보면 다음과 같다.

① 실체(entity)

기업에 유용한 정보를 제공하기 위하여 기록, 관리하고자 하는 데이터로서 사람, 사물, 장소, 개념 또는 사건을 말한다. (예 : 사원)

② 실체유형(entity type)

공통적인 특징을 갖는 실체의 집합이다.

③ 관계(relationship)

기업의 업무특성에 의해 성립되는 두 실체 간의 관계이다. 즉, 실체 간에 존재하는 상호간의 연관성으로, 해당 실체와 관련된 업무가 수행되는 일련의 규칙으로부터 정의된다. 관계는 기수성(cardinality)과 선택성(optionality)으로 이루어져 있으며, 업무흐름 상의 두개의 실체가 관련된 업무규칙을 추출하여 기수성과 선택성을 조사한 후 두 가지를 통합하여 관계를 정한다.

④ 속성(attribute, 칼럼, 열, 필드)

실체에 통합되는 구체적인 데이터 항목으로서 더 이상 분리될 수 없는 최소의 데이터 저장 단위를 의미한다. (예 : 성명, 입사일자, 사번)

⑤ 식별자(identifier) 또는 키(key)

실체를 유일하게 구별하여 주는 속성 또는 속성들의 집합이다.

⑥ 주식별자(기본키, primary key)

주식별자는 실체의 특정 건(instance, occurance)의 유일성을 보장해 주는 속성(attribute) 또는 속성(칼럼, 열, 자료항목)의 집합을 말한다(unique). 주식별자는 테이블내의 하나의 행(row, 레코드)을 유일하게 식별하기 위하여 사용된다. 기본키는 후보키 중 대표로 선정된 키를 말한다. 모든 테이블에는 오직 한 개의 주식별자를 설정해야 한다. 주식별자의 값은 한 번 설정되면 변경할 수 없다. 주 식별자가 없는 경우에는 중복되는 행이 포함될 수 있다. 그리고 주식별자는 외래키로 참조된다.

⑦ 개체 무결성

개체 무결성(실체 무결성, entity integrity)은 테이블의 기본키를 구성하는 어떤 속성도 NULL일 수 없다는 규정이다. 즉, 식별자는 Null값이 허용되지 않는다(Not Null). 주식별자를 구성하는 모든 속성은 반드시 값을 가져야 하는 것을 의미하며, 이를 개체 무결성 또는 실체 무결성이라 한다. Null은 값을 가지지 않는 것, 즉 값이 없는 것을 말하며 blank 또는 space와는 다르다.

⑧ 부식별자(대체키, alternate key)

기본키가 되지 못한 후보키이다.

⑨ 외부식별자(외래키, foreign key)

외부 식별자는 다른 실체 집합의 기본키로 선정된 하나 이상의 속성이다. 즉, 다른 실체의 주식별자 속성을 참조하는 하나 이상의 실체속성이다. 이것은 실체간의 관계를 나타내므로 외부식별자와 주식별자 속성의 이름은 달라도 데이터 형태(자료형)가 같아야 하고 참조 무결성 규칙을 적용받는 경우 저장(입력)되어 있는 주식별자 속성값의 범위 내에서만 등록(입력)이 가능하다. 외부식별자(외래키, 외부키)는 두 실체간의 관계를 결정해 주는 속성으로 관계에 의한 자식실체(종실체, child entity, referencing entity) 쪽에 위치하며, 부모실체(주실체, parent entity, referenced entity)의 주식별자와 같은 값을 갖는 식별자를 말한다. 외부식별자는 실체간의 관계를 나타낸다. 외부식별자는 Null값이 될 수도 있고, 값이 중복될 수도 있다. 외래키(외부키)의 값은 널(Null)이거나, 참조된 기본키에 반드시 값이 존재해야 한다. 그러나 외부식별자가 주식별자의 일부분이라는 널(Null)값을 가질 수 없다. 주어진 외래키의 값은 그에 대응하는 기본키 값과 일치해야 한다. 외부식별자는 테이블 조인(Join)시 주로 사용된다.

⑩ 참조 무결성

참조 무결성(referential integrity)이란 외래키 값은 NULL이거나 참조 릴레이션의 기본키 값과 동일해야 한다는 규정을 말한다. 외부키 업무규칙 또는 참조 무결성 규칙(referential integrity rule)은 기본키와 외래키로 표현되는 관계가 유지되는 것을 보증하며, 관계를 갖는 실체의 한 레코드가 입력 또는 삭제되거나 관계를 결정하는 속성이 수정될 때 이를 통제하여 데이터의 정확성을 보장해 주기 위한 업무규칙이다.

관계형 데이터베이스 시스템은 참조 무결성 규칙을 통해 연관된 테이블들간의 관계가 일관성 있게 유지될 수 있도록 해준다.

⑪ 후보키(candidate key)

최소한의 속성으로 이루어진 수퍼키이다.

⑫ 수퍼키(super key)

실체집합 속의 실체를 식별할 수 있는 하나 이상의 속성이다.

3) 내부모델(내부스키마)

조직의 구성원이 필요로 하는 모든 데이터가 일관성있게 설계되면 이를 구현하게 될 데이터베이스관리시스템(DBMS)의 특성에 맞게 재설계되어야 하는데, 이를 내부모델이라 한다. 즉, 내부모델(internal model) 또는 내부스키마(internal schema)란 물리적 저장장치의 입장에서 본 데이터베이스의 구조를 말하는데, 여기에는 내부 레코드의 형식, 인덱스의 사용법, 저장 데이터 항목의 표현방법, 내부 레코드의 물리적 순서 등을 기술한다. 이것은 추상화의 최하위 단계로서 데이터가 실제로 어떻게 저장되는가를 기술하는 내부 스키마(internal schema)를 가지며, 데이터베이스의 물리적 저장구조를 기술한다.

4.2.3 구현을 위한 데이터 모델

데이터베이스의 구현은 데이터베이스관리시스템(DBMS)을 통해 이루어지므로, 조직 내 사용자의 데이터 요구가 개념모델로 통합되면 이를 구현할 DBMS를 선정하여야 한다. DBMS을 선정하기 위해서는 고려해야 할 사항들이 많이 있지만, 가장 먼저 데이터의 종류, 데이터의 처리형태와 파일접근 방식 등을 고려하여 원하는 데이터처리 방식에 가장 적합한 DBMS를 선정하게 된다. DBMS가 선정되면 DBMS는 각기 지원할 수 있는 데이터의 논리적인 구조가 제한되어 있으므로, 선정된 DBMS에 따라 데이터의 통합된 개념모델로 재구성하여야 한다.

(1) 계층형 데이터 모델

계층형 데이터 모델(hierarchical data model)이란 레코드들 간의 관계를 계층적 구조를 갖는 나무(tree)의 형태로 표현한 모델을 말한다. 부모 세그먼트(parent segment)라 불리는 상위 레코드는 자식 세그먼트(child segment)라 불리는 하나 이상의 하위 레코드를 가지며, 하위 레코드는 단 하나만의 상위 레코드를 가질 수 있다. 최상위 레코드를 뿌리 세그먼트(root segment)라 부르는데, 특정 레코드(segment)를 검색하고자 하는 경우, 최상위의 뿌리 세그먼트로부터 원하는 레코드(segment)가 발견될 때까지 계층적인 구조의 데이터 파일을 찾아 들어가게 된다.

(2) 관계형 데이터 모델

관계형 데이터 모델(relational data model)이란 관계(relation)라 불리는 2차원의 테이블(table)로 데이터를 표현하는 모델을 말한다. 관계형 데이터 모델에서는 각각의 테이블을 하나의 데이터 파일로 생각할 수 있는데, 데이터 레코드(record)를 의미하는 각 행(row)을 터플(tuple)이라 하며, 필드(field)를 의미하는 각 열(column)을 속성(attribute)이라 한다.

관계형 데이터 모델에서는 실체 간의 관계가 공통적인 속성을 통해 표현된다. 테이블의 형태로 표현되는 관계형 데이터베이스는 이해하기 쉽고 입출력 및 처리가 용이하며 경영정보를 저장 및 관리하는 데이터베이스로 가장 많이 이용되고 있다. 대표적인 상용 DBMS의 예로는 Oracle(Oracle사), SQL-Server(MS사) 등이 있다.

① 테이블

관계형 데이터베이스에서 사용자에게 보여주는 데이터는 테이블의 형태로 존재한다. 또한 사용자들에 의해 수행되는 연산들은 저장되어 있는 테이블들로부터 새로운 테이블을 만드는 과정이며, 이러한 연산들로는 SELECT, PROJECT, JOIN 등이 있다. SELECT 연산은 특정 테이블로부터 지정된 행을 추출해낸다. PROJECT 연산은 특정 테이블로부터 지정된 열을 추출해낸다. JOIN 연산은 공통 행을 기준으로 둘 이상의 테이블을 연결한다. JOIN 연산은 반드시 공통된 열이 있어야 한다.

② SQL

SQL(structured query language)은 데이터베이스 표준 언어로서 대부분의 데이터베이스관리시스템이 지원한다. 그러므로 데이터베이스를 관리하거나 데이터베이스를 이용해서 프로그램을 개발하려는 사용자에게는 필수적이다. SQL은 간단하고 강력한 데이터베이스 언어로 C나 JAVA와 달리 사용자가 일일이 처리 로직(logic)을 기술할 필요가 없는 비절차적 언어(non-procedural language)이다. 즉, 사용자가 원하는 작업을 SQL로 기술하면 SQL 언어 컴파일러는 프로시저(procedure)를 자동으로 생성해 준다.

(3) 네트워크형 데이터 모델

네트워크형 데이터 모델은 계층형의 나무구조를 좀 더 일반적인 네트워크 구조로 확장한 것이다. 즉, 계층형에서는 자식 레코드가 하나의 부모 레코드만을 가질 수 있었지만, 네트워크형에서는 자식 레코드도 여러 부모 레코드를 가질 수 있는 다 대 다(many-to-many)의 관계를 허용하고 있다. 네트워크형 데이터 모델에서는 모든 실체들이 서로 쌍으로 관계를 맺고 있으므로 원하는 레코드를 검색할 때나 새로운 레코드를 입력할 때, 계층형 모델에서와 달리 뿌리 레코드가 아닌 임의의 레코드로부터의 검색이 가능하다.

(4) 객체지향형 데이터 모델

객체(object)란 연산기능을 수행하는 함수와 연산에 필요한 데이터들을 함께 가지고 있는 소프트웨어 모듈이다. 객체는 고객, 은행계좌, 학생, 과목 등과 같이 눈에 보이는 개체로서 정의되며, 다양한 속성을 가지고 있다. 예를 들어, 고객이라는 객체는 주민등록번호, 이름, 주소, 계좌번호와 같은 속성(attribute)의 데이터를 가지며, 동시에 이 속성을 기초로 연산할 수 있는 연산기능도 가지고 있다. 즉, 고객 객체는 잔액확인, 개좌개설, 현금인출과 같은 연산기능을 하게 된다.

객체지향 시스템에서 데이터베이스의 추상화는 실세계의 객체를 데이터베이스에 맞도록 가장 기본적인 특성으로 단순화시켜 나타내는 데이터 모형으로, 추상화 기법으로는 클래스화(계층화), 집단화, 일반화, 특수화 기법이 있다. 객체지향 시스템에서 모든 데이터는 객체로써 모델링된다. 객체는 고유의 속성을 가지며 클래스에서 정의한 행위를 수행할 수 있다. 모든 객체는 상태 값을 표현하는 속성들과 속성들을 처리하기 위한 메소드들로 구성된다.

객체는 네 가지 주요한 개념인 클래스화, 일반화, 연관화, 집단화에 의해 구현된다. 클래스화(classification)는 다양한 객체들을 공통적인 특성으로 분류하여 클래스로 모델링하는 개념이다. 클래스는 객체의 공통적인 속성과 메소드로 구성된다. 속성(attribute)은 객체가 특정 시간에 처해있는 상태를 의미한다. 메소드(method)는 객체가 수행할 수 있는 행위(behavior)를 말한다. 다른 객체로부터 영향을 받아 객체의 메소드가 발동하는 것을 메시지(message)라고 한다. 일단 메소드가 발동하게 되면 다른 제3자의 객체에게 메시지를 보내게 되고 이를 통해 다른 객체에 메시지를 보내게 된다. 각 객체들은 클래스에 소속된다. 객체의 클래스는 객체가 반응하게 될 모든 메시지를 정의한다. 모든 객체는 최소한 하나의 대응되는 클래스가 존재한다. 일반화(generalization)는 공통적인 특성의 클래스를 그룹화하여 좀더 일반적인 개념의 상위 클래스를 모델링하는 것이다. 연관화(association)는 독립적인 두 클래스 사이의 관계를 모델링한다. 집단화(aggregation)는 공통된 특성을 갖는 객체들 사이에 관계를 부여함으로써 더 높은 단계의 객체를 추출해내는 추상화의 한 기법이며, 다른 클래스들로 구성되는 하나의 합성클래스를 모델링한다.

객체지향형 데이터베이스는 멀티미디어 환경 하에서 유용하게 사용될 수 있다. 각 부서로부터 발생되는 데이터를 하나로 객체화시킨 후 이를 모아서 하나의 메소드를 수행하게 된다.

(5) 객체관계형 데이터 모델

객체관계형 데이터베이스 모델(object-relational database model)은 관계형 데이터베이스관리시스템에 객체 저장능력을 새롭게 추가한 모델로 과거 데이터, 시계열이나 지리적 데이터와 같은 복잡한 객체, 그리고 오디오, 비디오, 이미지, 애플릿과 텍스트와 같은 바이너리 미디어(binary media)를 통합적으로 관리할 수 있다. 이 시스템은 사용자가 어떠한 정보를 가지고 있고, 이를 무엇에 사용하려 하는가 등과 같은 데이터와 프로세스 모두 포함하고 있다.

4.2.4 데이터베이스 구축 단계

데이터베이스 구축은 일반적으로 사용자 요구분석, 개념적 설계, 논리적 설계, 물리적 설계의 4단계로 이루어진다. 이 중에서 개념적 설계와 논리적 설계가 데이터 모델링 단계이다. 데이터베이스 설계 시 고려사항은 일관성, 효율성, 무결성, 보안 및 확장성 등이다.

〈그림 4-4〉 데이터베이스 구축 단계

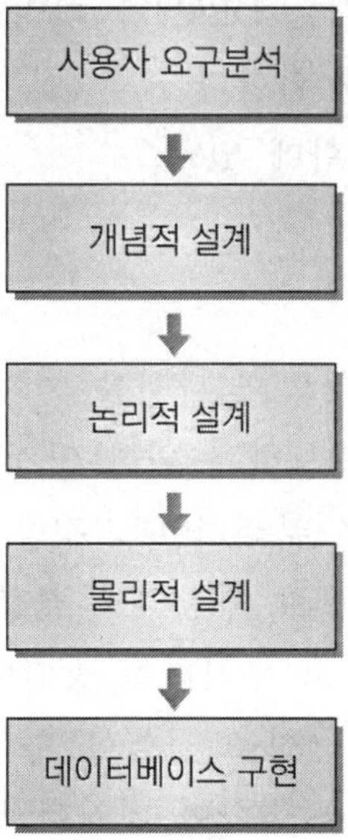

1) 사용자 요구분석

데이터베이스 구축 시 가장 먼저 해야 할 일은 데이터베이스가 완성되었을 경우 사용자들이 데이터베이스로부터 요구하는 바를 찾아내는 것이다. 이러한 사용자의 요구는 현업부서의 사용자들과의 면담, 설문조사, 현행 업무매뉴얼에 대한 검토, 업무관찰 등의 방법으로 이루어진다.

2) 개념적 설계

개념적 설계는 사용자들 또는 업무 관점으로부터 생기는 데이터베이스의 추상적인 모델이다. 사용자 요구분석 단계에서 수집된 자료를 기반으로 데이터베이스에서 저장할 데이터와 이 데이터에서 지켜야 할 제약조건들을 기술한다. 이 경우 주로 실체관계 모델을 사용한다.

3) 논리적 설계

개념적 설계의 결과물을 선정된 데이터베이스관리시스템(DBMS)의 논리적 모델에 따른 스키마로 변환하는데, 경영관리 업무용으로는 대부분 관계형 모델(relational model)을 이용한다. 논리적 설계는 DBMS가 처리할 수 있는 스키마를 생성하는 것이며, 논리적 데이터 모델로 전환한다.

논리적 설계의 주안점은 정규화에 있다.

(1) 정규화의 정의

정규화(normalization)란 데이터의 일관성을 기하고 데이터의 중복을 최소화하며 데이터의 안정성을 최대한 확보하기 위한 안정적 자료 구조로 변환하기 위하여 하나의 테이블을 둘 이상으로 분리하는 과정을 의미한다. 이것은 관계형 데이터베이스가 최소의 데이터 중복으로 최상의 무결성을 유지하며 최적의 성능을 발휘할 수 있도록 구조를 단순화하고 분석하는 방법이다. 실체 간 관계의 구조를 결정하여 데이터베이스 설계의 타당성을 검증할 수 있다.

정규화는 다양한 유형의 검증을 통하여 데이터 모델을 구조화하고 개선시켜 나가는 절차이다. 정규화의 기본 원칙은 하나의 테이블에 중복된 데이터가 없도록 하는 것이다. 정규화를 통해서 실체를 도출할 때에는 실세계에서 발생하는 데이터들을 정리하여 중복된 속성을 제거하고, 종속관계를 활용하여 주식별자에 의한 속성을 배치할 뿐만 아니라 속성사이에도 종속적인 관계를 분리함으로써 실체를 분리한다.

완전히 정규화된 데이터 모형은 논리적 데이터 설계의 목적인 정확성, 일치성, 단순성, 비중복성, 안전성을 보장해 주는 관점에서의 최적의 논리적 데이터 모형이다.

(2) 정규화의 목적

① 중복 데이터의 최소화, 데이터의 중복성 배제
② 데이터 모형의 단순화
③ 데이터 모형의 일관성 유지
④ 자료의 불일치성 최소화
⑤ 자료의 추가, 수정 및 삭제에 따른 이상현상의 제거
⑥ 실체유형, 관계, 테이블의 누락여부 검증
⑦ 자료구조 안정성의 최대화
⑧ 자료저장에 필요한 저장공간의 최소화

4) 물리적 설계

물리적 설계는 데이터를 어떻게 기억장치에 저장하고 어떻게 접근할 것인가를 정하는 것이다. 데이터베이스의 성능이 만족할 만한 수준으로 나올 수 있도록 논리적 설계의 결과를 정제하여 원하는 성능 기준에 맞추어주는 과정이다. 인덱스 구축과 튜닝(tuning)이 포함된다. 논리적 데이터베이스 구조(스키마)로부터 효율적이고 구현 가능한 물리적 데이터베이스 구조를 생성하는 것으로, 물리적 설계시 고려사항으로는 데이터베이스의 저장구조, 데이터베이스에 대한 물리적 접근방법, 저장레코드의 양식, 데이터베이스 인덱스 구조, 응답시간, 트랜잭션의 유형 등이 있다.

4.3 데이터베이스관리시스템

4.3.1 데이터베이스관리시스템의 개념

데이터베이스관리시스템(DBMS)은 조직이 데이터를 중앙 집중화시키고, 효율적으로 관리하며 응용프로그램을 통해 저장된 데이터에 접근할 수 있도록 해주는 소프트웨어라 할 수 있다. 즉, 데이터베이스를 효율적으로 관리하고 응용프로그램이나 사용자가 쉽고 간편하게 데이터베이스를 이용하도록 도와주는 소프트웨어를 말한다. 데이터를 입력하고, 처리하며, 출력하는 과정을 간단하면서도 표준화된 체계와 자연어에 가까운 고급언어로 지원하며, 데이터베이스의 유지 및 관리에 필요한 기능을 수행한다. DBMS는 응용 프로그램들과 물리적 데이터 파일들 간에 인터페이스 역할을 한다.

데이터베이스관리시스템의 목적은 데이터를 저장하고 검색하기 위한 효율적이며 편리한 방법을 사용자에게 제공하는 것이다.

DBMS의 특징으로는 ① 데이터의 독립성 ② 데이터 중복의 최소화 ③ 데이터의 불일치 배제 ④ 데이터의 공유성 ⑤ 데이터의 보안성 ⑥ 데이터의 무결성 ⑦ 데이터의 표준화 등을 들 수 있다.

4.3.2 데이터베이스관리시스템의 기능

DBMS는 데이터베이스의 데이터들을 구성하고 관리하며 접근하기 위한 기능들과 도구들을 갖추고 있다.

1. 데이터 정의

데이터 정의어(DDL, data definition language)는 데이터베이스의 구조를 정의하고 생성(Create)하는데 사용된다. 데이터베이스 테이블들을 생성하고 각 테이블의 필드들의 특성들을 정의하는데 사용되며, 데이터베이스에 포함될 각 레코드, 필드명, 데이터유형 및 크기 등에 대한 정의를 할 때 사용된다. 또한 레코드 간의 관계를 정의할 때 사용된다. 데이터베이스에 대한 이와 같은 정보는 데이터 사전에 등록된다. 정의된 정보는 데이터 사전에 그 내역이 저장된다. 데이터 사전은 데이터 파일, 파일 간의 관계성, 그리고 각 파일의 데이터 항목들에 대한 정의된 내용들을 저장하는 매뉴얼 또는 컴퓨터화된 도구로서, 사용자가 데이터베이스를 이용하기 위해 필요한 데이터에 대한 정보를 제공하는 기능을 수행한다. 데이터 사전은 데이터베이스를 구성하고 있는 각 구성요소에 대하여 특성과 정의를 내림으로써 사용자들이 보다 쉽게 데이터베이스를 이용할 수 있도록 도와준다. 데이터 정의어는 데이터베이스를 구축하는데 필요한 매크로(macro)와 특수 명령어로 구성된 독립된 언어이다.

2. 데이터 조작(처리)

데이터 조작어(DML, data manipulation language)는 데이터베이스의 데이터를 추가(Insert)하고, 수정(Update)하고, 삭제(Delete)하고, 검색(Select)하는데 사용된다.

이것은 최종사용자들과 프로그래머들이 원하는 데이터를 얻고 응용 프로그램을 개발할 수 있도록 데이터베이스로부터 데이터들을 추출해내는 명령어들을 포함한다. 가장 대표적인 데이터 조작어는 SQL(structured query language)이다. DB2, Oracle과 같은 대형 컴퓨터와 DBMS와 SQL Server와 같은 중형 컴퓨터용 DBMS들의 사용자들은 데이터베이스에서 필요한 데이터를 조회하기 위해 SQL을 사용한다.

SQL은 간단한 문장을 통해 복잡한 형태의 데이터를 추출할 수 있다. SELECT(테이블에서 추출하고자 하는 속성), FROM(사용하고자 하는 테이블), WHERE(조건문) 등과 같은 간단한 키워드를 통해 사용자가 원하는 형태의 데이터를 추출할 수 있다. DML은 사용자와 DBMS 간의 인터페이스를 제공한다.

3. 데이터 제어

데이터 제어어(DCL, data control language)는 데이터의 일관성 및 무결성 유지, 데이터 추가, 삭제, 수정(갱신)된 값의 적법성 검사, 보안유지, 병행 등의 기능을 수행한다. DCL은 데이터 제어를 정의하고 기술하는 언어이다.

4. 보고서 작성

대부분의 데이터베이스관리시스템은 사용자 질의를 처리하여 그 결과를 보고서의 형태로 출력할 수 있게 하는 기능을 제공한다. 크리스털 리포트(Crystal Reports)는 MS 액세스뿐만 아니라 대기업용 DBMS 리포트 생성기로 잘 알려져 있다.

5. 백업과 복원

데이터베이스에는 조직의 모든 데이터가 집중되어 저장되므로 데이터가 손상되거나 소멸되는 경우 조직에 심각한 영향을 미칠 수 있다. 이러한 만약의 사고에 대비하기 위해 데이터베이스관리시스템은 데이터의 백업(backup)과 복원(recovery) 기능을 제공하고 있다. 백업은 데이터의 손상이나 소멸과 같은 문제가 발생할 경우에 대비하여 동일한 데이터 파일을 하나이상 복사하여 저장해 두는 것이며, 복원은 백업된 데이터를 이용하여 데이터베이스를 정상적인 상태로 되돌려 놓는 것이다.

4.3.3 데이터베이스관리시스템의 유형

1. 관계형 DBMS

오늘날 대형 컴퓨터뿐만 아니라 PC에서도 가장 보편적인 DBMS는 관계형 DBMS(relational DBMS)이다. 관계형 데이터베이스는 데이터들을 2차원의 테이블들로 표현된다.각 테이블은 데이터들의 행과 열로 구성된다. 관계형 데이터베이스는 문장, 음성, 화상, 이미지 등 비정형 데이터까지 저장하고 관리하는 기능을 갖추고 있다. MS 액세스(Access)는 데스크톱 시스템용 관계형 DBMS이며, DB2, Oracle, MS의 SQL Server 등은 대형 및 중형 컴퓨터에 사용하는 관계형 DBMS이다. MySQL은 인기있는 오픈 소스 DBMS 중 하나이며, Oracle 데이터베이스 라이트(Oracle Database Lite)는 소형의 휴대용 컴퓨팅 기기에 사용되는 DBMS이다.

관계형 DBMS의 장점은 다음과 같다.

① 다른 데이터베이스로의 변환이 용이하고, 간결하며, 판독이 용이하다.

② 네트워크형, 계층형에서 발견되지 않는 구조적 독립성을 가진다.

③ 실제 데이터 저장의 물리적 구조의 특성으로부터 사용자를 자유롭게 하여 데이터베이스를 설계하고 이를 관리하기가 다른 모델보다 유용하다.
④ 유연한 질의 능력을 가진다.

2. 객체지향형 DBMS

오늘날 많은 애플리케이션들은 구조화된 숫자, 문자들을 포함한 레코드들뿐만 아니라 도면, 이미지, 사진, 음성, 동영상까지도 저장하고 조회할 수 있는 데이터베이스를 요구한다. 구조적인 데이터들을 행과 열로 구성되는 방식으로 설계된 DBMS들은 그래픽 기반의 애플리케이션이나 멀티미디어 애플리케이션들을 다루는 데는 별로 적합하지 않다. 이런 목적에 적합한 것이 객체지향 데이터베이스이다. 이것은 정보은닉, 상속성, 다형성 등을 포함하며, 데이터베이스로서 오브젝트 식별자와 오브젝트간의 관계와 같은 추가적 특징을 지닌다.

객체지향형 DBMS(object－oriented DBMS)는 데이터들과 이를 다루는 연산(절차)들이 자동으로 조회되고 공유될 수 있는 객체로 저장한다. 객체지향 DBMS는 다양한 멀티미디어 요소들 또는 전형적으로 다양한 소스들로부터 정보를 통합시키는 웹 애플리케이션에 사용되는 자바 애플릿(Java applet)을 관리할 수 있기 때문에 점점 보편화되었다. 애플릿은 응용을 뜻하는 application과 작다는 의미의 접미사 let을 조합한 합성어이다. 크기가 작아서 네트워크에서의 전송에 적합하고, 월드 와이드 웹(WWW)을 사용하여 배포할 수 있다. 자바 애플릿은 사전에 컴파일하여 웹 서버에 등록해 둔다. 웹에서 사용하는 표준 데이터 형식인 하이퍼텍스트 생성 언어(HTML)로 작성한 문서에 애플릿이라는 태그를 사용하여 자바 애플릿을 지정한다. 객체지향 데이터베이스는 관계형 DBMS에 비해 더 복잡한 유형의 정보들을 저장할 수 있지만, 많은 트랜잭션(transaction)들을 처리할 때에는 상대적으로 더 느리다.

객체지향형 DBMS의 장점은 다음과 같다.

① 강력한 데이터 모델링 기능을 제공한다.
② 데이터와 관련연산을 동시에 표현한다.
③ 사용자 데이터 구조 및 연산을 정의할 수 있는 확장성을 지닌다.
④ 재사용성 및 우수한 질의가 가능하다.

3. 객체관계형 DBMS

객체관계형 데이터베이스는 객체지향형 데이터베이스와 관계형 데이터베이스가 갖는 문제를 동시에 해소할 수 있는 차세대 데이터베이스이다. 혼합형 객체관계형 DBMS(hybrid object−relational DBMS)는 객체지향 및 관계형 DBMS 양자 모두의 기능을 제공할 수 있다. 객체관계형 데이터베이스는 객체지향형 및 관계형 데이터베이스의 장점을 수용하여 재사용성, 확장성과 개념적 일치성을 제공한다. 그리고 객체지향의 장점인 영상, 음성 및 텍스트 문서와 같은 비구조적인 데이터의 검색을 지원해준다.

4.4 의사결정과 데이터베이스시스템

경영환경이 다양해지고 급변함에 따라 기업의 효과적인 의사결정이 필요한데, 이를 위해서는 조직 내외에서 생성된 데이터를 통합하여 조직 전체의 측면에서 분석이 이루어져야 한다. 이러한 조직 내 의사결정을 지원하기 위해서는 데이터베이스를 기반으로 한 여러 가지 의사결정 기법들이 개발되어 이용되고 있다.

4.4.1 데이터웨어하우스

1. 데이터웨어하우스의 개념

(1) 데이터웨어하우스의 정의

데이터웨어하우스(data warehouse)란 여러 원천 데이터로부터 장기간에 걸친 대량의 데이터나 요약된 정보를 포함하는 데이터 저장소로서 기존의 여러 시스템에 분산되어 있는 대량의 데이터와 외부 데이터를 의사결정에 효과적으로 이용될 수 있도록 주제별로 통합, 분류, 저장해 놓은 별도의 데이터베이스를 말한다. 이것은 수년간의(historical data), 조직내부에서 발생한 데이터(internal data)와 외부 데이터를(external data) 주제별로 통합하여(subject-oriented), 별도의 프로그램 없이(end-user computing), 실시간으로(on-line), 다양한 각도에서 분석을 가능하게 하고(multi-dimensional analysis), 관점에 맞게 재설계하여 구축한 통합 시스템이다(total system). 데이터웨어하우스에서는 최종 사용자가 보다 편리하게 사용할 수 있도록 정보를 분류하고 편리한 포맷으로 구성하며 이용성과 접근성을 높임으로써 작업그룹이 편리하게 작업하도록 유용한 데이터가 변환된다. 데이터웨어하우스에는 현재와 과거 데이터, 요약 데이터와 상세 데이터, 그리고 메타 데이터가 들어 있다. 현재와 과거 데이터는 상당히 상세한 수준으로 저장되기 때문에 데이터 양이 방대한 반면, 요약 또는 상세 데이터는 이용자가 정보를 요구할 때 처리시간의 단축과 신속한 접근이 가능해야 한다. 데이터웨어하우스에서 다차원 데이터베이스는 매우 중요하며, 데이터들은 직접적인 관련을 맺으며, 서로 다른 차원에서 분석될 수 있다. 다차원 데이터베이스에서는 방대한 데이터의 저장과 검색이 편리하고 효과적이며 효율성이 높다. 데이터베이스에 있는 자료분석은 OLAP(online analytical processing, 온라인 분석처리과정)을 활용한다.

데이터웨어하우스는 기존 시스템(원천 데이터), 추출, 변환, 통합을 위한 데이터웨어하우스 관리 소프트웨어, 데이터웨어하우스 데이터베이스 및 데이터 액세스 도구, 각종 서버(DW 서버, OLAP 서버, OLTP 서버)로 구성된다.

(2) 데이터웨어하우스 모델링

데이터웨어하우스 모델링은 분석과 설계의 두 단계를 거치게 되며, 차원 모델링에는 눈송이 스키마(snowflake schema)와 별모양 스키마(star schema)가 있다. 데이터웨어하우스 모델링은 사용자의 다양한 요구사항을 충족시키는 복잡한 질의를 신속히 처리하는데 목적이 있고, 차원(dimension)과 사실(fact)칼럼으로 구성된다.

별모양 스키마(star schema)가 사실테이블(fact table)을 중심으로 차원테이블이 둘러싸고 있는 단순한 모양인 반면, 눈송이 스키마(snowflake schema)는 차원테이블이 또 다른 차원테이블과 관계를 맺는 것이 반복되어 마치 눈송이 결정같은 구조를 이루고 있어 다소 복잡한 구조라 할 수 있다.

분석 리포트의 내용이 간단하고 대용량이고, 사용자 요구사항이 미리 확정되어 모델 변경의 여지가 적은 경우는 별모양 스키마 구조가, 분석 내용이 복잡하고 사용자 요구사항의 변동이 잦고 복잡하다면 데이터 마트 및 분석항목의 확장이 편리한 눈송이 스키마 구조가 적합하다고 할 수 있다.

① 별모양 스키마

별모양 스키마 구조는 join 수가 적어 처리속도가 빠르다. 각 차원마다 차원테이블이 있고, 마트 테이블과 차원 테이블간의 query가 매우 간단해 진다. 분석항목의 수가 많은 경우 테이블 사이즈가 늘어나 디스크 소모가 크다는 단점이 있다.

② 눈송이 스키마

별모양 스키마를 바탕으로 정규화 작업을 마친 상태의 모델로 테이블 스페이스를 적게 사용한다. 마트와 차원을 연결하기위해 join 문이 늘어 대용량 데이터 분석에 불리하다.

데이터 모델(ERD)을 바탕으로 분석 대상의 구조를 직관적으로 판단할 수 있다. 요약 테이블의 추가 작성, 분석항목(차원)의 추가 혹은 변경 등 확장성이 용이하다. 보고 도구를 사용하여, 별모양 스키마에서 구현하기 복잡한 query를 작성하기에 용이하다.

〈그림 4-5〉 데이터웨어하우스의 개념

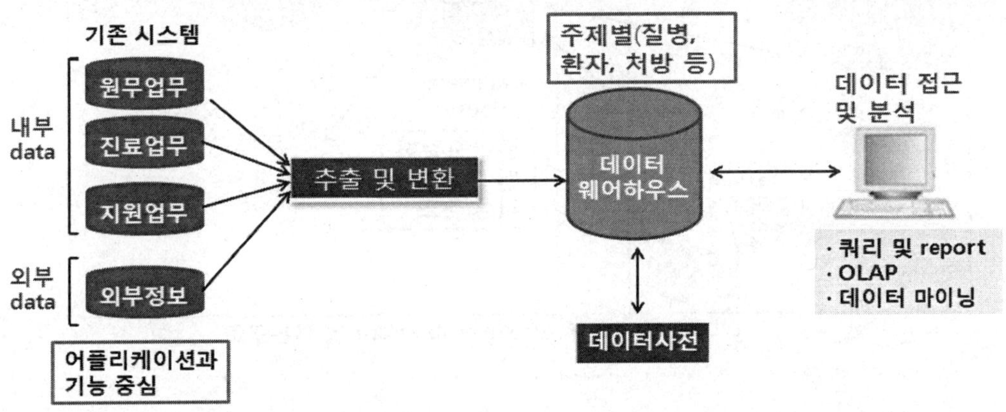

2. 데이터웨어하우스의 구조

데이터웨어하우스는 기존의 운영시스템으로부터 데이터를 추출, 변환, 통합하여 중앙집중화한 데이터 저장창고(data warehouse)로서 기존 시스템과는 별도로 구축하여 운영되며, 데이터웨어하우스로부터 의사결정에 필요한 데이터의 추세나 패턴을 찾아내는 데이터 분석 기능이 데이터 마이닝이다.

데이터웨어하우스의 구축 유형은 중앙 집중형, 분산형, 혼합형으로 나눌 수 있는데, 이러한 유형은 기업의 환경과 정보시스템 구축전략을 토대로 적절히 선택하여야 한다.

〈그림 4-6〉 데이터웨어하우스의 구조

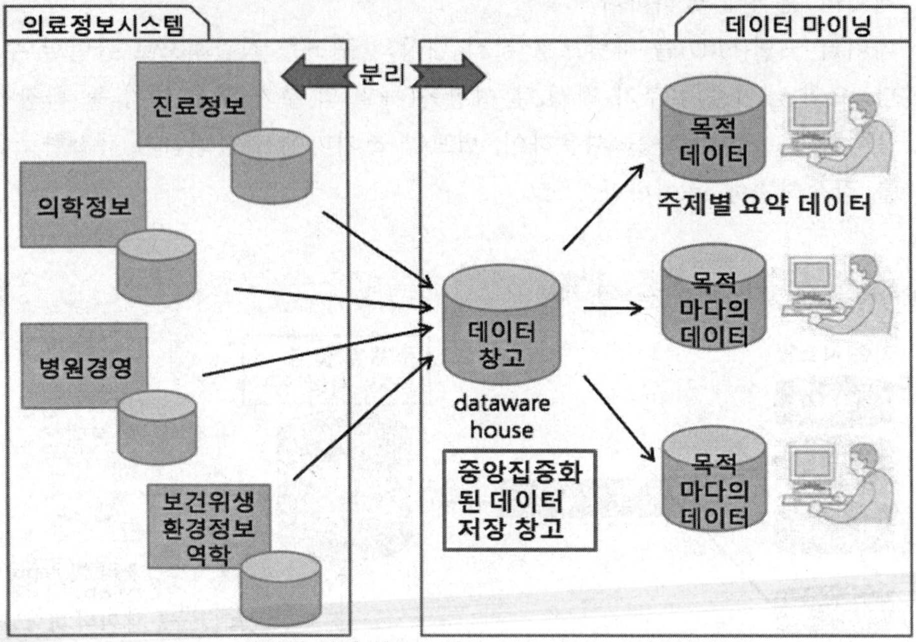

데이터 웨어 하우스(data ware house)의 기본구조

3. 데이터웨어하우스의 특징

① 주제지향성 : 업무중심이 아닌 주제중심

(예 : 질환, 진단, 검사, 치료, 경과/예후, 약품별, 수익성 분석 등)

② 통합성 : 혼재 DB로부터의 데이터 통합

③ 시계열성 : 시간에 따른 변경정보를 나타냄

④ 비휘발성 : 데이터 변경·삭제(휘발성)없이 보고를 위한 조회 전용(read only)

4. 데이터 마트

데이터 마트(data mart)는 전사적으로 구축된 데이터 속에서 한 가지 주제 또는 한 부서 중심으로 구축된 소규모, 단일 주제의 데이터웨어하우스이다. 즉, 데이터웨어하우스의 일부분으로서 요약되거나 매우 집중화된 조직 데이터의 일정 부분

을 포함하며, 특정 사용자 집단을 위한 개별 데이터베이스에 위치한다. 일반적으로 데이터웨어하우스와는 분리된 플랫폼에 존재하며 구축의 용이성 증대를 위해 최근에는 데이터웨어하우스보다 먼저 구축되는 경향이 있다. 데이터 마트는 데이터 추출 작업을 통해 노트북에 저장되어 이동성이 보다 증대된 형태의 모바일 데이터 마트(mobile data mart)의 형태를 취하기도 한다. 데이터 마트는 일반적으로 단일 주제영역 또는 업무영역에 초점을 맞추기 때문에 전사적 데이터웨어하우스보다 더 빠르고 저렴한 비용으로 구축할 수 있다.

4.4.2 OLAP

OLAP(on−line analytic processing)란 다차원의 데이터 모델을 근간으로 즉흥적이고 복잡한 데이터 분석을 신속히 처리하기 위해 여러 질의 연산자가 통합된 형태로 데이터 분석을 지원하는 시스템을 말한다. 최종사용자가 다차원 정보에 직접 접근하여 대화식으로 정보를 분석하고 의사결정에 활용하는 시스템이다. 다차원적인 온라인분석 시스템으로 데이터웨어하우스에서 대규모 데이터를 실시간으로 분석 처리할 수 있다. 이것은 데이터가 다차원의 배열구조로 구성될 수 있는 경우 데이터베이스시스템의 질의어(query language)에 스프레드시트와 같은 데이터 분석 도구를 결합하여 정보분석을 지원하는 시스템을 말한다. 일반적으로 관계형 데이터베이스 시스템이 테이블과 같은 2차원의 데이터 모델을 근간으로 하는 반면, OLAP는 3차원 이상의 다차원데이터를 대상으로 한다. OLAP는 다차원 데이터를 이용하여 최종사용자들에게 SQL(structured query language)이 제공하지 못하는 다양한 데이터 분석기능을 제공하기 위해 스프레드시트와 같은 최종사용자 분석 도구들을 활용한다.

OLAP는 다차원의 데이터에 대해 단순한 DBMS의 질의 기능에서 제공하지 못하는 다양한 형태의 데이터 분석이 필요한 경우 개발되는 시스템이다. OLAP는 메타데이터 관리가 용이해야 되고, 요약 테이블 생성 기능과 'drag and drop' 기능이 제공되어야 한다. 'drag(끌다) and drop(떨어뜨리다)'은 마우스를 이용하는 그래픽 사용자 인터페이스(GUI)에서 어떤 대상(아이콘)에 대해 동작을 지시하는 방법의 한 가지로서, 화면의 한 곳에 있는 어떤 대상(아이콘)을 마우스로 선택한 다음 그대로 끌어서 화면의 다른 곳에서 놓으면 된다. 이때 그 대상이 놓여진 장소에 따라 적절한 작업이 수행된다. 가령 화면에서 파일의 아이콘을 선택한 다음 쓰레기통 모양의 아이콘으로 끌고 가서 놓으면 그 파일을 지우겠다는 명령을 내리는 것이다.

ROLAP(relational online analytical processing, 관계형 온라인 분석처리)는 관계형 데이터베이스에서 다차원적 분석을 할 수 있고 사용자가 분석형태를 자유롭게 변경할 수 있으며 대규모 데이터처리에 적합한 OLAP 시스템이다. 비교적 일반적인 분석보고 업무에 적용되고, OLAP 시스템 중 집계 테이블을 관계형 테이블에 저장하는 시스템이다. 사용자와 RDBMS사이에 위치하여 사용자를 대신해서 복잡한 SQL을 생성하고 다차원 연산을 수행한다. 이것은 최적화 기술에 의하여 데이터웨어하우스에서 직접 데이터의 조작으로 빠른 응답속도를 보장한다.

MOLAP(multidimensional online analytical processing, 다차원 온라인 분석처리)는 다차원 데이터베이스를 중심으로 다차원적 분석이 가능하고 소규모 데이터 처리에 적합하며 시뮬레이션, 상관관계 분석 등 고급분석 업무에 이용되는 시스템이다. 고정형태의 분석처리에 이용되고 응답속도는 매우 빠르나 요약 데이터로 확장 및 유연성에 어려움이 있다.

4.4.3 데이터 마이닝

1. 데이터 마이닝의 개념

데이터 마이닝(data mining)은 데이터베이스나 데이터웨어하우스로부터 이전에는 대량의 데이터 사이에 묻혀 발견되지 않았던 데이터들 간의 상호관계, 패턴 등을 찾아내어 의사결정을 지원하고 그 효과를 예측하기 위한 기법이다. 이것은 많은 데이터 가운데 숨겨져 있는 유용한 상관관계를 발견하여 모형화함으로써 의사결정에 이용하는 과정으로서 미래에 실행 가능한 정보를 효과적으로 추출해내는 방법이다. 데이터베이스 내에서 어떠한 방법(순차패턴, 유사성 등)에 의해 관심있는 지식을 찾아내는 과정으로서 대용량의 데이터 속에서 유용한 정보를 발견하는 과정이며, 기대했던 정보뿐만 아니라 기대하지 못했던 정보를 찾을 수 있는 기술을 의미한다.

예를 들면, 한 백화점에서 판매 데이터베이스의 데이터를 분석하여 금요일 오후에는 어떤 상품들이 잘 팔리는가, 팔리는 상품들 간에는 어떤 상관관계가 있는가 등을 발견하여 이를 마케팅에 반영하는 것이다.

데이터 마이닝은 데이터의 분석 측면에서는 통계학의 탐색적 데이터 분석 분야와 대량의 데이터에 숨겨진 추세나 패턴을 찾아낸다는 측면에서는 인공지능의 지식추출 혹은 기계학습 분야와 밀접한 관련이 있다. 그러나 처리대상인 데이터가 대량이라는 규모의 차이에 의해 그 활용가치가 구분된다. 또한 SQL 혹은 OLAP보다 훨씬 복잡하고 요약된 분석처리 기능을 제공한다. 데이터 마이닝을 통해 추세나 패턴을 찾아내기 위해서는 어떤 변수에 대한 데이터를 어떠한 방법으로 가공하여 분석하는 것이 중요한 이슈가 된다.

데이터 마이닝은 특화된 의사결정을 지원하며, 자동화된 분석 및 지식을 추출한다. 또한 batch 처리방식을 사용한다.

2. 데이터 마이닝의 기능

① 분류(classification)
특정 집단(예 : 경쟁사에 빼앗긴 고객)의 특성을 규정하는 것이다.

② 군집(clustering)
특정한 특징을 공유하는 집단을 확인하는 것으로, 한정된 특징을 미리 정의한다는 점에서 분류와 구분한다.

③ 연합(association, 연관성)
동시에 발생한 사건 간의 관계를 정의하는 것이다. (예) 장바구니의 내용, 콘칩 구매시 콜라구매 발생

④ 연속성(sequencing, 순차패턴)
여러 시간대에 걸쳐 존재하는 관계를 말한다. (예) 슈퍼마켓을 이용하기 위해 반복적으로 오는 고객

⑤ 예측(prediction)
분류와 순차패턴과 유사하나 단지 산정되는 대상을 미래의 가치 또는 예측되는 미래 행위에 따라 데이터를 분류하는 것이 다르다. (예) 카드 회사에서 회원들의 가입정보를 입력하여 연매출액을 알아 맞추는 것

3. 데이터 마이닝의 활용분야

데이터 마이닝은 마케팅 분야에 많이 활용되는데, 고객 세분화, 이탈고객 분석, 장바구니 분석 및 부정사용 탐지(신용카드, 휴대전화 등) 등에 활용된다.

① 환자 마케팅

기존의 환자군의 특성을 이용하여 어떤 환자들이 재진율이 높고, 그 원인이 무엇인지를 알려주는 등 환자의 의료기관 이용 특성을 근거로 환자에 대한 마케팅 실시한다.

② 미수금 관리

미수금 발생 확률이 높은 환자를 기존자료에 근거하여 입원 시부터 미수금이 발생하지 않도록 중점관리 할 수 있도록 하여 병원의 미수금 발생을 줄일 수 있다.

③ 진료비삭감 예방

기존의 진료비 삭감 내역을 분석하여 삭감의 원인을 찾아주어 이에 근거하여 진료비 삭감을 막을 수 있는 방안을 찾아 병원의 진료비 삭감에 대한 손실을 방지한다.

④ 진료진단

검사결과의 각종 진단자료에 근거하여 의사들의 정확한 진단을 도와줄 수 있다.

⑤ 재원일수 및 진료비 예측

기존 환자들의 재원일수 및 진료비 자료에 근거하여 새로운 환자가 입원 시 이들의 재원일수와 진료비를 예측할 수 있다.

⑥ 자원사용량 예측

병원에서 필요로 하는 각종 의료자원을 예측하여 병원의 효율적인 물자관리에 기여할 수 있다.

⑦ 예산 추정

각종 자료에 근거하여 병원에서 필요로 하는 예산을 추정하여 줄 수 있다.

4.4.4 텍스트 마이닝 및 웹 마이닝

1. 텍스트 마이닝

텍스트 마이닝(text mining)은 많은 양의 비구조적 데이터들(이메일, 메모, 콜센터 상담 녹취록, 블로그 게시물, 설문응답, 온라인 고객조사, 트윗 등으로부터 생성되는 데이터들)로부터 패턴과 관계성들을 발견하는 기법이다. 이것은 대규모 문서에서 의미있는 정보를 추출하는 것이다. 일정한 규격이나 형태를 지닌 숫자 데이터와는 달리 그림이나 영상, 문서처럼 형태와 구조가 복잡해 정형화되지 않은 비정형 데이터를 대상으로 한다. 가장 대표적인 비정형 데이터는 문서인데, 문서에는 문자, 숫자, 도표, 그림 등을 포함하고 있어서 정보의 관점에서 보면 유형이 불규칙하고 의미를 파악하기가 모호하다.

텍스트 마이닝에서는 문서분류, 문서군집 및 메타데이터 추출을 통해 문서에서 중요한 의미를 지닌 정보를 자동으로 추출하는 방법론을 사용한다. 기업들은 텍스트 마이닝을 통해 고객 서비스 센터에 걸려온 전화에 대한 녹취록을 작성함으로써 주요 서비스와 개선 이슈들을 식별해 낼 수도 있다. 텍스트 마이닝 기법을 활용하여 오바마 미국대통령이 재선에 성공한 사례도 있다.

2. 웹 마이닝

웹(web)은 가치있는 정보를 제공하는 하나의 풍요로운 원천인데, 웹에 존재하는 정보들로부터 고객 행위에 대한 패턴, 추세, 통찰력 등을 발견할 수 있게 되었다.

웹 마이닝(web mining)이란 웹으로부터 유용한 패턴과 정보들을 발견해내고 분석하는 것을 말한다. 인터넷을 이용하는 과정에서 생성되는 웹로그(web log) 정보나 검색으로부터 유용한 정보를 추출하는 웹을 대상으로 한 데이터 마이닝이 웹 마이닝이다. 기업들은 웹 마이닝을 통해 고객 행위를 이해하거나 어떤 특정한 웹사이트의 성과를 평가하거나 또는 마케팅 캠페인의 성공을 측정할 수 있다. 예를 들어, 마케터들은 Google Trends와 Google Insights for Search 서비스를 통해 구글 검색 쿼리에서 많이 쓰이는 다양한 단어들과 구문들을 파악함으로써 사람들이 관심을 가지고 있는 것과 사고싶어하는 것들을 알 수 있도록 해준다.

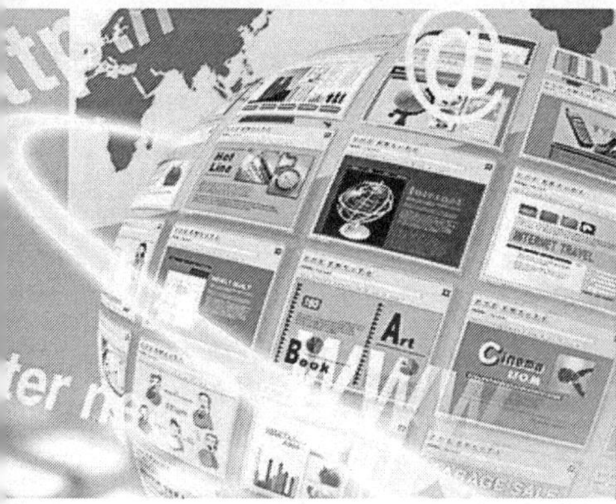

제 5 장

정보통신

5.1 정보통신의 개요

5.1.1 정보통신의 개념

정보화 사회에서는 무엇보다도 정보가 중요한 자원이 되고 경쟁우위의 원천이 되므로, 정보의 가공, 처리, 전달을 담당하는 정보통신의 중요성이 나날이 증대되고 있다.

정보통신이란 정보의 수집, 가공, 처리, 전달에 관련된 일련의 과정으로 전화와 같이 음성의 전달을 위한 전기통신, 컴퓨터에서 생성하는 데이터의 교환을 위한 데이터통신, 그리고 컴퓨터들 간의 상호 연결을 통하여 자원을 공유하고 업무의 분산적인 처리를 가능하게 하는 컴퓨터통신으로 발전하였다. 또한, 컴퓨터와 통신 기술의 발전과 결합으로 다양한 형태의 정보를 고속, 대용량으로 전달하는 고도의 정보통신으로 발전하였다.

1. 정보통신의 정의

통신(communication)이란 기본적으로 단말끼리 전송시스템, 교환시스템을 통해 어떤 약속(통신 프로토콜)에 따라 커뮤니케이션을 행하는 것을 말한다.

정보통신(information communication)은 정보의 생산, 가공, 처리, 제공 등을 수행하는 전기통신 기술을 이용하여 다양한 정보를 신속하고 정확하게 전달하는 것이다. 즉, 정보통신이란 컴퓨터, 유선, 무선 및 위성통신까지 결합하여 문자, 이미지, 음성, 동영상 등 멀티미디어 정보까지 고속, 대용량으로 정보를 신속하게 전달할 수 있는 첨단의 통신을 말한다.

2. 정보통신의 발전과정

① 전기통신

정보통신은 1876년 벨(Alexander Graham Bell)의 전화발명을 계기로 음성정보를 전기적인 신호로 바꾸어 전달하는 전기통신(telecommunication)으로 발전하였다. 전화, 전신 등을 가리키는 전기통신은 컴퓨터의 개념이 도입되지 않은 전통적 의미의 통신을 가리킨다.

② 데이터통신

1946년 최초의 컴퓨터 에니악(ENIAC)이 탄생하면서 컴퓨터를 이용하여 데이터를 처리하게 되었고, 이를 전달하는 데이터통신이란 분야가 생기게 되었다. 데이터통신(data communication)은 중앙의 호스트 컴퓨터(host computer)에 원격지의 단말기들을 통신 회선(line)으로 연결하여 업무를 처리하는 방식으로 음성을 전달하는 전기통신과 구분하기 위하여 데이터통신이라고 부른다.

③ 컴퓨터통신

통신기술의 발달은 다양한 종류의 컴퓨터들을 연결하여 상호간에 정보를 주고받을 뿐만 아니라 컴퓨터 자원을 공유하고 업무의 분산적인 처리를 가능하게 하는 컴퓨터통신(computer communication)으로 발전하였다.

④ 정보통신

컴퓨터와 통신기술의 발전 및 상호결합은 음성, 화상(image), 영상과 같은 다양한 형태의 정보를 고속, 대용량으로 전달하는 고도의 정보통신으로 발전하였다.

5.1.2 정보통신의 역할

정보화 사회의 기반구조로서의 정보통신은 기업의 정보시스템에서도 매우 중요한 역할을 담당한다.

① 자원의 공유

정보통신은 정보자원의 공유를 가능하게 한다. 즉, 통신망(communication network)에 연결되어 있는 디스크, 프린터 등과 같은 하드웨어 기기, 디스크에 저장되어 있는 소프트웨어와 각종 정보들을 여러 컴퓨터들이 공유할 수 있게 한다.

② 의사소통의 제고

통신망은 조직 내의 수직적, 수평적 의사소통을 원활하게 한다. 즉, 결재나 지시 등을 통신망을 통하여 보다 신속하고 정확하며 경제적으로 수행함으로써 조직구성원 간에 보다 효율적인 의사전달을 가능하게 한다. 또한, 통신망은 조직 외부와의 정보교환을 원활히 해준다. 통신망을 이용하면 외부로부터 정보를 신속히 획득할 수 있기 때문에 환경의 변화에 신속히 대처할 수 있으며, 거래처나 고객 등과 같은 이해관계자들과의 보다 원활한 의사소통의 경로를 설정할 수 있다.

③ 업무의 효율적 처리

통신망은 업무에 필요한 정보들을 쉽게 접근할 수 있게 하고, 정보의 흐름을 원활하게 함으로써 업무의 효율적 처리를 가능하게 한다. 즉, 업무처리시 거리와 시간상의 지연에 의한 제약을 감소시킴으로써 업무의 효율성과 효과성을 높여주며, 궁극적으로 경쟁우위를 확보할 수 있도록 해준다.

④ 자원에 대한 신뢰도 향상

정보시스템에 통신망을 도입함으로써 자원에 대한 신뢰도를 높일 수 있다. 즉, 데이터베이스나 컴퓨터 기기 등이 통신망에 연결되므로 일부 기기가 고장이 나더라도 다른 경로를 통하여 다른 데이터베이스에 접근하거나 다른 컴퓨터의 처리능력을 이용할 수 있게 된다.

⑤ 정보처리 비용의 절감

대규모의 컴퓨터시스템을 여러 대 도입하는 것보다는 상대적으로 저렴한 소규모의 컴퓨터들을 통신만으로 연결하여 업무를 분산 처리함으로써 적은 비용으로 정보를 처리할 수 있다.

5.1.3 통신모형

정보를 전달하는 통신의 기본적인 모형은 송신과 수신, 전송회선 등으로 구성된다. 전송회선을 통하여 정보를 전달하기 위해서는 먼저 정보를 전기적인 신호로 바꾸는 부호화 과정(encoding)이 필요하다. 바뀌어진 신호는 매체를 통하여 전달(transmission)되고, 수신측에서는 전달받은 신호를 원래형태의 정보로 복원(decoding)시키게 된다. 이러한 통신의 기본모형은 복잡한 정보통신의 기능을 이해하는데 매우 유용하다.

〈그림 5-1〉 기본 통신모델

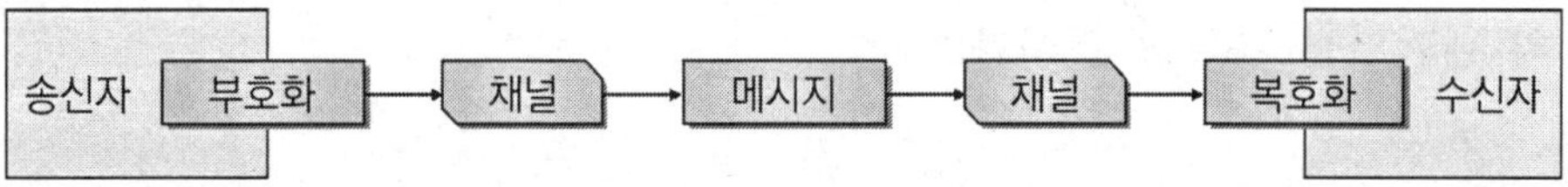

데이터 통신 시스템은 다음의 5가지 요소로 이루어진다.

① 송신자(sender)

송신자는 데이터 메시지를 보내는 장치로서 컴퓨터, 전화기, 비디오 카메라 등이 될 수 있다.

② 수신자(receiver)

수신자는 메시지를 수신하는 장치로서 컴퓨터, 전화기, TV 등이 될 수 있다.

③ 전송매체(medium)

전송매체는 메시지가 송신자로부터 수신자에게까지 이동하는 물리적인 경로이다. 전송매체에는 이중연선(twisted pair wire), 동축케이블, 광섬유케이블, 레이저, 무선파 등이 있다.

④ 메시지(message)

메시지는 통신의 대상이 되는 정보, 데이터이다. 텍스트, 숫자, 그림, 소리, 화상 또는 이들의 조합으로 이루어진다.

⑤ 프로토콜(protocol)

프로토콜은 데이터 통신을 통제하는 규칙의 집합이다. 즉, 데이터 통신에서 컴퓨터 간의 데이터 교환을 원활히 하기 위해 정해 놓은 통신 규칙이다. 무엇을 통신할 것이며, 어떻게, 언제 통신할 것인가를 정의한 것이다.

프로토콜의 주요 요소는 구문과 의미, 그리고 타이밍이다. 구문(syntax)은 데이터의 구조나 형식을 가리키는 것이므로, 데이터가 어떤 순서로 표현되는지를 의미한다. 예를 들어, 간단한 프로토콜에서 데이터의 처음 8비트는 송신자의 주소, 두 번째 8비트는 수신자의 주소를 의미하고, 나머지는 메시지 자체를 의미한다. 의미(semantics)는 비트에서 각 부분의 뜻을 가리킨다. 특정 패턴은 어떻게 해석되며, 그 해석에 기초하여 어떤 동작을 취할 것인가에 해당하는 영역이다. 타이밍(timing)은 '언제 데이터를 전송해야 할 것인가'와 '얼마나 빨리 전송할 것인가'라는 두 가지 특성을 가리킨다. 예를 들면, 송신자가 100Mbps의 속도로 데이터를 생성하는데 수신자는 단지 1 Mbps의 속도로 처리한다면 수신자가 감당할 수 없을 정도로 데이터가 전송되어 대부분의 데이터는 유실될 것이다.

5.2 정보통신망의 개념 및 종류

5.2.1 통신망의 개념

1. 네트워크의 개념

통신이란 기본적으로 단말끼리 전송시스템, 교환시스템을 통해서 어떤 약속(통신 프로토콜)에 따라 커뮤니케이션하는 것이다. 통신을 위해서 가장 기본적으로 요구되는 것은 통신하고자 하는 정보를 전송하는 매체인 통신망이라 할 수 있다. 가장 단순한 형태의 통신방식은 통신을 원하는 장치를 직접 연결하는 것이다. 그러나 전송거리가 멀거나 통신상대가 많은 경우 가능한 전송경로를 모두 통신회선으로 연결하는 것은 많은 비용과 장비가 소요되므로 거의 불가능하다고 할 수 있다. 이러한 문제를 해결하는 방법은 통신망을 구성하여 통신을 원하는 주체들을 모두 통신망에 접속시켜 통신을 매개하는 것이다.

통신망(communication network)이란 여러 개의 통신장치들 간의 자료전송이 가능하도록 연결해 놓은 전송매체들의 집합체를 말한다. 통신망은 크게 교환장비와 전송회선으로 구성되며, 교환장비는 보통 노드(node)라고 불리며 교환기나 교환기능을 수행하는 컴퓨터 등이 여기에 해당된다. 통신망에서 통신을 원하는 컴퓨터, 터미널, 전화와 같은 장치들을 스테이션(station)이라고 한다. 이러한 스테이션은 교환망의노드에 접속되며, 스테이션의 모든 정보는 접속된 노드를 통하여 전송된다.

네트워크는 여러 컴퓨터에 작업을 나누어 처리하는 분산처리에 이용된다. 분산처리에서는 작업 전체를 담당하는 하나의 대형 시스템과 개별 컴퓨터들이 작업을 나누어서 처리한다.

효과적이고 효율적인 네트워크를 평가하기 위하여 가장 중요한 기준은 성능, 신뢰도 및 보안이다. 성능(performance)은 전달시간이나 응답시간을 측정하는 등 여러 가지 방법으로 측정할 수 있다. 네트워크의 성능은 사용자 수, 전송매체의 종류, 연결된 하드웨어의 성능, 소프트웨어의 효율성 등을 포함한 여러 요인에 따라 다를 수 있다.

2. 네트워크의 구성

(1) 논리적 구성

네트워크는 전송매체 링크로 서로 연결된 장치(노드)의 모임이다. 네트워크를 논리적 모델로 표현하면 <그림 5-2>와 같이 노드(node), 링크(link) 및 스테이션(station)으로 구성된다. 노드는 구체적으로 교환기이다. 링크는 전송로 또는 통신회선이다. 스테이션은 단말기이다. 스테이션에는 컴퓨터, 전화기, 팩시밀리 등이 있다.

〈그림 5-2〉 네트워크의 논리적 구성

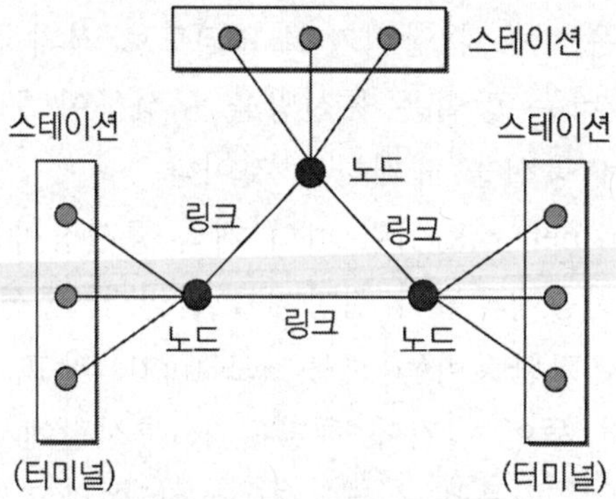

(2) 물리적 구성

네트워크는 <그림 5-3>과 같이 물리적으로는 단말시스템, 전송시스템 및 교환시스템의 3가지 구성요소로 구성된다.

〈그림 5-3〉 네트워크의 물리적 구성

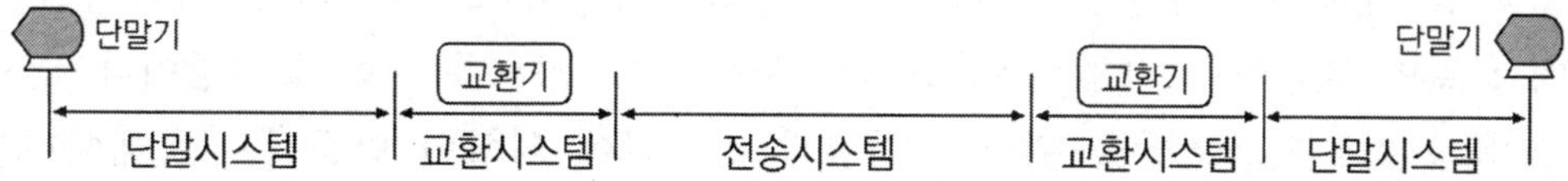

① 단말시스템

단말시스템은 정보를 전기적으로 전송하기 쉬운 형태로 변환하거나 정보를 문자와 같이 이용자가 식별하기 쉬운 형태로 조정하는 기능을 가지고 있다.

② 전송시스템

전송시스템은 통신단말에서 변환된 전기신호를 상대측에 전송하는 기능을 갖는다. 신호를 전파시키는 전송매체와 파형 변환이나 변복조, 다중화, 송수신 등의 변환·중계 등을 행하는 각종 통신장치로 구성된다. 전송매체에는 유선 전송매체(동축 케이블, 광케이블 등)와 무선 전송매체(위성통신, 지상 마이크로파 통신 시스템 등)가 있다.

③ 교환시스템

교환시스템은 스위칭 기능, 라우팅 기능, 통신 서비스 기능 및 망관리 기능의 4가지 기능을 갖는다. 스위칭(switching) 기능이란 번호를 매개로 발신측과 수신측을 이어주는 기능이다. 라우팅(routing) 기능이란 패킷을 어느 경로로 전송할 것인가를 결정하는 기능이다. 라우팅 기준은 전송시간이 최소인 경로, 망내 트래픽 균등화, 한 군데 트래픽의 집중화 방지, 전송경로나 교환기에 장애가 있으면 별도의 경로로 우회 등이다. 통신 서비스 기능이란 이용자에 대해서 요금을 통지한다든지 단축 다이얼이나 부재 중 전화 등을 실현하는 기능이다. 망관리 기능이란 트래픽의 통화관리나 통신요금의 과금 등을 행하는 기능이다.

5.2.2 통신망의 종류

통신망은 기준에 따라 여러 가지로 분류될 수 있으나, 먼저 누가 설치하여 사용하느냐에 따라 사설망과 공중망으로 분류할 수 있다. 사설망(private network)은 개인이나 개별 기업체에서 직접 설치하여 사용하는 비교적 소규모의 통신망으로 주로 기업 내의 정보전달을 목적으로 하며, 공중망(public network)은 국가적인 차원에서 일반 국민이나 기업 등이 빌려서 사용할 수 있도록 하는 통신망이다. 공중망은 음성이나 팩스전달을 위한 전화망과 컴퓨터에 의하여 만들어지는 데이터를 전달하는 데이터망 등으로 다시 구분된다.

1. 설치주체에 따른 분류

(1) 공중망

① 전화통신망

전화통신망(public switched telephone network, PSTN)은 전화통화를 목적으로 만들어진 전기통신망으로 음성의 전달뿐만 아니라 모뎀과 컴퓨터, 팩스기기 등을 연결하여 비음성정보의 전달에도 사용되고 있다.

② 공중데이터통신망

전화망은 음성전달을 위주로 하지만, 이와는 달리 컴퓨터 간의 데이터 전달을 목적으로 하는 통신망을 공중데이터통신망이라고 한다. 공중데이터통신망은 일반적으로 정보를 일정한 크기의 패킷(packet)으로 나누고 각 패킷에 제어정보를 붙여 전달하는 패킷교환방식으로 구현되기 때문에 패킷교환 공중데이터망(packet switched data network, PSDN)이라고도 한다.

③ 광대역지역정보통신망

광대역지역정보통신망(metropolitan area network, MAN)이란 점차 확산되면서 지역적으로 산재한 근거리 통신망을 상호접속하기 위하여 탄생한 새로운 개념의 통신망이다. 기업의 본사와 지사와 같은 먼 거리간에 통신이 가능하도록 근거리통신망을 연결하여 근거리통신망의 특징을 충분히 수용하면서 넓은 지역에 걸쳐 고속통신의 기능을 제공하기 위한 통신망이다.

(2) 종합정보통신망

① 종합정보통신망

종합정보통신망(integrated services digital network, ISDN)은 디지털 교환기와 디지털 전송로에 의하여 구성된 하나의 통신망으로 전화, 데이터, 팩시밀리, 화상 등 다른 복수의 통신 서비스를 제공하는 디지털 통신망이다. 기존의 전화망을 기본으로 통신망에서의 정보전송과 처리를 디지털화하기 때문에 정보전송의 신속성과 신뢰성을 향상시킬 수 있으며 날로 다양화되어가는 통신 서비스를 하나의 통신망에 의해 종합적으로 제공할 수 있는 장점이 있다.

② 광대역 종합정보통신망

광대역 종합정보통신망(broadband integrated services digital network, B−ISDN)이란 기존의 전화망, 사설망, 방송망, 그리고 ISDN에서 제공하는 기능을 포괄하면서 고속의 광대역 영상통신서비스까지 제한 없이 처리할 수 있는 통합된 통신망을 말한다.

2. 지리적 관점에 따른 분류

1) 근거리 통신망(LAN)

근거리통신망(LAN, local area network)이란 큰 건물이나 인접된 지역 내에서 다수의 독립된 컴퓨터들이 서로 정보를 교환할 수 있도록 구성한 통신망을 말한다. LAN은 일반적으로 공중망을 이용하는 원거리 통신망에 대조되는 개념으로서 개별기업 혹은 부서단위로 구성되는 사설망이다. 따라서, 상대적으로 좁은 범위의 사용자들과 컴퓨터들 간의 정보교환을 위하여 사용되며, 보통 1Mbps에서 10Mbps까지 전송속도를 갖게 된다. 근거리 통신망은 최고 500m 반경 이내에서 개인용 컴퓨터나 기타 디지털 장비들을 연결시키도록 고안되었다.

(1) 근거리통신망의 종류와 구성방식

LAN은 일반적으로 매체접근 방식과 전송매체, 또는 망구조에 따라 분류된다. LAN의 전송매체는 이중연선이나 동축케이블이 많이 이용되며, 광케이블을 이용해서 매우 빠른 속도로 영상과 같은 정보를 전송할 수 있다. 대표적인 LAN으로는 제록스(Xerox)에서 상용화시킨 이더넷(ethernet)을 들 수 있는데, 이것은 경쟁방식의 매체접근방식으로 CSMA/CD를 사용한다. 그리고 스타형과 버스형의 망구조가 있으나 일반적으로 버스형이 널리 이용되고 있다. 그 밖에 IBM을 중심으로 만든 토큰링(token ring)을 들 수 있는데, 토큰전달 방식을 사용하고 링형 망구조를 갖는다. 가장 흔한 LAN의 접속 형태는 버스형, 링형, 스타형이다.

① 전송매체에 의한 분류

㉠ 이중연선

이중연선은 구내의 전화기와 PBX(private branch exchange)를 접속하는 전화선으로서 오래전부터 사용되어 왔다. 전송속도는 수 10Mbit/s 이하로 고속의 데이터 전송에는 사용할 수 없다.

㉡ 동축 케이블

동축 케이블은 원통 모양의 케이블 구조로, 외부로부터 전기적 잡음에는 강하나 전송속도는 수십에서 수 Mbit/s 정도로서 중·고속도 LAN용 케이블로서 보급되고 있다.

㉢ 광섬유 케이블

LAN용 광섬유 케이블은 지름이 0.05mm에서 0.1mm 정도의 매우 가는 유리섬유(석영 화이버)를 도체로 한 것으로, 잡음에 강하고 경량으로 대용량 전송이 가능하다. 전송속도는 수십 Mbit/s 이상으로 고속 LAN에 사용되고 있다.

㉣ 무선(wireless)

최근 주목을 받고 있는 매체이며, 서버와 클라이언트 간을 무선회선으로 접속한다. 배선이 불필요하고 단말을 자유롭게 이동할 수 있다.

② 매체접근 방식에 의한 분류

공통의 전송매체를 공유하는 방송망에서는 데이터 전송의 권한을 지정해주는 원칙이 필요하다. 토큰전달 방식은 정해진 순서에 따라 데이터를 전송하므로 충돌이 발생하지 않으나, CSMA/CD 방식의 경우 누구나 원하는 순간에 데이터를 전송할 수 있어 충돌의 가능성이 있다.

LAN에서는 여러 대의 컴퓨터 기기들이 하나의 통신회선을 공유하게 되므로 데이터 전송을 위한 매체의 접근을 제어하지 않으면 데이터의 충돌이 발생하여 신뢰성 있는 통신이 이루어질 수 없다. 따라서 매체접근 제어방식을 사용하여 충돌을 방지하게 된다. 매체접근 방식이란 방송방식의 통신망에서 동일한 매체를 공유하는 교환장비 간에 매체의 사용권리를 지정하는 방식이다. 여기에는 일정한 규칙에 의하여 정해진 순서에 따라 데이터를 전송하도록 하여 데이터의 충돌을 미리 방지하는 비경쟁방식과 어느 컴퓨터든지 원하는 시점에 데이터를 전송할 수 있고 따라서 충돌이 발생할 수 있는 경쟁방식으로 분류할 수 있다. 경쟁방식에는 대표적으로 CSMA/CD 방식이 있고, 비경쟁방식에는 토큰 전달 방식이 있다.

㉠ CSMA/CD 방식

CSMA/CD는 미국을 중심으로 현재 가장 널리 보급되고 있는 LAN의 액세스 방식이다. CSMA/CD는 버스형 LAN의 액세스 방식이 일반적이며, 미국 제록스사의 이더넷(Ethernet) 액세스 방식으로서 이용되고 있다.

CSMA/CD(carrier sense multiple access with collision detection) 방식은 다른 컴퓨터가 매체를 사용하지 않는 상태, 즉 매체에 신호가 전송되고 있지 않은 상태에서는 누구나 자신의 순서에 상관없이 데이터를 전송할 수 있는 방식이다. 그러나 만일 다른 컴퓨터와 동시에 전송을 시작하여 데이터의 충돌이 발생하는 경우 이를 감지해서 데이터 전송을 중단하고 일정시간이 지난 후 다시 데이터 전송을 시도한다. 충돌발생시 전압이 두 배로 올라가기 때문에 이를 감지할 수 있다.

CSMA/CD 방식은 데이터 전송권한에 대한 우선순위가 정해져 있지 않고 전송량이 적을 때는 매우 효율적이며 신뢰성이 높지만, 전송량이 많아지면 충돌이 잦아져서 지연시간이 급격히 증가하는 단점을 가지고 있다.

㉡ 토큰전달 방식

토큰(token)은 특정 형태의 비트 스트링(예: 01111110)이다.

토큰전달(token passing) 방식에서는 전송의 권한을 부여해주는 토큰을 순서에 따라 전달해가며, 토큰을 전달받은 컴퓨터만이 데이터를 전송할 수 있도록 하는 방식이다. 토큰에 탑재된 데이터는 목적지에 도착하면 데이터를 전달하고 다시 빈 토큰이 되어 전송매체를 돌게 된다. 이 방식을 루프형에 적용하면 토큰링이라 하고, 분기형에 적용하면 토큰버스라 한다. 즉, 토큰전달 방식에는 토큰링 방식과 토큰버스 방식의 두 가지 방식이 있다.

토큰링(token ring) 방식은 데이터의 송신권을 부여하는 토큰신호를 노드 간에 고속으로 순회시켜 송신권을 얻은 노드가 데이터를 송신하는 방식이다. 즉, 데이터를 송신하려는 노드는 이 토큰을 받아, 송신권을 얻으면 데이터의 송신을 수행한다. 토큰신호를 수신할 수 없는 비지(busy) 토큰에 의해 데이터의 송신은 할 수 없다. 따라서 이 방식에서는 데이터의 충돌이 발생하지 않는다. 토큰버스(token bus) 방식은 토큰링 방식과 같이 네트워크 내에 토큰을 순회시키는 방식이다. 원리적으로는 토큰링 방식과 같으나 네트워크의 형태가 링 모양이 아니고 버스형이다. 토큰버스 방식의 동작원리는 네트워크 내의 각 노드에 순회순서를 미리 논리적으로 정해 놓고, 이에 따라 토큰이나 데이터 프레임을 순회시킨다. 논리 링은 선행노드, 자노드 및 다음노드 어드레스(주소) 등을 표시하고, 하나의 표는 각 노드가 가지며, 이 표에 따라 순회순서를 정한다. 이와 같이 각 노드는 미리 정해진 어드레스 표에 따라 논리링크를 구성하여, 메시지를 전송한다.

ⓒ TDMA 방식

TDMA(time division multiple access)는 전송로를 시분할 다중 방식에 의해 복수의 채널로 분할하여 각 노드에 할당하는 방식이다. TDMA는 CSMA/CD나 토큰링, 토큰버스와 같이 수신처 어드레스를 부가한 패킷을 전송하는 패킷교환 방식이 아니라 통신 상대의 노드 상호간에 채널(타임 슬롯)을 할당하는 회선교환이다. TDMA에서는 각 노드가 전송로의 공선을 감시하여 데이터의 송신을 기다리지 않는다. 따라서 접근을 위한 지연은 발생하지 않는다. 다만 동축 케이블이나 광케이블 등과 같은 고속의 전송로가 필요하다.

ⓓ FDDI 방식

광케이블을 이용한 FDDI(fiber distributed data interface)는 토큰링의 접근방식을 기반으로 이중의 링 구조를 갖는 고속 LAN이다. 전송속도는 100Mbit/s이고, 버스형 LAN(10Mbit/s)과 토큰 링 LAN의 토큰링 백본(backbone) 간선 LAN으로 이용된다. 백본(backbone)은 지선계를 묶는 망이다. 사용하는 LAN은 100BASE−T, FDDI, ATM 등 지선계보다 고속인 것을 사용하며, 백본에서는 반드시 라우터를 사용한다. FDDI는 백본 LAN외에 프론트 엔드(front end) LAN, ISDN 및 고속회선과 게이트웨이(gateway)로 이용된다. FDDI는 광섬유 케이블로 각 기지국을 상호 연결하며, 최대 전송거리가 200km 내에서 FDDI 링은 총 500개의 노드를 연결할 수 있으며, 각 노드 간 최대 거리간격은 2km로 제한하고 있다. 주로 이용되는 것은 LAN의 기간망뿐만 아니라 교환기능도 겸비한 고속 LAN의 FDDI이다.

(2) 근거리 통신망의 응용

최근 기업환경에서 LAN을 이용하여 흔히 구축되고 있는 정보시스템 환경으로 클라이언트/서버 구조를 들 수 있다.

클라이언트/서버(client/server) 구조는 통신망을 통해 서로 연결된 다양한 종류의 컴퓨터에 응용 프로그램과 데이터를 적절히 분산시켜 정보자원의 효율적인 공유와 업무의 분담처리를 가능하게 하는 시스템 구성체계를 말한다.

클라이언트/서버 구조 하에서는 공용의 소프트웨어를 저장하고 관리하며 이를 사용자에게 제공하는 파일서버(file server)라는 컴퓨터와 공용의 데이터베이스를 관리하는 데이터베이스 서버(database server), 통신 서버(communication server) 등이 LAN에 접속되어 있는 클라이언트 컴퓨터(PC)에게 필요한 기능을 제공하게 된다.

〈그림 5-4〉 LAN 구축 모형(클라이언트/서버 모형)

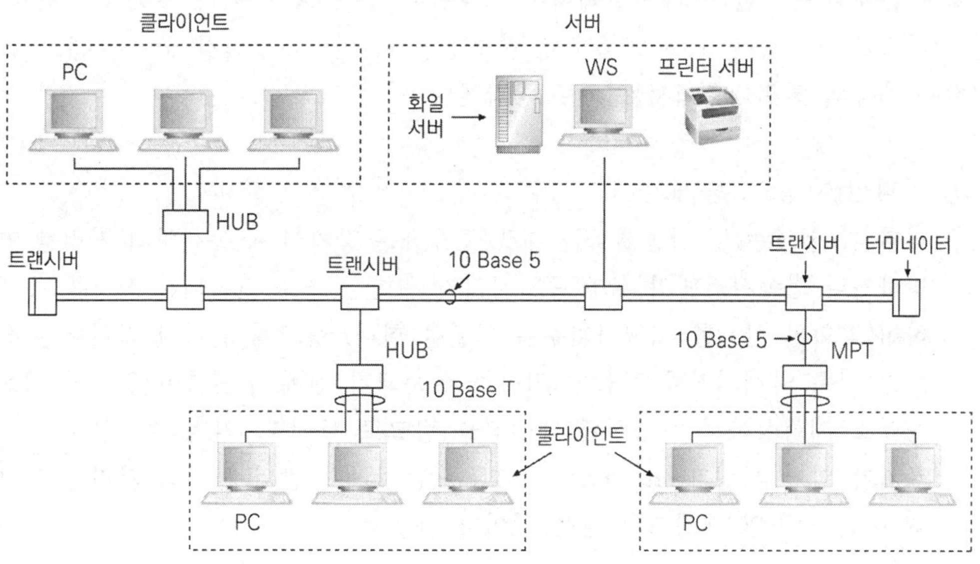

(3) 통신망의 확장

LAN은 기업 혹은 부서단위의 소규모로 구성되는 사설망으로 보다 광범위한 범위로의 확장을 위한 기본 구성이 된다. LAN은 다른 통신망과 연결함으로써 통신망의 사용자가 다른 통신망의 사용자와 정보를 교환할 수 있게 된다. 이와 같이, 하나의 통신망을 다른 통신망과 연결하여 확장하는 것을 인터네트워킹(internet-working)이라고 하는데, 예를 들면, 동일 건물 내에서 다른 층에 설치된 LAN끼리를 접속하거나 LAN과 ISDN 등의 WAN을 접속하는 LAN-WAN 접속 등이다.

허브(hub)는 네트워크에 다수의 시스템을 연결할 때 사용되는데, 허브가 가지고 있는 각각의 포트에 네트워크 케이블을 연결함으로써 시스템을 네트워크에 접속할 수 있다. 인터네트워킹은 리피터, 브리지, 라우터, 게이트웨이라는 기능을 이용하게 된다. 이 네 가지 종류의 장치는 각각 OSI 모델의 다른 계층에서 작동된다. 리피터는 신호의 전기적인 부분에만 작동을 하게 되며, 물리층에서만 동작한다. 브리지는 주소 프로토콜을 사용하여 단일 LAN의 흐름제어를 다루며 주로 데이터 링크층에서 동작한다.

라우터는 같은 종류의 두 개의 LAN 사이의 링크를 제공하는데 쓰이며 주로 네트워크 층에서 동작한다. 게이트웨이는 호환성이 없는 LAN들이나 응용들 간의 변환 서비스를 제공하며 모든 계층에서 동작한다. 각 인터네트워킹 장치는 주로 동작하는 계층의 하위계층에서는 모두 동작한다.

① 리피터(재생기, 중계기)

리피터(repeater)는 전송신호를 재생/중계하는 장치이다. 통신망의 거리를 연장하거나 접속시스템의 수를 증가시키기 위한 것으로 전송되는 신호를 중계하여 약화된 신호를 재생시켜주는 역할을 한다. 링크에 설치된 리피터는 신호가 너무 약해지거나 잡음에 의하여 훼손되기 전에 수신하여 원래의 비트 형태로 재생성하며 재생성된 데이터를 링크로 보낸다. 리피터는 신호의 증폭기가 아닌 재생기(regenerator)이다. 단순히 통신망의 물리적 거리를 연장해 주는 일종의 재생기와 같은 것이다.

② 브리지

브리지(bridge)는 동종의 프로토콜 체계를 갖는 LAN끼리를 접속하는 장치이다. 즉, 동일한 프로토콜을 사용하는 통신망 간에 데이터가 전송될 수 있도록 연결해 주는 장치로서 완전히 분리되어 있는 통신망을 연결할 때 사용된다. 브리지는 데이터 링크층에서 동작하며 브리지에 연결된 모든 지국의 물리주소에 접근할 수 있다. 한 프레임이 브리지에 도착하면 브리지는 신호를 재생할 뿐만 아니라 목적지 주소를 검사하여 그 주소가 속해 있는 세그먼트로만 재생된 프레임을 보낸다. 브리지가 패킷을 받으면 프레임에 들어 있는 주소를 읽고, 양쪽 세그먼트의 모든 지국의 주소를 가진 테이블과 읽은 주소를 비교한다. 주소가 맞으면 브리지는 그 지국이 어느 세그먼트에 속해 있는가 알게 되고, 패킷을 해당 세그먼트로 전송한다. 브리지는 통신망의 확장, 이기종 통신망 간의 접속, 전송량 분산 등의 목적으로 이용된다.

③ 라우터

라우터(router)는 네트워크에서 통신을 위해 가장 최적의 경로를 설정하여 전송하고, 데이터의 흐름을 제어하는 장치이다. 라우터는 경로를 선정해주는 장치이다. 하나의 네트워크에서 다른 네트워크로 데이터를 건네주는 역할을 한다. 네트워크 어드레스를 보아, 패킷을 저지하거나 통과시켜서 데이터 패킷의 전송 루트를 결정한다. 라우터는 네트워크층 주소를 이용할 수 있으며, 두 개의 네트워크층 주소 사이에 가능한 여러 경로 중에서 어떤 경로가 특정한 전송을 위하여 가장 좋은 지를 결정할 수 있는 소프트웨어를 가지고 있다. 라우터가 어느 경로를 선택할 것인가 하는 결정은 가능한 경로들 중 어느 것이 가장 경비가 적게 드는 가, 또는 어느 것이 최단(shortest) 경로인가 하는 식의 효율성을 근거로 이루어진다. 라우팅에서 최단이라는 용어는 최단거리의, 가장 값싼, 가장 빠른, 가장 신뢰성이 높은 등의 여러 가지 요소가 결합된 의미를 가지고 있다.

라우터의 가장 간단한 기능은 하나의 연결된 네트워크로부터 패킷을 수신하여 연결된 다른 네트워크로 넘겨주는 것이다. 라우터는 OSI 모델의 물리층, 데이터 링크층과 네트워크층에서 동작한다. 라우터는 데이터 프레임(frame)의 분할이 가능하기 때문에 브리지보다도 이기종 통신망 간의 접속이 용이하다.

④ 게이트웨이

게이트웨이(gateway)는 전송매체와 네트워크 아키텍처가 다른 네트워크 끼리를 접속하는데 사용된다. 즉, 하드웨어와 프로토콜, 통신망 운영체제가 전혀 다른 통신망 간에 서로 다른 프로토콜을 변환시켜줌으로써 통신을 가능하게 하는 것이다. 게이트웨이는 프로토콜 변환기(protocol converter)이다.

라우터는 단지 비슷한 프로토콜을 사용하는 네트워크들 간에 패킷을 전송, 수신 및 중계하는 반면에, 게이트웨이는 한 프로토콜의 형태로 된 패킷을 수신하여 다른 곳으로 보내기 전에 다른 프로토콜의 패킷형태로 변환한다.

게이트웨이의 기능에는 프로토콜 변환, 전송속도 차이의 변환, 주소변환 등이 있다.

게이트웨이는 다른 종류의 통신망이 마치 한 개의 통신망처럼 작동하도록 연결한다. 게이트웨이는 라우터의 기능에 더해서 프로토콜 변환을 행하는 기능을 갖는다. 즉, OSI 7계층 전부의 프로토콜 변환을 행하는 기능을 가지고 있다. 예를 들면, 프로토콜이 다른 LAN과 광역 네트워크를 연결하는 LAN－WAN 접속에 자주 사용된다.

2) 도시 통신망(MAN)

도시 통신망(MAN, metropolitan area network)은 도시와 주요 교외지역 정도의 도시권 지역을 연결하는 네트워크이다. 이것은 읍이나 시 크기의 지역을 연결한 데이터 통신시스템이다. 지리적 관점에서 보면 WAN과 LAN 사이에 해당한다.

3) 광역 통신망(WAN)

광역 통신망(WAN, wide area network)은 지역 전체, 도나 도시 혹은 전 세계를 연결하는 네트워크이다. 가장 보편적이고 강력한 WAN으로 인터넷을 들 수 있다. 컴퓨터들은 전화망이나 사설 케이블 시스템과 같은 공중망이나 임대회선, 인공위성을 통해 WAN에 연결한다.

이들 네트워크의 유형을 요약하면 <표 5－1>과 같다.

〈표 5-1〉 네트워크의 유형

종 류	범 위
근거리 통신망(LAN)	최고 500m 반경이내. 빌딩의 한 층이나 사무실
학내 정보통신망(CAN)	최고 1,000m 반경 이내. 대학 컴퍼스 또는 기업 시설
도시 통신망(MAN)	도시 또는 복합 도시권
광역 통신망(WAN)	대륙 간 또는 세계 전역 (예 : 지방－지방, 국가－국가 간 연결)

5.3 컴퓨터통신망의 구성

5.3.1 회선구성

회선구성(line configuration)이란 둘 이상의 장치가 하나의 링크에 연결되는 방식을 말한다. 링크는 하나의 장치로부터 다른 장치로 데이터를 보내는 물리적인 통신 경로이다. 통신을 하려면 두 장치는 동시에 같은 링크에 연결되어 있어야 한다. 회선구성 방법에는 점대점과 다중점 방법이 있다.

① 점대점

점대점(point-to-point) 회선구성은 두 장치 간의 전용 링크를 제공한다. 대부분의 점대점 회선구성은 양쪽 끝에 연결된 케이블이나 전선을 사용한다. 극초단파나 인공위성 연결과 같은 방식도 가능하다.

② 다중점

다중점(multipoint, multidrop) 회선구성은 둘 이상의 특정 기기가 하나의 링크를 공유하는 방식이다.

5.3.2 전송신호

정보는 아날로그나 디지털이 될 수 있다. 아날로그 정보는 연속적이며, 디지털 정보는 이산적이다. 정보와 마찬가지로 신호도 아날로그나 디지털이 될 수 있다.

정보가 전송되기 위해서는 전자기 신호로 변환되어야 한다. 통신망에서 정보는 전자기 신호로 바뀌어 전송된다. 이때, 정보를 신호로 변환시키는 것이 부호기(encoder)이다. 전자기 신호(electromagnetic signal)는 정보를 구체적으로 표현하는 전기적인 파형으로 연속적인 아날로그 신호와 이산적인 디지털 신호가 있다.

아날로그 신호(analog signal)는 음성이나 영상 신호와 같이 진폭이 시간과 함께 연속적으로 변화하는 신호이다. 아날로그 신호는 시간의 흐름에 따라 연속적으로 값이 바뀌는 전자기파로 주파수에 따라 다양한 매체를 통하여 전달된다. 아날로그 신호는 통신매체를 통과하는 연속적인 파장을 이용하여 주로 음성 통신을 사용하였다. 가장 일반적인 아날로그 장치로는 전화 수화기, 컴퓨터 스피커, 아이팟

(iPod) 이어폰 등을 들 수 있으며, 이들 모두 사람의 귀로 들을 수 있는 아날로그 파장을 발생시킨다.

디지털 신호(digital signal)는 음성신호와 같이 연속적이지 않고, 0이나 1의 수치만을 갖는 이산적인 신호이다. 디지털 신호는 0과 1의 이산적인 값을 가지는 전압 펄스(pulse)의 흐름으로 유선매체를 통하여 전달된다. 디지털 신호는 두 개의 불연속적 상태(ON, OFF의 전기신호로 표현되는 1비트나 0비트)의 일렬 집합으로서 정보를 통신한다. 컴퓨터는 이와 같은 디지털 신호를 사용하며, 전화 회선, 케이블 회선, 아날로그 신호를 사용하는 무선 매체를 통해 전송하거나 수신할 수 있는 아날로그 신호로 디지털 신호를 변환하기 위해서는 모뎀이 필요하다.

모뎀(modem)은 디지털 정보를 아날로그 신호로 바꾸고, 아날로그 신호를 디지털 정보로 복원해주는 기기이다. 케이블 모뎀은 케이블 네트워크를 이용하여 컴퓨터가 인터넷에 접속할 수 있게 한다. DSL(digital subscriber line) 모뎀은 전화회사의 지상 통신선을 이용하여 컴퓨터를 인터넷에 접속하게 한다. 무선 모뎀은 전통적인 모뎀과 동일한 기능을 수행하며 휴대전화 네트워크나 Wi-Fi 네트워크 등의 무선 네트워크에 컴퓨터를 연결시킨다.

아날로그 신호는 범위 내의 어떠한 값도 가질 수 있는 반면, 디지털 신호는 제한된 수의 값만을 가질 수 있다. 아날로그 신호를 디지털 신호로 변환하는 것을 변조(modulation)라 하고, 디지털 신호를 다시 원래의 아날로그 신호로 되돌리는 것을 복조(demodulation)라 한다.

① 아날로그 전송

정보를 아날로그 형태의 신호로 바꾸어 전송하는 아날로그 전송은 전화나 PC통신, 전통적인 데이터 통신 등에 많이 이용된다.

② 디지털 전송

디지털 신호로 정보를 전송하는 디지털 전송은 신호의 질과 전송의 효율성 측면에서 매우 우수하다. 즉, 먼 거리를 전송하는 경우 약화되는 신호를 다시 재생시켜서 신호의 약화를 효율적으로 극복할 수 있다. 동축케이블을 이용하는 근거리통신망(LAN)의 경우, 컴퓨터에서 발생하는 디지털 정보는 디지털 신호로 바뀌어 전달되고 수신측에서는 다시 디지털 정보로 복원하여 통신하게 된다.

5.3.3 전송방식

정보를 전송하는 방식에는 하나의 회선을 이용하여 한 번에 하나의 신호를 보내는 직렬전송과 여러 회선을 이용하여 동시에 여러 신호를 보내는 병렬전송으로 나눌 수 있다. 그리고 연결된 두 장치 간에서 신호 흐름의 방향에 따라 단방향, 반이중, 전이중 방식으로 구분할 수 있다. 단방향(simplex) 전송은 데이터가 오직 한 방향으로만 흐른다. 반이중(half−duplex) 전송에서는 양방향 데이터 전송이 가능하긴 하지만 동시에 이루어지지 않는다. 전이중(full−duplex) 전송에서는 동시에 양방향으로 데이터의 전송이 가능하다.

(1) 직렬전송

직렬전송(serial transmission)은 정보를 전송할 경우 하나의 회선을 이용하여 한 번에 하나의 신호를 보내는 방식이다. 직렬전송은 하나의 회선을 이용하여 정보를 보내므로 보내는 쪽의 정보를 받는 쪽에서 정확하게 받아야 한다. 즉, 어디가 문자의 시작이고 어디가 끝인가에 양측의 동의가 있어야 하는데, 이와 같이 정보의 정확한 전송을 위하여 송신자와 수신자 간에 전송 타이밍(timing)을 맞추는 것을 동기화(synchronization)라 한다. 직렬전송은 이러한 동기화 방식에 따라 동기 전송과 비동기 전송으로 나눌 수 있다.

① 비동기 전송

비동기 전송방식(asynchronous transfer mode, ATM)은 한 번에 한 문자(character)씩 전달하는 방식으로 각 문자마다 시작과 끝을 알리는 시작비트(start bit)와 종료비트(stop bit)를 부착한다. 이 방식은 통신하는 두 주체가 사전에 동기화되어 있지 않아도 통신이 가능하므로 비동기 전송이라고 한다. 비동기 전송방식은 구현이 용이하나 전송속도가 느리고, 많은 양의 정보를 전송하기에는 부적합하다는 단점이 있다.

② 동기 전송

동기 전송방식(synchronous transfer mode)은 미리 정해진 수만큼의 문자열을 한 묶음으로 만들어 전송하는 방식으로 시간적인 엇갈림을 방지하기 위하여 보내는 쪽과 받는 쪽은 미리 동기화되어 있어야 한다. 정보를 나타내는 신호 속에 시간정보를 내장하거나 시간을 알리는 독립된 부호를 정기적으로 전송하여 양측을 동기화시킨다. 동기 전송은 비동기 전송에 비해 전송의 효율이 높기 때문에 많은 양의 정보를 전송하는 경우에 사용된다.

(2) 병렬전송

병렬전송(parallel transmission)은 정보를 전송할 경우 병렬 회선을 이용하여 동시에 여러 신호를 보내는 방식이다. 병렬전송의 예로는 컴퓨터 본체와 프린터 간의 정보전송을 들 수 있는데 전송속도가 빠르지만 전송거리가 짧으므로 정보통신에서는 거의 사용되지 않는다.

5.3.4 전송매체

데이터 전송의 매개체는 크게 유선매체와 무선매체로 나뉜다. 이중연선, 동축케이블, 광케이블과 같은 유선매체는 전송매체의 특성에 따라 데이터의 전송속도, 전송거리와 같은 전송의 한계가 결정된다. 무선매체의 경우 전파를 이용하게 되므로 사용하는 전파의 주파수대에 따라 각각 다른 특성과 용도를 갖게 된다.

전송매체는 특정한 주파수를 갖는 전송신호를 갖게 되며, 전송신호의 주파수 간격(최대 주파수와 최소 주파수간의 간격)을 대역폭(bandwidth)이라고 한다. 전송매체의 대역폭은 전송신호가 차지하는 주파수대에 의해 결정된다. 일반적으로 대역폭이 넓을수록 더 많은 양의 데이터를 전달할 수 있다. 음성정보를 전달하는 데는 약 4KHz, 영상을 전달하는 데는 보통 6MHz의 대역폭이 필요하다.

통신회선의 전송용량을 증가시키는 방법으로는 ① 주파수 대역폭을 증가시키거나 ② 신호세력을 높이거나 ③ 잡음세력을 줄이는 방법 등이 있다.

(1) 유선매체

① 이중연선

이중연선(twisted pair wire)은 여러 가닥의 구리선을 꼬아서 서로 간에 전자기적인 방해를 줄이도록 한 것으로 가장 간단하고 저렴한 매체이다. 고속의 데이터 전송이 어렵고 충격에 약하며 잡음을 타기 쉬우나 가격이 저렴하고 배선이 용이하다. 이중연선은 전화시스템 등에서 음성의 전달에 많이 사용되고 있으며 수 Km 거리를 증폭없이도 전송할 수 있고, 리피터(repeater)를 사용하면 더 먼 거리도 전송할 수 있다. 또한, 근거리통신망(LAN)에서도 많이 사용되고 있다.

이중연선 케이블에는 비차폐 이중연선 케이블과 차폐 이중연선 케이블의 두 가지 형태가 있다. 비차폐 이중연선(unshielded twisted-pair, UTP) 케이블은 현재 사용되고 있는 가장 일반적인 형태의 원격통신 매체이다. 전화시스템에서 사용하고, 주파수 영역은 데이터나 음성을 전송하는데 모두 적절하다. 차폐 이중연선(shielded twisted-pair, STP) 케이블에는 각각의 절연된 도선 쌍을 덮고 있는 금속박이나 망사형 피복이 있다.

② 동축케이블

동축케이블(coaxial cable)은 신호의 전송시 발생되는 잡음을 줄이기 위해 동축을 여러 겹의 섬유층으로 둘러싸게 하여 전파의 방해나 잡음을 줄이게 함으로써 비교적 안정된 신호를 전달할 수 있도록 설계된 전송매체이다. 동축케이블은 보통 디지털 전송을 위한 베이스밴드(baseband) 동축케이블과 아날로그 전송을 위한 브로드밴드(broadband) 동축케이블로 구분된다. 베이스밴드 동축케이블의 경우 높은 대역폭과 잡음에 대하여 우수하므로 근거리통신망(LAN)이나 전화시스템의 장거리 전송에 많이 이용된다. 브로드밴드 동축케이블은 CATV 전송 등에서 사용되는 것으로 아날로그 전송방식을 취하므로 디지털 데이터를 아날로그 신호로 바꿔주는 장비가 필요하다.

③ 광케이블

광섬유(fiber optics)는 문자나 음성, 영상과 같은 다양한 정보를 빛의 형태로 부호화하여 전송하도록 설계된 전송매체로 머리카락 굵기 정도의 유리선과 플라스틱 포장으로 구성된다. 광섬유는 고가이며 고도의 배선기술이 요구되지만 전기적인 잡음이 발생하지 않을 뿐만아니라 신호의 손실이 적어 이의 증폭이 필요 없고 잡음방지 등이 매우 뛰어나다. 특히, 높은 주파수를 사용하므로 정보의 전달속도가 뛰어나서 대량의 정보를 고속으로 전달할 수 있다. 광섬유를 이용한 광케이블은 데이터 전송량이 많은 백본(backbone)망이나 충격발생의 소지가 많은 공장자동화용 근거리통신망(LAN) 등에 많이 이용된다.

(2) 무선매체

무선통신은 공기 중이나 공간을 이동하는 전파와 같이 무선매체를 이용하는 것으로 물리적인 회선을 필요로 하지 않으며, 다만 전파를 전달하고 이를 수신하는 안테나를 이용한다.

무선매체는 전파라는 한정된 자원을 이용하므로 그 사용에 제약을 받게 된다. 따라서 법적으로 정해진 주파수의 전파만을 사용할 수 있다. 전파는 주파수가 높을수록 한쪽 방향으로만 전달되는 특성을 가지고 있고, 또한 보다 넓은 대역폭을 갖게 되어 많은 데이터를 전달할 수 있으므로 사용주파수에 따라 전파의 활용영역과 특성이 달라지게 된다. 정보의 전달을 위해 사용되는 전파는 보통 라디오파(radio wave)라 불리는 30KHz에서 1GHz의 방송용 전파와 통신용으로 사용되는 2~40GHz의 마이크로파(microwave)로 구분된다.

① 지상 마이크로파 통신

지상 마이크로파 통신은 중간에 방해물이 없는 두 개의 안테나를 이용하여 데이터를 전송하는 것으로 안테나를 높이 설치할수록 먼 곳까지 전송할 수 있으며, 보통 1000m 높이의 안테나로 100Km 정도의 거리를 전송할 수 있다. 마이크로파 신호는 한번에 한 방향으로 전파되는데, 전화 통화와 같은 양방향 통신을 위해서는 두 가지 주파수가 필요하다.

배선이 필요 없으므로 설치가 용이하고 비용이 저렴하므로 전송회선을 연결하기 힘든 도심이나 육지에서 멀리 떨어진 섬과의 통신에 많이 사용된다. 그러나 신호가 약화되거나, 천둥이나 기상에 의해 영향을 받기 쉬우며, 안테나가 너무 많이 설치되면 마이크로파 간의 방해로 혼잡현상이 발생하는 단점이 있다.

② 셀룰러 통신

셀룰러 통신(cellular radio)은 지역을 여러 개의 작은 구역(cell)으로 나누고 각 구역마다 무선 기지국을 세워 고주파를 전달하여 데이터를 교환하는 통신방식으로 휴대용 전화기와 같은 이동통신에 많이 이용된다. 구역(cell)의 크기는 고정되어 있지 않고 지역의 인구수에 따라서 증가하거나 감소할 수 있다. 구역(cell)의 전형적인 반경은 1마일에서 12마일이다. 구역(cell)의 크기는 인접한 셀(cell) 신호에 의한 간섭을 방지하기 위해 최적화된다. 전형적인 셀(cell)방식 전송은 아날로그이다. 잡음에 대한 면역성을 극대화하기 위해 이동전화 자체와 기지국 간의 통신에는 주파수 변조방식(FM)이 사용된다. 이동전화로 통화할 때, 전화를 거는 사람은 일정한 숫자코드(전화번호)를 입력하고 통화 (송신) 버튼을 누른다. 그러면, 이동전화는 강한 신호를 가진 설정 채널을 찾기 위해 대역을 살펴본 후, 그 채널을 사용하여 가징 가까운 기지국으로 데이터(전화번호)를 보낸다. 기지국은 데이터를 이동전화 교환국(MTSO, mobile telephone switching office)으로 중계한다. 이동전화 교환국(MTSO)은 데이터를 중앙 전화국으로 보낸다. 상대방이 전화를 받을 수 있으면 접속이 되고, 그 결과는 다시 이동전화 교환국(MTSO)으로 중계된다. 이때, 이동전화 교환국(MTSO)은 사용되지 않은 음성채널을 전화 통화에 할당하고 연결을 설정한다. 이동전화가 자신을 새로운 채널에 자동적으로 맞추면 음성통신이 시작된다.

③ 위성통신

위성통신(satellite transmission)은 통신위성과 지구국으로 구성된 우주통신으로 4~6GHz의 초고주파(super high frequency)를 이용한다. 통신위성이 지구상의 송수신소인 지구국으로부터의 신호를 중계해주기 때문에 하나의 위성으로도 대륙 간의 통신이 가능하다. 위성통신은 지상회선에 비해 고속 광대역의 전송이 가능하므로 많은 양의 데이터 전송에 유리하다. 또한, 통신구역 간의 거리가 통신비용에 거의 영향을 미치지 않으므로 비교적 가격이 저렴하고 벽지, 도서, 이동체 혹은 도심과 같은 지리적 여건에 관계없이 고품질의 데이터 전송을 가능하게 해주며, 특히 대륙 간 통신 등 원거리 통신에 유리하다. 그러나 수신장치만 있으면 누구나 데이터를 포착할 수 있어서 데이터의 보안유지가 어렵고 전송거리가 멀어서 전송지연이 발생하는 등의 문제점이 있다.

5.3.5 교환방식

두 장치가 서로 데이터를 주고받을 수 있도록 경로를 제공하는 교환방식에는 일반적으로 회선교환, 메시지 교환, 패킷교환 방식이 있다.

(1) 회선교환 방식

회선교환(circuit switching) 방식은 통신장치 간에 교환기를 통하여 통신회선을 설정함으로써 정보의 전달경로를 지정하는 방식으로 통신회선이 한번 설정되면 그 회선을 배타적으로 점유하게 된다. 대표적인 회선교환 방식으로는 전화망을 들 수 있는데, 송신자로부터 수신자까지의 통신로가 독점적으로 설정된다. 회선교환 방식은 통신을 원하는 상대와 접속하는데 상당한 시간이 소요되며, 접속이 되어 있는 상태에서는 데이터를 전송하지 않더라도 전용으로 유지되므로 회선의 낭비가 발생할 수 있다. 그러나 일단 접속이 되면 일정한 속도로 데이터가 전송되므로 한꺼번에 많은 양의 데이터를 전송하는 경우에 유리하다.

(2) 메시지교환 방식

메시지교환(message switching) 방식은 전송하고자 하는 데이터에 목적지의 주소를 부착하여 전송하는 방식이다. 메시지가 통과되는 각 노드에서는 전체 메시지를 수신해서 일시적으로 저장한 후 다음에 경유해야 할 노드를 설정하여 다음 노드로 메시지를 보낸다. 메시지를 받아서 알맞은 송신 회로를 사용할 수 있을 때까지 저장했다가 다시 전송하는 방식으로 수신측이 준비가 안 된 경우에도 지연 후 전송이 가능하다.

각 노드들은 메시지를 일시적으로 저장할 수 있는 충분한 기억용량을 가져야 한다. 메시지교환 방식은 한 채널에 대해 많은 메시지를 공유할 수 있으므로 선로 효율은 높으나 전달되는 시간이 길고 전송속도가 일정하지 않으므로 음성통신과 같은 실시간 또는 상호 대화형식의 메시지를 전송하는 데는 부적합하다.

(3) 패킷교환 방식

패킷교환(packet switching) 방식은 정보를 일정한 크기와 형식의 패킷으로 나누어 각각 송수신 주소와 제어지시 등을 부가하여 전송하는 방식이다. 단말로부터 보내 온 메시지를 일단 교환기에 축적하고 일정한 크기로 구분한다. 일정한 크기로 구분한 것을 패킷(packet, 소포)이라 한다. 각각 패킷의 앞뒤에는 플래그(F), 어드레스(A), 제어(C), 헤더(H) 및 프레임 검사 시퀀스(FCS)를 붙인다. 망 내에서 전송하기 위해서는 필요한 수신처 정보, 오류제어 정보, 전송순서 번호 등의 정보를 붙인다. 즉, 데이터를 중간 전송장치에 축적해두었다가 모아서 전송하는 데이터 전송방식이다.

이것은 메시지교환 방식과 유사하지만 한 메시지가 여러 개의 패킷으로 나누어져 각 패킷이 독립적으로 전송된다. 패킷교환 방식에서는 메시지의 뒷부분을 구성하는 패킷이 먼저 수신될 수도 있기 때문에 이를 위해 수신 시 도착하는 패킷을 재구성하는 과정이 필요하다. 패킷교환 방식은 동일한 시간에 여러 이용자가 전송시설을 공유할 수 있어 회선의 효율적 이용이라는 측면에서는 다른 교환방식들보다 훨씬 우수하다. 패킷교환 방식은 회선을 독점하지 않으므로 접속시간이 아닌 전송되는 데이터양에 따라 비용을 부과하게 된다. 따라서 원격지 간의 컴퓨터 통신과 같이 전송 데이터의 양이 적거나 일정하지 않은 경우에 유용한 통신방식이다.

5.3.6 망구조

통신시스템에서 전송매체와 각종 장치들의 물리적인 접속형태를 망구조(topology)라 하며, 이는 통신의 효율성에 매우 중요하다. 대표적인 망구조로는 링(ring)형, 버스(bus)형, 스타(star)형, 그리고 복합형 등이 있다. 각 접속형태는 네트워크상의 장치에 대한 물리적인 배열보다는 상호 연결방법을 나타낸다. 접속형태를 선택할 때 고려해야 할 점은 연결된 장치 간의 상대적인 관계이다. 이러한 관계의 유형으로는 장치들이 동등하게 링크를 공유하는 대등한 (peer－to－peer)관계와 한 장치는 전송을 제어하고 다른 장치는 제어장치를 통해 전송하는 주종(primary－secondary)관계의 두 가지가 있다. 링형과 그물형의 접속형태는 대등한 관계의 전송에 적합하고, 스타형과 트리형은 주종관계의 전송에 적합하다. 버스형은 두 가지 관계 모두에 적합하다.

〈그림 5-5〉 망구조

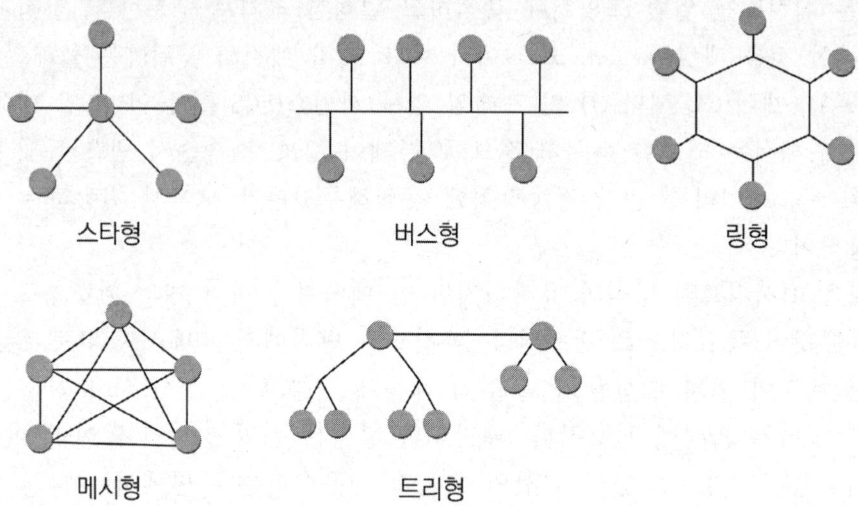

① 스타형(성형)

스타형(star type)은 네트워크의 중심에 교환기 등의 노드를 놓고, 여기에 복수의 단말을 방사상으로 접속하는 방식이다. 즉, 중앙 통제시스템으로부터 모든 기기가 일대일(point to point)로 연결되어 별 모양을 이루는 망구조이다. 스타형 접속형태에서 각 장치는 일반적으로 허브(hub)라 불리는 중앙제어장치(central controller)와 전용 일대일 링크를 가지며, 각 장치는 서로 직접 연결되어 있지 않다. 이것은 중심 노드가 제어를 집중적으로 행하고, 모든 트래픽이 중심 노드를 통하는 방식이다. 이 때문에 비교적 제어가 용이하며, 처리효율은 높다. 그러나, 노드에 장애가 발생하면 네트워크 전체에 영향을 미치게 되며, 대량의 데이터를 처리할 경우 전송이 지연되는 일이 발생할 수 있다.

② 버스형

버스형(bus type)은 모든 노드들이 중앙의 일자형 전송매체에 T자형으로 연결되어 있는 구조이다. 버스형 접속형태는 다중점 형태로서, 하나의 긴 케이블이 네트워크상의 모든 장치를 연결하는 중추 네트워크의 역할을 한다. 이

구조는 거리에 매우 민감하여 먼 거리까지의 전송은 어려우나, 각 노드의 고장이 통신망의 다른 부분에는 전혀 영향을 미치지 않는 장점이 있어 소규모 근거리통신망(LAN)에 거의 표준처럼 이용되고 있다. 버스형 접속형태의 장점은 설치하기 쉽다는 것이다. 중추 케이블은 가장 효과적으로 설치될 수 있고, 다양한 길이의 유도선(drop line)에 의해 노드에 연결된다.

③ 링형

링형(ring type)은 각 노드를 루프상에 접속하는 형태이다. 모든 노드가 다른 두 개의 노드와 연결되어 전체적으로 원모양의 폐쇄된 통신망을 구성하게 된다. 모든 메시지는 노드와 노드를 거쳐 한 방향으로 전송되며, 스타형과는 달리 각 노드가 통신망에 대한 통제와 처리권한을 가지고 있다. 장점은 회선을 공유하기 때문에 회선의 길이가 짧고 제어도 간단하며 오버헤드가 적은 것이다. 또한 각 노드는 독립성이 높고 다른 링형 네트워크와 노드를 통해서 접속하는 것도 가능하다. 단점은 트래픽 양이 많아지면 회선용량의 부족을 초래하는 것이다. 링형은 주로 LAN에 사용된다.

링구조가 폐쇄형의 링형으로 되어 있으므로 한 노드에 문제가 발생하는 경우 그 노드를 우회할 수 있는 체제가 필요하다. 링형은 상대적으로 설치와 재구성이 쉽다. 각 장치는 바로 이웃하는 장치에만 연결되어 있다. 장치를 추가하거나 제거하기 위해서는 단지 두 개의 연결선만 움직이면 되며, 이 때 유일한 제약은 송신매체와 통신량에 대한 고려이다. 단순 링형에서 링의 결함(한 장치의 사용 불가능)은 전체 네트워크를 사용할 수 없게 되므로, 이런 문제는 이중 링을 사용하거나 결함이 있는 지점을 단절시킬 수 있는 스위치를 사용하여 해결할 수 있다. 링형의 통신망은 광케이블을 매체로 하는 백본망에 많이 이용된다.

④ 메시형(그물형, 망형)

메시형(mesh type)은 통신제어 기능이 각 노드에 분산하고 있는 형태이다. 각 노드는 적어도 다른 2개의 노드에 접속되어 있어서 네트워크 내의 1개의 노드에 장애가 발생해도 우회 루트에 의해 복구시킬 수 있다. 따라서 신뢰성은 매우 높다.

⑤ 트리형(나무형)

트리형(tree type)은 각 노드가 계층적으로 접속된 형태이다. 예를 들면, 본사의 호스트 컴퓨터가 복수의 지사 컴퓨터와 연결되고, 다시 이것들이 각 영업소의 컴퓨터와 연결되는 형태이다.

⑥ 복합형(혼합형)

복합형은 링과 버스, 스타와 버스 등 다양한 형태의 복합적인 형태를 갖는다. 대표적인 것으로는 여러 개의 스타형 통신망을 확장한 나무형의 망구조를 갖는 전화망, 링형이나 버스형의 백본망에 버스형의 통신망을 연결하는 방식 등이 있다.

5.3.7 통신방식

통신회선을 이용하여 단말 간 정보를 송수신하는 방식에는 정보의 흐름에 따라 단방향, 반이중, 전이중 방식이 있다.

1. 단방향

단방향(simplex) 방식에서 통신은 일방통행로처럼 한쪽 방향으로만 일어난다. 하나의 링크에 연결되어 있는 두 기지국에서 한 쪽은 전송만 할 수 있고, 다른 쪽은 수신만 할 수 있다. 예를 들면, 자판은 입력만 가능하고, 모니터는 출력만 가능하다.

2. 반이중

반이중(half-duplex) 방식에서 각 기지국은 송신과 수신이 가능하지만 동시에는 할 수 없다. 한 장치가 송신하면 다른 장치는 수신만 할 수 있고, 그 역도 마찬가지이다. 무전기가 그 예이다.

3. 전이중

전이중(full-duplex) 방식에서는 양쪽 기지국이 동시에 송신과 수신을 할 수 있다. 전이중 방식에서 신호는 링크의 용량을 공유해서 양방향으로 전달된다.

5.3.8 네트워크 아키텍처와 OSI 참조모형

1. 네트워크 아키텍처

데이터 전송을 담당하는 통신시스템은 데이터를 효율적이고 정확하게 주고받기 위해 많은 기능을 수행하여야 한다. 이러한 기능들은 송신자와 수신자 간에 서로 약속된 체계에 따라 수행되어야 하며 이러한 약속체계를 프로토콜(protocol)이라고 한다. 통신시스템이 수행해야 할 기능은 매우 복잡하고 방대하므로 기능별 특성에 따라 계층적인 프로토콜의 형태로 표현된다. 이와 같이 통신시스템이 갖추어야 하는 기능을 계층적인 프로토콜로 체계화한 것을 네트워크 아키텍처(network architecture)라고 한다. 즉, 컴퓨터와 단말기, 통신회선망의 기능이 서로 알맞게 배분되어 최적의 상태로 컴퓨터 통신망이 구축될 수 있게 하는 통신망의 기본 구조나 기술을 말한다. 대표적인 것으로는 IBM의 SNA(system network architecture), DEC의 DNA(digital network architecture) 등이 있다. 이와 같이 독자적인 네트워크 아키텍처를 사용하게 되면 같은 아키텍처를 사용하는 시스템 간의 통신은 매우 효율적일 수 있으나 다른 아키텍처를 사용하는 시스템 간에는 통신이 어려워지게 된다. 이러한 문제점을 해결하기 위해서 네트워크 아키텍처의 표준을 개발할 필요가 있다.

2. OSI 참조모형

국제표준화기구(ISO, international standard organization)에서는 통신망의 표준화를 위하여 통신시스템을 <그림 5-6>과 같이 7개의 기능계층으로 세분화하고, 각 계층에서는 정형화된 기능을 수행하도록 하는 구조적 모형을 제시하였다. 이 모형은 서로 다른 시스템의 원활한 상호연결이 가능하도록 하는 표준을 개발하기 위한 기본 골격을 제시한 것으로 개방시스템 상호접속을 위한 참조모형(open system interconnection reference model) 또는 OSI 참조모형이라 부른다. 즉, 인터페이스를 개방하고 메이커가 다른 이기종 간에도 통신이 가능하도록 고안된 표준적인 네트워크 아키텍처가 OSI(open system interconnection, 개방형 시스템간 상호접속)이다.

OSI 참조모형은 통신기능을 응용계층, 표현계층, 세션계층, 전송계층, 네트워크계층, 데이터링크계층, 물리계층 등 7개의 계층(layer)으로 나누어 각 계층마다 다른 시스템과 통신하는데 필요한 고유의 기능들을 수행하도록 정의하였다.

즉, 계층(layer)은 자료전송에 수반되는 일련의 통신 과업들(tasks)을 기능별로 구분한 것으로, 일정한 기능을 수행하는 소프트웨어 모듈들의 집합으로 볼 수 있다. 각 계층은 바로 아래 계층의 서비스를 받아 해당계층의 프로토콜에 따라 상대편 동일 계층과 통신하게 된다.

하나의 장치에서 각 계층은 바로 아래 계층의 서비스를 요구한다. 예를 들면, 제3계층은 제2계층에서 제공해주는 서비스를 이용하고, 제4계층에 서비스를 제공해준다. 전송하는 장치의 각 계층은 바로 위의 계층에서 받은 메시지에 자신의 정보를 추가하고 전체 패키지를 바로 아래 계층으로 보낸다. 제1계층에서 모든 패키지는 수신시스템에 전송될 수 있는 형태로 변환된다. 수신장치에 전달된 메시지는 수신시스템의 각 계층별 프로세스에 의해 해당하는 데이터를 수신하여 꺼내는 방식으로 각 계층에서 해체된다. 예를 들면, 제2계층은 자신의 계층에 해당되는 데이터를 꺼내고 그 나머지를 제3계층으로 보내며, 제3계층도 자신의 계층에 해당되는 데이터를 꺼낸 나머지를 제4계층에 보낸다.

〈그림 5-6〉 OSI 참조모형

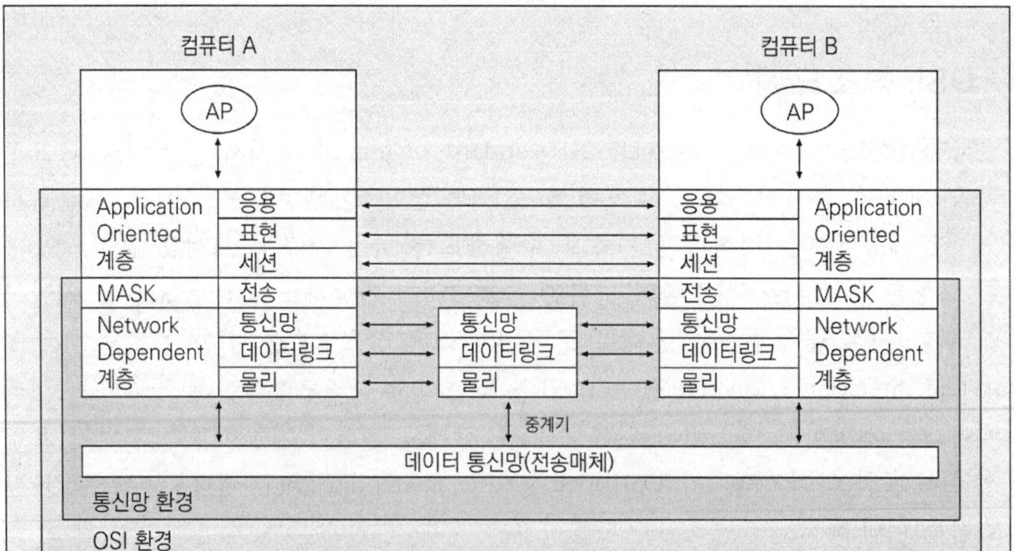

(1) 물리 계층(제1계층)

데이터 전송을 행하는 데는 이중연선이나 동축케이블, 광케이블 등의 물리적인 전송매체가 필요하다. 또 이들의 전송매체를 사용하여 통신을 행하는 데는 컴퓨터 단말과 전송매체와의 접속에 관하여 인터페이스 조건을 정해 둘 필요가 있다.

예를 들면, DTE와 DCE를 접속하는 경우에는 RS－232 케이블이 필요하다. RS－232C는 커넥터의 물리적 규격과 25개 핀 각각의 역할을 규정한 것을 말한다. DTE(data terminal equipment, 데이터 단말장치)는 사용자와 통신시스템의 접점에서 정보의 입출력을 담당하는 장치로서, 예를 들면 컴퓨터(단말기)가 있다. DCE (data circuit－terminating equipment, 데이터 회선종단장치)는 통신 회선의 양단에 위치해서 전송매체의 특성에 적합한 전송신호로 변환하거나 이와 반대로 전송된 신호를 수신측 단말기에 적합한 신호로 변환하는 장치로서, 예를 들면 모뎀(modem)이 있다. RS－232C 케이블에서는 커넥터 단자의 형상이나 크기 등의 기계적 조건을 국제적으로 정하고 있다. 또 25핀 중 몇 번의 핀을 송신선으로 하고 몇 번의 핀을 수신선으로 할 것인가 하는 전기적 조건에 대해서도 정하고 있다. 이와 같이 인터페이스 조건을 정함으로써 메이커가 다른 DTE와 DCE를 용이하게 접속할 수 있다. 이와 같이 물리적 매체를 상호 접속하기 위해서 전기적, 기계적 및 물리적 조건을 정하고 비트열로 전송되는 데이터를 보증하는 층을 물리층(physical layer)이라 한다.

즉, 맨 아래의 물리 계층(physical layer)은 통신회선의 물리적, 전기적 인터페이스를 담당한다. 물리 매체상에 비트 흐름을 전송하기 위한 하드웨어와 소프트웨어 기능들을 조정하는 것으로, 메인 회선의 기계적, 전기적 명세를 다룬다.

다시 말해서, 물리 계층(physical layer)은 전송매체(통신회선)에서의 전기적 신호 전송 및 제어 기능, 기계적 특성 및 절차를 규정한 것이다.

RS－232C는 모뎀과 터미널 간의 연결을 주목적으로 하고 있지만, 컴퓨터와 터미널 간, 그리고 PC와 PC 간의 연결에도 널리 사용된다. 이때 주로 5개 핀이 사용된다. RS－232C는 단말접속 장치의 국제규격이다.

① 회선구성

두 개 이상의 장치들을 어떻게 물리적으로 연결할 것인가? 전송선은 공유하게 할 것인가 아니면 두 장치 간에만 사용하도록 제한 할 것인가?

② 데이터 전송방식

연결된 두 장치 간의 전송을 한 방향으로 진행시킬 것인가? 양방향으로 할 것인가? 아니면 교대로 할 것인가?

③ 접속형태

네트워크 장치들을 어떻게 배열할 것인가? 데이터를 서로 직접 전달하는가? 중간장치를 통하는가? 데이터는 어떤 경로를 따라가는가?

④ 신호

어떤 종류의 신호가 정보 전송에 유용한가?

⑤ 부호화

어떤 신호 시스템을 이용하여 비트(0 또는 1)를 표현 할 것인가? 신호를 이용하여 데이터를 어떻게 표현할 것인가?

⑥ 인터페이스

통신을 쉽고 편리하게 하기 위하여 근접한 두 장치 간에 어떤 정보를 공유하는가? 해당 정보를 전송하기에 가장 효과적인 방법은 무엇인가?

⑦ 매체

데이터 전송을 위한 물리적인 환경은 무엇인가?

(2) 데이터 링크 계층(제2계층)

데이터 링크층(data link layer)은 오류제어나 흐름제어 등을 통해 인접하는 노드 간에 신뢰성있는 데이터전송을 담당한다. 즉, 두 인접시스템 간의 통신 및 전송 오류를 제어하는 기능을 규정한다. 데이터 링크 계층은 프레임을 오류 없이 한 기지국에서 다음 기지국으로 전달하는 책임이 있으며, 한 기지국과 다음 기지국 간의 오류처리와 흐름제어를 제공한다.

① 노드 대 노드 전달

데이터 링크층은 노드 대 노드 전달을 책임진다.

② 주소지정

이 계층에서 추가된 헤더와 트레일러는 가장 최근에 데이터가 머물렀던 노드와 다음 차례로 접근할 노드의 물리주소를 포함한다.

③ 접근제어

특정 순간에 어느 장치가 회선을 점유하는지를 결정할 필요가 있다.

④ 흐름제어

수신기로 과도한 양의 데이터가 전송되지 않도록 한 번에 전송될 수 있는 데이터의 양을 조절한다.

⑤ 오류처리

일반적으로 오류가 발생한 프레임 전체를 재전송하는 것으로 데이터 복구를 규정하고 있다.

⑥ 동기화

헤더는 프레임이 도착했다는 것을 수신 기지국에 알리기 위한 비트를 포함하고 있다. 또한, 그 비트들은 수신자가 전송된 프레임에 따라 타이밍을 맞추는 것에 필요한 패턴을 제공한다.

(3) 네트워크 계층(제3계층)

네트워크 계층(network layer)은 통신시스템 간의 통신경로를 설정하기 위한 교환 및 경로제어 기능을 수행한다. 네트워크 계층은 데이터 패킷(packet)을 발신지에서 목적지로 전달하는 것을 책임지며, 스위칭과 라우팅을 다룬다.

즉, 통신시스템 간의 정보 교환 및 중계, 경로제어, 흐름제어 기능을 수행한다.

IP(Internet Protocol)는 무연결 방식의 최적 자료전달을 책임진다.

① 발신지 대 목적지 전달

여러 네트워크 링크를 통하여 시작시점부터 의도된 목적지까지 패킷이 이동되게 한다.

② 논리주소 지정

발신지와 수신지 주소를 헤더(header)에 포함한다.

③ 라우팅(routing)

여러 경로를 이용할 수 있을 때 최선의 경로를 결정한다.

④ 스위칭(switching)

네트워크 전송을 위해 물리 링크들을 임시적으로 연결하여 더 긴 링크를 만들어 준다.

⑤ 주소변환

논리주소를 해석하여 그에 해당하는 물리주소를 찾아낸다.

⑥ 다중화

동시에 많은 장치들 간의 데이터 전송을 위해 하나의 물리회선만을 사용한다.

(4) 전송 계층(제4계층)

전송(수송) 계층(transport layer)은 하위계층의 기능을 이용해 상위계층 간에 신뢰성있는 데이터전송을 보증하기 위하여 데이터의 흐름제어나 전송의 효율성을 높이기 위한 다중화기능 등을 수행한다. 전송 계층은 오류제어와 흐름제어를 발신지 대 목적지 수준에서 감독하면서 전체 메시지가 완전하게 바른 순서로 도착하는 것을 보장한다. 즉, 전송 계층은 송수신 시스템 간의 논리적 안정과 네트워크 계층에서 전송된 패킷의 안전성을 보장한다. TCP 는 패킷별 일련번호를 관리해주어 송신자로부터 보내진 자료가 수신자에게 틀림없이 전송되도록 보장한다.

① 발신지 대 목적지 메시지 전달

목적지에서 메시지의 모든 패킷의 전송과 도착을 검사한다.

② 서비스 지점(포트) 주소 지정

③ 분할과 재조합

메시지를 전송 가능한 세그먼트들로 나누고 각 세그먼트에 순서번호를 기록한다. 그 번호는 목적지의 전송 계층이 메시지를 바르게 재조합하여 전송시 잃어버린 패킷들을 발견하고 대체할 수 있도록 한다.

④ 연결제어

모든 패킷들을 하나의 경로로 보낼지의 여부를 결정한다.

(5) 세션 계층(제5계층)

세션 계층(session layer)은 응용 프로세스 간의 대화연결을 관리한다. 즉, 사용자와 네트워크의 매개기능으로서 응용 프로세서 간에 데이터전송을 위한 대화의 설정과 관리, 그리고 해제기능을 수행한다. 네트워크 대화 제어자로서 통신 장치들 간의 상호작용을 설정하고 유지하며 동기화한다. 또한 갑자기 연결이 끊어질 경우 각 세션이 적절히 종료되도록 한다.

① 세션관리
세션을 하위세션으로 나누고, 긴 메시지를 전송하기에 적절한 대화 단위 (dialog unit)라 불리는 짧은 데이터 단위들로 나눈다.

② 동기화
대화 단위를 어떠한 순서로 전송할지를 결정하고, 전송시 수신자로부터의 확인이 요구되는 곳이 어디인지를 결정한다.

③ 대화제어
누가, 언제 대화 단위를 보내는지를 결정한다.

④ 원활한 종료
데이터 교환이 세션을 종료하기 전 적절한 때에 완료되는 것을 보장한다.

(6) 표현 계층(제6계층)

표현 계층(presentation layer)은 응용 프로세스 간에 교환될 데이터의 암호화, 압축, 형식변환 등의 기능을 담당한다. 즉, 데이터 구조와 형식 등을 결정하고 전송데이터를 공통적인 형식에 따라 변환하고 부호화하는 기능을 수행한다. 통신장치들 간의 연동을 보장해 준다.

① 변환
송신자가 사용하는 메시지의 형식을 전송에 사용할 수 있도록 상호 간에 수용할 수 있는 형식으로 변환하며, 목적지에서는 수신자가 이해할 수 있는 형식으로 변환한다.

② 암호화
데이터 보안을 위해 암호화와 해독을 담당한다.

③ 압축
전송을 보다 효율적으로 하기 위해 데이터를 압축하거나 압축을 해제한다.

④ 보안
암호와 로그인 코드를 확인한다.

(7) 응용 계층(제7계층)

최상위의 응용 계층(application layer)은 이용자와 인터넷과의 대화(interface)를 처리하는 계층으로서, 다양한 응응 프로세스에 대한 사용자 인터페이스를 제공한다. 응용 계층은 사용자(사람 또는 소프트웨어)가 네트워크에 접근할 수 있도록 해 준다. 핑(PING), 텔넷(TELNET), 전자우편(SMTP), 원격파일 접근과 전송(FTP), 네트워크관리(SNMP), 네트워크 파일 시스템(NFS), 원격프로시저 콜(RPC), 공유 데이터베이스 관리 및 여러 종류의 분산정보 서비스를 제공한다.

① 네트워크 가상 터미널

원격 호스트에 로그온이 가능하게 해준다. 이를 위해 응용 프로그램은 원격 호스트 상에 터미널 에뮬레이션 소프트웨어를 생성한다.

② 파일 접근, 전송 및 관리

원격 컴퓨터에서 다른 호스트의 파일에 접근할 수 있게 한다. 자기 컴퓨터에서 사용하기 위해 원격 컴퓨터로부터 파일을 가져오고, 자기 컴퓨터에서 원격 컴퓨터의 파일을 관리하거나 제어한다.

③ 우편 서비스

전자우편의 발송과 저장을 위한 기반을 제공한다.

④ 디렉토리 서비스

분산 데이터베이스의 소스(source)들과 객체, 서비스 모델에 대한 정보로의 접근을 제공한다.

5.4 정보통신의 활용

5.4.1 전자문서교환

(1) EDI의 개념

전자문서교환(EDI, electronic data interchange)이란 기업 간 수주, 발주, 수송, 결제 등 상거래를 위한 자료를 데이터 통신회선을 통해 표준화된 포맷과 규약에 따라 컴퓨터 간에 온라인으로 전달하는 것을 말한다. EDI를 이용하면 지금까지 종이형태의 문서에 기록하고 서명한 다음, 우편을 통해 전달되던 각종 주문서, 송장, 지불명세서 등이 데이터 통신망을 통해 전자적으로 전송되고 처리된다.

EDI를 실현하기 위한 구성요소는 일반적으로 전자문서와 통신방법의 표준화에 관한 EDI 표준(standard), 전자문서를 전송하거나 수신하기 위한 사용자 시스템(user system), 그리고 사용자 간에 통신망 서비스를 제공하는 제3자 통신네트워크인 서비스 제공업자 VAN으로 이루어진다. EDI 사용자시스템은 크게 소프트웨어와 하드웨어로 구분되며, EDI 소프트웨어는 사용자 서류를 입력, 편집, 출력하는 응용 소프트웨어, 다양한 사용자 응용 시스템에서 작성된 자료를 정해진 표준 형태로 변환시켜주는 변환 소프트웨어, 국제표준 메시지 형태로의 전자신호를 전송해주는 통신 소프트웨어로 구성된다. EDI 소프트웨어의 기능을 나타내면 <그림 5-7>과 같다.

현재 EDI는 전세계 무역, 금융, 운송 등 많은 분야에서 본격적으로 활용되고 있으며, 그 범위가 급속도로 확장되고 있다.

〈그림 5-7〉 EDI 소프트웨어 기능

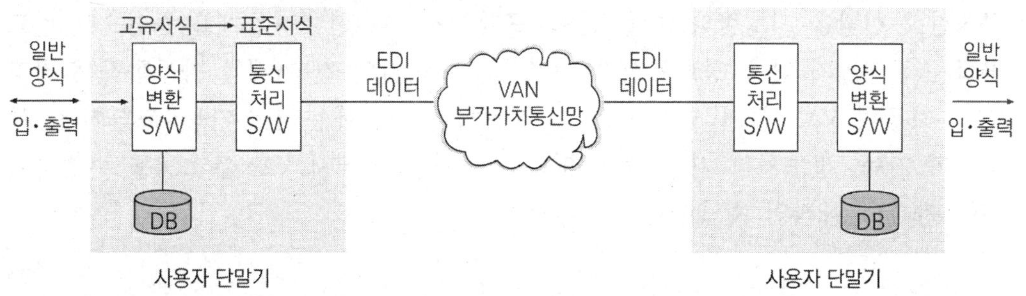

(2) EDI의 이점

① 전달의 지연 및 불확실성 제거

사람이 개입하지 않고 컴퓨터가 대신 거래문서를 교환하므로 문서 처리 및 수송상의 오류 가능성을 줄인다.

② 비용 절감

거래문서의 컴퓨터에 의한 신속한 전달로 비용을 절감할 수 있다.

③ 내부 작업방식 개선

불필요한 작업을 하지 않아도 되므로 내부 작업방식을 개선할 수 있다.

④ 작업의 생산성 향상

주문, 생산, 납품, 유통 등 모든 기업활동 단계에서 발생하는 문서를 보다 간편하고 신속하게 처리함으로써 전체적인 생산성을 향상시킬 수 있다.

⑤ 고객 서비스 수준의 향상

고객의 요구에 신속하게 대처하여 고객서비스의 수준을 향상시킬 수 있다.

5.4.2 부가가치통신망

부가가치통신(VAN, value added network)이란 회선을 직접 보유하거나 통신사업자의 회선을 임차하여 음성, 데이터 혹은 정보의 축적, 가공, 전송, 처리 등의 서비스를 제공하는 것을 말한다. 기존의 통신망을 이용하여 일반 국민이나 기업들에게 정보 전송이나 처리 등을 대신해 주는 사업을 부가가치통신 또는 부가통신이라고 하며, 데이터의 전송에만 사용되던 통신망의 가치를 높인다는 의미에서 부가가치통신망이라고 한다. 즉, KT와 같은 회선을 소유한 사업자로부터 통신회선을 빌려 독자적인 통신망을 구성하고, 거기에 고도의 통신서비스를 부가하여 새롭게 구성한 통신망을 지칭한다. 예를 들어, 포항제철이나 현대자동차를 중심으로 원료공급자와 거래처 간을 정보통신망으로 연결하여 기업 간 거래를 자동화하는 철강 VAN, 자동차 VAN 등이 있다. VAN이 제공하는 기능에는 전송기능, 교환기능, 통신처리 기능, 정보처리 기능 등이 있다. EDI의 관점에서 VAN은 EDI를 수행하기 위한 가장 효율적인 수단이다.

5.4.3 전자우편

전자우편(electronic mail, e-mail)은 컴퓨터 네트워크를 이용하여 단말끼리 메시지를 교환하는 방식이다. 중앙의 컴퓨터에는 메일박스(우편함)라는 메모리가 있는데, 발신자가 여기에 메시지를 저장하면 수신자는 자신에게 보내진 메시지를 꺼내 읽는다. 전자우편에서 발신자는 수신자에게 메시지를 보내기 위해 터미널에 주소와 라우팅 명령들을 포함한 메시지를 입력한다. 전자우편은 일상생활에서 편지를 배달할 때 생기는 시간의 지연과 그 외 다른 문제점들을 없애준다. 사용자들은 전화를 걸 때처럼 메시지를 보내는 바로 그 순간에 수신자가 그곳에 있는지를 고려하지 않아도 된다. 수신자들은 전자우편을 원할 때 언제든지 읽을 수 있다.

5.4.4 전자자금결제

전자자금결제(electronic funds transfer)란 은행과 은행, 은행과 고객 간에 전자적으로 자금을 이체하고, 대출 등을 청구하고 납부하도록 하는 것을 말한다. 즉, 어음·수표 등에 의한 장표방식 결제에 대응하는 개념으로, 지급결제 절차가 장표를 사용하지 않고 전자적인 방식에 의해 이루어지는 것을 의미한다. 전자결제방식의 사용이 증가하게 되면 지급결제의 신속화 및 간소화는 물론 장표 발행 및 취급비용의 감소로 인한 금융기관의 수지개선 효과도 크게 기대할 수 있다.

5.4.5 재택근무

재택근무(telecommuting)란 직장의 주컴퓨터와 가정에 설치된 컴퓨터를 정보통신망으로 연결하여, 직장으로 출퇴근을 하지 않고 가정에서 업무를 처리하는 새로운 작업환경을 말한다. 정보통신의 발달로 말미암아 종래의 사무형태와 같이 일정한 공간과 시간을 필요로 하는 근무 형태가 크게 변화하여, 모든 연락사항은 컴퓨터통신을 이용하면서 가정에서 필요한 시기에 업무를 수행하는 재택근무가 가능하게 되었다. 오늘날과 같이 교통체증이 심한 경우에는 출퇴근에 많은 시간을 낭비하지 않고 원하는 시간에 원하는 장소에서 업무를 볼 수 있어 협동작업이 불필요한 과업에 적용할 수 있다.

5.4.6 원격교육

원격교육(distance education, tele education)은 컴퓨터와 여러 기술을 이용하여 시간과 공간의 제한을 받지 않고 실시하는 멀티미디어 교육이다. 음성, 영상 교육 등과 같은 새로운 매체를 이용한 교육이 이루어질 수 있으며, 인구가 적은 지역에서나 거동이 불편한 학생들이 원격교육을 통하여 도시 또는 멀리 떨어진 지역과 질적으로 차이가 없는 교육을 받을 수 있다.

5.5 인터넷

5.5.1 인터넷의 개요

(1) 인터넷의 개념

인터넷(Internet)은 세계 210여개국(2012년 KISA 통계기준)에 걸쳐 연결되어 있는 세계 최대의 초대형 컴퓨터 통신망으로, 전 세계에 흩어져 있는 컴퓨터와 네트워크를 공통의 통신규약(프로토콜)에 따라 연결시킨 네트워크의 집합체라고 할 수 있다. 인터넷은 TCP/IP 네트워킹 프로토콜에 기반을 두고 있다.

(2) TCP/IP

TCP/IP(transmission control protocol/internet protocol)는 인터넷 표준 프로토콜이다. 즉, 인터넷을 통한 모든 전송방식을 규정한 프로토콜의 집합이다. 인터넷에서 컴퓨터들 간의 상호접속을 위한 통신 프로토콜이다. 이것은 컴퓨터 통신의 대표적인 프로토콜로서 네트워크를 통하여 컴퓨터가 통신하는 방법을 규정한 규약이다. 미국방성의 주요 부처인 ARPA(Advanced Research Project Agency)에서 개발한 네트워크를 통하여 컴퓨터가 통신하는 방법을 규정한 규약이 바로 TCP/IP이다. TCP/IP의 개발을 통하여 전세계의 컴퓨터가 연결될 수 있는 계기가 되었다.

TCP/IP는 PC, 워크스테이션 및 메인프레임 등 많은 종류의 컴퓨터에 내장되어 인터넷뿐만 아니라 WAN과 LAN 프로토콜로도 널리 사용되고 있다. TCP/IP만 장착(컴퓨터의 OS에 내장)되어 있으면 두 대의 컴퓨터가 인터넷을 통하여 전자우편, 파일전송, 원격로그인 등이 가능하다. TCP는 데이터의 흐름과 전송을, IP는 데이터가 목적지에 도착하게 해주는 기능을 한다. IP는 인터넷을 통하여 하나의 컴퓨터에서 다른 컴퓨터로 패킷을 주고 받기위해 사용되는 규칙들의 집합이다. TCP는 전송 데이터의 흐름을 제어하고 데이터의 에러 유무를 검사한다. TCP는 OSI 7계층에서 4계층인 전송(transport) 계층에 해당하며, IP는 3계층인 네트워크(network) 계층에 해당한다.

인터넷은 UNIX(유닉스)의 명령어 체계를 가지며, TCP/IP 라는 통신규약을 준수한다.

(3) 인터넷 데이터의 전송

인터넷을 통해 데이터를 송수신하는 것은 인터넷 애플리케이션(응용 프로그램)이 담당한다. 인터넷 애플리케이션(application)은 사용자들에게 직접 네트워크 서비스를 제공한다. 이러한 애플리케이션에는 웹 브라우저(web browser), FTP 프로그램, 텔넷 프로그램 등이 있다. TCP/IP를 사용하여 구축한 전산망(네트워크)에 접속된 컴퓨터들은 각각 고유의 주소 내지 식별자를 가지고 있어야 다른 컴퓨터들과 통신할 수 있다.

인터넷 상에서 데이터를 전송하는 개략적인 절차를 보면 다음과 같다.

① 인터넷 애플리케이션은 먼저 전송할 데이터를 운영체제(OS) 내의 TCP/IP 소프트웨어에게 전달하는데, 이때 수신측 컴퓨터에 전송할 데이터와 수신측 컴퓨터의 IP주소와 포트번호도 함께 보낸다.

IP주소는 인터넷에 연결된 기기(컴퓨터)를 식별하는 유일한 번호이고, 포트번호는 수신측에서 동작하는 여러 애플리케이션(application) 중에서 데이터를 수신할 애플리케이션을 식별하는 것으로 인터넷 애플리케이션의 포트번호는 모두 다르다. 결국, IP주소에 의해 수신측 컴퓨터가 정해지고, 포트번호에 의해 수신할 애플리케이션이 정해져 원하는 컴퓨터의 애플리케이션에 데이터가 전달된다.

② 인터넷 애플리케이션으로부터 전달받은 데이터와 수신측 정보는 우선 TCP 계층을 거쳐 IP 계층으로 전달된다.

TCP 계층은 TCP 프로토콜과 UDP 프로토콜 2개로 구분된다. 신뢰성이 요구되는 애플리케이션에서는 TCP를 사용하고, 간단한 데이터를 빠른 속도로 전송하는 애플리케이션에서는 UDP를 사용한다. TCP 계층에서 데이터가 전달되는 과정은 송신측과 수신측의 연결이 이루어진 것을 확인한 다음에 데이터의 전송이 시작된다. TCP에서는 데이터가 제대로 전송되면 수신측으로부터 잘 받았다는 응답을 반게 되는데, 만약 응답을 받지 못하면 데이터를 재전송한다.

반면, UDP에서는 송신측과 수신측의 연결을 거치지 않고, 일방적으로 데이터를 보내고 응답도 별도로 받지 않는다.

③ 애플리케이션으로부터 데이터를 받은 TCP는 데이터 앞에 TCP헤더(20바이트 크기)를 추가한 후 이를 IP로 보낸다.

TCP헤더는 송신측 포트번호, 수신측 포트번호, 순서번호(송신 데이터 일련번호), 인정(ACK)번호, 데이터 오프셋(데이터 시작위치), 제어비트(SYN, ACK, FIN 등의 제어번호, (예) SYN=1 : 연결요청(통신할 수 있니?), ACK=1 : 승낙(응, OK, 통신 시작하자!), 체크섬(데이터 오류검사에 필요한 정보) 등이 포함된다.

TCP는 데이터가 제대로 전송되었는지 확인하고 제대로 전송되지 않았다면 재전송하게 되는데, 이때 필요한 정보는 순서번호(일련번호)와 인정번호(ACK)이다. 송신측의 TCP 데이터에서 데이터의 일련번호인 순서번호를 TCP 헤더에 포함시켜 데이터를 전송하면, 수신측에서는 수신한 데이터의 순서번호에 받은 데이터 크기를 더한 값(바이트)을 인정번호로 하여 잘 받았다는 응답을 송신측에 보낸다.

만약 일정시간이 지나도록 수신측으로부터 응답이 없으면 데이터를 재전송한다. 그러나 몇 차례 데이터를 재전송해도 수신측으로부터 응답이 오지 않으면 애플리케이션에 전송오류가 발생했음을 알린다. TCP는 전송할 데이터가 큰 경우에는 적절한 크기로 분할하여 분할된 부분에 TCP 헤더를 추가한다.

(4) 인터넷주소와 구조

① IP(internet protocol) 주소

외국에 있는 친구에게 편지를 보내기 위해서는 상대방의 주소를 정확히 기재하여야 한다. TCP/IP를 사용하는 인터넷상에서도 상대와 컴퓨터통신을 하기 위해서는 주소를 알아야만 한다. 인터넷에서는 이 주소를 IP address 또는 internet number라고 부른다. 인터넷상의 모든 컴퓨터는 고유한 인터넷 프로토콜(IP) 주소를 할당받는다. IP 주소는 32비트의 숫자로 구성되어 있지만, 사용자가 기억하고 사용하기에 쉽도록 207.46.250.119와 같이 0에서 255 사이의 숫자열 4개를 점(period)으로 구분한 수이다.

이러한 현재의 인터넷 주소 체제를 IPv4라고 한다. 인터넷 사용자 수의 증가로 인하여 IPv4 주소 체제의 주소 부족 문제를 해결해야 하는 데, 여기에 대한 대안으로 나온 것이 IPv6 주소 체제이다. 이 방식은 각 부분은 콜론(:)으로 구분하고 16진수로 표시한다. 그리고 16비트씩 8부분으로 총 128비트가 사용된다.

사용자가 인터넷에서 다른 사용자에게 메시지를 보낼 때 메시지를 먼저 TCP 프로토콜을 사용하여 패킷(packet)으로 분해한다. 각각의 패킷은 전송 목적지의 주소를 가진다. 이들 패킷은 클라이언트에서 네트워크 서버로 전송되고, 여기서 다시 목적지 IP 주소를 갖는 특정 컴퓨터에 도착하기 위해 필요한 경로 상의 여러 서버들을 경유하게 된다. 일단 목적지 주소에 도착하면 패킷들은 원래 메시지로 재조합된다. 인터넷은 패킷 스위칭 네트워크로서 각 메시지를 패킷 조각으로 나눈다. 메시지 안에서 다른 패킷들과 관련된 장치의 위치에 대한 정보를 차례로 나열하며, 각 패킷은 보내는 장치와 받는 장치의 주소를 포함하고 있다. 각 패킷은 서로 연결된 다양한 네트워크를 통해서 독립적으로 이동할 수 있다. 그 결과 패킷들은 인터넷을 통해 다른 경로를 활용할 수 있으며, 순서에 관계없이 도착한다. 모든 패킷이 수신측 컴퓨터에 도착하면 패킷들은 완전한 메시지로 재조립된다.

② 도메인(domain) 이름

IP 주소는 데이터 전송을 위해 실질적으로 사용되는 것으로 단순한 숫자의 조합으로 이루어져 있어서 기억하기가 쉽지 않다. 인터넷 주소는 기억하기 어려워서 이 대신에 도메인 이름을 입력하여 검색이 가능하다. 따라서, 사용자들이 기억하기 쉽도록 어떤 뜻을 가진 단어들을 조합하여 해당 IP address에 이름을 붙이는데, 이 이름을 도메인 이름(domain name, 도메인명)이라고 한다. 도메인 이름은 인터넷에 연결된 개별 컴퓨터 각각에 고유한 32비트의 수인 인터넷 프로토콜 주소에 대응하는 영어식의 이름을 말한다. 일반 사용자들이 사용하는 인터넷 주소는 이 도메인 이름을 가리키며 데이터 전송시 컴퓨터 내부에서는 DNS(domain name systems)를 통하여 이 도메인 이름을 IP address로 자동적으로 변환시켜 준다. 즉, DNS 서버는 사용자가 사용하는 도메인 이름을 컴퓨터가 인식할 수 있도록 IP 주소로 변환시켜 준다. DNS 서버는 IP 주소와 이에 대응하는 도메인 이름을 저장하는 데이터베이스를 유지, 관리하는 역할을 한다.

(예) mdkong@ysu.ac.kr(mdkong : 사용자 id, ysu : 영산대학교, ac : 교육기

관, kr : 한국을 나타냄)

현재 IP주소를 할당하고 도메인을 등록/관리하는 기관은 미국의 경우 NIC(Network Information Center) 이고, 한국은 KRNIC(한국인터넷정보센터) 이다.

③ 인터넷 구조와 관리

인터넷에서의 데이터 통신은 오늘날 일반적으로 45Mbps에서 2.5Gbps 속도 범위 내에서 운영되는 대륙 간 고속 백본(backbone, 기간망)을 통해 이루어진다. 인터넷 백본은 지역 네트워크를 연결하고 지역 네트워크는 다시 인터넷 서비스 제공자(ISP), 대기업, 정부기관 등을 네트워크에 연결시킨다. 이러한 중계선은 보통 장거리 전화회사(네트워크 서비스 제공자)나 정부가 소유하고 있다. 미국의 경우, 지역연결 회선들은 지역전화 회사나 케이블 TV 회사가 소유하며 가정이나 기업의 사용자를 인터넷에 연결해 주고 있다. 지역 네트워크는 인터넷 서비스 제공자(ISP), 기업, 정부기관에 네트워크 사용권을 임대하고 있다. 개인 인터넷 사용자는 서비스 이용에 대해 ISP 업자에게 비용을 지불하며, 보통은 인터넷 사용량에 관계없이 정액요금을 지불하고 있다.

(5) 인터넷 서비스와 통신 도구

① 인터넷 서비스

인터넷은 클라이언트/서버 기술을 기반으로 한다. 인터넷을 사용하는 개개인은 웹 브라우저 소프트웨어와 같은 컴퓨터의 클라이언트 응용프로그램을 이용할 수 있다. 전자메일 메시지와 웹 페이지를 포함하여 모든 데이터는 서버에 저장된다. 클라이언트는 인터넷을 사용하여 원거리에 있는 컴퓨터의 특정 웹 서버에 정보를 요청하고 서버는 요청된 정보를 인터넷을 통하여 클라이언트에게 제공한다. 오늘날에는 PC나 컴퓨터뿐만 아니라 휴대전화, 소형 휴대용 디지털 단말기, 기타 정보가전 등도 클라이언트 플랫폼이 될 수 있다.

인터넷에 접속하는 클라이언트 컴퓨터는 다양한 종류의 서비스에 접근할 수 있다. 이러한 서비스로는 전자메일, 채팅과 인스턴트 메시징, 뉴스그룹, 텔넷(telnet), FTP(file transfer protocol), 웹(web) 등이 있다.

㉠ 전자메일(SMTP, simple mail transfer protocol)

전자메일(e-mail)은 여러 사람에게 동시에 메시지를 보내고 텍스트 문서나 멀티미디어 파일을 메시지에 첨부할 수 있는 기능이 있으며, 컴퓨터 간 메시지 교환을 가능하게 한다. SMTP를 구동시키면 인터넷 전자우편 주소를 가진 사람과 전자우편을 주고받을 수 있다.

받아보고 싶지 않은 광고성 전자우편(불법 소프트웨어, 음란사이트 등)을 스팸메일(spam mail)이라고 한다.

㉡ 채팅과 인스턴트 메시징

채팅(chatting)은 두 명이상이 동시에 인터넷에 접속하여 실시간으로 쌍방향 대화를 나눌 수 있게 한다. 인스턴트 메시징(instant messaging)은 참여자 소유의 사적 채팅 공간을 만들어 주는 채팅 서비스의 한 종류이다. 대표적인 인스턴트 메시징 시스템으로는 야후! 메신저(Yahoo! Messenger), 구글 토크(Google Talk), 윈도우 라이브 메신저(Windows Live Messenger) 등이 있다. 보안을 중요하는 기업들은 로터스 세임타임(Lotus Sametime) 같은 배타적인 인스턴트 메시징 시스템을 사용한다.

IRC(internet relay chat)는 인터넷을 이용하여 전 세계 사람들과 대화를 나눌 수 있도록 만들어진 채팅 프로그램이다.

㉢ 뉴스그룹

뉴스그룹(news group)은 록 밴드(rock band)와 같은 특정 주제에 대해 정보와 아이디어를 공유하는 인터넷 전자게시판 위에 형성된 범세계적 토론 그룹을 말한다. 누구든지 다른 사람이 읽을 수 있도록 메시지를 게시판에 올릴 수 있다. USENET은 인터넷을 이용하여 이야기를 나누는 토론공간이다.

㉣ 텔넷

텔넷(Telnet, 원격접속)은 원격 로그인을 가능하게 해주는 소프트웨어이다. 인터넷을 통하여 원격지 컴퓨터 시스템을 현재 자신이 사용하고 있는 로컬 컴퓨터처럼 사용할 수 있도록 해주는 서비스 기능으로 인터넷 표준 서비스의 하나이다. FTP와 개념이 유사하지만, FTP가 주로 파일을 송수신할 때 사용되지만, Telnet은 인터넷상에 연결되어 있는 컴퓨터에 접속하여 일정한 작업을 할 때 사용한다. 텔넷을 이용하면 한 컴퓨터 시스템에 있으면서 수천 마일 떨어진 또 다른 컴퓨터 시스템에 접속하여 작업할 수 있다. 사용자들은 가정에서 또는 여행을 하는 동안 사무실 컴퓨터에 로그온 할 수 있다. 텔넷을 사용하기 위해서는 원격지 시스템의 주소를 알 필요가 있다.

ⓜ FTP

FTP(file transfer protocol, 파일전송 프로토콜)는 인터넷에서 파일을 전송하기 위한 프로토콜로서, 인터넷을 통하여 어떤 한 컴퓨터에서 다른 컴퓨터로 파일을 송수신할 수 있도록 지원하는 서비스이다. 인터넷에서 원격 컴퓨터의 파일을 검색해서 가져올 때 이용되는 프로토콜을 말한다. FTP 서비스를 이용하면 다른 컴퓨터로부터 파일을 다운로드하는 것뿐만 아니라 업로드하는 것도 가능하다. FTP 서비스를 제공하는 서버가 어떤 운영체제이든, 또한 어떤 종류의 컴퓨터이든지 관계없이 접속하여 사용할 수 있다. 이는 TCP/IP 네트워크상에서 가장 널리 알려져 있는 프로토콜로 TCP/IP상의 다른 종류의 컴퓨터와 파일 또는 문서를 교환할 수 있다. FTP를 사용하기 위해서는 송신 혹은 수신하고자 하는 컴퓨터의 계정을 알아야 하며 일단 접속이 이루어지면 원하는 디렉터리(directory)에서 원하는 파일을 송신 혹은 수신할 수 있다. 파일 전송을 위해서는 원칙적으로 상대방 컴퓨터를 사용할 수 있는 계정이 필요하지만, 계정 없이 익명으로 접속하여 사용할 수 있는 것을 익명(anonymous) FTP라고 한다. 해당 시스템에 접속할 때 사용자 ID는 anonymous로 비밀번호는 자신의 인터넷 주소를 입력하면 된다.

ⓑ PING

PING(packet internet groper)은 원격 컴퓨터가 현재 인터넷에 연결되어 정상적으로 네트워크가 작동하고 있는지 파악할 수 있는 서비스이다. TCP/IP를 장착한 두 대의 컴퓨터 간의 연결을 확인해주는 소프트웨어이다.

ⓢ 고퍼(Gopher)

정보의 내용을 주제별이나 종류별로 구분하여 메뉴로 구성하고 메뉴방식으로 사용할 수 있는 인터넷 정보검색 서비스이다.

ⓞ 쿠키(Cookie)

인터넷 웹사이트의 방문정보를 기록하는 파일이다. 고객이 특정 홈페이지를 접속할 때 생성되는 정보를 담은 임시파일이다. 특정 사이트를 처음 방문하면 ID와 비밀번호를 기록한 쿠키가 만들어지고, 다음에 접속하면 별도의 절차 없이 사이트에 빠르게 연결할 수 있다.

ⓙ 인터넷 전화

기존 전화망 대신 인터넷망을 통해 음성 신호를 주고받는 서비스이다. 인터넷망을 이용하기 때문에 이론적으로 인터넷이 연결되는 곳이면 어디서든지 통화가 가능하다. 인터넷 이용료가 저렴하기 때문에 전화요금도 일반 유선전화에 비해 저렴한 강점이 있다.

ⓚ 인터넷 팩스

팩스는 지역전화 요금으로도 먼 거리로 보낼 수 있으며, 전송도 기억전달 방법을 통하여 보장될 수 있기 때문에 유용하다. 인터넷 서비스 제공업체(ISP)로부터 제공되는 팩스 서비스는 데스크톱 컴퓨터와 일반적인 팩스기기를 인터넷 서비스 제공업체의 네트워크 내에 위치한 팩스서버에 연결한다. 팩스 서비스는 팩스가 전자우편을 쉽게 보내는 것과 같이 쉽게 하기 위해서는 데스크톱 전자우편을 인터넷 서비스 제공업체의 팩스서버들과 연결할 수 있다.

〈표 5-2〉 주요 인터넷 서비스

서비스	기 능
이메일	개인 간 메시지 전달과 문서의 공유
채팅과 인스턴트 메시징	쌍방향 대화
뉴스그룹	전자게시판의 토론 그룹
텔넷	인터넷을 통하여 원격지 호스트 컴퓨터에의 접속 지원
FTP	인터넷상에 연결되어 있는 컴퓨터들 간 파일을 쉽고 빠르게 전송하는 서비스
월드와이드웹(WWW)	하이퍼텍스트 링크를 사용하여 정보(텍스트, 오디오, 그래픽, 동영상 등)의 검색, 포맷팅 및 표시(display)

② VoIP

인터넷은 음성통신과 기업 네트워킹의 가장 보편적인 플랫폼이 되었다. VoIP(Voice over IP)는 인터넷 IP 계층을 이용한 음성 전송기술이다. 음성 데이터를 인터넷 프로토콜 데이터 패킷으로 변환하여 일반 데이터망에서 통화를 가능하게 해주는 통신서비스 기술이다. 기존의 아날로그 전화라인(PSTN) 대신 고속 인터넷을 이용하여 전화통화하는 통신시스템이다.

이 기술은 지역과 장거리 전화 네트워크 사용에 대한 요금 부담 없이 패킷교환 방식을 통해 디지털 형식으로 음성정보를 전달한다. 보통 공중전화망을 통해 전송되던 전화통화가 인터넷 프로토콜을 기반으로 하는 기업 네트워크나 인터넷을 통해 이루어질 수 있다. 마이크와 스피커를 장착한 데스크톱(desktop) 컴퓨터나 VoIP를 지원하는 전화기를 통해 전화를 걸거나 받을 수 있다.

VoIP 전화는 음성 메시지를 디지털화하고 최종 목적지에서 재조합되기 전까지 서로 다른 경로를 통해 전달할 수 있는 데이터 패킷으로 쪼갠다. 게이트웨이(gateway)라고 부르는 최종 목적지에 가장 가까운 프로세서는 이 패킷들을 순서에 맞게 정리하고 수신자의 전화번호나 수신 컴퓨터의 IP 주소로 보낸다. VoIP의 장점은 장거리 전화비용의 절감과 전용회선에 대한 월정 요금 부담을 줄일 수 있고 IP네트워크는 통신과 컴퓨팅 서비스 둘 다 처리할 수 있는 단일 음성-데이터 인프라를 제공한다. 또한 전통적인 전화 네트워크와는 달리 재배선(rewiring)이나 네트워크 재설정 없이 전화를 추가하거나 다른 사무실로 옮길 수 있다.

③ 통합통신망

과거에는 유무선 데이터 및 음성통신과 영상회의를 위한 기업 네트워크들은 서로 독립적으로 운영되고 정보시스템 부서가 개별적으로 관리하였다. 이제는 기업들은 이러한 이질적 통신방식들을 통합 통신기술을 사용하여 단일 범용 서비스로 통합시킬 수 있다. 통합 통신망(unified communication network)은 음성통신, 데이터통신, 인스턴트 메시징, 이메일 및 화상회의 등을 위한 이질적 채널을 통합하여 사용자가 서로 다른 통신방식들 간을 끊김없이 전환할 수 있는 환경을 구축하고 있다.

④ 가상사설통신망

가상사설통신망(VPN, virtual private network)은 인터넷망을 전용선처럼 사용할 수 있도록 특수 통신체계와 암호화기법을 제공하는 서비스로 기업 본사와 지사 또는 지사 간에 전용망을 설치한 것과 같은 효과를 거둘 수 있으며, 기존 사설망의 고비용 부담을 해소하기 위해 사용한다.

5.5.2 웹

웹(web)이란 텍스트, 동영상, 정지화상, 다른 페이지 등과 연결할 수 있도록 하이퍼텍스트 등을 포함하는 문서나 페이지들의 집합을 말한다. 웹은 인터넷에서 분산된 정보의 저장소 역할을 한다. 웹은 인터넷에 존재하는 일반 텍스트 형태의 문서, 그림, 음성, 그리고 동화상 등의 각종 자료들을 인터넷 주소(URL)를 이용해서 하나의 문서 형태로 통합적으로 관리, 제공해 주는 역할을 한다. 문자 위주의 서비스에서 탈피하여, 문자·영상·음성 등이 혼합된 멀티미디어 정보를 마치 거미줄과 같은 통신망으로 세계 각지에 연결시켜 주는 서비스이다. 웹은 클라이언트/서버 구조를 통하여 정보를 저장, 검색, 형식지정 및 표현하기 위해 전세계적으로 인가된 표준을 가진 시스템이다. 즉, 웹은 가장 대중적인 인터넷 서비스이며 정보의 저장, 검색, 포맷팅, 표시를 위하여 범세계적으로 인정된 표준을 사용하는 클라이언트/서버 구조의 시스템이다. 웹사이트는 인터넷에서 사용자들이 정보가 필요할 때 언제든지 그것을 제공할 수 있도록 웹서버에 정보를 저장해 놓은 집합체를 말한다. 인터넷에 들어가는 관문으로 간략히 사이트(site)라고도 하며, 흔히 홈페이지 주소로 되어 있다.

(1) WWW

WWW(world wide web)은 전 세계에 걸쳐있는 정보를 하이퍼텍스트를 근간으로 하여 저장, 관리하며 사용자들이 신속, 정확, 편리하게 인터넷 상의 정보(문자, 그림, 음성, 영상)를 이용할 수 있도록 해 주는 것이다. HTTP 프로토콜을 사용하는 하이퍼텍스트 기반의 멀티미디어 종합정보서비스이다. 또한 전 세계에 퍼져 있는 정보가 서로 연결되어 있는 정보 저장소이다. WWW은 하이퍼텍스트(hypertext) 개념을 사용한다. 하이퍼텍스트 환경에서 정보는 문서의 집합으로 저장된다. 문서는 포인터 개념을 이용하여 서로 연결된다. 항목은 이들 포인터를 사용하는 다른 문서와 연관될 수 있다. 문서를 읽고 있는 사용자는 다른 문서와 연결된 항목을 클릭함으로써 다른 문서로 이동할 수 있다. 웹에서 이용하는 하이퍼텍스트를 페이지(page)라고 하며 기관이나 개인을 위한 메인 페이지를 홈페이지라고 한다. 하나의 특정 주제에 대한 정보는 분산되어 있을 수도 있고, 그렇지 않을 수도 있다. 분산되어 있지 않은 경우에 전체 정보는 같은 서버에 하나 이상의 웹 페이지로 구성될 수 있다. 분산된 경우는 정보가 서로 다른 서버들로 분산된 여러 페이지로 구성된다.

(2) 하이퍼텍스트

하이퍼텍스트(hypertext)는 다른 문서에 대한 연결고리(파란색의 텍스트)를 가지고 있는 문서이다. 한 문서에서 다른 문서로 연결(link)이 되어 있어서 문서와 문서 간, 내용과 내용 간이 꼬리에 꼬리를 물고 서로 연결되어 있다. 따라서, 사용자는 단지 브라우저에 있는 하이퍼텍스트가 제공하는 텍스트를 마우스로 클릭하기만 하면 전세계에 걸쳐 연결되어 있는 문서를 마음대로 검색할 수 있게 된다. 이와 같이 하이퍼텍스트 내에 있는 링크(link)를 하이퍼링크(hyperlink)라고 부르며, 이 하이퍼링크를 이용해서 사용자는 원하는 정보를 찾을 수 있다. 하이퍼텍스트는 문서 중간 중간에 특정 키워드를 두고 문자나 그림을 상호 유기적으로 결합하여 연결시킴으로써, 서로 다른 문서라 할지라도 하나의 문서인 것처럼 보이면서 참조하기 쉽도록 하는 방식을 적용한다.

(3) 하이퍼미디어

하이퍼미디어(hypermedia)는 텍스트 문서들에 대한 연결(link)뿐만 아니라 다른 미디어(음성, 화상, 동영상)에 대한 연결도 가지고 있는 것을 의미한다. 현재 사용되는 브라우저들은 대부분 하이퍼미디어 기능을 통하여 다양한 형태의 정보를 쉽게 검색하도록 지원한다.

(4) HTML

HTML(hypertext markup language, 하이퍼텍스트 구성언어)은 웹 페이지 작성용 언어이다. 웹에서 제공되는 하이퍼텍스트 문서를 제작하는데 사용되는 표준 언어이다. 브라우저가 웹 페이지의 형식을 지정할 수 있기 때문에 이것을 마크업 언어(markup language)라고 한다. 즉, HTML은 텍스트, 그래픽, 비디오, 음성이 웹 페이지 문서에 표현되도록 기술하는 언어이다. HTML은 하이퍼텍스트를 구성하기 위한 언어로서 구조화된 형식을 취하며 웹 브라우저를 통해 쉽게 인터넷에 접근할 수 있게 해 준다. HTML같은 마크업 언어는 파일 자체에 형식지정 명령을 삽입할 수 있게 한다. 그 명령은 문서와 함께 저장된다. HTML을 이용하게 되면 본문과 형식지정을 위한 명령으로 ASCII문자만 사용할 수 있다. 이 방식으로 모든 컴퓨터가 ASCII 문서로 된 전체 문서를 받을 수 있다. 본문은 데이터로서 사용되고 브라우저는 형식지정 명령을 이용해 데이터 형식을 지정할 수 있다. WWW 서버와 사용자 간에 오가는 데이터는 이 HTML 형식으로 작성한 source와 이 source에서 사용되는 데이터로 구성된다.

(5) XML

XML(extensible markup language)은 웹에서 구조화된 문서 전송이 가능하도록 설계되고 표준화된 마크업 언어로 어떤 플랫폼에서나 읽을 수 있는 포맷을 제공하여 특정 회사 제품이나 환경에 구애받지 않는 언어이다. 이것은 인터넷 웹페이지를 만드는 HTML을 획기적으로 개선하여 만든 차세대 인터넷 언어이다. HTML보다 더욱 강력하고 유연하다. HTML보다 홈페이지 구축 기능, 검색 기능 등이 향상되었고 클라이언트 시스템의 복잡한 데이터 처리를 쉽게 한다. 또한 인터넷 사용자가 웹에 추가할 내용을 작성, 관리하기에 쉽게 되어 있다. HTML은 웹 페이지에서 데이터베이스처럼 구조화된 데이터를 지원할 수 없지만 XML은 사용자가 구조화된 데이터베이스를 뜻대로 조작할 수 있다. 구조적으로 XML 문서들은 SGML(standard generalized markup language) 문서 형식을 따르고 있다. XML은 문서의 내용(content) 요소들의 의미를 나타내기 위해 태그를 부착함으로써 컴퓨터가 자동적으로 데이터를 조작하고 해석할 수 있도록 해주며, 인간의 간섭 없이 데이터를 운영할 수 있도록 해준다. XML은 태그(tag)와 속성을 사용자가 정의할 수 있으며, 문서의 내용과 이를 표현하는 방식이 독립적이다. XML은 HTML에 사용자가 새로운 태그를 정의할 수 있는 기능이 추가 되었다. HTML과는 달리 DTD(document type definition)가 고정되어 있지 않으므로 논리적 구조를 표현할 수 있는 유연성을 가진다. XML은 데이터 교환을 위한 표준 포맷을 제공하며, 웹 서비스로 하여금 데이터를 하나의 프로세스에서 다른 프로세스로 전달할 수 있도록 해준다.

다시 말해서, XML은 기존의 HTML의 단점을 보완하여 대규모의 전자출판이나 웹에서 구조화된 폭넓고 다양한 문서들을 상호교환 가능하도록 설계되고 표준화된 마크업 언어이다.

(6) HTTP

HTTP(hypertext transfer protocol, 하이퍼텍스트 전송 프로토콜)는 인터넷에서 하이퍼텍스트(hypertext) 문서를 교환하기 위하여 사용되는 통신규약이다. 즉, HTTP는 WWW 서버와 클라이언트(정보요청자)가 하이퍼텍스트 문서 전송을 위해 사용하는 통신 프로토콜이다. 인터넷 주소를 지정할 때 'http://www....'와 같이 하는 것은 www로 시작되는 인터넷 주소에서 하이퍼텍스트 문서의 교환을 http 통신규약으로 처리하라는 뜻이다.

(7) URL

URL(Uniform Resource Locator, 자원 위치 지정자)은 인터넷에서 찾고자 하는 정보의 위치를 지정하는 표준이다. 즉, URL은 인터넷에서 자신이 원하는 정보 자원을 찾기 위해서 필요한 해당 정보 자원의 위치와 종류를 나타내는 일련의 규칙을 말한다.

URL은 세 가지를 지정하는데, 접근하고자 하는 방법, 호스트 컴퓨터, 경로이다.

① 방법

방법(method)은 문서를 검색하기 위해 사용되는 프로토콜이다. 문서를 검색할 수 있는 프로토콜로는 HTTP, FTP, 고퍼, 뉴스, 텔넷 등이 있다.

② 호스트

호스트(host)는 정보가 들어 있는 컴퓨터이다. 컴퓨터의 이름은 별명일 수 있다. 오늘날 웹페이지는 일반적으로 WWW로 시작되는 별명을 가진 컴퓨터에 저장되어 있다.

③ 경로

경로(path)는 정보가 위치한 파일의 경로이름이다. 경로는 UNIX 운영체제의 디렉토리와 파일을 슬래시(/)로 구분한다.

즉, 여기에는 사용하려는 프로토콜, 정보 자원을 가진 컴퓨터의 위치, 파일 디렉토리, 접근하려는 정보 자원(파일) 이름으로 구성된다. 인터넷을 서핑할 때 주로 입력하는 '주소'는 도메인 이름(예: naver.com)이나 IP 주소(예: 222.122.195.6)인데, 이는 어디까지나 해당 인터넷 서비스를 제공하고 있는 컴퓨터(예: 서버)의 위치를 나타내는 것이며, 해당 서비스를 제공하는 컴퓨터의 특정 정보 자원을 지칭하는 것이 아니다. URL은 인터넷 도메인 이름이나 IP 주소는 물론, 이메일, 파일 전송과 같이 컴퓨터 네트워크 정보 자원을 이용하는 모든 형태에 적용된다.

(8) 브라우저

브라우저(browser)는 웹 검색용 프로그램으로서 월드 와이드 웹에서 모든 정보를 볼 수 있도록 해주는 응용 프로그램이다. 인터넷 상에서 HTML 문서를 보기 위하여 사용되는 프로그램이다. 즉, WWW 서버에 접근하여 원하는 정보를 찾아볼 수 있게 해주는 응용 프로그램으로서 WWW 서버가 가지고 있는 데이터(음성, 동영상, 문자 정보 등)를 HTML로 작성한 형식에 맞게 사용자 PC의 화면에 나타내주는(browse) 소프트웨어로서 사용자가 보다 쉽게 사용할 수 있도록 해준다. 일반적인 기능으로는 웹 페이지 열기, 최근 방문한 인터넷 주소(URL)의 목록 제공, 자주 방문하는 URL 기억 및 관리, 웹 페이지의 저장 및 인쇄, 전자우편이나 뉴스그룹을 이용할 수 있는 프로그램과 HTML 문서편집 등이 있다. 기술적인 측면에서 보면, 웹브라우저는 인터넷 웹 서버에 자료를 요청하기 위해 HTTP를 사용하는 클라이언트 프로그램이다. 일반적으로 브라우저는 제어기, 클라이언트 프로그램, 해석기의 세 부분으로 구성되어 있다.

최초의 상용 브라우저는 1993년 개발된 모자이크(Mosaic)인데, 모자이크 내에 있던 사용자 인터페이스 기능들은 넷스케이프 네비게이터에 많은 영향을 끼쳤으며, 마이크로소프트의 인터넷 익스플로러가 그 뒤를 이었다. Lynx는 유닉스나 VMS 사용자들을 위한 텍스트 기반의 웹브라우저이다.

(9) 웹 서버

웹 서버(web server)는 인터넷상에 저장된 웹 페이지를 찾고 관리하는 소프트웨어이다. 웹 서버는 웹 페이지들이 저장되어 있는 컴퓨터에서 사용자가 요청한 웹 페이지의 위치를 찾아내고 이를 사용자의 컴퓨터로 전달한다. 웹 사이트를 통해 서비스를 하려면 웹 서버 프로그램을 설치해야 한다. 이 웹 서버는 이메일, 파일 전송 규약(FTP) 파일의 내려받기, 홈 페이지 구축, 전자 상거래 등에 필요한 인터넷 및 인트라넷과 관련된 프로그램들의 패키지의 일부로 나온다. 오늘날 가장 일반적으로 사용하는 웹 서버는 아파치(Apache) HTTP 서버이며 전세계 웹 서버 시장의 61.45%(2012년 기준)를 점유하고 있다. 아파치는 무료로 사용할 수 있는 오픈 소스 제품으로 해당 웹 사이트에서 다운로드 받을 수 있다.

(10) 웹 2.0과 웹 3.0

① 웹 2.0

웹 1.0은 과거와 같이 인터넷 상에서 정보를 모아 단지 보여주기만 하는 환경을 일컫는다.

오늘날 웹 사이트는 단지 정적 콘텐츠만을 가지고 있지 않으며, 여러 사람들이 서로 협력하고 정보를 공유하며 나아가 새로운 서비스와 온라인 콘텐츠를 창조할 수 있도록 해 주고 있다. 웹 2.0이란 데이터의 소유자나 독점자 없이 누구나 손쉽게 데이터를 생산하고 인터넷에서 공유할 수 있도록 한 사용자 참여 중심의 환경을 말한다. 웹 2.0은 네 가지의 특징을 가지는데, 상호작용성, 실시간 사용자 통제, 사회적 참여(공유) 및 사용자 생성 콘텐츠(user generated content, UGC)이다. 이러한 특징을 지원하는 기술과 서비스로는 클라우드 컴퓨팅, 소프트웨어 매시업과 위젯, 블로그, RSS, 위키, 소셜 네트워크(social networks) 등이 있다.

㉠ 클라우드 컴퓨팅

클라우드 컴퓨팅(cloud computing)은 이용자의 모든 정보를 인터넷 상의 서버에 저장하고, 이 정보를 각종 IT 기기를 통하여 언제 어디서든 이용할 수 있다는 개념이다. 클라우드로 표현되는 인터넷상의 서버에서 데이터 저장, 처리, 네트워크, 콘텐츠 사용 등 IT 관련 서비스를 한 번에 제공하는 혁신적인 컴퓨팅 기술인 클라우드 컴퓨팅은 '인터넷을 이용한 IT 자원의 주문형 아웃소싱 서비스'라고 정의되기도 한다.

㉡ 매시업과 위젯

매시업(mashups)과 위젯(widgets)은 사용자와 시스템 개발자가 새로운 것을 만들기 위해 콘텐츠와 소프트웨어 컴포넌트를 조합할 수 있도록 하는 소프트웨어 서비스이다. 이러한 응용 프로그램들은 데스크톱 대신 웹상에서 실행된다. 웹 2.0으로 인해 웹은 더 이상 웹 사이트의 집합이 아니라 사용자가 필요한 응용 시스템을 개발하는데 이용할 수 있는 데이터와 서비스의 원천이 되었다. 웹 2.0의 도구와 서비스는 사람들이 자신들의 선택에 따라 서로 교류할 수 있는 소셜 네트워크와 기타 온라인 커뮤니티를 창조하는 토대가 되었다.

㉢ 블로그

블로그(blog)는 일반인들이 자신의 관심사에 따라 일기, 칼럼, 기사 등을 자유롭게 올릴 수 있을 뿐 아니라, 개인출판, 개인방송, 커뮤니티까지 다양한 형태를 취하는 개인용 웹 사이트를 말한다. 웹(web) 로그(log)의 줄임말로, 1997년 미국에서 처음 등장하였다. 새로 올리는 글이 맨 위로 올라가는 일지(日誌) 형식으로 되어 있어 이런 이름이 붙었다.

㉣ RSS

RSS(rich site summary, really simple syndication, or RDF site summary)는 포털 사이트나 블로그와 같이 컨텐츠 업데이트가 자주 일어나는 웹사이트에서, 업데이트 된 정보를 자동적으로 쉽게 사용자들에게 제공하기 위한 서비스이다. 사이트가 제공하는 RSS 주소를 소정의 RSS Reader 프로그램에 등록하기만 하면, 업데이트된 정보를 찾기 위해 매번 로그인하거나 방문할 필요 없이 PC나 휴대폰 등을 통하여 자동으로 전송된 콘텐츠를 이용할 수 있다.

㉤ 위키

위키(wikis)는 사용자들이 이미 다른 사람들이 작성한 콘텐츠를 포함한 모든 콘텐츠에 대한 추가, 수정 또는 삭제를 허용하는 협업적 웹 사이트이다. 위키(wikis)는 '빨리'라는 의미의 하와이 말에서 유래되었다. 대부분의 위키 소프트웨어는 다른 사용자의 작업을 모니터링하고 오류를 수정할 수 있는 기능을 갖추고 있다.

㉥ 소셜 네트워크

소셜 네트워크(social network) 서비스는 친구, 선후배, 동료 등 지인들과의 관계망을 구축해 주고 이들의 정보관리를 도와주는 서비스를 말한다. 즉 인터넷상에서 다른 사람들과 친구 또는 사회적 관계를 맺는 서비스이다. 소셜 네트워킹 사이트는 매우 상호 작용적이며 실시간 사용자 컨트롤을 제공하고, 사용자 생성 콘텐츠(UGC)에 의존적이며 사회적 참여와 콘텐츠 및 의견의 공유에 폭넓게 기반을 두고 있다. 대표적인 소셜 네트워킹 사이트로는 2013년 기준의 회원수 11억 5,000만명을 보유한 페이스북, 회원 2억 1,500만명을 보유한 트위트, 마이스페이스, 그리고 전문가 집단을 위한 링크드인(LinkedIn) 등이 있다.

② 웹 3.0 : 미래의 웹

일반인에게 1천억 웹 페이지에 대한 검색을 보다 생산적이고 의미있게 만들 수 있는 기술 개발이 미래 웹의 큰 부분을 차지하고 있다. 웹 1.0은 정보에 대한 접근을 해결하였고, 웹 2.0은 사람들 간의 정보 공유와 새로운 웹 활용 방식의 문제를 풀어냈다. 웹 3.0은 모든 디지털 정보와 모든 연락처들을 하나의 의미있는 공간으로 묶을 수 있는 문제를 풀어야 하는 미래의 웹이다. 가끔 웹 3.0을 시맨틱 웹(semantic web)이라 부르기도 한다.

시맨틱 웹 기술은 컴퓨터가 정보를 제공하기 위해 자체적으로 웹상의 정보를 탐색 및 수집하여 논리적으로 추론하는 정보처리 기능이다. 즉, 정보를 이해하고 다양한 정보 간 의미요소를 연결함으로써 지능적 판단에 따라 추출·가공하는 처리방식이다. 시맨틱 웹 기술을 적용한 '시맨틱 검색 시스템'은, 검색어의 의미를 분석·추론하여 사용자가 원하는 정보를 찾아내고 관련된 다른 정보까지 함께 제공한다. 이로 인해 단순히 키워드만 연결시키는 기존의 검색방식을 보완·대체할 수 있는 차세대 정보검색 시스템으로 각광받고 있다. 이것은 컴퓨터가 사람을 대신하여 정보를 읽고 이해하고 가공하여 새로운 정보를 만들어 낼 수 있도록 이해하기 쉬운 의미를 가진 차세대 지능형 웹이다. 예를 들면, 휴가 계획을 짜기 위하여 웹상에 있는 여행 정보를 일일이 직접 찾아서 비행기와 호텔을 예약하는 대신에 자동화된 프로그램에 대략적 휴가 일정과 개인의 기호만을 알려주면 자료의 의미가 포함되어 있는 웹상의 정보를 해독하여 손쉽게 세부 일정과 여행에 필요한 예약이 이루어지는 것과 같은 원리이다.

5.5.3 인트라넷과 엑스트라넷

(1) 인트라넷

인트라넷(intranet)은 '기업내부용 인터넷'이라고도 불리며, 인터넷의 웹(web)기술을 이용하여 조직의 내부 정보시스템을 구축하는 것을 말한다. 인트라넷은 인터넷 기술에 기반한 기업 내부의 네트워크이다. 즉, 인터넷 관련기술과 통신규약을 이용하여 조직내부 업무를 통합하는 네트워크를 말한다. 인트라넷은 '내부'라는 의미의 intra와 인터넷(internet)이 결합한 합성어로서 인터넷을 조직의 내부정보망으로 활용하는 새로운 개념의 네트워크 환경이다. 한마디로 인트라넷은 기존의 그룹웨어를 인터넷상에서 구현한 것이라 할 수 있다. 인트라넷은 월드와이드웹(WWW)이라는 표준 프로토콜과 웹 브라우저라는 표준 프로그램을 사용한다. 인터넷이 세계적인 규모로 누구든지 정보를 공유할 수 있는 것에 반하여 인트라넷은 회사 내의 구성원들만이 정보를 공유할 수 있다는 점에서 구분된다. 인트라넷을 사용하게 되면 별도의 통신망을 구축하지 않더라도 세계 어느 곳에서도 자신이 속한 조직의 정보시스템을 사용할 수 있고, 거래관계가 있는 다른 조직과의 자료교환도 쉬워져 상호 정보를 공유할 수 있는 기회가 많아지게 된다.

인트라넷은 인터넷 기술을 이용하기 때문에 적은 비용으로 큰 성과를 얻을 수 있고, 차세대 정보기술로 빨리 전환할 수 있으며, 조직 내외부의 정보를 결합하기 쉽다는 장점과 기회를 제공한다. 대외비를 요하는 기업 내 정보에 대해서는 방화벽(firewall)을 설치하여 외부 인터넷 이용자와 차단시켜 보안을 유지하여야 하지만, 기업의 홍보자료와 같이 대외적으로 공개할 필요가 있는 정보는 기존의 인터넷을 통하여 고객이나 관련기업이 자유롭게 접근할 수 있도록 할 수 있다.

(2) 엑스트라넷

엑스트라넷(extranet)은 인터넷 기술을 사용하여 공급자, 고객, 협력업체 사이의 인트라넷을 연결하는 협력적 네트워크를 말한다. 엑스트라넷은 외부를 의미하는 'extra'와 통신망을 의미하는 'net'의 합성어로, 인트라넷이 기업체 내에서만 국한된 정보시스템이라면 엑스트라넷은 기업체와 다른 기업체들 또는 고객까지도 정보를 교환하고 관리할 수 있는 시스템이다. 따라서 엑스트라넷 체제 하에서는 고객과 기업 간의 즉각적인 상호작용이 가능해져, 고객의 의견을 즉시 반영할 수 있다는 장점이 있다. 엑스트라넷은 전용선이나 VAN(value added network, 부가통신망)을 이용한 기존 기업 간 정보 시스템보다 구축이 훨씬 용이하다. 이는 접속 상대 기업이 월드와이드웹(WWW) 브라우저를 사용할 수 있는 환경만 마련하면 되기 때문이다. 또한 표준 웹서버 및 웹 브라우저, 전자우편과 같은 개방형 기술을 기반으로 구축되므로 독자적인 네트워크를 구축, 운영하는 것에 비해 훨씬 경제적이다. 그러나 타 기업의 접속이 허용되므로 반드시 적절한 보안기술을 적용해야 한다.

5.6 무선통신

무선통신은 기업이 보다 쉽게 고객, 거래처 및 직원들과 연락할 수 있게 해주며 업무계획을 유연성 있게 수립할 수 있도록 한다. 무선기술은 또한 새로운 상품과 서비스뿐만 아니라 신규 판로를 창출해 낸다. 이동통신, 컴퓨팅 작업 또는 기업 정보시스템으로의 원격 접속이 필요하다면 무선 개인용 컴퓨터, 휴대전화, 스마트폰 등과 같은 무선장비를 이용할 수 있다. 스마트폰은 음성 전송은 물론 이메일, 메시징, 무선 인터넷 접속, 디지털 카메라 및 개인 정보관리 등의 기능을 제공한다.

5.6.1 휴대전화시스템

초기의 디지털 휴대전화시스템은 음성과 단문 메시지 형식의 제한된 데이터 전송을 목적으로 설계되었다. 이동통신 회사들은 자동차에서 이동 중인 사용자에게는 144Kbps, 정지해 있는 사용자에게는 2Mbps 이상의 전송속도를 가지는 3세대(3G) 네트워크라 부르는 훨씬 더 강력한 휴대전화 네트워크를 제공하고 있다. 이것은 음성은 물론 영상, 그래픽 및 기타 미디어의 전송에 충분한 속도이며 3G 네트워크가 무선 광대역 인터넷 접속에 적합하다는 것을 보여주고 있다.

무선통신의 다음 진화 단계인 4G 네트워크는 완전한 패킷교환(packet-switch) 방식을 사용하고 최상의 품질과 고속 전송이 가능한 속도를 내게 된다. 이동통신 세대 기준은 국제전기통신연합(ITU)에서 정한다. 3G, 4G, 5G 등과 같은 이동통신 세대 구분은 데이터 전송 속도 기준으로 4G의 경우 고속 이동 시 100Mbps 속도로 데이터를 전송할 수 있어야 한다.

LTE는 3G 이동통신 규격 중 유럽식 WCDMA(wideband code division multiple access, 와이드밴드 코드분할 다중접속기술)에서 발전한 이동통신 규격이다.

현재 LTE(long term evolution)의 최대 다운로드 속도는 75Mbps로 엄밀히 보면 4G가 아닌 3.9G에 해당한다. 하지만 통상 LTE 서비스라고 하면 4G로 간주된다. bps란 초당 비트수를 말하며 75Mbps라고 하면 초당 7500만 비트의 데이터를 보내거나 받거나 할 수 있다는 의미다.

5G의 경우 아직 표준이 정해지지 않았다. ITU는 지난 1월 각국 대표단과 함께

5G 비전과 전용 주파수 논의에 들어갔다. 기술 발전 속도 등을 고려할 때 5G의 속도는 100Gbps에 달할 것으로 예상된다. 이는 4G의 기준인 100Mbps의 약 1000배에 달하는 속도다. 800MB 영화 한 편을 다운로드받는 시간으로 비교하면 3G가 7분 24초, LTE가 1분 25초, 주파수집성기술(CA)을 활용해 LTE보다 데이터 전송 속도가 2배 빠른 LTE－A가 43초지만 5G는 1초도 걸리지 않는다. 5G 이동통신은 지금까지의 세대 변화를 뛰어넘는 획기적인 진화를 이룰 것으로 예상된다. 데이터 전송속도가 LTE보다 1000배 빨라져 서비스 제공을 위한 네트워크 제한이 사실상 사라지기 때문이다. 특히 영상의 경우 풀고화질(HD)보다 4배 이상 화질이 뛰어난 울트라고화질(UHD)이나 3D 서비스도 가능할 전망이다. 이와 함께 스마트폰 등 기기의 성능도 진화한 콘텐츠 서비스에 어울리는 수준으로 발전이 예상된다. 칩 성능 개선은 물론이고 웨어러블(입는) 컴퓨터 등 새로운 기기도 대거 등장할 것으로 보인다. 정부는 단기적으로 2015년까지 5G 기술 사전 시연, 2018년 시범 서비스, 2020년 세계 최초 상용 서비스를 추진한다는 로드맵을 가지고 있다.

5.6.2 무선 컴퓨터 네트워크와 인터넷 접속

통신기술의 발전으로 인하여 휴대폰과 마찬가지로 컴퓨터나 휴대형 무선기기들의 초고속 인터넷 접속이 가능해졌다. 이러한 새로운 초고속 서비스들은 기존의 유선 인터넷 서비스가 미치지 못했던 수많은 지역으로 인터넷의 접근 영역을 확장시키고 있다.

(1) 블루투스

블루투스(Bluetooth)는 휴대폰, 노트북, 이어폰·헤드폰 등의 휴대기기를 서로 연결해 정보를 교환하는 근거리 무선 기술 표준을 뜻한다. 주로 10미터 안팎의 초단거리에서 저전력, 무선신호 기반의 통신을 통해 최대 8개의 기기를 연결시킬 수 있으며 2.4GHz 대역에서 772Kbps의 전송속도를 낼 수 있다. 블루투스를 사용하는 무선 전화기, 페이저(pager), 컴퓨터, 프린터 및 컴퓨팅 장치들은 사용자의 개입 없이 상호 통신뿐만 아니라 상호 작동까지 가능하다. 예를 들어, 사용자가 노트북 컴퓨터에서 무선으로 문서 파일을 프린터에 전송하도록 지시하는 것도 가능하다. 블루투스는 무선 키보드와 무선 마우스를 PC와 연결시키고 무선으로 휴대전화기와 이어폰으로 연결시킬 수도 있다. 블루투스는 전력소모가 적어서 배터리를 전원으로 사용하는 휴대용 컴퓨터, 휴대전화 및 PDA 등에 매우 적합하다.

블루투스 헤드셋을 사용하면 거추장스러운 케이블 없이도 주머니 속의 MP3플레이어의 음악을 들을 수 있다. 즉, 무선 헤드셋을 사용하면 전화기를 호주머니나 가방에 넣어둔 채로 전화를 걸거나 받을 수 있다. 스테레오 헤드셋이라면 전화통화뿐 아니라 MP3 음악 감상도 무선 헤드셋으로 가능하다. 또한 휴대폰과 휴대폰 또는 휴대폰과 PC간에 사진이나 벨소리 등 파일을 전송할 수 있다. 요금이 발생하지는 않지만 블루투스가 가능한 휴대폰끼리만 가능하다.

(2) Wi-Fi

Wi-Fi(wireless fidelity, 와이파이)는 무선 접속장치(access point, AP)가 설치된 곳에서 전파나 적외선 전송방식을 이용하여 일정한 거리 안에서 무선 인터넷을 사용할 수 있는 근거리 통신망을 칭하는 기술이다. 즉, 하이파이(Hi-Fi)에 무선기술을 접목한 것으로, 고성능 무선통신을 가능하게 하는 무선 랜(LAN) 기술이다.

와이파이를 사용하기 위해서는 접속할 수 있는 지점인 액세스 포인트(AP, access point)가 필요하다. AP가 있으면 와이파이를 지원하는 기기가 수신전파를 잡아 인터넷 접속을 시도한다. 최근 Wi-Fi의 주된 사용 목적은 고속 무선 인터넷 서비스이다. 이때, 액세스 포인트(AP)는 케이블 TV회선 또는 디지털 가입자 회선(DSL) 서비스가 제공하는 인터넷망에 연결되는데, AP에서 일정 범위 내의 컴퓨터들은 AP를 통해 무선으로 인터넷에 접속할 수 있게 된다. 최근에는 기술 향상으로 인하여 통상적으로 접속 지점 기준 50m 에서 100m 까지 거리에서도 통신할 수 있다.

Wi-Fi는 기본적으로 근거리 네트워크 방식인 랜을 무선화한 것이기 때문에 사용 거리에 제한이 있다. AP 및 단말기의 성능에 따라 차이가 있긴 하지만 대체로 가정용 제품의 경우 20~30m 이내, 기업용 제품의 경우 100~200m 정도가 일반적이라고 할 수 있다. AP에서 멀어질수록 통신 속도가 점차 저하되며, 범위를 완전히 벗어나면 접속이 끊어질 수밖에 없다. Wi-Fi의 AP 역할을 하는 장치로는 무선 인터넷 공유기, 무선 인터넷 전화기 등이 있다. 그러나 3G 이동통신이나 위성 통신 등에 비해 Wi-Fi는 AP의 설치가 수월하고 설치에 드는 비용도 저렴한 편이다. 게다가 데이터 전송 속도가 빠른 장점도 있다. 이런 이유로 점차 Wi-Fi의 보급이 늘어나는 추세이며 각 이동통신사에서는 유동인구가 많은 곳에 자사의 스마트폰으로 무료 접속이 가능한 AP를 설치, 이를 광고하여 소비자들을 유인하기도 한다.

Wi-Fi를 공공장소에서 사용하는 경우, 같은 AP를 사용하여 다른 사람이 공유 폴더로 쉽게 접근할 수 있기 때문에 공유 폴더를 사용할 경우 암호를 걸어놓거나 공유를 해제하는 등 보안에 주의할 필요가 있다.

Wi-Fi의 주요 결점은 먼저 보안에 대한 취약성으로서, 무선 네트워크가 침입자에게 공격받기 쉽게 만든다는 점이다. 또 하나는 무선전화, 전자레인지 또는 다른 무선 근거리 통신망 같은 동일 스펙트럼에서 작동하는 인접 시스템에 의한 간섭에 민감하다는 점이다.

(3) 와이맥스(WiMax)

WiMax(World Interoperability for Microwave Access)는 근거리 통신망 기술인 와이파이(Wi-Fi)를 확대 적용한 이동형 무선통신 기술로서 건물 밖에서도 사용할 수 있어 무선 랜(LAN)보다 한 단계 진화한 인터넷 기술이다. 우리나라에서는 '와이브로'라는 이름으로 더 잘 알려져 있다. 와이브로(WiBro/wireless broadband internet)는 이동하면서도 초고속인터넷을 이용할 수 있는 무선 휴대인터넷을 말하는데, 외국에서는 모바일 와이맥스(Mobile WiMAX)라고 한다. 한국말로는 무선광대역인터넷, 무선초고속인터넷, 2.3㎓ 휴대인터넷 등으로 풀이된다.

Wi-Fi 시스템은 그 접속범위가 기지국에서 100m 이내이고, 따라서 케이블이나 디지털 가입자 회선(DSL) 서비스가 제공되지 않는 시골지역에서는 무선 인터넷 접속이 어렵게 된다. 국제전기전자기술자협회(IEEE)는 이와 같은 Wi-Fi의 문제점을 해결하기 위해 와이맥스(WiMax)라는 새로운 표준 군을 개발하였다. 와이맥스는 접근범위 측면에서 Wi-Fi의 100m와 블루투스의 10m에 비해 최대 50km에 이르며, 데이터 전송속도는 최고 75Mbps에 달하고 있다. 와이맥스 송신 안테나는 몇 km 떨어진 가정이나 사무실 옥상 안테나로 고속 인터넷 접속 전파를 보낼 수 있을 정도로 강력하다. 와이맥스 기능을 가진 휴대 전화기나 노트북이 시장에서 판매되고 있다.

5.6.3 RFID와 무선 센서 네트워크

모바일 기술은 기업 전반에 걸쳐 업무의 효율성과 업무방식에 있어서 새로운 변화를 일으키고 있다. 여기에 큰 영향을 미치는 것들로는 무선시스템, RFID 시스템과 무선 센서 네트워크 등이 있다.

(1) RFID

RFID(radio frequency identification)은 자동인식 기술의 하나로서 전파신호를 통해 비접촉식으로 사물에 부착된 얇은 평면 형태의 태그(tag)를 식별하여 정보를 처리하는 시스템이다. 즉, 극소형 반도체 칩(chip)에 각종 정보를 저장하고 판독기에 안테나를 달아서 무선전파(무선주파수)를 이용하여 비접촉식으로 정보를 읽어내는 인식시스템이다. RFID 시스템은 고유정보를 내장한 RF 태그, 태그의 판독 및 해독을 하는 판독기(RF reader), 그리고 운용 소프트웨어 및 네트워크로 구성된다.

RF 태그는 반도체로 된 트랜스폰더 칩과 안테나로 구성되며, 내부 전원 없이 판독기의 전파신호로부터 에너지를 공급받아 동작하는 수동식(passive)과 전지가 내장된 능동식(active)이 있다. RF 태그는 특정 제품을 유일하게 식별할 수 있는 정보와 제품의 위치, 제조 장소와 시점, 가공 상태 정보 등과 같은 부가적인 제품정보를 전자적으로 프로그래밍하여 저장한다. 이러한 정보 저장을 위한 마이크로 칩(chip)이 태그 안에 내장되어 있다. 태그의 나머지 부분은 이 데이터를 판독기로 전송하기 위한 안테나이다.

판독기(reader)는 안테나와 코드 해독기능을 갖는 무선 송신기로 구성되며 고정형 또는 휴대형 장비에 부착한다. 판독기는 출력, 사용 무선 주파수, 주변 환경 등에 따라 2.5cm에서 30m 까지 범위에서는 어디서든지 무선 전파를 방출할 수 있다. 판독기의 영향권에 RFID 태그가 들어오게 될 경우, 그 태그는 활성화되어 데이터를 송출하기 시작한다. 판독기는 이 데이터를 포착하여 해독하고, 추가적인 데이터 처리를 위해 유선 혹은 무선 네트워크를 통해 호스트 컴퓨터로 데이터를 전송하게 된다.

RFID는 비 접촉식으로 인식속도가 빠르고, 신뢰성이 높으며, 이동 중에도 통신이 가능하다. 그리고 금속을 제외한 장애물의 투과도 가능하다는 점에서 그동안의 바코드에 비해 상대적으로 장점이 많다. 또한 먼 거리에서 이동 중에도 인식이 가능하며 반영구적으로 사용할 수 있고 대용량의 데이터를 반복적으로 저장할 수 있다. 바코드와 달리 인식을 위해 직접 조준할 필요가 없으며, 태그의 데이터 변경 및 추가가 자유롭고 일시에 다량의 태그 판독이 가능하며, 냉온, 습기, 먼지, 열 등의 열악한 판독 환경에서도 판독율이 높다. 마그네틱이나 바코드 등이 특정 표시가 필요하고 훼손이나 파손 등으로 시간이 지날수록 인식률이 점차 떨어지는 반면에, RFID는 이 같은 단점을 극복할 수 있어 RFID가 기존의 바코드 및 마그네틱 카드 시장을 급속히 대체하면서 출입통제를 비롯해 근태관리, 물류관리, 주차관리, 개인 출입 및 접근허가 장치, 대중교통 요금징수 시스템, 전자요금징수 장치, 효율적인 환자관리, 동물추적 장치 등 여러 분야에서 새로운 솔루션으로 급부상하였다.

표준화는 국제표준화기구인 ISO 산하 IEC JTC1/SC31/WG4에서 표준을 개발, 운용 및 관리를 담당하고 있다.

〈그림 5-8〉 RFID의 작동원리

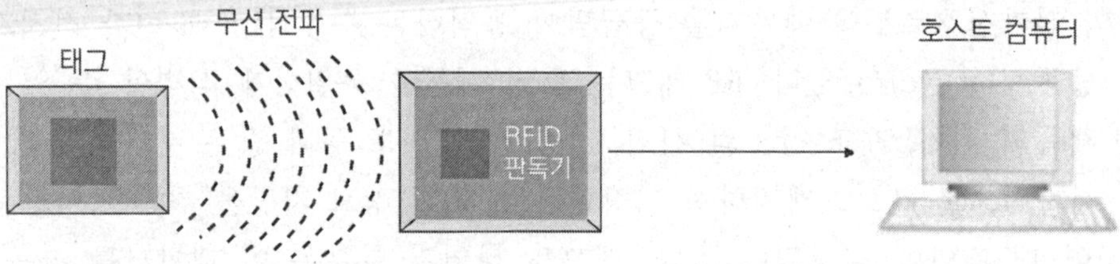

(2) 무선 센서 네트워크

무선 센서 네트워크(wireless sensor network, WSN)는 넓은 공간의 여러 지점에서 계측을 하기 위해 물리적 환경에 내장시킨 상호 연결된 무선 장치들의 네트워크를 말한다. 이 장치들은 내장형 정보처리기, 저장장치, 무선 주파수 센서 및 안테나를 장착하고 있다. 그리고 수집한 데이터를 분석용 컴퓨터로 보낼 수 있는 상호 연결된 네트워크에 연결되어 있다.

즉, 센서로 감지가 가능하고 수집된 정보를 가공하는 프로세서가 달려 있으며 이를 전송하는 소형 무선 송수신 장치로서 센서 노드(sensor node)와 이를 수집하여 외부로 내보내는 싱크 노드(sink node)로 구성된 네트워크이다. 기존의 네트워크와 다르게 의사소통의 수단이 아니라 자동화된 원격 정보 수집을 기본 목적으로 한다. 이러한 네트워크는 수백에서 수천 개의 노드를 가질 수 있다. 무선 센서 기기는 유지보수나 사람의 간섭 없이 특정 지역에 몇 년 동안 배치해야 하기 때문에 매우 낮은 전력으로 작동해야 하며 몇 년 동안 사용할 수 있는 배터리를 필요로 한다. 서버는 인터넷 기술에 기반한 네트워크로의 게이트웨이(gateway) 역할을 수행한다.

무선 센서 네트워크는 환경변화 감시, 교통 또는 군사 활동 감시, 재산보호, 기계와 차량의 효율적인 운영과 관리, 보안 방어선 구축, 공급사슬관리(SCM) 감시, 화학적·생물학적·방사성 물질 탐지와 같은 영역에서 유용하게 사용할 수 있다.

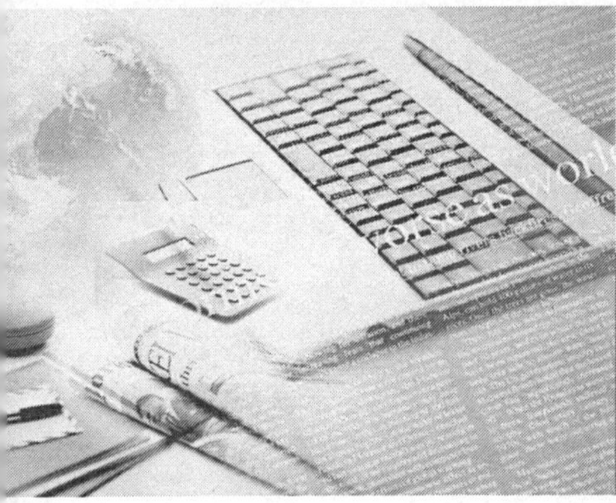

제6장

경영혁신과 전사적 애플리케이션

6.1 벤치마킹

(1) 벤치마킹의 개념

벤치마킹(benchmarking)은 어느 특정 분야에서 우수한 기업을 표적으로 삼아 자기 기업과의 성과 차이를 비교하고, 이를 극복하기 위해 그들의 뛰어난 운영 프로세스를 배우면서 부단히 자기혁신을 추구하는 경영기법이다. 즉 뛰어난 상대에게서 배울 것을 찾아 배우는 것이다. 이런 의미에서 벤치마킹은 '적을 알고 나를 알면 백전백승'이라는 손자병법의 말에 비유되기도 한다. 최고 중의 최고가 되고자 하는 각 기업들은 지속적인 개선을 지원하며 경쟁상의 이점 확보에 필요한 정보를 수집하기 위한 수단으로 벤치마킹을 활용하고 있다. 경영분야에서 이 용어가 처음 사용된 것은 1982년 미국 뉴욕주 로체스터에서 열린 제록스(Xerox)사의 교육 및 조직 개발 전문가 모임이었다. 제록스사는 일본의 캐논 등의 관련회사에 뒤지는 이유를 단순히 복사기의 부품 문제뿐 아니라 디자인, 생산, 주문처리의 모든 면에서 분석해, 일본식 작업 방식을 배우는 벤치마킹을 시도, 벤치마킹의 꽃을 피웠다.

(2) 벤치마킹의 단계

벤치마킹은 내부 기업활동을 검토하고, 이를 외부 우수기업의 활동과 비교·분석하며, 내부 기업활동의 개선을 추구하는 변화과정으로 구성된다.

① 1단계 : 내부활동의 평가 및 개선을 위한 기반조성
고객의 요구사항이나 타 기업과의 성과차이, 문제사항, 전략적 우위정도 등의 관점에서 개선대상 활동들을 확인하고 이를 개선하기 위한 기반조성 단계이다.

② 2단계 : 비교대상의 선정 및 정보수집
내부의 현행업무 분석 및 평가가 이루어진 후에는 외부 경쟁기업의 현행업무를 파악함으로써 외부 벤치마킹을 위한 기초 토대를 마련해야 한다. 이를 위해서는 설문조사나 인터뷰, 그리고 주요 평가지표에 대한 데이터와 비교분석을 위한 정보를 수집한다.

③ 3단계 : 비교·분석

2단계에서 수집된 정보를 이용하여 대상기업들과의 성과차이를 비교하고, 성과차이의 원인을 파악하기 위해 벤치마킹 대상기업의 프로세스와 내부 기업활동을 비교·분석한다. 그리고 비교·분석 결과, 개선사항과 개선에 필요한 주요 이슈들이 제시되고 이를 토대로 개선목표를 설정한다. 일반적으로 개선목표는 최고성과를 수행할 수 있는 가상의 프로세스 모형으로 설정된다.

④ 4단계 : 변화 실행

4단계에서는 3단계에서 설정된 개선목표를 달성하기 위해 필요한 개선사항이나 주요 이슈를 행동으로 실행하기 위한 계획을 수립하고 이를 실행한다. 실행계획은 기업전략, 성과차이의 심각성, 개선의 효과 등을 고려하여 수립하며, 계획에 따라 프로세스의 개선을 시도한다.

6.2 BPR

(1) BPR의 개념

1990년대 초, 미국 MIT 마이클 해머(Michael Hammer) 교수에 의하여 주장된 리엔지니어링(Reengineering, Business Process Reengineering, Business Reengineering, BPR)은 경영혁신 기법이다. 리엔지니어링(reengineering)이 등장한 배경에는 정보기술의 발달과 정보화 사회 도래로 조직에 혁신적인 변화가 요구되었고, 고객의 다양한 요구와 보다 신속한 서비스 요구로 더욱 치열해지는 경쟁환경과 파격적인 혁신 요구가 있었다.

리엔지니어링(Reengineering) 또는 업무과정 재설계(BPR)란 정보기술(IT, Information Technology)을 활용하여 업무처리과정을 재구축하는 것을 뜻한다. 따라서 리엔지니어링의 핵심 중의 하나는 정보기술의 활용이다. 즉 하드웨어, 데이터베이스, 통신네트워크, 자동화 및 이미지처리 기술 등 여러 가지 정보기술이 필수적인 도구가 되는 것이다.

마이클 해머의 정의에 의하면, "리엔지니어링이란 비용, 품질, 서비스, 속도 등의 기업핵심요소를 극적으로 향상시키기 위하여 업무 프로세스를 근본적으로 재고하여 완전히 새롭게 재설계 하는 것이다."라고 한다. 이것은 기업의 핵심적인 성과, 즉 고객의 가치를 창출하는 기업의 업무처리 방식을 혁신하고자 하는 일련의 활동인 것이다. 이를 위해서 기업은 자체 조직의 관리를 위한 기능(function)중심이 아닌 고객의 가치를 창출하는 업무 프로세스(process) 중심의 사고에서 출발하여야 한다. 따라서 BPR은 종래의 업무처리 방식이 아닌 새로운, 즉 무(無)에서 시작하는 근본적인 재고를 통한 업무처리절차의 급진적인 변화를 시도하는 것을 의미한다.

일반적으로 리엔지니어링은 치열해지는 경영환경 하에서 경쟁적 우위를 확보하기 위해 업무처리 방식의 재설계(BPR)와 정보기술(IT)을 결합해 획기적인 경영성과를 이루고자하는 경영혁신 기법이라고 정의할 수 있다.

리엔지니어링 추진시 본질적인 저해 요소가 되는 것이 타성(inertia)이다. 왜 꼭 그런 식으로 처리해야 되는가를 따져보지 않은 채 단지 옛날부터 그렇게 해왔으니까 그렇게 한다는 식의 답습이 우리 주변에 만연되어 있는 것이다. 이는 우리가 대부분 가지고 있는 위험회피(risk aversion) 성향 때문인데, 이로 인하여 옛날 방식을 고집하고 변화에 대하여 두려움을 느끼게 되는 것이다. BPR의 결과, 업무혁신이 이루어져 아예 없어지는 부서도 발생하게 되는데, 이때 부서간의 권력이동도 발생하기 때문에 관련 조직 구성원들의 조직적인 반발도 생기게 되어 이에 대한 적절한 대책이 필요하다. 유휴인력 흡수 방안 등 최고경영진의 확고한 변화관리 대책이 서 있어야 하며, 그렇지 않은 경우 리엔지니어링은 오히려 혼란만 가져오고 실패로 끝날 가능성이 크다. 우선 필요한 것이 업무재설계의 필요성에 대한 공감대 형성이고 이를 위하여 최고경영진은 변화수용을 위한 분위기 쇄신 조치를 취할 필요가 있다.

리엔지니어링의 성공비결은 업무재설계의 이론적 바탕, 근본원리 등을 잘 이해한 뒤 최고경영진의 확고한 의지와 추진력, 그리고 리더십을 견인차로 하여 이끌어가는 것이다. 리더십에는 변화를 수용하는 기업문화의 형성 내지 분위기 조성이 포함된다.

(2) BPR의 원칙

마이클 해머가 주장한 BPR의 원칙은 다음과 같다.

① 업무를 과업중심이 아닌 결과 중심으로 구성

한 사람이 특정업무의 한 과업에만 종사하기 보다는 그 과업의 결과가 만들어 질 때까지의 모든 처리과정과 과업을 책임지고 수행하게 한다는 것이다. 특정 업무 처리과정과 단위업무 자체의 효율성이 아닌 업무 프로세스 전체의 결과(고객만족)와 프로세스 전체의 효율성에 의하여 관리되어야 한다는 원칙이다. 이 원칙에 따라 업무를 재구성하면 하나의 업무가 일관성있게 처리되고 업무의 전체 완료시간(cycle time)이 단축된다. 또한 업무와 관련된 제반 서류가 여러 부서를 이동함에 따라 발생할 수 있는 오류나 문제점이 제거될 수 있다.

② 처리결과를 활용하는 사람이 처리업무를 수행

과거에는 업무가 개인과 조직단위로 분업화되어 있었고 업무처리와 결과의 활용이 서로 다른 사람에 의해 이루어졌었다. 어떤 업무에 의뢰자(부서)가 있고 그 의뢰를 접수하여 처리하고 그 결과물(output)을 의뢰자에게 되돌려주는 경우 세 단계를 거치는 과정에서 문서가 발생하고 시간이 지연되는 등의 낭비가 발생할 수 있으므로 해당 산출물(output)을 받는 의뢰자가 직접 처리한다는 것이다. 물품구매를 예로 들어 보면, 구입과 주문처리가 정보시스템을 통해 직접 연결될 수 있으므로 사용하는 부서가 직접 주문처리를 수행할 수 있다.

③ 정보는 발생되는 곳에서 한번만 처리
기존에는 타부서에 자료를 전달하기가 어려웠기 때문에, 동일한 자료를 필요로 하는 부서들은 각기 반복적으로 자료를 수집했었다. 그러나 바코드, 전자문서교환(EDI), 데이터베이스 등을 통해 정보가 발생되는 곳에서 한번만 처리할 경우 자료의 수집, 전달 및 공유가 용이해 진다.

④ 정보를 생성하는 부서가 정보를 직접 처리
기존에는 정보생산 부서와 정보처리 부서가 서로 달랐으나 정보기술의 발달로 이를 통합하여 처리하도록 한다. 이를 통하여 자료의 일관성 유지 및 자료의 중복처리를 최소화할 수 있다.

⑤ 지리적으로 분산된 자원에 대해 관리를 집중
사람, 장비, 재고 등 자원이 중앙에 집중되던 것을 정보기술에 의하여 분산처리함으로써 자원 이용자에게 보다 나은 서비스를 제공하게 되며, 다양한 정보 기술의 발달로 인해 분산된 자원을 집중적으로 관리할 수 있다.

⑥ 순차적인 업무들은 가능한 한 병렬로 처리하고 진행과정에서 연결·조정
통신기술, 데이터베이스, 원격회의 등 정보기술을 최대한 활용하여 순차적인 업무 기능들 간의 연결을 강화하고 업무 처리절차를 간소화하며, 업무 완료시간을 단축한다.

⑦ 의사결정이나 통제기능은 처리과정내 존재
대부분의 조직에서는 실제로 업무를 수행하는 사람과 이를 감독하는 사람, 의사결정을 내리는 사람이 각각 다른데, 그 근본적인 이유는 현장 담당자가 의사결정에 필요한 지식이나 정보가 부족하고 시간도 없으며 일을 통제하는 의욕 역시 부족하다고 생각했기 때문이다. 업무처리의 유연성과 신속한 의사결정을 위해서는 업무를 수행하는 사람이 의사결정을 내릴 수 있도록 의사결정 권한을 이양한다.

6.3 전사적 자원관리

6.3.1 전사적 자원관리의 개념

ERP(Enterprise Resource Planning)는 전사적 자원관리라고 불리어지는데, 기업 활동을 위해 사용되는 기업내의 모든 인적, 물적 자원을 효율적으로 관리하여 궁극적으로 기업의 경쟁력을 강화시켜주는 역할을 하게 되는 통합정보시스템이다. 즉 기업업무의 표준화를 기본으로 기업업무의 모든 영역을 통합, 최적화 할 수 있도록 BPR(Business Process Reengineering)과 정보기술을 이용하여 시스템을 구축한 기업 통합관리용 정보시스템이다. 다시 말해서 이것은 기업의 통합정보시스템 구축을 위하여 정보기술을 기반으로 하여 선진 비즈니스 프로세스가 구현된 패키지 소프트웨어이다. 가트너 그룹에서 MRP－Ⅱ에서 확장된 개념으로 ERP라는 이름을 처음으로 명명하였다.

ERP는 기업이나 조직의 인사, 회계, 물류, 제조, 서비스 등 기업 업무의 전 분야에서 필요로 하는 전체 기능들에 대하여 효과적인 관리와 통제를 위한 통합정보시스템으로, 관계형 또는 객체지향형 DBMS, GUI, 개방형시스템, 클라이언트/서버 시스템, 4세대 언어, 웹지원, EDI, 워크플로우(work flow) 및 데이터웨어하우스 등의 최신 정보기술을 이용한 비즈니스 구조를 가진 시스템이다. 이것은 최신 정보기술을 기반으로 하고 있어 시스템을 구축한 기업내부의 정보교환은 물론 전자문서교환(EDI)나 전자상거래(EC)에 대비한 연계성도 확보할 수 있도록 지원한다.

ERP를 도입하면 기업은 첨단의 정보기술 및 경영기법을 동시에 얻을 수 있으며, 이것은 단순한 전산시스템을 구축하는 것이 아니라 기존의 시스템과는 전혀 다른 혁신적인 개념으로 ERP를 도입, 활용함으로써 업무처리 방식이나 구조를 본질적으로 개혁시켜 업무의 생산성을 극대화시킨다.

ERP는 강력한 솔루션으로서 기업의 업무 프로세스를 최적화하게 되고, 국제적인 재무시스템에 모든 관련 자원이 연계되어 기업의 주요한 과제에 대한 실시간 분석이 가능하게 된다. 여기서 기업의 과제는 품질, 관리통제, 고객만족, 효율향상, 수익성을 말하며 중역정보시스템(EIS)의 범위를 넘어 계획 담당자는 생산 스케줄링과 제품생산 이전에 다양한 시뮬레이션과 의사결정지원기능을 활용하여 일 또는 시간단위의 조건 입력에 의한 시뮬레이션을 할 수 있게 된다.

그리고 기업이나 조직의 업무 다각화 전략에 따른 분야별 기능의 지역적 분리 상황에 맞추어 지리적으로 멀리 떨어져 있는 조직 간의 업무기능도 지역적인 한계를 초월하여 기능간의 연계뿐만 아니라 통합적 관리까지도 지원할 수 있는 종합 자원관리시스템이 된다.

ERP는 업무재설계(BPR) 기법을 적용하여 기업의 업무를 개선해 줌과 동시에 새로운 정보시스템을 구축할 수 있는 개념을 도입한 것으로, 기업의 국제화, 세계화 추세에 부응할 수 있는 네트워크 기술의 발전과 이기종 간의 통합 용이성에 의하여 기업내부 뿐만 아니라 기업외부의 모든 자원과 연계하여 관리할 수 있는 시스템이다.

6.3.2 전사적 자원관리의 특징

1. 기능적 특징

(1) 범용 시스템

ERP 패키지는 특정회사나 특정업종을 대상으로 한 것이 아니라 모든 기업의 업무에 적용이 가능하도록 개발된 범용시스템이다. 이것은 기본적으로 제조업의 생산형태가 단순, 반복적인 생산으로부터 연속생산 및 프로젝트형 개별 생산에 이르기까지 모두 지원한다. 그리고 ERP시스템은 제조업종 만을 지향하지 않고 회계, 인사, 물류와 유통, 분야별 특화기능, 최신 정보기술 등을 종합하여 소매업, 유통업, 서비스업, 금융 및 공공 업무에 이르기까지 관련 기능을 추가하여 그 구축범위를 확대해 나가고 있다.

(2) 통합 업무시스템

ERP는 영업, 생산, 구매, 재고, 회계, 인사 등 회사내의 모든 단위 업무를 통합하여 상호 긴밀한 관계를 가지면서 업무를 처리하며, 업무통합을 통하여 전체 최적화가 실현되고 태스크 중심적인 업무처리 방식이 고객지향적인 관점에서 프로세스 중심으로의 전환이 가능하게 된다. 즉 첨단의 정보기술을 활용하여 회사내의 전체 업무를 마치 하나의 업무처럼 통합시킬 뿐만 아니라 모든 업무를 거의 동시에 처리할 수 있다. 모든 업무시스템이 통합되어 있기 때문에 어떠한 자료라도 한

번의 입력으로 끝나게 되며 자료의 중복 및 불일치를 제거한다. 이것은 관계형 데이터베이스를 통하여 회사 내 인적, 물적 모든 자료가 각각의 거래에 영향을 주고 받으면서 업무처리 효율을 극대화시킨다.

(3) 실시간 처리(real-time processing)

대부분의 ERP패키지는 입력 자료를 실시간으로 처리하여 적시에 유용한 정보를 제공하고, 모든 업무를 실시간에 통합적으로 동시에 처리할 수 있도록 설계되어 있어 영업, 설계, 생산, 관리가 거의 동시에 이루어지는 소위 동시공학(concurrent engineering)도 가능해지게 된다. 동시공학은 하나의 제품이 만들어지기까지 순차적으로 거치는 여러 단계의 각 과정을 정보통신망과 전산시스템으로 묶어 동기화함으로써 개발기관과 비용을 줄이는 기법이다.

(4) 통합 데이터베이스

ERP는 회사의 모든 업무시스템을 통합 관리하기 위하여 통합 데이터베이스를 필요로 하며, 원시 데이터가 중복되지 않게 저장 관리함과 동시에 기업내 각 부문에서 필요한 정보를 통합 관리하여 전 업무에서 공유하므로 작업의 간소화 및 정보의 재사용 등 업무처리의 효율을 높인다.

(5) 표준 업무 프로세스(business process)

ERP시스템은 많은 업무프로세스 전문가 및 BPR 전문가들이 첨단 경영기법을 연수하고 세계 초일류 기업의 선진 업무 프로세스를 벤치마킹하여 공동으로 개발하였기 때문에, ERP 패키지에서 구현된 프로세스 자체가 세계적인 표준 업무 프로세스(best practice)라고 할 수 있다. 이러한 표준 프로세스의 도입을 통하여 기업체들은 별도의 투자 없이도 자동적으로 BPR을 하는 효과를 얻게 된다. BRP을 실천적으로 실현하는 수단으로서 ERP는 대단히 효과적이다.

(6) 그룹웨어 연동

그룹웨어(groupware)는 기업이나 기관, 단체의 구성원들이 공동 업무의 효율적인 처리를 위하여 네트워크, 전자우편, 공유된 토론 DB 등을 통해 필요한 정보처리와 그룹 간 커뮤니케이션 인프라 기능을 제공하는 소프트웨어이다. 그룹멤버는 근거리 또는 원격지의 멤버들 간에 언제 어디서든지 통신하고 데이터를 검색하며 교환할 수 있다.

대부분의 그룹웨어 제품들은 전자메일이나 전자게시판 기능은 기본으로 하면서 전자회의, 전자결재 기능을 통하여 워크플로우(work flow)의 자동화를 실현시켜 주고 있다. 전자메일은 컴퓨터 네트워크를 이용하여 컴퓨터 단말기끼리 메시지를 교환하는 방식으로서 중앙의 컴퓨터에는 메일박스(우편함)라는 저장장소가 있는데 발신자가 여기에 메시지를 저장하면 수신자는 자신에게 보내진 메시지를 꺼내 읽게 된다.

워크플로우(work flow)는 업무의 절차 또는 활동을 플로우 차트(flow chart)처럼 시스템화한 것이다. 업무에 관련된 정보를 부문별로 공유하고 정보의 흐름을 관리한다. 업무처리과정은 정형화된 규칙에 따라 사람에서 사람, 부문에서 부문으로 흘러가는데, 이것을 컴퓨터로 관리함으로써 처리과정상의 오류나 착오를 방지하고 전체적인 업무효율을 향상시키기 위한 것이다. 업무재설계(BPR)의 일환으로 도입되며 그룹웨어, 진도관리 등의 소프트웨어 모듈을 결합하여 관리한다.

전자결재시스템의 구현은 사무능률을 획기적으로 향상시킬 수가 있으며, 그룹웨어시스템은 종이 없는 사무실을 실현시키는 데 주도적인 역할을 하게 될 것이다. 이러한 그룹웨어의 기능과 영업, 생산, 구매, 자재, 회계 등 기간업무시스템과의 연동은 필수적이라고 할 수 있다. ERP시스템들의 경우 패키지 자체 내에서 이러한 그룹웨어 기능들을 내장하고 있으나 자체 내에 그룹웨어 기능이 없는 경우에도 별도의 그룹웨어 전용 제품과의 연계를 통하여 그룹웨어 기능을 제공하고 있다.

(7) 파라미터 설정에 의한 개발

ERP시스템은 기존의 시스템에 비하여 빠른 기간 내에 구축이 가능하고 유지보수 부담을 크게 줄일 수 있는데, 이것은 파라미터 설정이라는 기능이 있기 때문이다. 즉 시스템 구축시 해당 업무 프로세스와 관련하여 상정할 수 있는 대부분의 거래 유형을 갖추고 있다. 그렇기 때문에 업종별, 기업 규모별로 다양한 기업들에도 적용이 가능한 것이다.

ERP 패키지는 회사전체의 업무기능을 내장하고 있으므로, 미리 내장된 업무기능을 파라미터 설정으로 자사에 맞게 선택하고 설정한다.

예를 들면, 처리를 실행할 때 화면에서 지정 입력/마스터 항목의 사용여부, 내부 처리 논리지정, 장표출력 레이아웃 지정 등 파라미터 지정에 따라 선택하여 이용할 수 있다.

또한 자재나 계정 등의 기준정보에 대한 코드설정을 위하여 산업별, 업무별로 표준 템플릿을 가지고 있어서 기업의 기준정보 설정시 건별로 모든 정보를 입력하지 않고 단순히 표준화된 템플릿 정보 또는 유사 정보의 설정 정보를 복사하여 사용할 수 있도록 하고 있다.

(8) EIS 기능

경영자들은 ERP시스템에서 제공되는 중역 정보인 EIS(Executive Information System)를 통하여 수시로 경영상황을 점검하고 분석 할 수 있다. 단순한 마우스 클릭으로 경영자가 원하는 다양한 정보를 그래픽으로 화면에서 검색, 분석해 볼 수 있다. 또한 회사 내에서 뿐만 아니라 출장 중인 경우에도 인터넷을 통하여 EIS를 이용할 수 있다. 가장 큰 특징은 경영자들이 부하직원들에게 요청할 필요 없이 EIS를 이용하여 순식간에 원하는 정보를 다양한 측면에서 분석 할 수 있다는 것이다.

(9) EDI 연계

EDI는 기업간 수주, 발주, 수송, 결제 등 상거래를 위한 자료를 데이터 통신회선(VAN, 인터넷 등)을 통해 표준화된 포맷과 규약에 따라 컴퓨터 간에 전달하는 것이다.

EDI는 주문서, 송장 등 반복적이고 표준화된 형태의 업무 문서를 전자적으로 전송하는데 사용되며, 반면에 전자우편은 비표준적 통신문과 공고문을 전송하는데 사용된다.

ERP시스템은 기업의 통합정보시스템으로서 기업업무의 근간이 된다. 기업의 업무는 기업내부의 업무, 내부의 조직뿐만 아니라 기업 외부의 조직(업체, 기관, 관공서)과의 연계도 필수적인 사항이라 할 수 있다.

외부조직과의 연계업무중 대표적인 것이 EDI(Electronic Data Interchange)라고 할 수 있다. ERP시스템에 EDI를 연계시킨다면 거래처와 주고받는 모든 문서가

EDI를 통하여 접수됨과 동시에 자동적으로 ERP시스템으로 연계되기 때문에 업무처리의 신속성과 정확성, 표준화를 기할 수 있게 된다.

(10) 웹 지원 기능

요즘은 인터넷을 통하여 지구촌의 어떤 지역과도 즉시 문자, 음성, 그림 등 정보의 교환이 가능하다. 최신의 ERP시스템은 웹을 통하여 기업의 ERP시스템을 사용할 수 있다. ERP 패키지의 모든 모듈을 웹에서 접속할 수 있으며, 해외 출장 중에도 웹브라우저를 이용하여 자기 회사의 ERP시스템과 접속하여 업무를 수행할 수 있다.

(11) 사용자 편의성

ERP시스템은 대부분 유닉스나 윈도우 환경을 기반으로 개발되어 기본적으로 GUI(Graphic User Interface)환경에서 마우스로 아이콘이나 각종 버튼을 선택하여 작업을 수행시키므로 사용이 편리하고 풀다운(pull－down) 메뉴방식에 의하여 시스템에 쉽게 접근할 수 있다. 풀다운 방식은 메뉴를 선택했을 때 하위 메뉴가 선택한 메뉴의 아래쪽으로 펼쳐지는 메뉴구성 방식이다. 또한 멀티미디어 정보를 활용할 수 있어 시스템의 활용가치가 높아 졌고 커뮤니케이션이 용이하도록 한다.

(12) 개방형시스템(open system)

개방형시스템이란 컴퓨터의 각종 장치들 간에 용량이나 운영체제 또는 애플리케이션(application)과 상관없이 호환이 가능하도록 하는 시스템을 말한다.

ERP시스템은 기본적으로 개방된 시스템 구조로 설계되어 있어서, 어떠한 운영체제나 어떠한 데이터베이스에서도 무리 없이 잘 작동되며 시스템의 확장이나 다른 시스템과의 인터페이스가 쉽게 되어 있다. ERP패키지 개발회사의 제품이 아닌, 제3자 회사의 제품인 데이터웨어하우스(Data Warehouse), 중역정보시스템(EIS), PDM(Product Data Management), CALS(Commerce At Light Speed), EC(Electronics Commerce) 및 공장 자동화용 소프트웨어 등과도 연계가 가능하다.

CALS는 조달에서 설계, 개발, 생산, 운용, 유지보수에 이르는 제품의 수명주기를 통해 서류, 도면, 거래 등 모든 기술정보를 통합 데이터베이스로 관리하고 지원하는 시스템을 말한다.

〈그림 6-1〉 ERP시스템의 연계

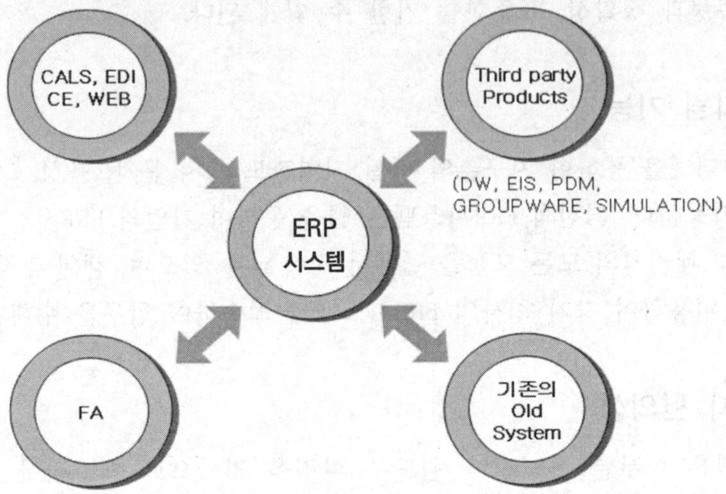

(13) 글로벌화(globalization) 대응

ERP시스템은 어떤 특정 국가, 특정 기업의 표준 프로세스를 구현시켜 놓은 것이 아니라 각 산업별 유형에 따라 가장 모범적인 업무 프로세스를 내장하고 있기 때문에 글로벌화 대응이 가능하다고 할 수 있다. SAP의 R/3 등 대부분의 외국산 패키지들은 다국적(multinational), 다통화(multicurrency), 다언어(multilanguage)를 기본으로 하고 있다. 각 나라의 상거래 습관, 생산 방식이 미리 시스템에 입력되어 있어서 사용자는 이 중에서 선택하여 설정할 수 있다.

2. 기술적 특징

(1) 클라이언트/서버(Client/Server) 시스템

90년대에 들어 하드웨어 가격의 하락과 첨단 정보기술의 출현으로 컴퓨팅 자원이 저비용, 고효율구조로 바뀌면서 분산처리 구조인 클라이언트/서버시스템이 등장하였는데, 이것은 클라이언트(주로 PC)에도 프로그램을 저장시켜 주 컴퓨터인 서버의 부하를 줄여주는 방식이다. 클라리언트/서버 시스템은 클라이언트를 서비스 요구자로, 서버를 서비스 제공자의 형태로 네트워킹하여 자원을 분산 처리하는 기법이다. 개별 컴퓨터로서의 역할을 충실히 하면서 동시에 다른 컴퓨터와 연계하여 개별 컴퓨터로는 할 수 없는 훨씬 큰 컴퓨팅 능력을 제공할 수 있도록 개별 컴퓨터를 상호 연계한다.

ERP시스템 역시 웬만한 거래는 대부분 클라이언트 수준에서 처리하게 되어 클라이언트/서버 방식에 기반을 둔 분산처리 형태의 패키지라고 할 수 있다. 대표적인 ERP 패키지인 SAP사의 R/2는 80년대 후반에 설계된 시스템이어서 그 당시 메인프레임 환경에서 운영되었으나, 90년대 초에 개발된 R/3 버전부터는 클라이언트/서버구조를 채택하고 있으며 현재 거의 대부분의 ERP 패키지가 클라이언트/서버구조를 택하고 있다.

(2) 4세대 언어, CASE TOOL

고기능화되어 가고 있는 산업용 소프트웨어를 개발하는데 있어서 기존의 프로그램 개발방식으로는 한계에 부딪치면서 4세대 언어(4GL)라고 불리는 프로그램 언어들이 등장하게 되었는데, 대표적인 언어가 Visual Basic, Visual C++, Power Builder, Delphi, Java 등이다. 4세대 언어는 주로 비주얼 프로그래밍(visual programming) 방식을 구현하는 도구로 이용되는데, 비주얼 프로그래밍 방식이란 라인별로 프로그램을 실제로 코딩하던 3세대 언어(COBOL, FORTRAN) 프로그래밍 방식과는 달리, 다이어그램과 아이콘으로 객체를 표현하고 연결, 클릭함으로써 프로그램을 완성하는 기법을 말한다. 이와 아울러 소프트웨어 개발의 생산성을 높이기 위한 방법론으로 등장한 것이 CASE(Computer Aided Software Engineering) 도구이다.

소프트웨어 개발뿐만 아니라 유지보수 측면에서도 유연성 있게 활용하기 위하여 사용된 것이 4GL이나 CASE 도구이라고 할 수 있으며, ERP시스템 역시 이러한 개념에서 4GL이나 CASE 도구를 기본으로 채택하고 있다.

(3) 관계형 데이터베이스(RDBMS : Relational DataBase Management System)

거의 대부분의 ERP시스템은 원장형 데이터베이스 구조를 채택하고 있다.

ERP시스템에서 요구하고 있는 대단히 복잡하고 엄청난 거래를 수용하기 위해서는 반드시 자료의 종합 저장창고인 데이터베이스가 고기능화 되어야 한다.

관계형 데이터베이스는 테이블(표, 행렬)로 표현되어 이해하기 쉽고 입출력 및 처리가 용이하며 경영정보를 저장, 관리하는 데이터베이스로 가장 많이 이용되고 있다.

현재 ERP시스템에서 채택하고 있는 데이터베이스는 주로 Oracle, Informix, Sybase, SQL 서버, DB2, 아다바스 등인데, 데이터베이스의 채택은 주로 윈도우NT, 유닉스, OS/400 등 운용체제(OS)와 하드웨어 등 전체의 플랫폼에 의해 결정되고 있다.

국내의 경우 주로 대기업은 Oracle DB, 중소기업은 SQL 서버를 채택하고 있으며, OS는 윈도우 NT가 대부분이다.

(4) 객체지향기술(OOT : Object Oriented Technology)

객체지향 프로그래밍은 데이터와 연산(작업명령문)을 객체라는 단위로 통합하여 프로그래밍하며, 객체는 그 자체가 특정기능을 수행할 수 있고 다른 프로그램에서도 사용가능하다. ERP시스템은 패키지를 구성하고 있는 각 모듈(프로세스)들의 집합이라고 할 수 있으며, 각 모듈들은 고유의 기능을 가지면서 다른 모듈들과의 인터페이스를 통하여 전체적으로 시스템의 효율을 향상시킨다. 즉 ERP 패키지 내의 각 모듈은 제각각 독립된 개체로서의 역할을 하게 된다. 시스템이 업그레이드되거나 기능이 추가 또는 삭제되는 경우에 기존의 시스템이라면 전체적으로 새로운 시스템의 도입 개념으로 작업을 해야 하나, 객체지향적으로 설계된 ERP시스템은 전체를 고려할 필요 없이 해당 모듈에 대한 교체만으로도 시스템의 변경이 가능하다. 각 업무 기능별 모듈들을 서로 짜 맞추는 식으로 전체를 최적화시켜 나가면 되고, ERP시스템이 구축된 이후에도 언제라도 단위모듈의 변경이 가능하다. 즉, 객체지향 기술은 소프트웨어의 재사용성을 충분히 보장해 주는 기반기술이라고 할 수 있다.

6.4 공급사슬관리

6.4.1 SCM의 개념

SCM은 Supply Chain Management의 약자로 간단히 공급사슬관리, 공급망관리, 공급체인관리(경영)라고 한다. ERP가 기업 내의 전사적인 자원의 효율적인 활용을 위한 최적의 시스템이라고 한다면, SCM은 이보다 넓은 개념으로 기업과 기업간의 자원, 정보, 자금 등을 통합 관리하여 이해관계에 있는 모든 기업들의 최적화를 도모하는데 주목적이 있다. 과거의 업무활동의 경우 구매, 생산, 물류, 영업 등의 기능별 영역에서 따로따로 관리를 하였지만, SCM은 공급사슬 전체를 하나의 개체로 보고 전체적인 차원에서 관리한다. 공급사슬내에 존재하는 불확실성과 낭비요소를 제거하여 최저의 비용으로 고객이 요구하는 서비스 수준을 제공함으로써 사업의 가치를 최대화하는 것이다. 이것은 고객에게 제품과 서비스를 제공하는데 필요한 모든 업무와 프로세스를 효과적, 효율적으로 설계, 구축, 운영하는 것이다.

다시 말해서, SCM은 물품의 공급자에서부터 고객에 이르기까지 거래와 관련하여 발생된 정보, 자원, 자금 등의 흐름을 총체적인 관점에서 각 기업 간의 인터페이스를 통합하고 관리함으로써 효율성을 극대화하는 전략적 기법이다.

〈그림 6-2〉 공급사슬(supply chain)

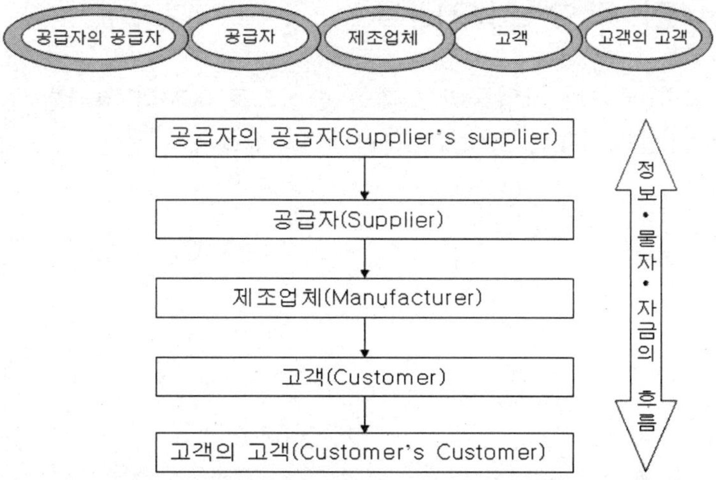

일반적으로 SCM은 공급사슬 참여 기업들의 성공적인 수직적 통합 및 조정과 다른 공급사슬에 비하여 경쟁우위를 확보하기 위한 과정이라 할 수 있다.

또 이것은 전체적인 공급사슬의 효율성을 극대화시켜 고객의 납기를 준수하고 고객의 만족도를 높이며 기업의 재고보유량을 최소화시켜 기업의 생산력을 극대화시키려는 총체적 활동이라고 정의 할 수 있다.

좀 더 구체적으로 말하면, SCM은 공급자, 공급자의 공급자, 제조업체, 배송센터, 고객, 고객의 고객 등의 물리적인 관계와 서비스, 정보, 현금 등의 논리적인 관계를 속도와 확실성하에서 통합하여 정보흐름, 자재흐름, 현금흐름의 과정을 거쳐 기능(설계, 제조, 물류 등)과 업체(공급자, 구매자, 고객 등)간의 통신 및 의사소통, 조정 및 제어, 제품과 프로세스의 혁신 및 리엔지니어링, 물류 효율 증대, 재고감축, 정시 배송, 고객 만족, 비용 감축, 생산성 증대 등을 달성하는 전 과정 및 방법이다.

SCM의 핵심은 수요예측, 경영기획, 조달, 생산, 물류, 판매 등 다차원적으로 전개되는 조직간 업무 프로세스의 통합과 관리를 어떻게 실현하는가에 있다. SCM은 이러한 프로세스와 데이터 통합관리 기술을 기반으로 EDI, 바코드, GPS 등 다양한 정보통신 기술을 결합하여 발전하고 있다.

SCM은 앞으로 전자상거래를 구현하는 필수적인 도구로서 지속적 성장이 예상된다.

6.4.2 SCM의 주요 업무내용

SCM을 도입한 국내외 기업들의 사례를 중심으로 SCM의 영역별 주요 업무내용을 살펴보면 <그림 6-3>과 같이 나타낼 수 있다.

〈그림 6-3〉 SCM의 영역별 주요 업무내용

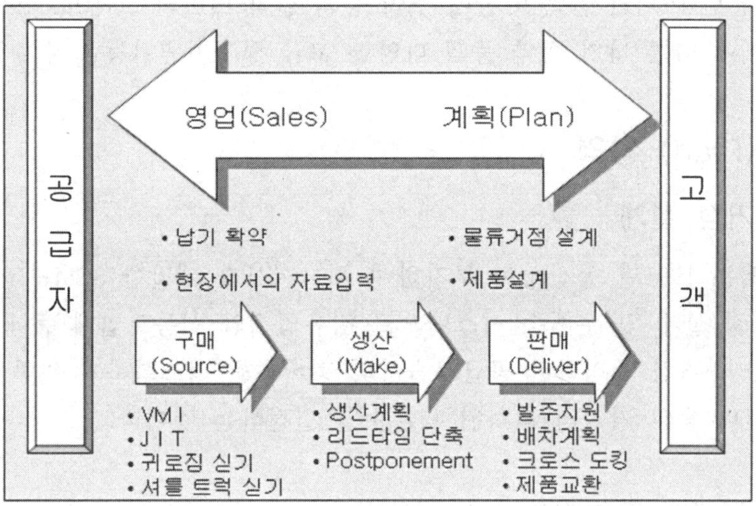

1) 영업(Sales) 영역

(1) 납기확약

주문생산품뿐만 아니라 일부시장 제품도 고객의 주문을 접수할 때 언제 납품 가능한지를 약속해 주는 기능이 매우 중요하다. 이러한 납기약속에는 2가지 유형이 있다.

ATP(Available-To-Promise)는 재고를 보유하는 계획생산품에 대하여 주문량만큼의 물량이 어느 창고에 가용한지 또는 이미 확정된 생산 스케줄에 따라 언제 생산될 예정인지를 신속하게 검토하여 고객에게 가능한 납기일을 제공하여 영업을 지원하는 것이다. 반면에 CTP(Capable-To-Promise)는 재고를 유지하지 않는 수주생산품에 대하여 만일 주문량을 생산 스케줄에 입력한다면 언제 완성하여 납품이 가능한지를 신속하게 조회하여 영업을 지원하는 것이다.

(2) 현장에서의 자료 입력/정보검색

영업사원이 고객과 상담시 단말기를 사용하여 제품재고 조회 및 수주입력 등을 행함으로써 영업을 지원한다. 영업사원이 고객과 상담시 보다 많은 정보를 활용하기 위해서는 향후 영업 사원이 노트북 컴퓨터를 사용하여 인터넷을 통한 자사의 재고 조회뿐만 아니라 품목별 판매 추이 등의 실적 데이터 그래프, 생산 일정계획 조회 및 이에 따른 납기 확약 등의 다양한 고급 영업지원기능을 수행할 수 있다.

2) 계획(Plan) 영역

(1) 물류거점 설계

일본에서는 1995년 통산성이 투자하여 히다찌사가 개발한 SCM-J라는 솔루션이 물류거점 설계 및 수배송 시스템으로 정유업계와 식음료업계 등에서 널리 사용되고 있다. 거점 최적화란 공급사슬상의 총비용을 최소화하기 위하여 공장, 창고, 물류센터 등의 거점의 최적위치와 수를 결정하는 것이다.

(2) 제품설계의 국지화(localization)

HP사는 자사 프린터가 판매되는 지역의 전원공급장치(power supply)부분이 유럽, 아시아, 북미 등 지역에 따라 각각 상이하여 모델의 수가 크게 증가하였다. 이를 단순화하기 위하여 프린터 내부에서 전원 공급장치와 관련된 부품들을 한 곳으로 모아, 이를 모듈화함으로써 나머지 본체는 범용화하고 전원 공급장치 모듈만 판매지역에 따라 조립하도록 설계하였다. 그 결과 범용성 본체의 재고는 21% 감소하였고 지역 특성 모듈의 재고는 24%가 늘었으나 본체의 원가비중이 훨씬 크므로 전체적으로 재고비가 18% 감축되었다.

(3) 제품설계의 공용화

국내 주방기기 업체인 T사는 가스오븐 설계시 그 연료인 LP와 LN을 공용으로 사용할 수 있는 모델을 개발하여 제품을 공용화함으로써 품목수의 대폭 감소, 제조공정의 단순화, 재고의 풀링(pooling)에 따른 재고감축 등 많은 효과를 거두었다.

3) 구매(Source) 영역

(1) VMI(Vendor Managed Inventory)

고객사의 발주에 의한 공급사의 생산 및 납품방식으로부터 탈피하여 공급사가 고객사의 보유재고량을 수시로 조회하여 이를 공급사의 생산 계획에 적극 반영함으로써 시간적으로 미리 준비할 수 있는 공급방식이다. 이 방식이 성공하려면 판매량이 비교적 안정된 품목을 대상으로 해야 한다. 그러나 이 방식은 재고관리를 공급사에게 전가하는 셈이므로 이에 대한 적절한 보상이 뒤따르지 않는 한 공급사는 업무 부담만 가중될 우려가 있다.

(2) JIT

이것은 조립업체가 선별된 공급사를 자사의 공장 또는 창고 내에 입주시켜 공급사가 생산 스케쥴을 보고 원부자재 및 부품 등을 주문하여 생산라인에 JIT 개념으로 정시 공급하는 방식이다. 생산자는 저비용, 행정부담 경감 등의 장점이 있고, 공급사는 매출증대, 판매비 절감, 장기 물량 확보 등의 장점이 있다. 나아가서는 생산자와 공급자간의 업무 프로세스 중복, 낭비, 불합리한 부분을 발굴, 제거할 수도 있다. 예를 들어 공급사가 부품의 설계변경을 요구하거나 생산자가 공급사의 생산공정의 재설계를 요구함으로써 생산비를 절감할 수도 있다.

(3) 귀로 짐싣기(back hauling)

L유통사는 배송차량이 당일 배송업무를 마친 후 귀사하는 길에 공급사에 들러서 입고 물량을 대신, 자사로 운송해 주고 공급사로부터 입고 업무 대행에 대한 수수료를 받는다. 이를 위해서는 공급사의 입지가 배송처로부터 멀지 않아야 하고 배송용 소형트럭으로 입고 가능한 소량이어야 한다. 또한 입고 물량이 당일 배송 중에 결정되는 경우에는 본사로부터 배송차량으로의 데이터 전송이 가능해야 한다.

(4) 셔틀트럭 운행

출하업무와는 무관한 입고 전문트럭이 공급사들을 일정 스케쥴에 따라 순회 방문하여 소량의 입고물량들을 합적하여 싣고 들어오는 방법이다. 그러나 애로점은 입고품에 대한 입고 검사를 자사 트럭기사 또는 제3자 물류업체의 기사가 공급사 창고에서 수행하는 것이 차량운행시간을 지연시키고 입고검사의 책임감이 결여될 우려가 있다.

4) 생산(Make) 영역

(1) 생산계획

생산계획 부문은 SCM이 ERP와 가장 구별되는 기능중의 하나이며, 고가의 SCM 솔루션을 도입한 경우는 대부분이 생산계획 기능을 위한 경우이다. 특히 반도체 산업과 같이 생산공정이 매우 복잡한 경우 국내 S사의 사례를 보면 주문데이터와 현재 생산 실적 등을 감안한 스케쥴링을 수립하는데 최대 7일 소요되던 것을 SCM 솔루션의 계획 모듈을 사용하여 5시간 이내로 단축하게 되었다. ERP가 사용자 수를 기준으로 그 구축비용이 산출되는데 비하여 SCM 솔루션은 주기억 장치의 용량에 따라 비용이 크게 좌우된다.

(2) 프로세스 혁신에 의한 생산 리드타임 단축

SCM에서 공급업체에게 발주 정보가 공유된다 하더라도 충분히 일찍 공유되지 않는 한 공급업체가 이를 생산하여 공급하기에는 시간적 부담이 따른다. 이를 극복하기 위해서는 공급업체가 주문 접수부터 제품 출하까지의 생산 리드타임을 최소화해야 한다. 이를 위해서는 불필요한 공정을 철저히 제거하고 인접 공정간의 대기시간을 제로화하는 공정통합 및 단순화, 자동화가 필요하다.

실효를 거두기 위해서는 기업내의 리드타임 단축 등의 합리화가 반드시 요구된다.

(3) 구체화 지연

대부분의 제품은 품목간의 공통부분과 품목별 특수부분으로 구성되어 있으며, 특수부분의 종류 때문에 제품의 종류수가 크게 늘어나 전반적으로 재고수준을 높이는 결과를 가져온다. 구체화지연은 제품을 공통부분까지만 만들어 두고 고객의 주문에 따라 나머지 특수 부분을 조립하여 단기간 내에 주문에 맞는 제품을 공급하는 방법이다. 베네통사는 일부 의류에 대하여 고객주문에 맞춘 염색공정을 후공정으로 한 사례가 있고, HP사의 프린터는 전원공급장치와 매뉴얼 인쇄물을 공급지역에 맞추어 최종단계에서 조립 및 포장한 사례가 있다.

GE사는 식기 세척기의 문짝만을 주문에 따라 최종조립하는 사례가 있고, 국내 T사도 식기 세척기의 문짝에 컬러 강판만을 주문에 따라 설치해 줌으로써 재고 및 보관비를 대폭 절감한 사례가 있다.

5) 판매(Deliver) 영역

(1) 발주업무 지원시스템 구축 사례

화장품 제조업체인 E사는 공장→대리점→전문매장→고객으로 구성된 공급사슬(supply chain)을 가지고 있다. E사는 전국 125개 대리점에서 본사로 매일 발주시 쉽고 데이터 오류가 없으며 부가적인 주문정보를 제공하기 위하여 Web-EDI시스템을 구축하였다. 각 대리점은 ISDN망을 이용하여 E사 웹사이트의 발주화면상에서 EDI형식으로 발주한다. 이러한 시스템 구축은 대리점과의 정보교류 및 데이터 기반의 대리점 경영관리를 지원함으로써 대리점들의 경영관리를 개선하기 위한 것이었다.

(2) 배차계획

판매 영역에서 중요한 SCM 업무 중의 하나는 배송업무를 위한 배차시스템이다. 일본 정유업계 및 식음료업계에서 널리 사용 중인 SCM-J라는 솔루션은 일일 배차 계획을 최적화하기 위하여 유전 알고리즘 및 simulated annealing 등의 개선형 알고리즘을 사용하고 계산시간을 단축하기 위하여 병렬 프로세서 방식의 컴퓨터를 사용하여 배차계획을 수립한다.

유전 알고리즘(genetic algorithm)은 수식적으로 해결하기 어려운 문제(비선형 문제 등)를 해결하기 위해 제안된 알고리즘으로 해결하기 어려운 문제들을 생물의 진화로 해결하는 개념이다. 원하는 해와 차이가 큰 결과들은 자연적으로 도태시키고 원하는 해와 가까운 결과들은 계속 진화를 거듭해 나가면서 결국 정답에 가까워지거나 도달한다는 원리이다.

simulated annealing은 커다란 탐색공간에서 주어진 함수의 전역 최적점에 대한 훌륭한 근사치를 찾으려고 하는 전역 최적화 문제에 대한 일반적인 확률적 휴리스틱 접근방식이다.

(3) 크로스 도킹(cross docking)

최근 들어 창고의 운영은 보관기능보다는 플로우(flow)기능위주로 변화해가고 있고 유통창고에 크로스도킹의 개념이 강조되고 있다.

크로스 도킹이란 창고지역에 입하되는 물량이 창고에 저장되지 않고 곧바로 출하 도크로 옮겨지면서 출하차량별로 재분류되어 상차 및 출고되는 운영방법을 말한다. 제품들이 창고나 배송센터로 운송되면 그곳에서 제품을 하차하여 분류작업을 마친다음 곧바로 재포장되어 점포로 이동되기 때문에 보관 및 파킹 작업 등을 생략할 수 있고 물류비용을 상당히 절감할 수 있다. 이는 입고 물량이 품목에 따라 여러 지점에서 들어오고 출하물량은 품목별 구성비가 행선지마다 상이한 경우에 유효한 방법이다.

이것은 창고지역 뿐 아니라 도심지역에서는 도로상의 한적한 지점에서도 몇 대의 트럭 간에 소규모로 실행이 가능하다.

(4) 제품 교환

국내 시멘트 제조회사인 H사와 T사는 공장이 각각 충남과 강원도에 위치하고 있으며 제품의 기능적 특성이 큰 차이가 없기 때문에 상대회사의 지역으로부터의 주문은 포장지만 상대회사에 보내어 충진하여 공급하는 제품교환방식을 운영함으로써 과다한 수송비를 상호절감하는 효과를 거두고 있다.

6.5 고객관계관리

6.5.1 CRM의 정의

CRM은 기업이 고객정보를 신속히 수집하고 가장 가치 있는 고객을 파악할 수 있게 하며, 고객 맞춤식 상품 및 서비스의 제공을 통해 고객 충성도를 높일 수 있는 경영기법으로 최근 이슈가 되고 있다.

CRM(Customer Relationship Management)은 고객관계관리라고도 하며 흔히 고객을 위한, 고객중심의 프로세스나 시스템을 의미하지만 동시에 개인화(personalization)에서 구매, 사후지원까지 프로세스 전체를 고객중심으로 재구축하는 리엔지니어링을 뜻하기도 한다. 미국의 가트너 그룹은 "CRM이란 신규 고객확보, 기존 고객유지 및 고객의 수익성 증대를 위하여 지속적인 커뮤니케이션을 통해 고객의 행동을 이해하고, 영향을 주기 위한 광범위한 접근이다."라고 정의하였다.

CRM이란 고객에 대한 매우 구체적인 정보를 바탕으로 개개인에게 적합하고 차별적인 제품 및 서비스를 제공함으로써 고객과의 개인적인 관계를 지속적으로 유지하고 동시에 고객과의 관계를 새롭게 변화시키는 일련의 경영활동을 말한다. 즉, 고객에 대한 정확한 이해를 바탕으로 고객이 원하는 제품과 서비스를 지속적으로 제공하여 고객이탈을 방지하고 고객의 평생가치를 극대화하며 수익성을 높일 수 있는 통합 프로세스를 말한다.

CRM은 과거 대중 마케팅에서 지향하고 있는 불특정 다수를 대상으로 하는 마케팅이 아닌 고객의 세분화와 세분화된 고객의 특성에 맞는 일대일 마케팅을 지향한다. 그리고 CRM에서는 쌍방향적이면서도 개인적인 커뮤니케이션이 필수적이다. 고객과의 관계를 지속시키기 위해서는 고객들에게 많은 정보를 제공해 주어야 할 뿐만 아니라 동시에 개별 고객들로부터 많은 정보를 얻어야 하기 때문이다. CRM은 개별 고객에 대한 상세한 데이터베이스 구축이 필요하다. 고객이 제품에 대한 정보를 요청할 때, 제품을 구입할 때, 구매 후 고객 등록카드를 보내 올 때 혹은 제품사용에 대한 문의를 해 올 때 등 고객과의 접촉이 일어나는 모든 시점에서 포착된 정보를 데이터베이스에 기록하여 그것을 토대로 고객별로 적합한 마케팅전략을 수립하고 이를 효과적으로 집행하며 전략의 효과까지 측정하게 된다. 의료기관에서 CRM 도입의 필요성을 들면 다음과 같다.

① 의료시장의 무한 경쟁
② 환자수의 증가
③ 다양한 틈새시장(전문 클리닉 등)의 창출
④ 의약분업, 병원인증평가제도 도입 등 의료환경의 변화
⑤ 소득 및 생활수준 향상으로 인한 고객의 의료의식수준 제고
⑥ 고객의 요구에 맞는 투자와 의료서비스 제공의 필요성

6.5.2 CRM의 단계

CRM은 다양한 고객중심의 업무 프로세스를 수행하는 웹지원 소프트웨어 도구와 데이터베이스의 통합시스템이라고 할 수 있으며, 3단계로 이루어진 비즈니스와 고객 간의 관계를 지원한다. <그림 6-4>는 CRM이 3단계의 비즈니스와 고객 간의 관계를 어떻게 지원하는지를 나타내고 있다.

〈그림 6-4〉 CRM의 단계

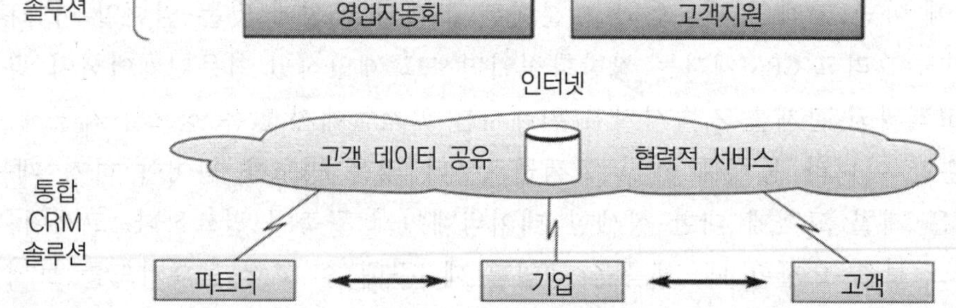

6.5.3 CRM의 기능

CRM 시스템은 조직 전반을 통해 발생하는 고객 데이터들을 포착하여 연계시키고, 이를 바탕으로 데이터들을 통합하고 분석하며 그 다음 그 결과를 기업 전반에 걸친 다양한 시스템들과 고객접점(contact point)들에 제공한다.

잘 설계된 CRM 시스템은 기업의 매출과 고객서비스 모두를 향상시키는데 유용하게 활용될 수 있는 통합된 하나의 고객관점을 제공할 수 있다.

바람직한 CRM 시스템은 다음과 같은 질문에 대한 답을 제공할 수 있는 데이터들과 분석도구들을 제공한다. "어떤 특정 고객이 기업에 대해 제공할 수 있는 일생동안의 가치는 무엇인가?", "누가 가장 충성도가 높은 고객인가?", "누가 우리에게 가장 높은 수익성을 가져다주는 고객인가?", "수익성 높은 고객들이 구매하고자 하는 것은 무엇인가?". 기업들은 이러한 질문들에 대한 답을 활용하여, 새로운 고객들을 확보하고 기존 고객들에게 더 나은 서비스를 제공하며, 고객 선호도에 따라 제품이나 서비스들을 더욱 정확하게 맞춤화시키고 수익성 높은 고객들을 유지하기 위해 지속적인 가치를 제공한다(김우주 외, 2012).

〈그림 6-5〉 CRM 소프트웨어의 기능

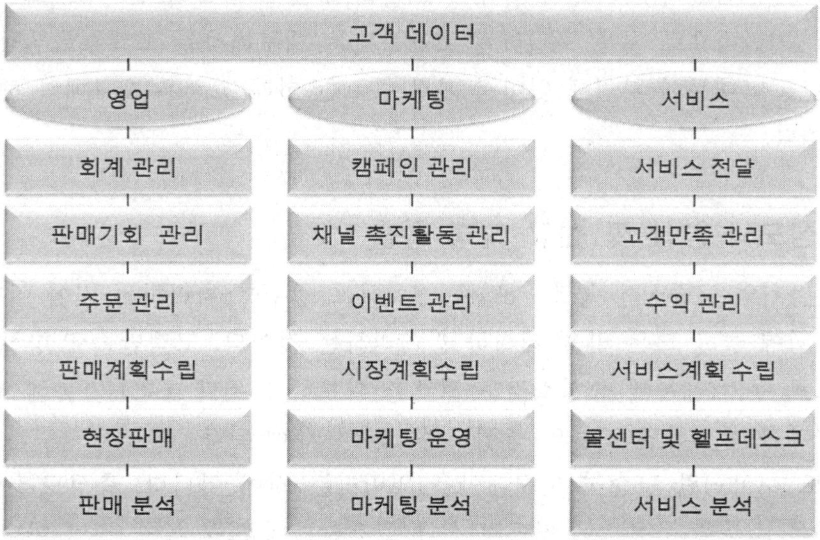

CRM 시스템들은 일반적으로 영업, 고객서비스, 마케팅을 위한 소프트웨어 및 도구들을 제공한다. <그림 6-5>는 판매, 서비스, 마케팅 프로세스들과 관련하여 주요 CRM 소프트웨어 제품들에서 찾아 볼 수 있는 매우 중요한 기능들을 보여주고 있다.

6.5.4 CRM의 효과

CRM을 통하여 고객들에게 개인화된 제품이나 서비스를 제공해 준다는 것은 그것이 기업의 성과에 기여할 때만이 의미가 있다. 따라서 기업은 전략으로부터 추구하고자 하는 효과가 무엇인지를 명확히 설정하는 것이 매우 중요하다. CRM활동을 통해 기업이 추구할 수 있는 효과는 다음과 같다.

1. 시장성과 향상

(1) 재구매율 증대

개인적인 관심과 개인화된 서비스로 인해 만족한 고객들은 그만큼 재구매할 가능성이 크다. 뿐만 아니라. 기존 고객에 대한 데이터베이스를 분석함으로써 고객의 미래 구매 특성과 시기를 알아내어 그들의 구매를 지속적으로 유도해 낼 수 있게 된다. 일반적으로 처음 구입하는 고객보다는 재구매하는 고객으로부터의 이익이 훨씬 크기 때문에 기업에 있어서 가장 중요한 미래 고객은 재구매를 하는 기존 고객들이다.

(2) 충성도의 향상 및 신규 고객 창출

CRM은 기업을 중심에 놓고 사업을 계획하고 업무를 처리하는 것이 아니라, 고객을 중심에 놓고 모든 일을 계획하고 처리하는 것이다. 고객만족도 향상을 최고의 목표로 두기 때문에 충성스러운 고객을 확보하게 된다. CRM을 통해 고객들과 좋은 관계를 유지하면 그들의 충성도를 고취시키게 된다.

충성도(loyalty)란 단순히 재구매만을 의미하는 것이 아니다. 충성도가 높은 고객은 좋은 소문을 구전으로 퍼뜨려 신규 고객확보에 도움을 줄 뿐만 아니라 기업의 실수에 대해서도 보다 관대하다. 또한 잠재고객을 CRM 전략에 의한 적절한 마케팅으로 신규 고객화 할 수 있다.

(3) 비용 절감

CRM은 고객의 양적 증대보다는 질적 향상을 먼저 생각하는 것이다. 따라서 불특정 다수에 대한 마케팅을 지양하며 일대일 접근을 하더라도 그 고객의 기여도 및 욕구에 맞는 대응을 하고 과다한 경품이나 광고비용을 들이지 않음으로써 신규고객 확보에 소요되는 비용을 줄일 수 있다. 즉 고객화될 가능성이 낮은 대상에 대한 불필요한 마케팅비용의 지출을 최소화함으로써 효율을 높일 수 있다. 물론 이것은 일대일 마케팅이 고객별 욕구에 적합할 경우이며 목표고객 설정이 잘못되었을 경우에는 매스마케팅에 비해 비효율적일 수도 있다. 또한 CRM 프로세스를 토대로 반응가능성이 높은 기존고객에게만 선별적으로 판촉활동을 할 경우 저렴한 비용으로 많은 매출을 달성할 수 있을 것이다.

2. 마케팅 역량 향상

(1) 유통채널과의 관계개선

유통채널과의 원만한 관계는 기업성과에 큰 영향을 주게 되었으며, 기업은 CRM 프로세스를 통하여 고객과의 직접적인 교류를 수행할 수 있을 뿐만 아니라 이로부터 축적된 지식을 유통채널과 공유함으로써 양쪽의 성과를 모두 증대시킬 수 있게 되었다. 예를 들어, 고객 구매정보를 분석하여 유연한 공급체계를 구축하는데 활용한다면 유통채널의 재고비용을 절감할 수 있고 기업의 성과를 높일 수 있다. 뿐만 아니라 유연한 공급체계는 품절률을 감소시킬 수 있고 이로 인하여 고객만족을 증대시킬 수 있다.

(2) 시장세분화 능력 향상

CRM프로세스에 나타나는 고객 행위정보(구매행위, 판촉에 대한 반응 등)는 고객을 유형별로 분류하는데 효과적으로 활용될 수 있다. 예를 들어, 고객 행위정보를 이용하여 고객들을 충성 구매자, 간헐적인 구매자, 상표 전환자, 경쟁제품의 충성구매자 등으로 분류하여 각 집단에 적합한 마케팅전략을 설계할 수 있을 것이다.

(3) 제품에 대한 피드백 확보

급변하는 시장환경 하에서 고객의 욕구변화를 지속적으로 감지하여 마케팅전략에 반영하는 것은 필수적이다. 고객과의 쌍방향 커뮤니케이션 경로를 구비해 놓은 CRM 시스템은 기업으로 하여금 고객의 목소리를 끊임없이 들을 수 있게 하여 시장변화에 대한 파악을 원활하게 해준다.

(4) 기업 내부조직의 강화

기업 내의 각 부서에는 다양한 정보가 존재한다. 그러나 이 많은 정보들을 서로 연계시켜 분석할 때 진정한 지식으로서의 가치를 지닐 수 있다. CRM 시스템은 기업 내 많은 정보들을 한 곳으로 모음으로써 부서 간에 시너지 효과를 얻도록 해준다.

6.5.5 CRM의 전략

CRM 전략이란 기업이 구축한 마케팅 데이터베이스를 활용하여 경쟁력을 향상시키기 위한 구체적인 방안을 의미한다. CRM의 근간은 고객과의 장기적인 관계를 구축하고 관리하는 것이다. 따라서 기존 고객들에 대한 상세한 지식을 기반으로 이들의 구매를 활성화하고 충성도를 향상시키는 것이 CRM에서 가장 중요한 부분을 차지한다.

1. 기존고객을 유지하기 위한 전략

CRM은 모든 고객이 평등하지 않다는 사고에서 출발한다. 기업에 도움이 되거나 될 가능성이 있는 고객에게는 더 많은 혜택을, 그렇지 않은 고객에게는 적은 혜택을 주게 된다. 기존고객을 대상으로 하는 전략의 기조에는 기존고객을 유지하는데 드는 비용이 신규고객을 확보하는데 드는 비용에 비하여 훨씬 저렴하다는 점과 우리 회사에 도움이 되는 고객을 차별화하여 중점적으로 관리한다는 중요한 의미를 가지고 있다.

이른바 '20/80 법칙'에 따르면 상위 20%의 고객이 전체 매출의 80%를 차지한다는 것이다. 한 미국은행에서는 이익 기여도를 기준으로 고객을 분류해 본 결과 상위 3%의 고객이 전체 이익의 50%를 차지한다는 사실을 발견하기도 하였는데, 반면에 하위 그룹에 속한 고객들로부터는 적자를 보고 있었다는 것이다.

(1) 고객 활성화 전략

기존고객을 위한 전략 중 하나는 기존고객 중 우리 회사와 지속적인 관계를 유지하는 우량고객에게 반복구매를 유도하거나 사용빈도를 높일 수 있는 인센티브(incentive)를 부여하여 충성도가 높은 고객으로 발전시키는 것이다. 이러한 전략을 고객활성화 전략이라고 하며, 항공사, 주유소, 카드회사, 레스토랑 같은 다양한 산업의 기업에서 실시하고 있는 마일리지 프로그램이나 포인트 누적프로그램이 여기에 속한다.

(2) 충성도 제고 전략

이것은 고객의 이탈을 방지하기 위한 전략으로, 여기서 고객이탈이란 것은 고객이 경쟁사 제품으로 전환하여 구매하는 것을 말한다. 이 전략의 취지는 우량고객에게 단순히 가시적인 인센티브를 제공한다는 차원을 넘어 그들이 얼마나 중요한 고객인지를 인정해 주는 것이다. 즉, 고객들에게 특별한 배려를 해주거나 관심을 가져줌으로써 정신적이고 기분 좋은 혜택을 주는 것이 필요하다는 것이다. 예를 들어, 항공사들은 3등석에 탑승한 고객 중 우수고객을 즉석에서 선별하여 2등석으로 업그레이드 해주기도 한다. 이를 통해 고객들은 기업이 자기에게 관심을 가지고 있다는 뿌듯함을 느끼게 된다.

(3) 교차판매 전략

교차판매(cross-selling) 전략은 기업이 여러 가지 제품을 생산하는 경우 한 제품의 고객 데이터베이스를 이용하여 다른 제품의 판매를 촉진하는 것이다. 미국의 시어즈사는 백화점, 은행, 신탁회사, 부동산회사, 신용카드회사 등 다양한 회사를 운영하는 기업이다. 시어즈사는 이러한 여러 회사의 고객정보를 공유하는 데이터베이스를 구축하고 이를 교차판매에 적극 활용하였다. 예를 들어, 시어즈의 부동산 회사를 통해 주택을 구매한 고객은 시어즈 백화점에서 가전제품 등을 구매할 경우 25%까지 할인혜택을 받을 수 있으며 시어즈의 은행을 통해 대출 서비스도 제공받을 수 있다.

2. 신규고객 확보를 위한 전략

기업이 장기적으로 성장하기 위해서는 신규고객의 창출이 매우 중요하다. 일반적으로 신규고객을 확보하기 위해서는 잠재고객을 규명하고 이들을 고객으로 전환하는 것이 필요하며 이때 각종 마케팅 데이터베이스가 유용하게 활용될 수 있다. 그러나 무엇보다도 신규고객을 확보하기 위한 장기적인 수단으로는 기존고객들을 활용하는 것이 가장 중요하다. 구체적으로 우리 회사와 장기적인 관계를 형성하고 있고 감정적 애착을 가진 고객들은 우리 회사에 대한 좋은 소문을 유포해서 새로운 고객들을 창출해 준다.

그리고 다른 고객의 호의적인 평가나 추천에 의해 구입하는 신규고객들은 장기적인 고객으로 전환될 가능성이 높다. 따라서 기업은 지속적인 가치제고를 통해 기존고객과의 관계를 유지시켜나가는 것이 필요하다. 또한 기존고객이 신규고객들을 추천하고 소개하는 것에 대해 보상해 주는 제도를 개발함으로써 이러한 노력을 촉진시켜 나갈 수 있다. 이밖에도 타 기업과의 제휴를 통하여 제휴사의 데이터베이스를 활용하는 방법이 있다.

6.6 지식경영시스템

6.6.1 지식경영시스템의 개념

지식경영시스템(knowledge management system, KMS)은 조직의 인적자원이 축적한 지식을 체계적으로 관리·공유함으로써 기업경쟁력을 향상시키기 위한 기업정보시스템이다.

즉, 조직 내 지식자원의 가치를 극대화하기 위하여 통합적인 지식관리 프로세스를 지원하는 정보기술시스템이다.

과거에는 의사결정 주체인 구성원이 조직을 떠나면 그가 가지고 있던 지식자원도 함께 없어져 기업의 손실이 컸다는 인식 하에 지식경영시스템이 출발하게 되었다. 개인지식은 개인이 조직을 떠나면 조직에서 사라지지만 조직지식은 개별 조직원들이 떠나더라도 조직에 남게 된다. 조직의 지식베이스에 저장되는 순간 개인의 지식은 조직의 지식으로 등록되는 것이다. 지식경영시스템은 직원들이 자신이 가지고 있는 지식자원을 각종 문서로 작성·보유하게 하고, 입력된 다양한 정보를 체계적으로 정리·공유함으로써 업무에 활용하도록 하는 동시에, 더 나아가 첨단기술과의 조합으로 조직 안에 축적되는 각종 지식과 노하우를 효율적으로 관리·활용하도록 하는 데 그 목적이 있다. 즉, 직원들이 입력한 다양한 정보를 체계적으로 정리, 전사원들에게 유통시켜 업무에 활용토록 하는 정보관리 인프라로, 첨단정보 기술의 조합을 통해 조직내에 축적되는 각종 지식과 노하우를 효율적으로 관리하고 이를 상호 공유할 수 있도록 한다.

지식경영시스템은 지식베이스, 지식스키마, 지식맵의 3가지 요소로 구성되어 있다. 원시지식을 저장하는 지식베이스가 건물이라면 지식스키마는 설계도면에 해당되며 지식맵은 건물의 각종 시설물에 대한 안내도라고 할 수 있다. 지식베이스 내에는 문서나 사례, 규칙, 동화상 등 다양한 종류의 조직지식이 저장된다. 지식베이스가 원시데이터를 저장하는 데이터베이스에 비유된다면 지식스키마는 원시데이터에 대한 메타데이터를 담고 있는 데이터 사전 또는 데이터베이스 스키마에 비유될 수 있다. 지식맵은 단순히 지식의 위치를 검색해 주거나 원하는 지식을 실시간으로 검색하거나 전문가와 화상회의 등으로 연결시켜주는 역할을 할 수 있다. 이 경우 사용자는 인터넷 사이트를 방문하는 것과 같이 원하는 지식사이트를 마우스 클릭만으로 찾아가거나 소프트웨어 에이전트(agent)에게 명령을 내려 해당 사이트에서 지식의 검색을 대행시킬 수도 있다. 이밖에도 지식경영시스템은 조직 내 다른 정보시스템들과의 인터페이스와 사용자들이 지식을 창출하고 입력하며, 조회, 편집 및 활용할 수 있는 여러 가지 기본기능을 가지고 있다.

지식경영시스템은 지식의 획득에서 축적, 공유, 재사용 및 새로운 창출에 이르는 지식관리 프로세스를 효과적으로 지원함으로써 조직의 지식자원의 가치를 극대화시키는 수단이 된다. 지식경영시스템을 이용하면 개인이나 조직이 보유한 비정형화된 정보를 일정한 데이터베이스에 보관하였다가 필요한 경우 기업 내 다른 사람들이 언제든지 활용할 수 있다. 따라서 어떤 지식을 보유한 개인이 직장을 옮길 경우에도 기업으로서는 별 문제없이 업무를 이어나갈 수 있다. 지식경영시스템은 조직구성원의 지식자산에 대한 자세, 조직의 지식 평가/보상 체계, 지식공유 문화 등 조직차원의 인프라와 통신 네트워크, 하드웨어, 각종 소프트웨어 및 도구 등 정보기술 차원의 인프라를 기본 전제로 하고 있다. 전자문서관리시스템(EDMS), 인트라넷, 데이터베이스관리시스템(DBMS), 검색엔진, 개인정보관리 등 기존 정보시스템의 연계를 통해 종합적인 솔루션으로 설계, 구축된 것이 지식경영시스템이다. 전사적인 통합 지식경영시스템은 조직내부의 지식과 조직외부의 지식을 유기적으로 결합함으로써 그 효율성을 극대화할 수 있다.

6.6.2 지식경영시스템의 역할

지식경영시스템은 웹을 기반으로 한 솔루션으로 특정 브라우저에 의존하지 않으며, 기존에 분산 운영되고 있는 데이터웨어하우스, 전사적 자원관리, 전자문서관리, 전자상거래 등의 통합운영이 가능하다. 또한 푸시기술을 접목하여 지식에 대한 능동성을 부여함으로써 빠르고 정확한 정보유통 체계를 확립하였다. 푸시기술(push technology)은 인터넷과 같은 컴퓨터 통신망에서 클라이언트 측 사용자의 검색 조작에 의하지 않고 서버가 자동적으로 서버상에 있는 데이터나 프로그램을 클라이언트로 배포(전송)하게 하는 기술이다. 푸시기술에 의해 각종 뉴스 기사를 사용자들에게 배포하는 포인트캐스트(PointCast), 데이터 이외에 응용 소프트웨어도 배포하는 캐스터넷(Castanet)과 같은 인터넷 서비스를 푸시형 서비스라고 하며, 푸시형 서비스를 이용할 수 있게 하는 소프트웨어를 푸시형 소프트웨어라고 한다.

이러한 지식경영시스템의 역할을 살펴보면 다음과 같다.

① 웹 베이스를 기본으로 특정 브라우저에 의존하지 않는다.

② 다양하고 적절한 표현 메커니즘을 구사한다.

③ 지식을 XML 데이터로 저장함으로써 비즈니스 간 데이터 교환비용을 절감할 수 있다.

④ 자바(Java)로 구현되므로 각종 하드웨어와 다양한 운영체제에 뛰어난 적응력을 가지고 있다.

⑤ 기존 시스템의 데이터, 이메일, 파일시스템, 웹 사이트 등 외부지식을 유기적으로 통합하여 기업지식의 기반을 확대해 준다.

⑥ 각종 파일 포맷(각종 문서, 이미지, 동영상, 음성 등)을 지원하며 다양한 검색 툴을 제공한다.

⑦ 구성원 간의 지식공유를 강화해 주고, 푸시기술을 통해 가장 빠른 지식 유통망을 확보해 준다.

⑧ 지식통장기능을 통해 지식공유의 동기를 유발해 주고, 지식공유에 대한 기여도 측정도 가능하다.

⑨ 전사적인 자료 배포 시 시간 및 비용을 절감해 준다.

⑩ 지식의 워크플로우를 구현해 준다.

6.7 전자상거래

6.7.1 전자상거래의 개념

전자상거래를 활용하여 기업의 경영효율을 높이고 경쟁우위를 창출하는 기업이 많아지기 시작하고 있지만, 전자상거래는 최근에 갑자기 등장한 것이 아니다. 전자상거래는 1970년대부터 다양한 형태로 이루어지기 시작하였지만 1990년대 중반 인터넷의 확산에 따라 그 역할과 중요성이 완전히 달라지게 되었다.

전자상거래는 미국의 국방예산과 운영 및 유지에 소요되는 예산을 절감하기 위하여 군수조달 관련업무의 전자적 처리와 그 운영수단으로 구상되었던 CALS와 EDI로부터 발전된 것이다.

전자상거래는 조직과 개인 간에 디지털 방식으로 이루어지는 상거래 활동이다. 상거래는 조직이나 개인들 간의 제품이나 서비스에 대한 가치(예: 화폐)를 교환하는 것이다.

〈그림 6-6〉 전자상거래의 개관

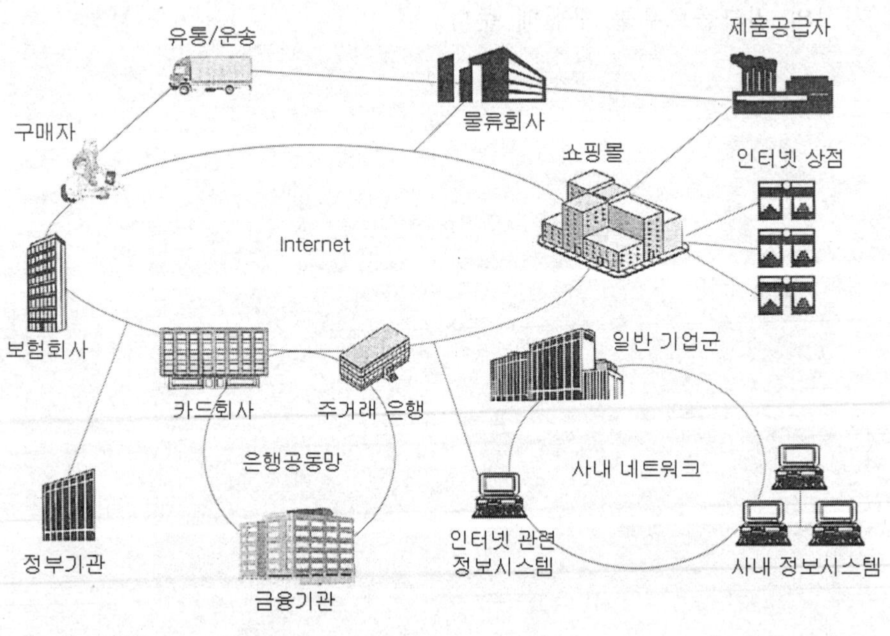

전자상거래(electronic commerce: EC)는 컴퓨터 네트워크 상에서 고도의 정보통신기술을 활용하여 기업, 개인, 정부 등의 경제주체 간에 이루어지는 상품 및 서비스의 다양한 거래로 정의 할 수 있다. 기업경영 측면에서는 경영활동의 혁신전략의 일환으로 부각되고 있으며 가상기업, 기업통합 등 지식정보화 사회의 새로운 비즈니스 모델을 창출하게 하는 전략적 바탕도 제공하고 있다.

전통적인 상거래에서 시장은 소매점과 같이 물리적인 장소로서 비즈니스를 수행하기 위해 방문하는 곳이다. 전자상거래는 유비쿼터스(ubiquitous) 특성이 있는데, 이것은 언제, 어디서든지 상거래가 이루어질 수 있음을 의미한다. 이러한 유비쿼터스 특성으로 인하여 가정이나 직장 또는 심지어 차에서 조차 모바일 커머스(mobile commerce)가 가능하다. 이러한 상거래 장소는 전통적인 경계를 밖으로 확장되어 시간과 지리적 위치의 제약을 받지 않는 시장인 마켓 스페이스(market space)라고 한다. 디지털 시장은 유통업체나 소매점과 같은 중개상을 거치지 않고 소비자들에게 직접 판매(직거래)할 수 있는 기회들을 제공한다. 유통 채널 상에서 중개상들을 제거함으로써 구매 거래비용을 상당히 낮출 수 있다.

전자상거래는 기술적으로 다음과 같은 몇 가지 특징을 가지고 있다(김우주 외, 2012).

① 유비쿼티(ubiquity) : 인터넷/웹 기술은 모바일 장비를 통해서 언제, 어디서나 사용이 가능하다. 시장은 전통적인 경계를 넘어 확장되며 시간적, 지리적 제약을 받지 않는다.

② 글로벌 영역 : 상거래가 문화와 국경을 넘어 동일하게 수정 없이 이루어질 수 있다.

③ 만국통용의 표준 : 하나의 기술 표준, 즉 인터넷 표준이 존재한다. 전 세계에 걸쳐 하나의 기술표준을 가진 개별 컴퓨터 시스템들은 서로 쉽게 통신할 수 있다.

④ 풍부성 : 웹에서는 텍스트, 오디오, 비디오 요소들이 결합된 메시지들을 동시에 더 많은 사람들에게 전달할 수 있다.

⑤ 상호작용성 : 생산자와 소비자 간에 쌍방커뮤니케이션이 가능하고, 온라인 상에서 상인이 1:1로 고객과 접촉할 수 있다.

⑥ 정보 밀도 : 생산자, 소비자, 중개자 등 모든 시장 참여자들이 사용할 수 있

는 정보의 양이 증대되고 품질이 향상된다.

⑦ 개인화/맞춤화 : 상인들이 고객의 이름, 관심사, 과거의 구매이력 등을 기반으로 시장에 전달할 메시지를 특정 고객에게 맞는 마케팅 메시지로 만들어 전달할 수 있는 개인화(personalization)가 가능하다. 그리고 전달될 제품이나 서비스를 고객의 선호도나 사전행위에 근거하여 변화키는 맞춤화(customization)도 가능하다.

⑧ 소셜기술 : 새로운 인터넷 소셜 모델 및 비즈니스 모델로 인하여 사용자 컨텐츠 생성 및 배포를 가능하게 해주고 소셜 네트워크를 지원한다.

많은 전자상거래 마케팅 회사들은 행위 타겟팅(behavioral targeting) 기법을 이용하여 배너광고, 리치 미디어광고, 비디오 광고들의 효과를 증대시키고 있다. 모든 웹사이트들은 방문자의 브라우저 상에서의 행위에 관한 데이터들을 수집하고 데이터베이스에 저장한다. 전자상거래 웹사이트들은 온라인 상점 전반에 걸친 구매자의 모든 행위 단계들을 추적할 수 있는 도구들이 있다.

이러한 사이트들은 방문자들이 자신의 사이트에 오기 전에 방문했던 사이트들, 자신의 사이트를 떠나서 가는 곳, 사용자들이 사용하는 운영체제의 유형, 브라우저에 대한 정보, 그리고 심지어는 위치 데이터들까지도 기록하는 도구들을 가지고 있다. 그들은 방문자가 방문했던 특정 사이트의 특정 페이지에 대한 것도 기록하고, 방문자들이 구매한 것도 기록에 남긴다.

기업들은 이렇게 수집한 고객 관심사와 행위에 관한 정보를 분석하여 기존 고객 및 잠재 고객의 정확한 프로파일을 개발한다.

6.7.2 전자상거래의 영역

전자상거래는 상품과 서비스를 전자적으로 구매하고 판매하기 위한 비즈니스 프로세스를 수행하는 것을 의미한다.

<그림 6-7>은 마케팅, 구매, 판매, 제품서비스 및 전자상거래 사업자의 서비스와 관련된 비즈니스 프로세스의 영역을 나타낸다.

전자상거래관련 종사자들은 구매자 또는 판매자로서 인터넷기반 기술, 전자상거래 응용프로그램에 의존하여 마케팅, 조사, 거래처리, 제품 및 고객서비스 프로

세스를 수행한다. 예를 들면, 전자상거래는 웹상의 전자상거래 카탈로그 및 옥션 사이트에서 마케팅, 주문, 지불, 고객지원 프로세스를 포함할 수 있다.

그러나, 또한 고객과 공급자에 의한 재고데이터베이스의 인트라넷 접근(거래처리), 영업 및 고객서비스 대표에 의한 CRM 시스템의 인트라넷 접근(서비스 및 지원), 그리고 이메일 교환과 인터넷 뉴스그룹에 의한 제품개발에 있어서의 고객협력(마케팅/조사)과 같은 e-비즈니스도 전자상거래에 포함된다.

〈그림 6-7〉 전자상거래의 영역

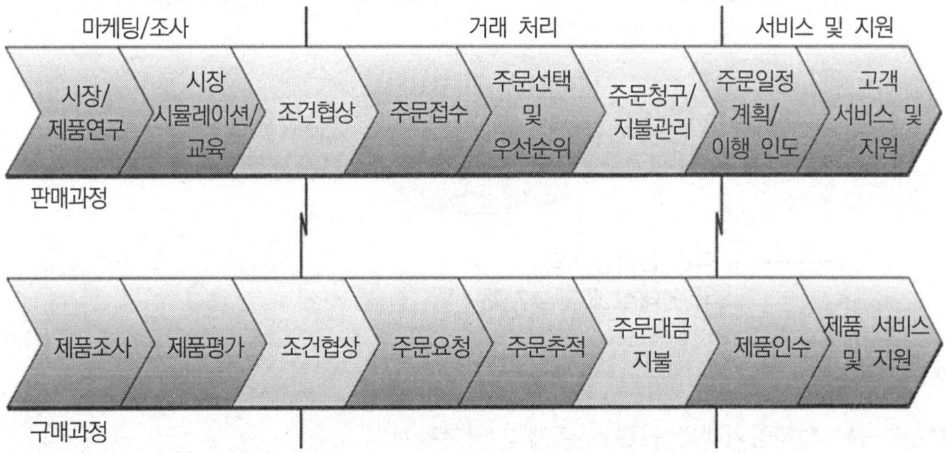

6.7.3. 전자상거래의 유형

전자상거래는 시장영역별로 조직간 전자상거래(inter-organization EC)와 소비자대상 전자상거래(consumer-oriented EC)로 구분할 수 있다. <그림 6-8>에서 보는 바와 같이 조직 간의 전자상거래는 경제주체에 따라 정부와 기업(government-to-business: G to B), 기업과 기업(business-to-business: B to B)간의 상거래로 세분화 할 수 있다. 소비자대상 전자상거래는 정부와 개인(government-to-consumer: G to C), 기업과 개인(business-to-consumer: B to C)간의 상거래로

세분화할 수 있다(오재인 외, 2001).

〈그림 6-8〉 시장영역별 전자상거래 주체간 연계

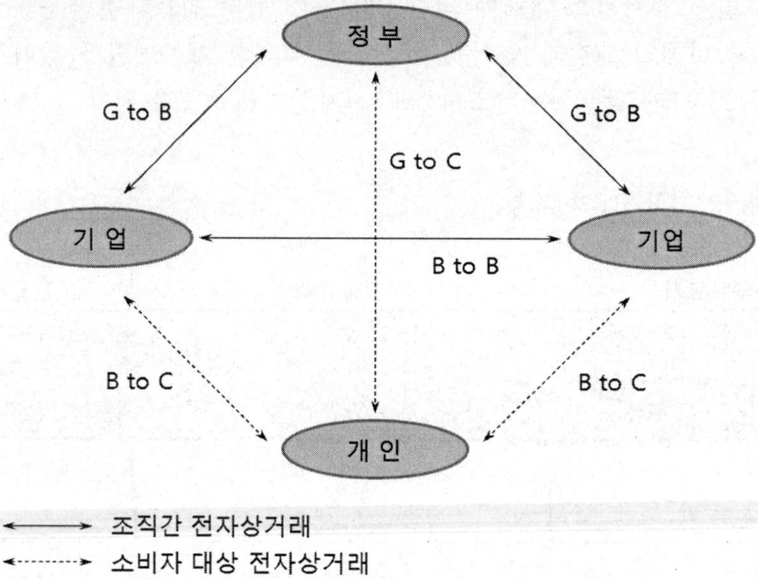

〈그림 6-9〉 전자상거래와 관련된 주체의 역할관계

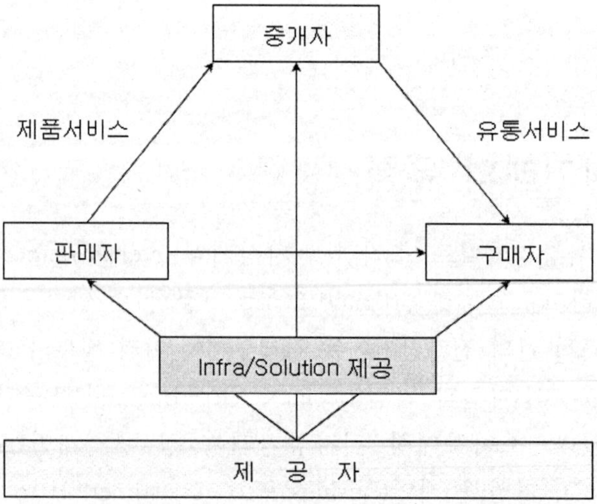

전자상거래와 관련된 관계자의 역할을 구분해 보면, <그림 6-9>와 같이 판매자(seller), 구매자(buyer), 제공자(provider), 중개자(intermediary) 등으로 나눌 수 있다.

판매자는 제품 및 서비스를 제작 및 판매하는 주체로서 일반적인 제조업체가 해당되며 구매자는 기업과 개인소비자로서 제품 및 서비스를 구매하는 주체이다. 제공자는 전자상거래에 필요한 인프라를 구축하여 거래에 필요한 솔루션 및 제반 서비스를 제공하는 사업자로서 정보통신사업자 등이 해당된다. 중개자는 네트워크상의 유통서비스와 가상시장을 운영하면서 판매자와 구매자를 연결시켜주는 주체이다.

6.7.4 전자상거래와 CALS

산업혁명 이후 분업화, 전문화, 자동화, 세분화를 지향하던 경영 패러다임이 1980년대부터 통합화, 융합화, 수렴 등으로 바뀌었다. 이에 따라 고도의 정보통신기술을 바탕으로 기업내부의 활동, 기업과 기업간, 기업과 개인 등의 관련 활동도 통합화 및 융합화를 지향하고 있다. 이러한 변화의 흐름에 따라 기업내부의 활동은 ERP(Enterprise Resource Planning)를 통하여 통합되고 있고, 기업간 통합은 전자상거래에 의하여 이루어지고 있다.

CALS가 컴퓨터에 의한 군수업무지원(Computer Aided Logistics Support: CALS)의 개념에서부터 컴퓨터를 이용한 조달 및 군수업무지원(Computer aided Acquisition and Logistics Support), 지속적 조달과 라이프사이클지원(Continuous Acquisition and Life-cycle Support), 광속 상거래(Commerce At Light Speed)의 개념으로 확대 발전하면서, 전자상거래를 단지 '광속 상거래'의 개념으로 파악하기도 한다. CALS는 적용되는 업무의 성격상 기술적인 자료의 전자교환(Technical Data Interchange: TDI) 및 동시공학(Concurrent Engineering)에 초점을 맞춘 경우에는 '지속적 조달과 라이프사이클지원', 그리고 상거래에 필요한 문서의 교환에 중점을 둔 경우에는 '광속 상거래'로 그 개념을 이해할 수 있다.

CALS는 그 개념을 넓게 보느냐 혹은 좁게 보느냐에 따라 EC와 다소 차이가 있다. CALS는 상품의 설계, 생산에서부터 폐기에 이르는 전 과정에 걸쳐 필요한 자료를 관련된 모든 조직이 컴퓨터 네트워크를 이용하여 교환하고 공유하는 방식으로 기업 간 생산, 물류 업무의 효율화를 위한 자료의 전자교환 및 정보공유에 초점을 두고 있다. 이에 비하여 EC는 컴퓨터 네트워크상에서 전자매체를 활용하여 기업, 개인, 정부 등의 경제 주체간에 이루어지는 상품 및 서비스의 다양한 거래 활동이다.

그러므로 CALS는 EC에 비하여 기업 간 협력관계 및 통합을 위한 전략적 의미와 기술·생산 성격이 강조되고 있고, 기술적으로는 기술적 자료의 공유와 통합 데이터베이스 구축이 목표이다. 그러나 EC는 기업 간 활동뿐만 아니라 소비자도 대상으로 포함하며 영업 및 대외거래, 배달, 지불 등의 사업거래 성격이 더 강조되고 있다.

EC는 크게 기업 간의 거래와 소비자와의 거래로 구분할 수 있다. 기업 간의 거래인 경우의 EC는 EDI나 CALS와의 연계 혹은 공조 속에서 이루어 질 수 있다. 즉, EDI나 CALS는 기업 간의 거래를 지원하는 기술이므로 EC를 위한 하위요소로 볼 수 있다.

EC는 원재료 견적 요청, 견적, 주문, 결제, 제품홍보, 판매계약, 결재 등 거래의 전 과정을 가상공간에서 수행한다. 반면에 EDI는 기업 간 거래의 문서형태의 정보교환을 담당하는 좁은 범위의 역할이며, CALS는 실질적인 거래는 물리적인 공간에서 이루어지며 가상공간에서는 거래에 따른 데이터의 교환만을 담당한다는 점에서 EC와 차이가 있다.

6.7.5 전자상거래의 기반요소

1. 기반요소의 영역

기업의 생존과 경영전략 차원으로 추진되고 있는 전자상거래가 성공적으로 구현되기 위해서는 현재의 기업여건이나 환경을 보완하고 사전에 기반을 조성하여야 할 요인이 많다. 성공적인 전자상거래를 위한 기반요소로서 다음 네 가지를 들 수 있다.

(1) 사회적 기반

사회적 기반은 기존의 거래관행이 전자상거래와는 맞지 않는 측면이 있다. 예를 들면, 우리나라에서만 통용되고 있는 어음에 의한 대금결제 방식은 어떤 형태로든지 수정되고 보완되어야 할 사항이다. 전자상거래 성격상 대인접촉이 거의 없기 때문에 상거래 윤리가 제대로 확립되어야 하고, 거래에 있어 상호 신뢰가 형성되어야만 원활한 거래가 가능하다. 사회적 기반요인은 소비자 측면, 생산자 측면, 정책적 측면, 조세적 측면 등으로 나누어 볼 수 있다. 사기거래라든가 사생활 침해 및 거래 투명성에 대한 우려가 해소되어야 할 것이며, 대금결제 수수료에 대한 부담도 줄여야 할 것이다. 또한 전자상거래에 대한 명확한 정책과 세금부과 등에 대한 명확한 규정이 필요하다.

(2) 조직적 기반

이것은 법적·제도적 조치가 합리적으로 구축되어야 한다. 전자상거래에서 발생하는 계약, 자금결제, 분쟁발생시 인증책임, 데이터 및 프라이버시 보호 등 조직적 기반이 제대로 뒷받침되어야 한다. 다시 말해서, 국가차원의 전자상거래 전략을 수립하고 추진하는 총괄 조직은 물론, 전자상거래 구현을 하여 충분한 정보화 투자재원이 확보되어야 하며 전자상거래의 활성화를 뒷받침하는 법적·제도적 장치가 확고하게 정립되어야 한다.

(3) 기능적 기반

이것은 업무, 데이터, 보안 등과 관련된 표준화 작업을 말한다. 각 기업간 적용되는 서로 다른 거래절차나 업종간에 사용하는 하드웨어, 소프트웨어, 서식 등이 상호 교류가 가능하도록 표준화되어야 한다. 표준화 문제는 민·관합동으로 추진하여 정립하는 방안을 고려해 볼 수 있고, 물류비용의 저렴화라든가 국내 택배체제의 국제적인 경쟁력 확보 그리고 전자결제 방법 등도 제대로 확립되어야 한다.

(4) 기술적 기반

기술적 기반으로서는 정보기술, 통신기술, 보안기술 등이 제대로 뒷받침되어야 한다. 구체적으로 EDI구현기술, 네트워크기술, 보안기술, 전자화폐 및 전자자금이체 기술 등이 제대로 개발되어야 한다. 정보통신기술 측면에서는 정보통신 네트워크의 고속화 및 안정적 운영이 절대적으로 필요하다. 그리고 전자상거래 과정에서 필수적인 인증기관과 인증기반이 필요하며, 보안을 위한 암호사용의 순기능과 역기능을 조화시켜야 한다.

2. 기술적 기반

성공적인 전자상거래 활동의 운영과 관리를 위하여 필요한 핵심적인 전자상거래 프로세스를 나타내면 <그림 6−10>과 같다(O'Brien & Marakas, 2011).

<그림 6−10>은 오늘날 많은 기업들이 전자상거래의 주도권을 확보하기 위한 토대가 되는 전자상거래 프로세스 구조의 9가지 핵심적인 구성요소를 나타낸다.

이들 프로세스가 전자상거래 시스템에서 수행하는 역할이 중요하며, 또한 이들 가운데 여러 구성요소가 내부적, 비상업적 e−비즈니스 응용프로그램에 이용될 수도 있다. 이 그림에 나타난 전자상거래 프로세스 구조에서는 전자상거래 프로세스의 9가지 핵심적 영역을 강조한다.

〈그림 6-10〉 전자상거래의 핵심적인 구성요소

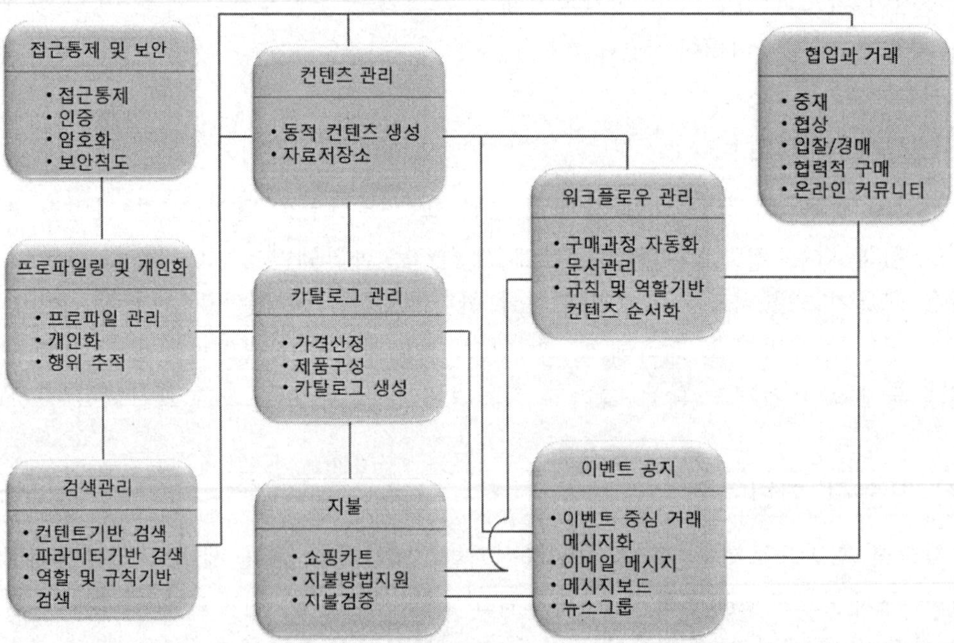

전자상거래 구현을 위해서는 기업 내 및 기업 간, 그리고 소비자와의 정보교환이 원활히 이루어져야 한다. 교환되는 정보가 멀티미디어 자료이고 일반적으로 대용량이라는 점을 고려하여야 한다.

실제로 인터넷상에서 전자상거래가 이루어지기 위해서는 다양한 기술이 뒷받침되어야 한다. 전자상거래의 기술구조를 집약하여 나타내면 <그림 6-11>과 같다.

〈그림 6-11〉 전자상거래 기술구조

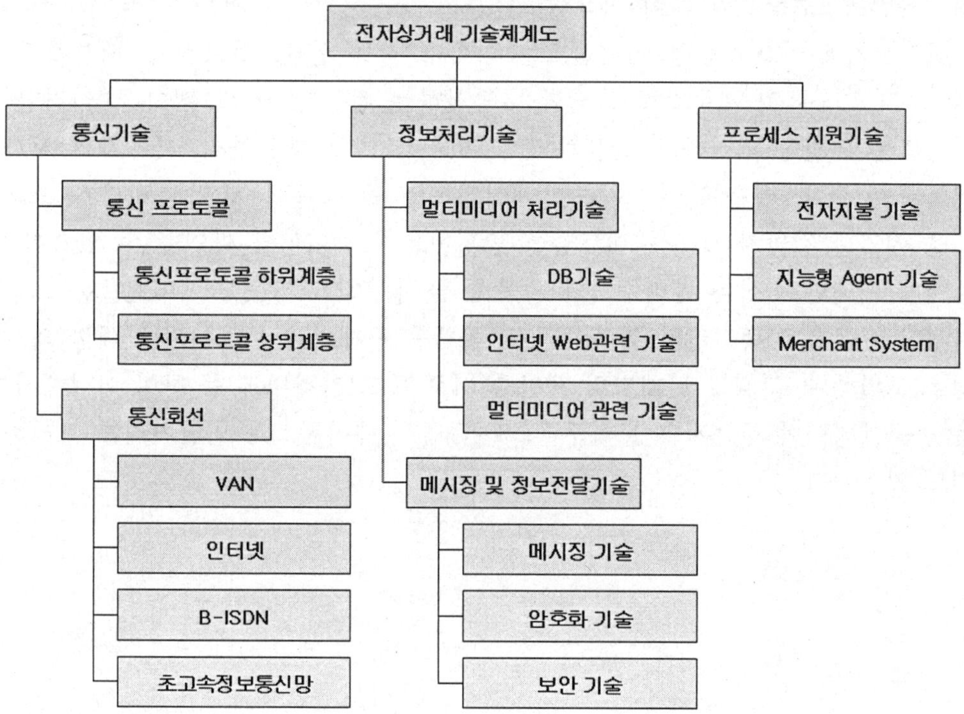

출처 : 연세대 산업정보시스템연구실 자료(1998).

지능형 에이전트(intelligent agents, IA)는 소프트웨어 에이전트, 소프트보트(softbots), 노보트(knowbots) 또는 마법사라고도 하며, 인터넷상에서 사용자의 개입 없이 주기적으로 정보를 모으거나 또는 일부 다른 서비스를 자동적으로 수행하는 프로그램이다. 즉, 인간의 직접적인 개입 없이 사용자나 응용 프로그램의 전문적이고 반복적이며 예측 가능한 업무를 이면에서 수행하는 소프트웨어 프로그램이다. 일반적으로, 에이전트 프로그램은 사용자가 제공한 매개변수를 사용하여, 약간의 자율권을 가지고 인터넷의 전부 또는 일부를 검색하여 사용자가 관심을 가지고 있는 분야의 정보를 수집하고, 이것을 매일 또는 정해진 주기로 제공한다. 지능형 에이전트는 사용자를 대신하여 스팸 메일 삭제, 일정 약속, 또는 런던까지 가는 가장 싼 항공권을 찾기 위해 상호 연결된 네트워크를 검색하는 등의 업무수행이나 의사결정을 위해 학습된 지식베이스를 이용한다. 최근 운영체제, 응용 소프트웨어, 이메일 시스템, 모바일 컴퓨팅 시스템, 그리고 네트워크 도구 등에 지능형 에이전트 응용 프로그램들이 많이 이용되고 있다.

전자상거래에서 지능형 에이전트는 라우팅 작업 안내, 정보검색, 의사결정 지원, 그리고 도메인 전문가로서 역할을 담당하는 컴퓨터 프로그램이다. 이러한 에이전트는 환경을 인식하고 인간의 간섭 없이 스스로 행동하며, 사용자의 시간을 절약시켜 준다. 예를 들어, 지능형 에이전트는 웹 상에서 서핑을 하다가 고객이 길을 잃거나 걸맞지 않은 사이트들을 방황하는지의 여부를 확인할 수 있으며, 그들에게 이러한 사실을 알려주거나 도움을 줄 수 있다. 지능형 에이전트는 고객의 특정한 요구를 만족시키기 위하여 어떤 물품을 구매하여야 하는지에 대한 의사결정을 도와준다. 그리고 판매자의 제안을 서로 비교(가격비교 등)하여 어디에서 상품을 구매하여야 하는지를 도와준다. 또한 협상 에이전트로 입찰처리를 관리하는 것도 가능하다.

제3부
병원경영정보시스템의 구축 및 운영

제 7 장 병원정보시스템
제 8 장 경영정보시스템
제 9 장 병원경영정보시스템

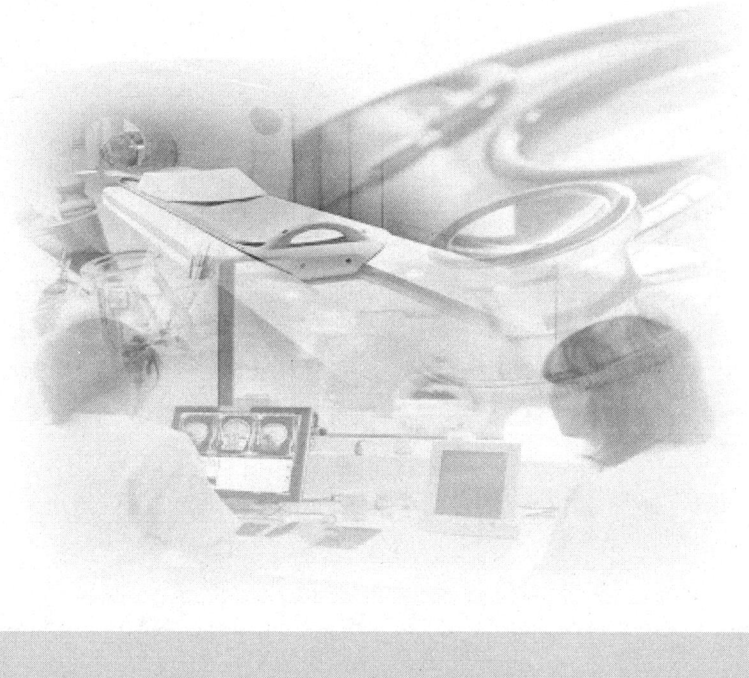

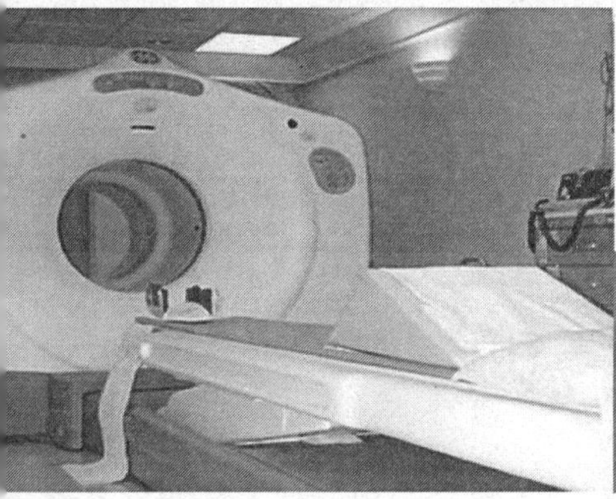

제 7 장 병원정보시스템

7.1 병원정보시스템의 개요

7.1.1 병원정보시스템의 발전과정

의료수요의 증가와 급속한 의학의 발전, 병원규모의 대형화, 의료제도의 변화와 발전, 정보기술의 발달 등은 병원업무가 점차 전산화되어가는 직접적인 배경이 된다.

병원정보시스템은 1960년대 중반 미국과 유럽의 몇몇 국가들에서 의료정보학의 일부분과 병원업무를 접목시키면서 등장하였다.

우리나라는 1977년 의료보험제도의 실시로 진료비의 본인부담이 줄어들자 보험급여적용을 받는 환자들이 병원으로 몰려들게 되어 급증한 보험청구 업무를 효율적으로 처리하기 위해 원무행정 업무를 중심으로 병원정보화가 시작되었다. 초기의 병원정보시스템은 보험청구, 환자접수, 진료비 계산, 수납, 진료통계, 수입금과 미수금관리 등의 원무행정 중심의 업무를 처리하였다.

1990년 전반에는 환자를 직접 진료하는 의료진의 처방을 컴퓨터 통신망을 통하여 전자적으로 처리하기 위한 처방전달시스템(order communication system, OCS)을 도입하기 시작하였다. 1990년대 중반 이후 의무기록관리, 처방전달시스템, 임상병리정보시스템(LIS) 등의 도입 등의 도입이 급격하게 증가하였고 EDI 보험청구도 확산되었으며, 의료영상을 디지털화하여 저장하고 전송하여 진료에 활용하는 의료영상저장전송시스템(picture archiving and communication system, PACS)이 도입되기 시작하였다.

2000년대 초반 이후 의료영상저장전송시스템의 도입이 급속히 늘어나고 있고, 환자진료기록의 전자적 관리를 위한 전자의무기록(electronic medical record, EMR)의 도입이 시작되었다. 또한 통합 경영관리의 필요성이 커지면서 재무관리, 인력관리, 원가분석, 성과관리, 구매관리 등 제반 경영관리 업무의 통합관리를 위한 전사적 자원관리(enterprise resource planning, ERP)의 도입이 시도되고 있다.

인터넷이 대중화되고 환자중심의 의료개념이 보편화되면서 고객으로서의 환자관리 개념인 고객관계관리(customer relationship management, CRM)가 중요한 개념으로 등장하였다. 또한 병원에 의료장비와 물품, 약품을 공급하는 공급사슬을 효과적으로 관리하기 위한 공급사슬관리(supply chain management, SCM)와 전자상거래(electronic commerce, EC) 시스템의 도입도 시도되고 있다.

7.1.2 병원정보시스템의 개념

병원정보시스템(hospital information system, HIS)은 병원의 여러 업무를 수행하는데 필요한 정보를 적시에 적절하게 제공하는 시스템으로 여러 형태의 기능을 수행하는 단위시스템들의 집합체이다.

병원정보시스템은 병원을 찾은 환자의 인적사항 및 진료와 처방내역의 상세한 사항을 입력한 후 진료 및 행정에 필요한 의료정보를 생성하고, 필요한 각 부서에서 정보를 동시에 공유하여 의료서비스에 활용하게 된다. 또한 환자에 대한 정보 및 처방내역을 전산시스템에 의해 진료부서, 진료지원부서, 원무행정부서 등에 전달하여 전문적인 진료행위를 함으로써 의료의 질을 높이고 병원경영에 많은 도움을 주게 된다.

〈그림 7-1〉 하드웨어 및 네트워크 구조

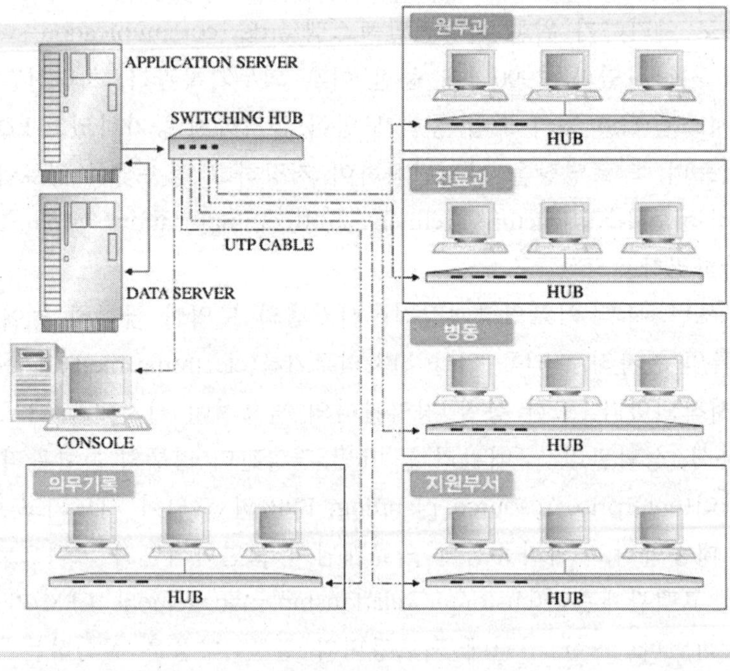

1. 소프트웨어

1) 통합병원정보시스템의 구조

〈그림 7-2〉 통합 HIS의 소프트웨어 구조

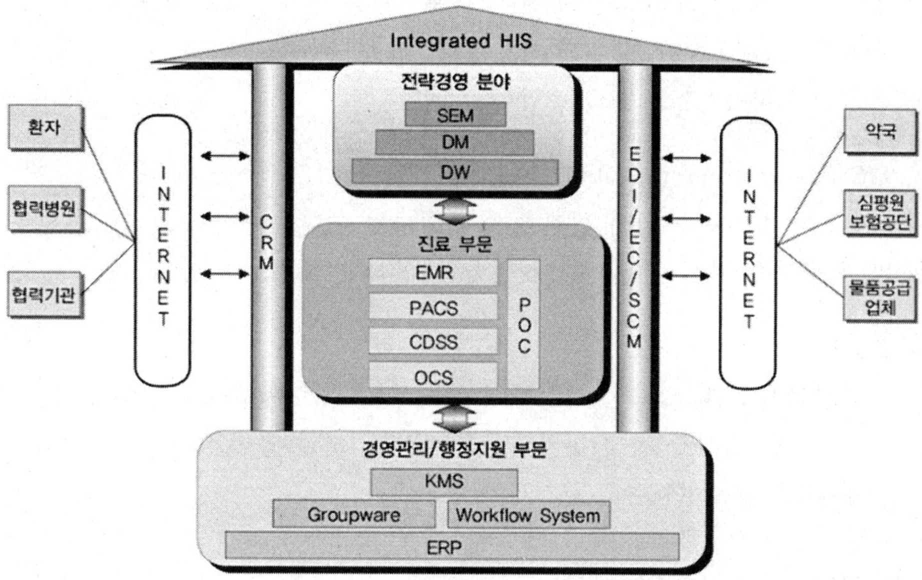

(1) 진료부문

① EMR(electronic medical record)

환자의 진료행위를 중심으로 발생한 업무상의 자료나 진료, 수술, 검사 및 입퇴원기록 등을 전산으로 입력, 저장 및 관리하는 방식을 말한다.

② PACS(picture archiving and communication system)

X선, CT, MRI, PET 등 각종 영상촬영 장치로 촬영한 영상들을 디지털 이미지로 변환하여 촬영과 동시에 대용량의 기억장치에 저장하고, 이를 네트워크를 통해 각 단말기로 전송해서 진찰실, 수술실, 병동 등 워크스테이션이 있는 곳이면 어디서든지 실시간으로 환자의 의료영상을 조회할 수 있는 시스템이다.

③ CDSS(clinical decision support system)

임상의사결정시스템(CDSS)은 진료에 임하는 의사가 진단이나 치료방침을 결정할 때 이에 필요한 기반지식을 제공하고 올바르게 추론할 수 있도록 지원하는 시스템이다.

예를 들면, OCS, EMR과 연동하여 약품정보를 실시간으로 제공함으로써 의사가 의약품을 조제할 경우 의사결정을 지원하는 것이다. 오진이나 잘못된 치료를 방지하는 것을 목표로 한다.

④ OCS(order communication system)

처방전달시스템(OCS)은 환자에게 발생하는 처방을 중심으로 진료, 진료지원 및 원무행정 부서 간의 정보전달을 전산화한 시스템이다.

⑤ POC(point of care)

현장진료시스템(POC)은 현장에서 즉시 진료가 가능하도록 실시간으로 진료기록, 처방, 검사결과 및 투약기록 등 임상정보를 등록 및 조회할 수 있는 차세대 의료 솔루션이다.

(2) 경영관리/행정지원 부문

① KMS(knowledge management system)

지식경영시스템(KMS)은 조직 내의 인적자원들이 축적하고 있는 지식을 체계화하고 공유하여 기업경쟁력을 향상시키기 위한 기업정보시스템이다. 대량의 자료를 신속하게 처리하는데 중점을 둔 기존의 정보시스템과는 달리 컴퓨터에 저장된 자료나 문서, 그래픽, 동영상, 모형, 노하우 등 다양한 형태로 조직 내에 분산되어 있는 지식을 효과적으로 저장, 관리, 활용하여 관리자의 의사결정을 지원하는 정보시스템이다.

② Groupware

그룹웨어(groupware)는 공동업무의 효과적인 처리를 위하여 필요한 정보처리와 그룹 간 커뮤니케이션 인프라 기능을 제공하는 소프트웨어이다. 예를 들면, 전자우편, 전자게시판, 전자결재, 전자회의 등이다.

③ Workflow system

워크플로우 시스템(workflow system)은 업무를 하나의 흐름으로 파악하여 경영활동을 개선하려는 시도에서 비롯된 것으로, 업무의 절차 또는 활동을 흐름도처럼 시스템화 한 것이다.

④ ERP(enterprise resource planning)

전사적자원관리(ERP)는 기업 활동위해 사용되는 기업 내의 모든 인적, 물적 자원을 효율적으로 관리하여 궁극적으로 기업의 경쟁력을 강화시켜주는 역할을 하는 통합정보시스템이다. 기업이나 조직의 인사, 회계, 물류, 제조, 서비스 등 기업업무의 전 분야에서 필요로 하는 전체 기능들에 대하여 효과적인 관리와 통제를 위한 통합정보시스템을 말한다.

(3) 전략경영 부문

① DW(data warehouse)

데이터웨어하우스(DW)는 기업의 의사결정에 효과적으로 이용될 수 있도록 여러 시스템에 분산되어 있는 데이터를 주제별로 통합, 축적해 놓은 데이터베이스이다. 데이터웨어하우스는 분석 전용으로 기존의 운영시스템과는 별도로 존재하는 시스템이다. 병원 데이터웨어하우스는 병원에서 수년간의 진료과정에서 축적되어 산재된 내외부 데이터를 주제별(진료, 환자, 통계, 경영)로 통합하여 시간중심으로 저장해 놓은 데이터 저장창고를 말한다.

② DM(data mining)

데이터마이닝(DM)은 이전에는 대량의 데이터 사이에 묻혀 발견되지 않았던 데이터들 간의 상호관계, 패턴 등을 찾아내어 의사결정을 지원하고 그 효과를 예측하기 위한 기법이다.

③ SEM(strategic enterprise management)

전략적 기업경영(SEM)은 전사적 의사결정과 공유를 지원해주는 관리기법으로 경영진과 관리자들이 가치창출에 경영활동을 집중하도록 해 준다.

(4) 외부기관과의 연계(통합) 부문

① CRM(customer relationship management)

고객관계관리(CRM)는 고객에 대한 매우 구체적인 정보를 바탕으로 개개인에게 적합하고 차별적인 제품 및 서비스를 제공함으로써 고객과의 개인적인 관계를 지속적으로 유지하고 동시에 고객과의 관계를 새롭게 변화시키는 일련의 경영활동이다. 병원경영측면에서 CRM의 효과는 고객서비스와 만족도 개선을 통한 고객이탈 방지, 고객맞춤 사전 진료서비스 체계 구축, 고객의 관심집중과 장기적인 충성심 유지, 고객과의 커뮤니케이션 강화, 주치의 개념의 평생 건강관리 등을 들 수 있다.

② EDI(electronic data interchange)

전자문서교환(EDI)은 기업 간 수주, 발주, 수송, 결제 등 상거래를 위한 자료를 데이터 통신회선을 통해 표준화된 포맷과 규약에 따라 컴퓨터 간에 온라인으로 전달하는 것을 말한다.

③ EC(electronic commerce)

전자상거래(EC)는 컴퓨터 네트워크상에서 고도의 정보통신 기술을 활용하여 기업, 개인, 정부 등의 경제주체 간에 이루어지는 상품 및 서비스의 다양한 거래를 말한다.

④ SCM(supply chain management)

공급사슬관리(SCM)는 물품의 공급자에서부터 제조업체, 유통업자 및 고객에 이르기까지 거래와 관련하여 발생된 정보, 자원, 자금 등의 흐름을 총체적인 관점에서 각 기업 간의 인터페이스를 통합하고 관리함으로써 효율성을 극대화하려는 전략적인 기법이다.

⑤ e-HIS

병원과 외부기관 및 거래처의 업무를 하나로 통합하고 의료진 및 환자가 진료정보를 공유하려는 것이다. e-HIS의 핵심은 병원 내부의 정보를 인터넷을 통해 환자, 종업원, 외부 유관기관 간에 공유함으로써 환자 의료서비스와 업무효율을 증진시키고 원가를 절감하는 것이다.

2) 병원정보시스템의 업무구조

〈그림 7-3〉 병원정보시스템의 소프트웨어 구성

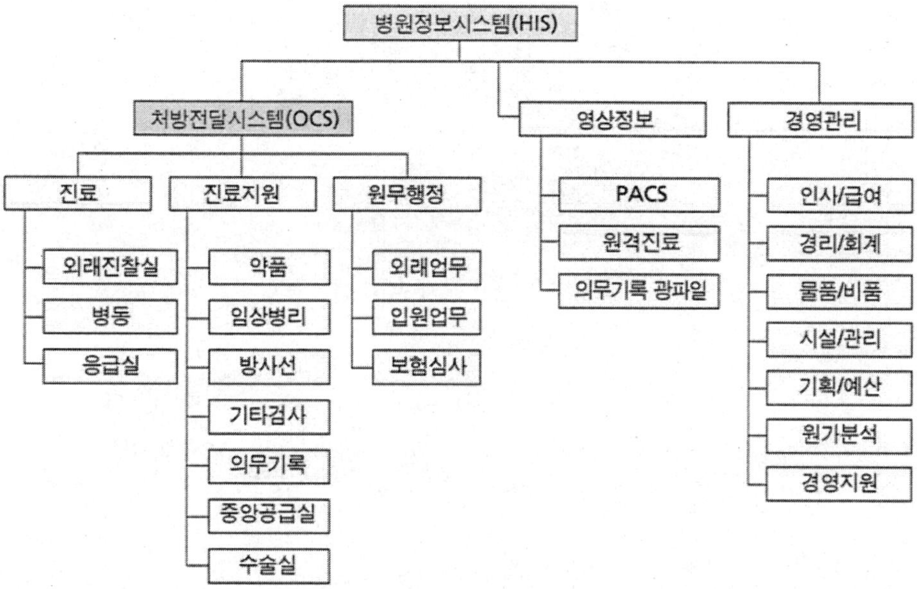

7.1.3 병원정보시스템의 발전단계

병원정보시스템은 시스템 구축의 능력 및 기능, 새로운 기술의 등장, 외부 환경의 정보화 흐름에 따라 발전이 이루어지게 되며, 성공적인 병원정보시스템의 구축을 위해서는 정보시스템의 발전단계를 고려하여 각 단계에서 구현 가능한 최적의 시스템구축 및 그에 대한 최소의 투자로 최대의 효율을 올리는 것을 목표로 삼아야 할 것이다.

일반적인 병원정보시스템의 발전단계는 다음의 <그림 7-6>과 같다.

〈그림 7-4〉 병원정보시스템의 발전단계

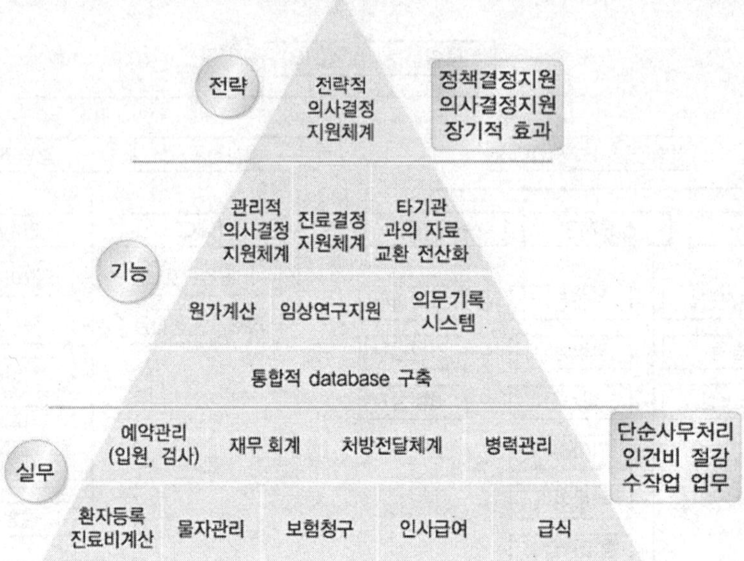

① **제1단계**

단순 사무처리 단계로서 주로 실무를 처리하는 과정이다. 진료접수, 진료비 수납, 보험 진료비청구, 물자관리, 인사급여, 급식관리 업무 등이 해당된다.

② **제2단계**

진료업무를 지원하는 단계로서 주로 환자에게 제공되는 의료서비스, 편의제공 차원의 과정이다. 진료예약관리, 검체관리, 의무기록 및 필름관리 등이 해당된다.

③ **제3단계**

병원의 기능(function)을 향상하는 단계로서 병원경영에 기초자료 및 임상연구 자료를 제공하는 원가계산, 임상연구지원, 의무기록시스템 구축의 단계이다.

④ **제4단계**

병원의 경영기능을 원활하게 지원하는 단계로서 관리적 의사결정, 진료결정 지원, 타 의료기관과의 자료교환, 원격진료 등의 단계이다.

⑤ 제5단계

병원의 전략적 의사결정을 지원하는 단계로서 의사결정에 필요한 정보제공, 정책결정지원 및 최종 의사결정지원을 하는 단계이다.

7.2 진료부문 정보시스템

7.2.1 처방전달시스템(OCS)

1. 처방전달시스템의 개념

OCS(order communication system, 처방전달시스템)란 환자의 등록에서 진료(외래, 입원), 수납까지 병원 내의 환자를 중심으로 일어나는 모든 과정의 데이터를 전달하고 관리하는 것은 물론 병원의 모든 행정을 관리할 수 있도록 하는 의료정보시스템을 말한다.

병원정보시스템(HIS)의 가장 핵심이 되는 부분으로서 OCS로 인하여 병원에서 과거의 종이 처방전이 사라지게 되었다. OCS는 병원을 방문하는 환자를 중심으로 일어나는 일련의 흐름을 전산화 한 것이다. OCS를 통해 의사 처방이 각 검사실과 약국 등의 진료지원 부서로 전달되고 각 검사실은 검사결과 및 검사예약, 처방전달 상태를 전달한다. 간호사는 처방에 따라 환자 간호를 수행함은 물론 부분적인 검사의뢰 및 접수에 관한 정보를 독자적으로 지원부서로 발생시킨다.

과거에 병원에 전산시스템이 완전히 도입되기 전에는 환자가 의사에게 진료를 받으면 의사는 종이에 처방전을 적어주면서 검사나 약 처방을 간호사가 다시 안내해 주었다. 이때 처방전을 SLIP이라 부르고 이 SLIP을 보고 치료비를 계산하고 처방도 하였는데, 전산시스템이 도입되면서 전산으로 이 처방을 전달하게 되었다. 이것이 바로 OCS이다.

OCS의 가장 기본적인 기능은 정확하고 신속한 의사전달이다.

처방전달시스템에서 입력된 의사 처방이 동시에 여러 부서로 정확하고 신속하게 전산으로 전달됨으로써 다단계의 처방전달 방식이 개선되어 사무에 소비하는 시간이 절약되고 부담이 경감된다. 또한 진료정보가 데이터베이스화됨으로써 데이터의 일원화가 이루어지고 효율적으로 이용할 수 있어 관리측면은 물론 연구측면에서도 효과를 얻을 수 있다.

OCS의 목표는 진료 지시 및 결과의 신속한 전달, 의료진의 문서작업 감소, 종이 없는 의무기록시스템 구축 및 환자의 대기시간 단축, 진료 및 진료지원 업무 개선, 환자 서비스 향상 등에 있다. OCS의 궁극적인 목표는 환자 서비스 향상의 극대화, 진료 생산성의 극대화, 병원운영의 효율화 등이다.

OCS의 기대효과는 진료 대기시간 단축, 재원일수 감소, 진료의 생산성 향상, 간호행정 시간의 감소, 처방의 누락 방지, 경영의 효율화, 의사결정 지원 등이다.

OCS는 업무에 따라 진료, 진료지원, 원무행정으로 구분할 수 있고, 환자가 진료를 받는 장소에 따라서는 외래 OCS와 병동 OCS로 구분할 수 있다.

2. 처방전달시스템의 분류

외래 OCS와 병동 OCS는 24시간 가동여부에 따라 운영성격이 다르다. 외래 OCS의 경우 낮에만 처방이 발생하고 시간단위별 처방량은 상당히 높게 나타난다.

즉, 외래의 경우 평균적으로 오전 10시에서 12시 사이와 오후 2시에서 4시 사이에 집중적으로 환자가 몰리는 경향이 있다. 그러나 병동 OCS의 경우 처방이 집중적으로 몰리는 시간이 거의 없이 지속적으로 발생하며 24시간 온라인으로 가동한다. 이러한 운영성격의 차이로 인해 외래 OCS의 서버 및 통신장비는 최대 정보 소통량을 염두에 두고 운영하여야 하며, 병동 OCS의 경우 정보 소통량과 함께 24시간 무정지 가동을 하면서 백업(backup)을 원활히 할 수 있도록 운영하여야 한다.

3. 처방전달시스템의 기능

처방전달시스템(OCS)의 기능은 진료실에서 의사 지시(order)에 의한 검사, 방사선 촬영, 처방조제 등의 오더를 전송하여 원외처방전 발행, 원무업무, 간호업무, 진료지원업무를 통합 연계시키는 것이다.

OCS의 기능은 크게 진료시스템, 진료지원시스템, 원무행정시스템으로 구분한다.

(1) 진료시스템

진료시스템은 의사가 외래나 병동 등에서 처방을 지시하고 간호사가 이를 실행하는 과정을 전산화한 것으로 외래처방, 병동처방, 병동간호로 구성된다.

① 외래처방

의사가 진료실로 찾아온 환자의 상태에 따라 처방을 하는 과정을 전산화하는 시스템으로 주치의에 따른 환자 인적사항 조회, 약 처방, 진단명 입력 등이 기본사항이다. 입력기능에는 진단명, 약 처방, 각종 검사처방, 처치(치료)처방, 외래 진료예약, 의사별 약속처방, 차트 대출신청, 법정 감염병 신고, 의약품 이상반응 보고 등이 있다.

② 병동처방

기본화면은 의사지시서이며, 외래처방 기능에 식이처방, 메시지 처방, 협의진료, 전과, 병실이동 신청, 퇴원 후 외래진료 예약, 퇴원 사인, 처방중지, 수술 스케줄 등이 추가되어 있다. 입력, 조회 및 출력 기능이 있다.

③ 병동간호

간호사가 의사의 처방에 따라 환자간호를 수행하는데 필요한 여러 업무를 전산화한 것이다. 입력, 조회, 출력 기능이 있다.

(2) 진료지원시스템

진료지원시스템은 의료진의 처방에 따라 수반되는 제반 검사, 촬영, 조제, 급식, 물품공급 및 의무기록 등의 관리를 위한 정보시스템으로 구성된다. 즉, 임상병리과, 방사선과, 각종 검사실, 약국, 영양실, 중앙공급실, 의무기록실 등에서 이루어지는 검사업무, 약제업무, 급식업무, 중앙공급실 업무, 환자지원업무 등을 지원하게 된다.

단위시스템으로서는 임상병리관리시스템, 방사선관리시스템, 약품관리시스템, 급식관리시스템, 의료물품관리시스템, 수술실관리시스템, 의무기록관리시스템 등이 있다.

(3) 원무행정시스템

원무행정의 범위는 일반적으로 환자와 관계되는 일체의 병원업무를 포함하며, 환자가 찾아온 경로에 따라 외래원무와 입원원무로 구분하고, 업무에 따라 환자등록관리, 진료비 계산/수납, 보험청구 등으로 구분된다.

① 환자등록관리
외래등록, 입원등록, 응급환자 관리
② 진료비 계산/수납
외래계산, 입원계산
③ 보험청구관리
심사업무, 청구업무, 미수업무

7.2.2 전자의무기록시스템(EMR)

1. 전자의무기록시스템의 개념

의무기록은 환자의 질병에 관련되는 모든 사항과 의료진이 시행한 검사와 처치 내용 및 그 결과에 관한 모든 내용을 기록한 문서이다. 이것은 환자에 대한 진료과정의 기록뿐만 아니라 임상적인 지식과 정보의 집합체이다. 그리고 환자의 진료에 대하여 누가, 언제, 어디서, 무엇을, 어떻게, 왜 제공하였는가를 기록하여 그 병원에서 어떤 서비스를 제공하고 있는가를 나타내는 가시적인 증거이다. 의사는 진료기록부를 통하여 환자의 상태를 파악하며, 진료계획을 수립하게 된다. 지료과정에서 발생하는 모든 상황과 이벤트는 자료의 형태로 잘 기록된 후 진단과 치료과정에 중요한 정보로 활용되고 향후 체계화 과정을 거쳐 임상적인 지식으로 자리잡게 된다. 이것이 의료정보의 순환과정이며 의무기록은 이러한 의료정보 순환의 가장 기초가 되는 것이다.

전자의무기록(EMR, electronic medical record)은 기존에 종이차트에 기록했던 환자의 인적사항, 병력, 건강상태, 진찰, 입퇴원기록 등 환자의 모든 의료기록을 전산화하여 입력, 저장, 관리하는 방식을 말한다. 전자의무기록의 주요 내용은 환자의 기초정보(인적사항), 병력사항, 약물반응, 건강상태, 진찰기록, 입퇴원기록, 방사선 및 화상진찰, 기타 보조 연구결과 등이다.

2. 전자의무기록시스템의 기능

1) 전자의무기록시스템의 기능 및 구조

〈그림 7-5〉 EMR의 기능

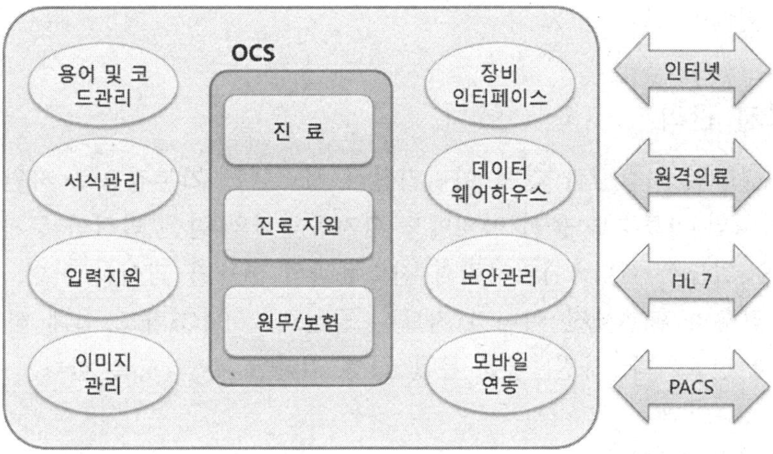

(1) 용어 및 코드관리

전자의무기록시스템에서는 환자의 문진내용, 병력, 의사의 판단 등 모든 임상적인 상황을 표준화 및 통일하여 표현하고 입력해야 하기 때문에 표준용어 체계를 사용하고 코드로 관리가 되어야 한다. 이렇게 함으로써 체계적이고 효율적인 데이터관리가 가능하고 의료기관 내외부와 협진 시 의사소통을 신속하고 정확하게 할 수 있어서 진료의 질적 향상을 기대할 수 있다.

(2) 서식관리

진료부서에서 사용하는 서식(서류양식)은 각 부서마다 서로 다른 서식들이 존재하여 입퇴원기록지, 퇴원요약지, 경과기록지, 수술기록지 등 주요 서식뿐만 아니라 방대한 종류의 표준서식을 제공해야 하며, 사용자가 서식을 생성할 수 있는 도구도 제공하여야 한다.

(3) 입력지원

종이문서를 작성할 때보다 더욱 신속하고 정확하며 다양하게 자료를 입력할 할 수 있도록 지원해야 한다. 그리고 텍스트는 물론 도형, 도표, 음성, 이미지 등의 자료를 동시에 입력할 수 있도록 하여야 하며, 입력도구도 키보드, 펜, 스캐너 등의 입력을 지원해야 한다.

(4) 이미지 관리

기존의 광파일 시스템과 같은 이미지관리 시스템도 기본적으로 지원이 되어야 하며, 임상적인 의료정보 문서 이외에도 환자동의서와 같은 법적인 문서까지도 관리가 될 수 있도록 한다. 이미지관리 시스템과의 연계가 되어야 하며, 내시경 사진, 수술 전후의 환부사진 이미지 자료는 물론이고 PACS와도 연계 하여 하나의 단말기에서 진료기록, 사진, 필름 등을 함께 검색할 수 있도록 한다.

(5) 장비 인터페이스

전자의무기록시스템은 각종 검사장비 및 측정장비들과 인터페이스(연계)가 되어야 하며, 온라인으로 상호 자료의 교환이 이루어져야 한다. 예를 들면, 자동혈액분석기와 같은 장비는 전자의무기록시스템으로부터 작업명령을 받고 검사를 수행한 후 검사결과를 다시 의무기록시스템으로 전달하여야 한다. 검사결과 중 전산에 입력되지 않고 있는 심전도 검사, 뇌파검사 등 그래픽 자료를 전산에 저장하여 해당 의료인이 자유롭게 이용하도록 하여야 한다.

(6) 데이터웨어하우스

데이터웨어하우스는 의사결정에 효과적으로 이용될 수 있도록 기본 운영시스템의 여러 단위시스템에 분산되어 있는 데이터들을 별도의 장소에 주제별로 통합하여 축적해 놓은 데이터베이스를 말하는데, 전자의무기록시스템에서 이러한 데이터베이스를 구축할 수 있는 도구를 제공한다면 새로운 의사결정을 지원할 수 있는 도구가 될 수 있을 것이다.

(7) 보안관리

의료기관에서 전자의무기록이 일반화되면 진료정보의 안전에 대한 중요성이 부각될 것이다. 환자가 자신의 진료정보를 알리고 싶지 않은 권리가 보호되어야 하고 당사자의 허가없이 유출되지 않도록 환자정보의 비밀이 보장되어야 한다. 이에 따라 정부에서는 1997년 7월부터 전자서명법이 발효되었고, 이 법이 의무기록정보의 전송에도 적용되므로 의료기관 간에 진료정보를 교환할 수 있는 기반이 구축되었다.

(8) 모바일 연동

전자의무기록시스템은 최근 스마트폰 및 태블릿 컴퓨터의 급속한 보급과 무선 네트워크 환경의 발달로 인하여 환자의 이동에 따른 정보의 이동, 원격진료, u-health 등을 실현하는데 기본이 되며, 또한 모바일 진료시스템 환경에서 입원 및 응급, 수술, 외래 환자의 모든 검사결과, 처방내역, 진료의뢰, 회신내역, 환자의 징후 등 환자의 상태 파악을 위한 정보를 언제, 어디서나 실시간으로 제공할 수 있는 형태로 발전된다. 따라서 의무기록시스템도 이러한 환경과 시스템에 적용이 가능하도록 지원되어야 한다.

(9) 외부 시스템 연동

병원 내에는 전자의무기록시스템 이외에도 OCS, PACS, MIS 등과 같은 시스템들이 존재하는데, 다른 병원이나 건강보험공단과 같은 외부기관들과 주기적인 자료의 교환이 필요한 경우도 있다. 의무기록시스템은 이러한 타 기관에 있는 시스템들과의 인터페이스(연계)를 제공해야 한다. 의료정보를 교환하기 위한 표준 프로토콜(protocol)인 HL7을 지원하여야 하며, 의료영상을 서로 주고받기 위하여 DICOM(digital imaging and communications in medicine) 인터페이스도 제공하여야 한다. 여기서 HL7은 보건의료정보의 전자적 교환을 위한 국제수준의 유일한 표준이며, DICOM은 병원에서 의료영상 장치들 간에 의료영상과 정보들을 전송하는 표준 프로토콜(통신규약)이다.

2) 전자의무기록시스템의 발전단계

미국의 의무기록연구소(Medical Record Institute, MRI)는 다음과 같이 전자의무기록(EMR)시스템의 발전단계를 5단계로 구분하였다.

〈표 7-1〉 EMR의 발전단계

단 계		내 용
1단계 : AMR(Automated Medical Record) 자동 의무기록		• 자동 의무기록, 입력, 출력 시스템 • 원무(입/퇴원, 전과 업무 등) 및 보험청구 업무의 부분적 전산화 • 처방입력/결과보고의 전산화
2단계 : CMR(Computerized Medical Record) 의무기록 전산화		• 의무기록 전산화 • 기존의 종이 의무기록을 스캔하여 인덱스가 구성된 이미지 형태로 저장. 서명을 포함한 의무기록지의 정보구조를 그대로 유지
3단계 : EMR(Electronic Medical Record) 전자의무기록		• 병원정보시스템을 구축하여 네트워크 환경에서 의무기록을 검색할 수 있도록 구현한 형태. 한 의료기관 내에서 필요한 진료정보를 언제 어디서나 검색, 이용 가능(환자정보 공유)
4단계 : EPR(Electronic Patient Record), CPR(Computer−based Patient Record) 전자환자기록, 컴퓨터기반 환자기록		• 의료인이 환자의 진료정보 필요시 전국의 어느 병원에서나 즉시 이용할 수 있도록 국가단위의 의무기록 정보시스템 구축 • 원격진료가 가능한 국제 의료정보 공유 시스템 • 전산 정보의 호환이 가능하도록 지역적, 국가적, 국제적 표준화 필요
5단계 :	EHR(Electronic Health Record) 전자건강기록, 평생 전자건강기록 시스템	• 환자의 의료정보 외에 평소 건강관련 정보(식습관, 흡연, 예방접종 등)를 기록, 검색, 관리하는 시스템. 개인의 평생동안의 진료와 건강관련 정보를 모두 지원/관리하는 시스템(EMR의 목표) • 의사, 병원이 정보를 통제
	PHR(Personal Health Record) 개인건강기록	• 환자 본인이 직접 자신의 과거, 현재 건강과 진료를 포함하여 생활력과 건강력의 적합한 데이터를 입력하고 관리하는 환자중심의 개인 건강기록 시스템. 개인이 정보를 통제

7.2.3 의료영상저장전송시스템(PACS)

1. 의료영상저장전송시스템(PACS)의 개념

본격적인 의료영상과 관련된 시스템은 1990년대 미국의 국방영역에서 시작되었다.

1990년 1월에 미국의 육해공군 의무장성들이 공동으로 협의하여 추진한 MDIS (medical diagnostic imaging support) 사업은 필름없는 국방의료전달체계를 목표로 하였다. 1991년 미국방성은 Simens사 및 Loral사와 초기 시스템 구축에 관한 계약을 맺고 본격적인 구축작업에 들어갔다. 1991년 말 미국 워싱턴주의 매디간 (Madigan) 육군병원에 대형 병원급으로는 세계 최초로 full-PACS가 구축되었다.

국내에서도 1980년대 말부터 PACS에 대한 연구가 시도되었으나 본격적인 구축은 1994년에 개원한 삼성서울병원이 최초라고 할 수 있다. 1999년 11월부터는 PACS를 이용한 진료에 대하여 의료보험수가가 인정되었고 이는 국내 병원에 PACS가 확산되는 계기가 되었다.

PACS(picture archiving and communication system)는 X선, CT, MRI, PET 등 각종 영상촬영장치를 통하여 진단한 영상을 디지털 상태로 획득 및 저장하고, 그 판독과 진료기록을 함께 단말기로 전송 및 검색하는데 필요한 기능을 통합적으로 처리하는 시스템이다. 영상의 디지털화로 필름없는 병원시스템 구축이 가능해졌다.

2. 의료영상저장전송시스템(PACS)의 구성

〈그림 7-6〉 PACS의 구성

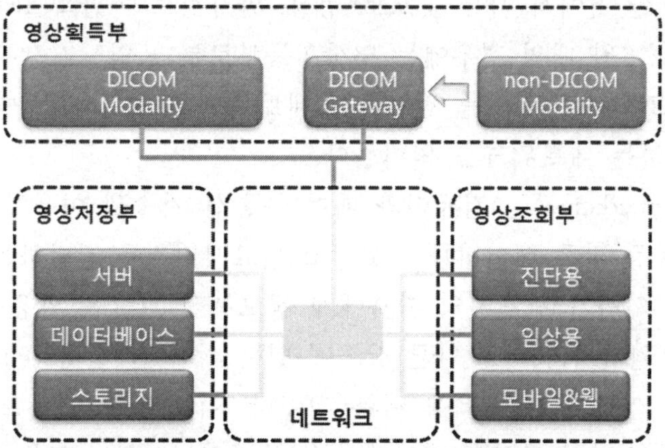

영상진료를 위해서는 컴퓨터장비에 고해상도의 모니터와 대용량의 보조기억장치가 필요하고, 디지털화된 X-ray 카메라가 갖추어져야 한다.

(1) 영상획득부

영상획득부는 MRI, CT 등과 같은 의료영상장비로부터 발생한 데이터를 디지털 형태의 영상정보로 획득하여 중앙의 주컴퓨터로 전송하는 부분이다. 의료영상은 의료용 디지털 영상 및 통신 표준인 DICOM이라는 표준방식을 사용한다.

(2) 영상저장부

영상저장부는 영상획득부로부터 전송된 데이터를 대용량 데이터베이스에 단기 또는 장기간 저장하고 사용자 요청 시 영상을 신속하게 전송하는 기능을 수행한다.

(3) 영상조회부

영상조회부는 PACS에서 사용자와 직접 연결되어 인터페이스 하는 영상출력 조회 시스템으로, 영상판독 및 진단이 이루어지는 부분으로서 요청한 데이터를 워크스테이션의 모니터 등을 이용하여 환자의 데이터 내용을 검색한다.

(4) 네트워크와 통신

병원 내외의 한 곳에서 다른 곳으로 영상, 환자정보와 판독결과를 전달하기 위한 통신망이다. 병원 내의 경우에는 영상획득부로부터 영상저장부 또는 영상저장부로부터 영상조회부로 정보를 전달하는 네트워크를 의미하며, 병원 외부로는 원격진료를 지원하는 네트워크를 의미한다.

원격진료(telemedicine)는 컴퓨터와 데이터 통신 기술을 이용하여 의학영상, 동영상, 환자기록 등 각종 데이터를 주고받고 의료서비스를 전달하는 기술을 통칭하는 말이다. 즉, 의사가 원격지의 환자에게 정보통신 기술을 활용하여 의료서비스를 제공하거나 원격지의 서로 다른 장소에 있는 의사 간에 의료정보 및 교환에 의한 의료서비스 실시 또는 교육을 하는 것이다. 이것은 오지나 도서 지역과 같이 첨단 의료 혜택을 받지 못하는 지역에서부터, 가정에서의 치료(home health care),

장기요양 환자(long term care), 또 교도소나 군대와 같은 특수 지역까지 텔레메디신의 수혜 범위는 광범위하다. 원격진료의 응용범위를 살펴보면 가장 일반적이고 개발이 활발히 진행되고 있는 재택진료, 그리고 원격화상회의, 그 밖에 원격 의료영상저장전송시스템(PACS: picture archiving and communications system), 원격 영상진단, 가상병원 등이 있다.

원격진료의 장점은 다음과 같다.

① 경제적이고 효율적인 진료
② 시간과 공간을 초월한 의료 제공
③ 지속적인 진료 및 환자에 대한 편의 제공
④ 의료의 질 향상으로 지역 간의 의료격차 해소
⑤ 검사결과 판독 및 의료의 표준화
⑥ 국가적 보건의료 향상에 기여
⑦ 지역 및 국가 내에서 환자 정보의 공유
⑧ 의료의 세계화 촉진

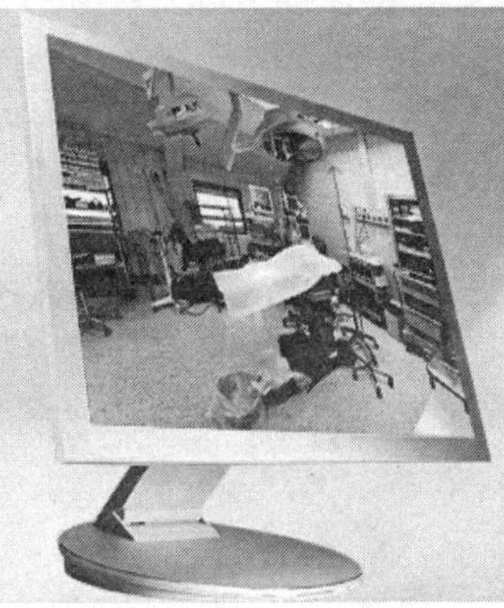

제 8 장

경영정보시스템

8.1 경영정보시스템

8.1 경영정보시스템

8.1.1 경영정보시스템의 개념

경영정보시스템(Management Information System, MIS)은 1970년대 초반에 개념이 등장하였는데, 1980년대 초반에 붐을 일으켜 당시 경영자들은 문제발생시 만능에 가까운 시스템의 등장을 열망하였다. 그 이전에는 급여, 재고, 판매, 회계 등의 기본적인 업무에 자료처리전산(Electronic Data Processing)이 이루어지고 있었다.

MIS란 컴퓨터를 거래처리에서 뿐만 아니라 조직의 운영 및 관리, 그리고 전략수립에까지도 활용하는 것으로 볼 수 있다. 따라서 EDP는 MIS의 하부구조를 이루는 것으로 MIS를 떠받치는 주춧돌의 역할을 한다. MIS는 EDP를 포함하며 EDP를 도외시한 MIS는 존재할 수 없다. EDP가 거래처리 내지 일상 업무와 관련한 자료의 기록, 보관, 정리 및 보고에 역점을 둔다면, MIS는 이러한 자료를 활용한 분석, 기획 및 의사결정지원 등에 중점을 둔다.

MIS, 즉 경영정보시스템이란 조직의 운영, 관리 및 전략수립에 필요한 정보를 제공해 주는 인간과 컴퓨터의 결합체(man－machine system)로 정의할 수 있다. 이것은 경영층을 위한 보고 자료나 하부업무의 운영, 통제 및 평가를 종합적이고도 요약된 정보를 손쉽게 제공해 주는 시스템인 것이다. 즉, 각종 경영활동에 유용한 정보를 생성하고, 이를 관리하는 정보시스템을 말한다.

조직의 운영이란 거래처리(transaction processing)를 뜻하는 것으로 판매, 생산, 재고, 인사, 회계 등의 각 분야에서 매일매일 발생하는 거래의 기록·계산·조회 및 보고를 뜻한다. 일반 사무직근로자들이 이 업무를 담당한다.

조직의 관리는 운영통제(operation control)와 관리통제(management control)로 나누어 볼 수 있다.

운영통제란 최일선의 관리자가 거래들이 과연 능률적으로, 그리고 효과적으로 처리되고 있는가를 감독하고 필요한 조치를 취하는 것을 말한다. 능률적 운영이란 주어진 시설과 자재, 노동력 등의 자원을 활용하여 최대한의 산물을 어떻게 생산해 내느냐 하는 효율성(efficiency)의 극대화를 뜻하며, 효과적 운영이란 조직목표에의 기여도, 예컨대 고객에 대한 서비스의 개선을 통한 매출액 증대 등 효과성(effectiveness)의 제고를 뜻한다. 대리나 과장이 운영통제기능을 수행한다.

관리통제란 조직의 장기목표를 달성하기 위한 전략의 구체적 실천방안 마련, 집행결과분석 및 사후조치 강구를 뜻한다. 구체적으로는 장기경영목표를 중·단기계획으로 세분화시키고 이의 실행에 필요한 자원의 획득과 배분, 계획과 실적간의 비교, 차질원인의 분석 및 자원재배치 등을 뜻한다. 주로 부장들이 하는 일이 여기에 해당한다.

전략기획(strategic planning)이란 조직의 경영환경과 능력을 감안, 장기적인 성장목표를 정하고 이를 달성하기 위한 기본전략을 수립하는 것으로 신규사업에의 참여, 방향설정, 기업이념, 재정립 등이 여기에 속한다. 최고경영층의 주 임무가 이것이다.

8.1.2 MIS 피라밋

MIS를 이와 같이 거래처리 뿐만 아니라 운영통제, 관리통제, 및 전략기획에 필요한 정보를 제공해 주는 인간과 기계의 결합체로 볼 때, 「MIS 피라밋」의 지식근로자(knowledge worker)적 측면이 등장한다. MIS 피라밋은 경영활동을 전략기획, 경영관리 및 전술기획 그리고 운영기획 및 통제의 셋으로 분류한 Anthony 교수의 저서에서 유래한다.

〈그림 8-1〉 MIS 피라밋

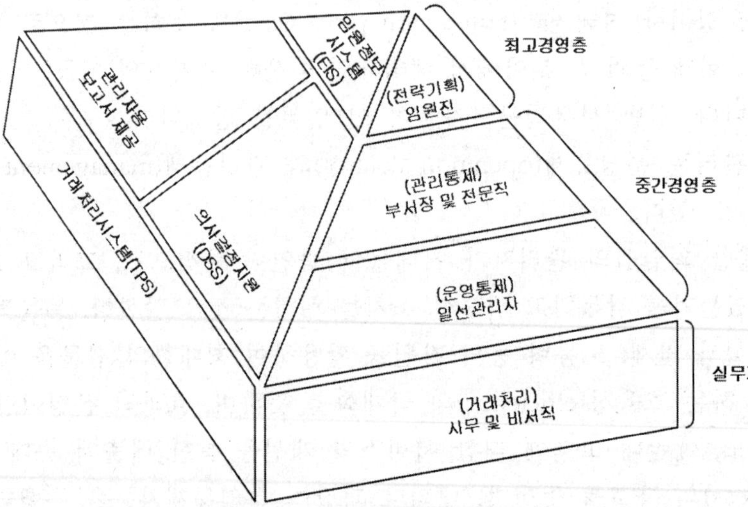

MIS가 네 계층의 지식근로자를 모두 지원한다는 것은 중요한 의미를 갖는다. 즉, 정보시스템 개발시 시스템 분석가는 이 네 계층의 지식근로자를 판별해내어 이들이 각각 하는 일과 필요한 정보, 의사결정과정 등을 연구하고 여기에 맞게 MIS를 설계해야 한다는 것이다.

기능면에서 볼 때에 경영정보시스템은 거래처리, 관리자용 보고서제공, 의사결정지원, 임원용 정보제공의 네 가지 기능을 수행해야 한다. 그렇다면 MIS의 사용자적 측면과 결부시킬 때 어떠한 의미가 있는가?

MIS는 제공기능과 이용자측면의 결합을 나타낸 것으로 사무 및 비서직근로자에게는 거래처리 기능을, 기타의 지식근로자에게는 보고서 제공과 의사결정지원 기능을 제공해 주어야 한다. 즉 MIS를 하나의 피라밋으로 이해할 때에 사용자적 측면과 기능적 측면은 MIS각기 다른 모습으로, MIS란 사무직 근로자에게는 거래처리기능을 그리고 일선관리자, 중간관리자 및 임원진에게는 보고서와 의사결정지원기능을 제공해야 한다는 것이다. 가령 MIS가 거래처리 및 보고서 제공기능에만 그친다면 그것은 참다운 MIS가 되지 못한다. 또한 거래처리 기능은 MIS라는 피라밋을 형성하는데 있어 주춧돌의 역할을 하는 것으로서, 이를 소홀히 한 MIS는 사상누각과 같다고 할 수 있다.

(1) 거래처리시스템

거래(transaction)란 고객으로부터의 주문, 상품 발송, 구매 및 전표처리 등의 업무적인 사건(business event)을 뜻한다.

거래처리(transaction processing)는 영업, 자재, 생산, 인사, 회계 등의 각 분야에서 매일매일 발생하는 거래의 기록, 계산, 조회 및 보고를 의미한다.

거래처리시스템(transaction processing system, TPS)이란 거래를 통해 발생되는 데이터를 획득하고 저장하며 갱신한 뒤 필요한 문서나 보고서 등을 컴퓨터로 출력시키는 시스템이라 할 수 있다. 거래처리시스템은 기업운영과 직결되어 고도의 정확성과 신속성, 무고장성, 보안성 등이 요구되는 반면, 경영관리용 보고서 작성이나 의사결정지원은 시간적으로 여유가 있고, 재계산이나 재작성이 가능하다. 거래처리시스템은 데이터가 일상적이고 반복적으로 발생하기 때문에 운영절차나 처리방법이 정형화되어 있고 표준화되어 있다. 예를 들면, 호텔과 항공사의 예약시스템, 병원과 금융기관의 수납업무처리시스템, 병원의 보험진료비 청구시스템 등이 여기에 해당된다.

(2) 관리자용 보고서 제공

이것은 거래처리 과정에서 축적된 데이터를 토대로 조직의 운영 내지는 업무처리(operation)상황을 감독, 통제하고 계획을 세우는 데 필요한 보고서의 출력을 뜻한다. 앞에서 언급한 세 가지 계층의 경영관리자들의 업무수행에 필요한 각종 보고서를 만들어 내는 것이 MIS의 주요 임무인 것이다.

(3) 의사결정지원시스템(DSS)

의사결정지원시스템(decision support system, DSS)은 각종 정보의 과학적인 분석을 통하여 합리적이고 객관적인 의사결정이 가능하도록 지원해 주는 시스템이다. 광고계획 수립이나 신규시장 진출 등과 같이 주로 비구조적인 업무에 활용되어 문제의 해결에 도움을 주는 시스템이다. 스프레드시트 패키지를 이용한 만약(what－if)분석, 제4세대언어(4th generation language), 관계형 데이터베이스 관리시스템(relational DBMS)을 이용한 수시조회(ad hoc query) 등이 의사결정지원시스템(DSS : decision support system)의 구체적인 모습이다.

만약(what－if)분석이란 가정(입력 데이터)에서 제의된 해답에 대한 변화의 영향을 체크하는 것이다. 예를 들면, 처음에 가정된 재고품의 수송비용이 10%가 아니고 12%라면 재고품의 총비용은 얼마나 추가로 발생하겠는가? 또는 처음에 가정된 예산에서 추가적으로 5%이상까지 사용하였다면 시장점유율은 얼마나 되겠는가? 등이다.

물론 시뮬레이션과 모델링 도구를 활용한 복잡한 DSS가 없는 것은 아니다. 또한 인공지능의 한 분야인 전문가시스템(expert system)이 DSS의 일환으로 등장하기도 한다. 전문가시스템은 비전문가에게 전문가의 축적된 지식을 제공함으로써 어려운 문제를 해결하도록 도와주는 일종의 자문시스템이다. 예를 들면, 은행대출책임자의 지식을 획득하고 보존하여 경험이 부족한 직원이 이를 참고로 복잡한 대출 의사결정을 내릴 수 있도록 하는 것이다.

의사결정지원시스템(DSS)은 의사결정자에게 여러 대안을 제공할 뿐 해답을 제시할 수 없으며, 문제해결 과정에서 의사결정자의 통찰력과 판단력에 의존하면서 서로(의사결정자와 DSS) 간의 대화를 통하여 최적의 해결책을 강구하는 것이다.

이를 위하여 의사결정지원시스템은 액셀(Excel)과 같은 스프레드시트 패키지를 활용한 추정 재무제표작성, 현금흐름예측, 만약분석, 선형계획모델, 민감도 분석(sensitivity analysis) 등의 수식모델을 토대로 한 분석에 치중한다. 민감도 분석은 모델의 하나 또는 그 이상의 변화가 그 모델의 다른 부분에 영향을 미치는 것을 분석하는 것이다. 실제로 입력변수의 변화가 출력변수에 미치는 영향을 체크한다.

일반적으로 의사결정지원시스템은 다음과 같은 요소로 구성된다.

① 데이터관리 : 의사결정 상황관련 데이터, 데이터베이스, 데이터베이스 관리시스템(DBMS)
② 사용자인터페이스(인간-기계 커뮤니케이션) : GUI의 하위 시스템은 사용자가 DSS에 명령 및 커뮤니케이션
③ 모델관리 : 재무, 통계, 경영과학, 정량적 모델 등의 소프트웨어(프로그램)
④ 지식관리 : 지식관리 하위시스템은 문제의 해결에 대한 지식 제공 및 다른 하위 시스템 지원

(4) 임원정보시스템

임원정보시스템(executive information system, EIS)은 중역정보시스템, 경영자정보시스템이라고도 하며, 기업의 성과에 절대적인 기업 내외부의 정보를 중역(임원)이 쉽게 접근하여 의사결정에 활용할 수 있도록 설계한 정보시스템이다. 이것은 분석결과나 요약정보를 그래프의 형태로 최고경영진에게 제공한다든가 상황발생 가능성을 예지할 수 있는 경고성 정보, 핵심성과지표, 생산성 및 불량률 등 주요 지표, 경영자의 관심을 요하는 상황정보, 추세분석, 예외보고, 경쟁사 정보나 산업동향 등 외부정보를 제공함으로써 문제의 발생을 제때에 인식하여 적절한 조치를 취하도록 하는데 그 목적이 있다. 그리고 많은 소프트웨어 벤더들은 EIS/DSS 통합 툴을 제공한다. EIS의 기본 의도는 임원들이 PC나 단말기의 직접조작을 통하여 필요한 정보를 얻는데 있다.

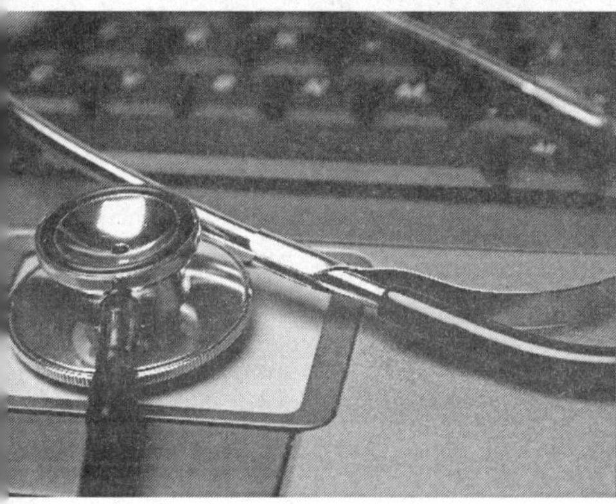

제 9 장 병원경영정보시스템

9.1 병원경영정보시스템의 개요
9.2 병원경영정보시스템의 개발
9.3 병원경영정보시스템의 평가
9.4 병원경영정보시스템의 표준화
9.5 병원경영정보시스템의 보안

9.1 병원경영정보시스템의 개요

9.1.1 병원경영정보시스템의 발전

(1) 거래처리시스템

우리나라 의료기관의 정보화가 시작된 계기는 1977년에 개시된 의료보험제도의 시행이라고 할 수 있다. 일부 대학병원과 종합병원에서 진료비 산정과 보험청구 업무가 복잡해지고 업무량이 늘어남에 따라 대형 컴퓨터를 도입하여 원무업무를 처리하기 시작하였는데, 이것이 거래처리시스템(TPS)에 해당된다. 1980년대 초반에는 개인용 컴퓨터가 보급되기 시작하였고, 국내 기술에 의해 의료보험 진료비 청구용 프로그램 등 병원관리 소프트웨어가 개발, 보급되면서 중소규모의 병원과 의원급 의료기관의 정보화도 시작되었다. 아울러 의료정보시스템도 상용화 단계에 접어들기 시작하였다.

(2) 정보보고시스템

의료기관의 정보화를 촉진시킨 가장 중요한 계기는 1989년 7월 전국민 의료보험제도의 실시라고 할 수 있다. 이로 인해 국민들의 의료서비스 이용량이 폭발적으로 증가하여 의료기관의 업무량은 크게 늘어났으나 정부의 경직된 보험수가 정책으로 인해 의료기관들은 경영에 어려움을 겪게 되었다. 이에 병원들은 경영 합리화와 효율성 향상에 관심을 가지게 되었고, 각종 경영 통계 및 지표의 작성과 분석업무, 문서작성, 급여관리, 인력관리 등의 업무에 정보시스템을 도입하였는데, 이는 정보보고시스템(IRS, 협의의 MIS)에 해당된다.

(3) 의사결정지원시스템과 전략정보시스템

1990년대 들어 대기업들이 의료산업 분야로 활발히 진출함에 따라 대형 병원들이 설립되었고, 이들 병원들은 정보시스템 구축에 대규모 투자를 하였다. 이때부터 병원의 정보시스템은 처방전달시스템(OCS)으로 대표되는 임상(진료)정보시스템의 구축과 병원 내 각 부문의 정보시스템을 유기적으로 통합하는 시스템 구축이 활발히 이루어지게 되었다. 진료정보시스템, 진료지원정보시스템, 관리부서와 각 부서의 중간관리자와 최고경영진을 위한 경영정보시스템 등을 서로 유기적으로 연계하는 통합정보시스템을 구축하여 각종 의사결정의 지원, 첨단 진료환경의 구축과 정보시스템의 전략적 활용을 꾀하게 되었는데, 이들 정보시스템이 의사결정지원시스템과 전략정보시스템에 해당된다.

(4) e-business

1990년대 후반 이후 인터넷의 급속한 보급과 활용으로 정보의 공유와 확산, 전자상거래(electronic commerce)의 활성화 현상이 나타났는데, 병원경영정보시스템에 또 한 번의 큰 변화를 가져왔다. 의료기관들은 각종 의학정보와 지식을 인터넷 상에 제공하기 시작하였고, 진료예약, 검사결과의 통보와 확인, 원격진료와 같이 환자를 위한 서비스의 제공뿐만 아니라, 의료정보회사, 의약품 물류회사, 제약회사 등과 연계된 정보시스템을 통해 약품과 각종 소모품을 구매하는 업무가 증가하게 되었다. 이러한 병원의 e-business는 개별 병원 내부의 정보시스템으로 국한되어 있던 병원경영정보시스템을 외부의 다양한 정보시스템과 연계, 확장된 정보시스템으로 전환시키는 극적인 변화를 초래하였다. 정보통신 기술의 급속한 발전, 사회적인 정보인프라의 확산, 경영혁신기법의 개발, 업무환경의 변화 등으로 인한 e-health의 발전은 병원의 경영 합리화와 효율성 제고 수준에 그치지 않고, 병원의 역할과 기능을 근본적으로 변화시키게 될 것이다.

이상의 우리나라 병원경영정보시스템의 발전단계를 요약하면, <그림 9-1>과 같다.

〈그림 9-1〉 우리나라 병원경영정보시스템의 발전단계

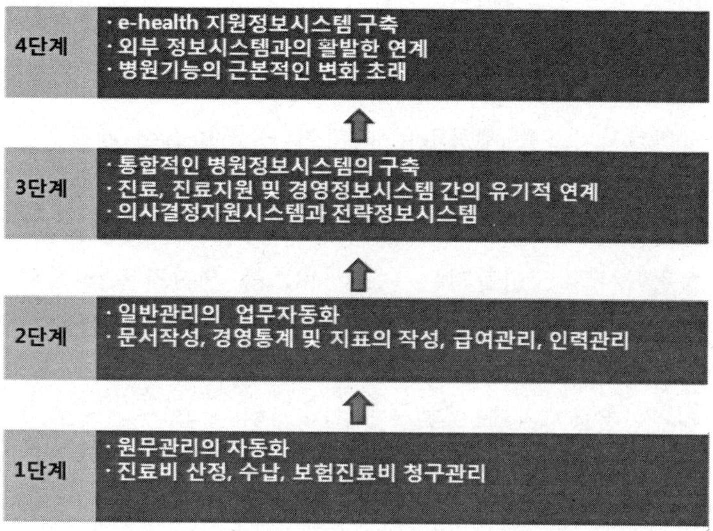

9.1.2 병원경영정보시스템의 개념

병원경영정보시스템(hospital management information system, HMIS)은 진료업무를 지원하고 병원 내 각종 경영활동에 필요한 정보를 제공하여 합리적인 의사결정을 지원하는 정보시스템이다. 병원경영정보시스템을 이용하여 행정부서의 실무자나 관리자들은 진료비 산정 및 수납, 보험진료비 청구 등 거래처리 업무를 수행하여 업무상의 오류나 누락을 줄일 수 있고, 필요한 인력의 수요량을 보다 합리적으로 결정할 수 있으며, 약품과 소모품의 재고량을 신속히 파악해서 부족분을 계획적으로 구매할 수 있다. 최고경영진은 새로운 시설의 신축이나 증축, 장기발전계획의 수립 등 전략기획 업무에 있어서 최적의 의사결정을 할 수 있다.

9.1.3 병원경영정보시스템의 구성

병원경영정보시스템은 크게 환자(원무)관리 시스템과 일반관리시스템으로 구분할 수 있다. 환자관리시스템은 병원의 고유 업무인 진료를 지원하는 경영정보시스템이며, 일반관리시스템은 일반기업과 매우 유사한 경영정보시스템이다. 병원경영정보시스템 중 일반관리시스템 중 병원의 관리부서를 중심으로 일어나는 경영활동을 지원하는 정보시스템이다. 병원의 경영활동은 진료를 제외하고는 일반 기업의 경영활동과 비슷하다고 볼 수 있다. 병원경영의 활동은 생산관리, 인사관리, 급여관리, 구매재고관리, 재무회계관리, 고정자산관리, 경영통계관리 등으로 구분한다. 병원은 의료서비스를 제공하는 기관이다. 서비스는 제품과는 달리 생산과 소비가 동시에 발생하는 특징을 가지고 있다. 병원에서는 의사(생산자)의 진료행위가 생산활동인 동시에 환자(소비자)가 진료 서비스를 제공받는 행위가 소비활동이 된다. 병원에서의 생산관리는 의료서비스를 생산하는 의사의 진료(처방)를 관리하고 지원해주는 활동이라고 할 수 있다. 원무관리시스템과 임상정보시스템이 이를 지원해 준다.

나머지 병원경영정보시스템의 구성을 살펴보면 <표 9-1>과 같다.

〈표 9-1〉 병원경영정보시스템의 구성

구 분	내 용
인사관리	• 인사정보를 효율적으로 신속히 제공 • 인사기본 정보관리 • 각종 인사변동관리 • 인사고과 관리 • 교육훈련관리 • 각종 증명서 발급
급여관리	• 급여업무의 효율성 증대 : 각종 인사변동관리, 연말정산, 퇴직정산 • 급여계산의 정확성 제고 • 정산, 퇴직업무의 자동처리
구매재고관리	• 효과적인 발주체제 도입 : 자동발주(자재 발주/입고/출고/재고관리) • 적정재고수준 파악(평균사용실적 감안) • 조달기간(lead time) 감안 • 각 위치별 즉시 재고관리체제 도입 • 재료의 적정재고 수준 유지 • 불필요한 수작업업무 배제(이중작업의 배제: 중앙공급실－병동 간)
재무회계관리	• 자금흐름 및 이익과 관련된 모든 정보 조회 • 경영자 입장에게 자금일보, 손익 미수금 정보 제공 • 자료입력의 편의성 제공(한번의 입력으로 일괄처리, 전문성이 없어도 자동적으로 복식부기 형식으로 변환) • 원무관리, 구매관리, 부가세 신고 등과 연동
고정자산관리	• 감가상각처리의 자동분개 등 회계와의 연계시스템 구축 • 자산의 이동, 자본적 지출, 처분자산관리 등 자산의 이력관리 시스템 구축 • 고정자산 이력관리 • 감가상각관리 • 재평가관리
경영통계관리	• 경영진에 대한 필요정보 즉시 제공 : 도식화, 도형화된 정보 • 진료실적 통계 • 외부정보 • 원가정보

9.1.4 병원경영정보시스템의 도입효과

병원조직은 의사, 간호사, 약사, 의료기사 등 의료전문 인력으로 구성된 진료부서와 행정 및 사무를 지원하는 관리자층에 의한 관리부서가 이원적인 지배체제로 공존하여 운영되는 조직의 특성을 가지고 있다. 그리고 진료부서와 관리부서는 업무의 내용과 성격이 서로 다르고, 많은 업무들을 서로 독립적으로 수행한다. 또한 의사결정체계가 상호 독립적이며, 부서를 유지, 관리하는 권위체계도 서로 달라 병원조직 관리에 어려움이 많다. 따라서 병원에서는 한 조직 내에 두 개의 의사결정체계와 권위가 나란히 존재하는 특이한 이원화 구조가 생겨났다.

병원에서 경영정보시스템을 도입하여 얻을 수 있는 효과는 다음과 같다.

① 병원의 경영 합리화와 효율성 제고를 위해 필요한 정보를 보다 빠르고 정확하게 제공함으로써 자원 이용의 효율성을 높이고, 보다 합리적이고 정확한 의사결정을 할 수 있다.

② 병원 내 각 부서의 실무자와 경영진 간의 긴밀한 의사소통이 가능해짐으로써 업무조정과 협력이 보다 용이해지고, 지식과 정보의 공유와 활용이 촉진된다.

③ 자료의 작성, 수집, 전달, 분석, 저장 및 검색과 관련된 업무량을 줄일 수 있어 업무의 생산성이 향상된다.

④ 경영정보시스템의 도입과 활용 과정에서 병원 내 각종 업무절차와 흐름을 분석하고, 비능률적 요소를 제거 또는 감소시킬 수 있다.

9.1.5 병원경영정보시스템의 과제

병원 조직의 가장 두드러진 특징 중 하나로 의사결정체계와 권위의 이원화를 들 수 있다. 진료와 관리 부서는 업무의 내용과 성격이 판이하고 많은 업무들을 서로 독립적으로 수행한다. 의사결정체계가 상호 독립적이며 부서를 유지·관리하는 권위체계도 서로 다르다. 이러한 이원화된 병원의 구조 때문에 조직 내 갈등, 자원 이용의 비효율성, 의사 결정의 지연과 번복 등 병원 경영에 있어 여러 가지 문제가 생겨나고 있다.

이러한 문제점은 병원의 정보시스템에서도 쉽게 찾아볼 수 있다. 지금까지 병원의 정보시스템은 대부분의 경우 병원 내 각 부문이나 부서에서 독립적으로 구축한 경우가 많았다. 특히 임상정보시스템과 경영정보시스템 사이의 긴밀한 연계는 찾아보기 어려웠다. 이로 인해 정보시스템 구축과 운용의 비용 증가, 정보 처리와 분석 업무의 증가, 정보의 공유와 활용의 부족, 정보의 불일치와 부정확한 정보의 사용 등의 문제가 발생했다.

병원정보시스템의 발전에 있어 원무관리를 중심으로 한 거래처리시스템 수준의 경영정보시스템 구축이 시초였으나 90년대 이후에는 임상정보시스템이 빠르게 발전했고 경영정보시스템은 상대적으로 발전 속도가 느렸다. 정보화 초기 단계에는 기술적으로 구현이 용이한 경영정보시스템이 우선 대상이었으나 임상 부문의 정보화를 실현시킬 수 있는 관련 기술이 빠르게 발전하면서 상황은 변화했다. 기술부족의 문제가 해결되면서 임상 부문의 정보화에 더 많은 관심과 우선순위가 부여됐다. 이는 전통적으로 진료 기능을 중시하는 병원 조직과 구성원의 특성에서 비롯된 바 크다. 병원의 전체 예산 중 정보화에 투자하는 비율은 타 산업에 비해 낮은 수준이며, 제한된 예산도 주로 진료기능에 초점을 맞추고 있다. 그 결과 비슷한 규모의 일반 기업과 비교할 때 병원의 경영정보시스템은 낮은 수준으로 평가된다.

의료제도와 정책의 급격한 변화, 의료서비스 시장 개방 압력의 증가, 소비자들의 높은 기대 수준 등 병원경영을 둘러싼 외부 환경은 계속 어려운 방향으로 변화하고 있다. 이로 인해 경영에 어려움을 겪는 경우가 늘어나고 병원 종사자들의 경영에 대한 관심은 높아지고 있다. 그러나 병원 경영의 효율성 향상과 합리화를 충분히 지원하기에 현재의 경영정보시스템은 미흡한 수준이다. 향후 병원의 정보시스템에 대한 투자와 관리에 있어 임상과 경영정보시스템의 균형적 발전 및 긴밀한 연계는 중요한 과제라 하겠다.

9.2 병원경영정보시스템의 개발

9.2.1 프로젝트 관리

1. 프로젝트 관리의 개념

본 장에서 말하는 프로젝트는 ERP 패키지와는 별개로 ERP 시스템을 신규로 개발하는 경우에 해당하며, 여기에는 외주개발과 자체개발의 2가지 방법이 있다.

시스템 개발주기(System Development Life Cycle, SDLC)는 그 자체가 프로젝트 관리의 한 도구이자 전통적인 시스템개발 방법론이다. 그러나 SDLC를 잘 이해하는 것과 프로젝트 관리를 잘하는 것과는 별개의 문제이다. 즉, 시스템 개발과정을 어떠한 단계로 세분화시키고, 각 단계별 과업(task)과 산출물(end output)은 무엇인가를 잘 이해한다고 해서 사용자요구를 충족시키는 시스템을 예산 및 기일 내에 완성시킨다는 보장은 없는 것이다.

프로젝트 관리(project management)란 주어진 기간 내에 최소의 비용으로 사용자를 만족시키는 시스템을 개발하여 인도하는 것을 목적으로 하는 개발과정의 지휘 및 통제행위를 뜻한다. 따라서 사용자가 수락할 만한 시스템을 예산 및 기일 내 완성하기 위해서는 프로젝트 관리가 필수적이다. 이것의 보다 직접적인 이유는 많은 프로젝트들이 프로젝트 리더의 관리기술 미비로 사용자요구의 미충족, 예산초과, 납기연기 등의 사례를 번번이 야기시킨다는데 있다. 특히 다수의 인원이 투입되는 대형 프로젝트의 경우 그러하다. 이 경우 선임 시스템 분석가(senior SA)가 프로젝트 관리자(project manager, PM)의 역할을 수행하는 것이 통례이다. 즉 시스템분석가로 성공을 거두었다고 해서 프로젝트 관리자로서 성공한다는 보장은 없는 것이다. 그 이유는 대규모 프로젝트인 경우에 있어서 투입되는 사람의 수가 많아질수록 사람관리가 주요 문제로 등장하기 때문이다. SDLC의 기술적인 측면들을 잘 알고 또 본인이 이의 실천에 능숙하며 시간관리도 잘하여, 주어진 시간 내에 소규모 시스템 개발을 효율적으로 완료하면 그 사람은 유능한 시스템 분석가로 인정을 받는다. 그러나 다른 사람들로 하여금 이렇게 행동하도록 만드는 것은 전혀 별개의 문제인 것이다. 이것이 곧 사람관리의 문제이다.

그렇다면 사람관리 내지 프로젝트 관리의 요체는 무엇인가? 어떻게 해야 많은 수의 사람들로 하여금 일사분란하게 움직여 시스템을 주어진 기간 내에 개발 완료할 수 있는가?

여기에 대한 답은 프로젝트 관리를 기획(planning), 조직화(organizing) 및 통제(controlling)의 세 단계로 나누어서 이해하고, 이 각각의 단계에서 해야 할 일, 사용가능한 도구(tool) 등을 숙지한 뒤 이를 실천에 옮기는 것이다. 요컨대 '기획→조직화→통제'의 프로젝트 관리의 3단계 모델에 따라 프로젝트를 진행시키면 성공의 가능성이 높아지는 것이다.

기획이란 프로젝트 수행에 필요한 소요인력 및 자금, 개발완료일(deadline) 등을 예측하고 개발팀을 구성하는 것을 말한다. 조직화란 팀 멤버들에게 임무를 할당하고, 지휘계통 또는 보고경로를 확립시키며, 구체적인 일정계획(schedule or milestone)을 수립하는 것을 뜻한다. 한편 통제란 진행상황을 감시(monitor)하고, 팀 멤버들을 동기유발(motivate)시키며, 필요한 경우에는 인력재배치. 프로젝트 범위(scope) 및 납기조정 등의 조치를 취하는 것이다. 사람관리 기술의 진면목이 드러나는 것이 이 통제국면이라고 할 수 있다.

2. 프로젝트 관리의 절차

프로젝트 관리는 프로젝트 개시시점부터 종료시점까지의 프로젝트 수행에 관련된 제반 활동을 계획, 조정, 통제 및 확인하는 일련의 과정이며, 이들 절차를 나타내면 <그림 9-2>와 같다.

〈그림 9-2〉 프로젝트 관리 절차

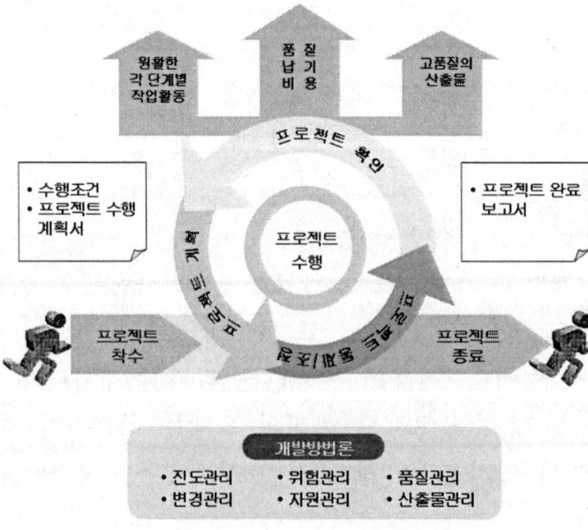

3. 프로젝트 관리의 내용

프로젝트 착수이전에서부터 프로젝트 종료까지의 프로젝트 자원(장비, 인력, 지원도구, S/W 등), 예산, 일정, 수행방법, 시스템의 품질, 위험요소 등 프로젝트에 대한 전반적인 내용에 대하여 관리하게 되는데, 이에 대하여 관리활동 단계별로 수행할 내용은 <표 9-2>와 같다.

〈표 9-2〉 프로젝트 관리의 수행내용

관리활동	수 행 내 용
수행계획 수 립	• 최적의 프로젝트 수행계획 수립을 위한 방안 모색 • 프로젝트 목적 및 수행범위를 정의 • 프로젝트 수행조직, 수행방법, 추진일정, 품질보증계획, 교육계획, 시범 및 확대 운용 방안, 프로젝트 관리방안 등 계획 수립 • 프로젝트 개발방법론 및 각 단계별 수행작업 확정 • 프로젝트 산출물 종류, 제출시기, 목차, 작성지침 및 샘플양식 결정 • 프로젝트 수행계획서(프로젝트 계획)의 작성 및 승인 • 프로젝트 제약사항 이해 및 예상 리스크의 문서화
프로젝트 착 수	• 프로젝트 착수회의(kick-off meeting) 개최 • 프로젝트 수행계획 설명회 • 프로젝트 자원(장비, 인력, 지원도구, 기술, S/W 등)을 적절하게 확보 • 프로젝트 수행을 위한 작업장소 확보, 개발환경 조성, 출입, 근태문제 등 제반 개발여건 준비 • 프로젝트 수행을 위한 실행예산 확보
프로젝트 진행통제	• 프로젝트 계획 대비 실적 관리를 통한 진도통제 • 프로젝트의 진행상태를 점검하여 계획을 수정/보완하는 변경관리 실시 • 사용자 요구사항 반영, 진도관리 및 품질보증 활동을 통한 위험관리 실시 • 프로젝트 진행상황이나 문제점 발생시 조치 및 보고 • 산출물이 업무적인 요구사항이나 기술적 정확성에 부합되는지를 체크
프로젝트 종 료	• 프로젝트 최종 산출물 제출 • 프로젝트 개발업무 인수인계 • 프로젝트 완료 보고

이러한 프로젝트 관리에서 납기통제를 위하여 중요한 역할을 하는 것이 진도관리인데, 진도관리에서 다루는 여러 관리 요인을 나타내면 다음의 <그림 9-3>과 같다.

〈그림 9-3〉 진도관리의 과정

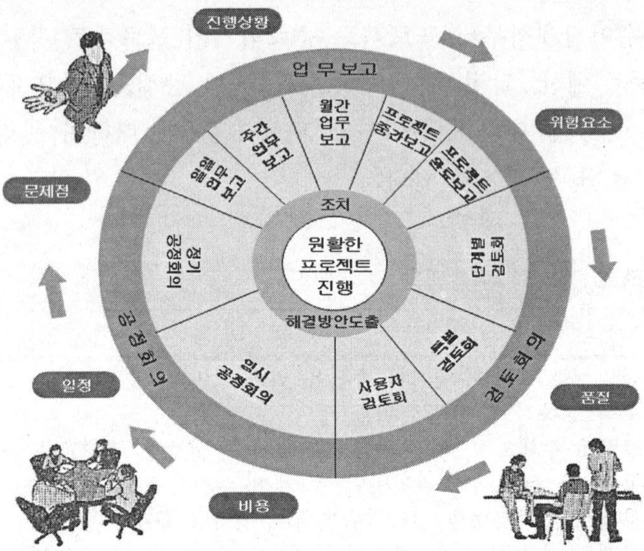

4. 시스템 개발방법

1) 시스템 수명주기

시스템(소프트웨어) 수명(생명)주기는 소프트웨어의 일생이다. 소프트웨어의 수명주기는 문제의 유형, 시각, 개발방침에 따라 매우 다양하게 나타난다. 수명주기 모형은 시스템 개발자들에게 프로젝트 수행절차를 알리는 매우 유용한 도구이다. 수명주기 모형은 다음과 같은 역할을 한다.

① 프로젝트의 비용산정과 개발계획을 수립할 수 있는 기본골격이 된다. 일정계획, 예산, 개발요원, 기타 자원들을 산정하고 분배하는데 좋은 도구가 된다.

② 용어의 표준화가 가능해진다. 개발자 간, 개발자와 관리자 간에 공동의식이 형성된다.

③ 개발진행 상황을 명확히 파악할 수 있다. 어떻게 진행이 됐고 현재 어디까지 진행되어 있으며, 앞으로 어떻게 추진할 것인지가 분명해진다. 개발의 지연이나 예산초과 사태를 계획과 실적을 비교해 가면 쉽게 인지할 수 있다.

④ 문서화가 충실한 프로젝트 관리를 가능하게 해 준다. 각종 문서는 언제까지

작성되어야 하고 언제 검토될 것인지를 개발자들에게 알려준다.

(1) 전통적인 폭포수 모형

정보시스템을 개발하는 절차, 혹은 개발단계의 반복현상을 시스템 개발주기(system development life cycle, SDLC)라고 하는데, 이를 소프트웨어 생명주기 또는 수명주기라고도 한다. 전통적인 생명주기 모형은 흔히 '폭포수'(waterfall)모형이라고도 불리는데 <그림 9-4>에 나타나 있다. 폭포수라함은 폭포에서 한번 떨어진 물은 거슬러 올라갈 수 없듯이 소프트웨어 개발도 각 단계를 확실히 매듭짓고 그 결과를 철저하게 검토하여 승인과정을 거친 후에 다음 단계로 넘어가자는 것이다. 그러나 현 단계의 결과가 미흡하거나 잘못이 있을 경우 앞 단계로 거슬러 올라가는 소급도 가능하다. 현재까지 가장 널리 알려지고, 전통적으로 가장 많이 사용되는 시스템개발 모형이다.

〈그림 9-4〉 전통적인 시스템 개발주기(폭포수) 모형

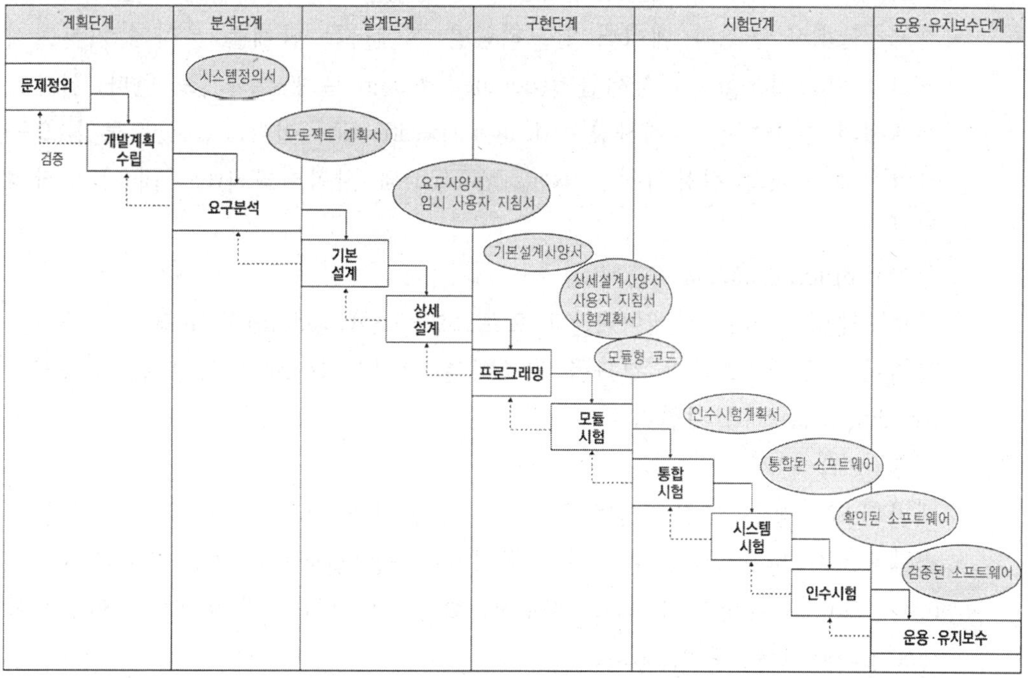

각 단계별 설명은 다음과 같다.

① 계획(planning) 단계

소프트웨어는 시스템의 일부분이므로 사용자의 문제를 정의하고, 전체 시스템이 갖추어야 할 기본기능과 성능요건을 파악하여 이를 개발하고자 하는 소프트웨어의 기본요구로 전환시켜야 한다. 타당성분석(feasibility study)도 이 단계에서 이루어진다. 그 결과는 시스템 정의서, 개발계획서로 문서화 된다.

② 분석(analysis) 단계

사용자의 문제를 구체적으로 이해하고, 소프트웨어가 담당해야 하는 정보영역을 정의한다. 소프트웨어의 기능, 성능, 신뢰도 등에 대한 사용자의 요구는 요구사양서(requirements specifications)로 문서화된다. 의사소통기술이 필수적이다.

③ 설계(design) 단계

소프트웨어의 구조와 그 구성을 명확하게 규명하여 구현을 준비하는 단계이다. 외부 시스템 및 사용자와의 인터페이스를 중시하는 외부설계(external design)와 시스템 내부를 설계하는 내부설계(internal design)로 분류하기도 하고, 전체적 구조와 데이터 알고리즘을 설계하는 단계를 분리해 기본설계(architecture design)와 상세설계(detailed design)로 분류하기도 한다. 설계단계에서의 산출물은 설계사양서(design specification)이다. 이 산출물과 요구사양서를 토대로 사용지침서(user's manual)와 시험계획서(test plan)가 작성된다.

④ 구현(implementation) 단계

프로그래밍을 하는 단계이다. 각 프로그램 모듈(module)의 코딩과 오류수정 작업이 이루어지고, 그 결과를 검증하는 단위시험(unit test) 또는 모듈시험(module test)을 실시한다.

⑤ 시험(test) 단계

개발된 모듈들을 통합시키며 시험하는 통합시험(integration test), 완성된 시스템으로서 요구사항을 완벽히 관철시켰는가를 알아보는 시스템시험(system test), 그리고 사용자가 직접 자신의 현업부서에서 검증해 보는 인수시험(acceptance test) 등이 있다.

⑥ 운용(operation) 및 유지보수(maintenance) 단계

소프트웨어를 직접 이용하고 이용상에 나타나는 문제점들을 수정하거나 새로운 기능을 추가해 보다 유용한 소프트웨어로 발전시키는 단계이다.

(2) 프로토타이핑 모형(방식)

전통적 시스템개발 수명주기 방식에 의해 정보시스템을 구축하는 경우 대상업무는 정형화되고 시스템의 기능도 확정되어 있다. 전통적 SDLC 방식에서는 요구내용을 수정하거나 개발과정의 이전단계에서 발생한 문제점을 수정하기 위해 현재의 개발단계까지 수행해 온 많은 개발노력을 되풀이하여야 한다. 이러한 문제는 개발기간을 지연시키고 개발비용을 증가시키는 중요한 요인으로 SDLC 방식의 단점으로 지적되고 있다. 특히 복잡하거나 계속적으로 변화하는 업무를 대상으로 시스템을 개발하는 경우나 사용자가 요구사항을 정확하게 표현하지 못하여 개발 중 수정의 가능성이 높은 경우 이런 문제는 더욱 심각하게 발생한다. 이러한 문제점을 극복하기 위한 방법으로 나온 것이 프로토타이핑 방식이다.

① 프로토타이핑 방식의 개념

프로토타이핑(prototyping) 방식이란 사용자의 기본적인 요구사항을 충족하는 모형시스템(prototype system)을 신속히 개발하여 최종사용자에게 제시하고, 사용자들이 직접시스템을 사용해 봄으로써 사용상의 불편사항이나 추가적인 요구사항을 계속적으로 개선하고 보완해가는 방식을 말한다. 프로토타이핑 방식은 적은 비용으로 단기간 내에 프로토타입을 개발하여 사용자에 의해 평가를 받고 계속적으로 수정요구 사항을 반영하여 시스템을 개선해 나가므로 사용자의 요구사항을 보다 정확히 반영할 수 있다. 그러므로 이 방법은 개인을 대상으로 하거나 제한된 업무영역의 문제를 해결하기 위한 정보시스템 개발에 주로 이용되고 있다.

프로토타이핑은 신속하고 적은 비용으로 프로토타입을 만들어 사용자의 평가를 받는 방식이다. 사용자들은 프로토타입과의 상호작용을 통해 그들의 정보 요구사항에 대하여 보다 좋은 아이디어를 제시할 수 있다. 사용자가 만족하는 프로토타입은 최종제품을 만들기 위한 템플릿으로 사용될 수 있다. 프로토타입(prototype)은 향후 개발 완성하고자 하는 시스템의 본질적 특성

을 갖는 초기의 부분적 모형이다. 사용자와의 의사소통을 위한 부분적 모형이다. 즉, 정보시스템의 전체 또는 일부 기능이 실제로 작동되도록 구현되었지만 단지 예비적인 모형이다. 운영을 위해서 프로토타입은 사용자의 요구사항에 정확히 부합되도록 더 다듬어져야 한다. 일단 설계가 마무리되면 프로토타입은 가동 시스템으로 변환될 수 있다. 프로토타이핑 방식은 예비 모형 개발, 적용, 개선, 재적용의 과정을 반복한다. 프로토타이핑 방식은 전통적인 수명주기 방식보다 더 반복적이며, 반복이 진행됨에 따라 시스템 설계에 많은 변화가 일어난다. 프로토타입의 버전이 높아지면서 사용자의 요구사항을 더욱 정확히 반영하게 된다.

프로토타입을 개발하기 위한 도구로는 4세대 언어인 비주얼 베이직(Visual Basic)이나 액세스(Access) 등이 주로 이용된다. 프로토타입의 평가가 끝나고 개발이 승인되면 본격적인 개발에 들어가게 되는데 그때부터는 다시 '폭포수 모형' 등이 활용될 수 있다.

② 프로토타이핑 방식의 과정

프로토타이핑 방식은 다음과 같이 4단계로 이루어진다.

㉠ 단계 1 : 사용자의 기본적인 요구사항 파악

시스템 설계자는 사용자와 함께 사용자의 기본적인 정보 요구사항을 충분히 파악한다.

㉡ 단계 2 : 초기 프로토타입 개발

시스템 설계자는 프로토타입 개발 소프트웨어를 이용해 실제로 작동하는 프로토타입을 신속하게 만든다.

㉢ 단계 3 : 프로토타입 사용

사용자는 만들어진 프로토타입을 이용해 작업하면서 자신의 요구사항을 얼마나 만족시키는지 확인하고 프로토타입의 개선을 위한 제안을 한다.

㉣ 단계 4 : 시제품 수정 및 개선

시스템 개발자는 사용자가 요구한 모든 변경 요청사항을 기록하고 그에 따라 프로토타입을 수정한다. 프로토타입이 수정된 후 단계3으로 돌아가 사용자가 만족할 때까지 단계3과 단계4를 반복한다. 더 이상 반복이 필요하지 않으면 그 프로토타입은 운영시제품이 된다. 간혹 프로토타입을 그대로 시스템으로 사용하기도 한다.

이상의 과정을 그림으로 나타내면 <그림 9-5>와 같다.

〈그림 9-5〉 프로토타이핑 모형

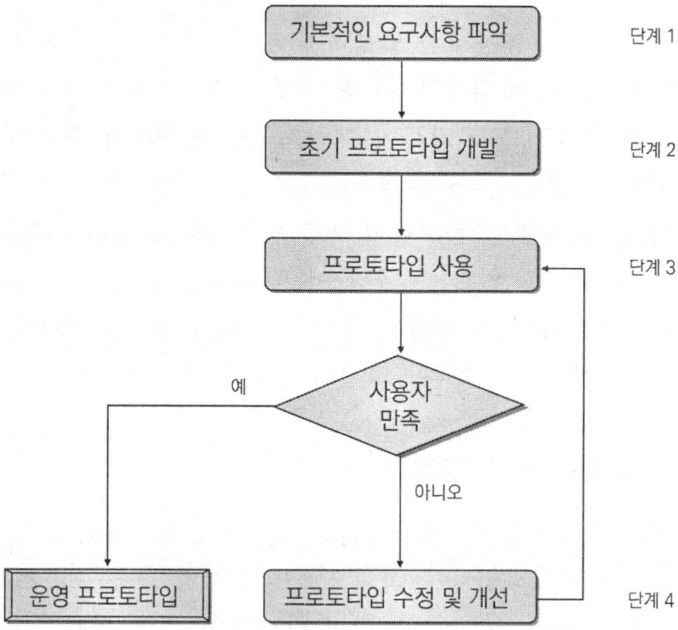

③ 프로토타이핑 방식의 한계

프로토타입 방식에 의하면 전통적인 개발방식의 개발기간이나 비용문제를 상당히 해결할 수 있으며, 최종 사용자로 하여금 개발과정에 직접 참여하도록 유도하기 때문에 전통적인 SDLC 방식에 비하여 경제적이며 효과적이다. 그러나 프로토타이핑 방식에도 한계와 문제점들을 가지고 있다.

첫째, 시스템분석 단계에서 기초적인 분석과정이나 문서화가 생략될 수 있기 때문에 시스템 개발과정에 있어서 많은 시행착오를 겪을 가능성이 높고, 이렇게 개발된 시스템에는 과다한 유지보수 노력이 요구될 수 있다는 점이다.

둘째, 프로토타이핑 방식이 모든 종류의 응용시스템 개발에 활용될 수 없다는 것이다. 복잡한 계산이나 까다로운 논리절차를 필요로 하는 단순한 정보시스템의 개발에는 적절하지만, 많은 양의 데이터를 처리하는 조직의 기간

시스템 개발에는 사용할 수 없다. 조직의 기간시스템의 개발에 프로토타입 방식을 적용하면 앞의 첫 번째 문제가 더욱 심각하게 나타나게 될 것이다. 셋째, 짧은 기간 내에 시스템을 개발하기 위해서는 자동화된 시스템 개발도구를 이용하게 되는데, 개발도구가 특정 시스템에 종속적인 경우 다른 시스템과의 호환성이나 통문제가 발생하게 된다. 프로토타이핑에는 의사결정지원시스템 개발도구, 중역정보시스템 개발도구, 4세대언어 등이 많이 사용되는데, 이러한 문제점을 고려하여 개발도구를 선택해야 한다.

이러한 문제점과 한계에도 불구하고 프로토타이핑 방식은 정보시스템의 개발 방법론으로 많이 활용되고 있다. 예를 들어, 의사결정지원시스템이나 전문가시스템과 같이 비구조적인 업무나 제한된 영역의 복잡한 문제를 해결하기 위한 정보시스템을 개발하는 경우 이 방식이 적절히 이용될 수 있다.

(3) 진화적 프로토타이핑 모형

전형적인 프로토타이핑은 프로토타입(prototype)을 요구분석의 도구로만 활용하지만 이미 개발된 프로토타입을 지속적으로 발전시켜 최종 소프트웨어 개발까지 이르자는 진화적(evolutionary) 개발방법이 나타났다. 가장 널리 알려진 모형은 소프트웨어 공학자 보엠(B. Boehm)이 주장한 '나선형' 모형(spiral model)이다.

이것은 기획, 분석, 설계, 구현의 4단계가 일과성이 아닌 반복의 과정을 되풀이하는 가운데 정보시스템의 규모, 성숙도, 비용, 실패시의 위험성 등이 높아진다는 것이다. 여기에 각 단계에서의 주요 관점, 해야 할 일 등을 추가시켜 나타내면 <그림 9-6>과 같다. 이 그림에서 보는 바와 같이 개발주기가 반복되면서 정보시스템의 규모가 커지고 성숙도도 높아간다.

이 모형의 특징은 프로토타입을 발전시킬 때마다 위험분석(risk analysis)을 실시하자는 새로운 시각을 가지고 있다.

〈그림 9-6〉 나선형 모형

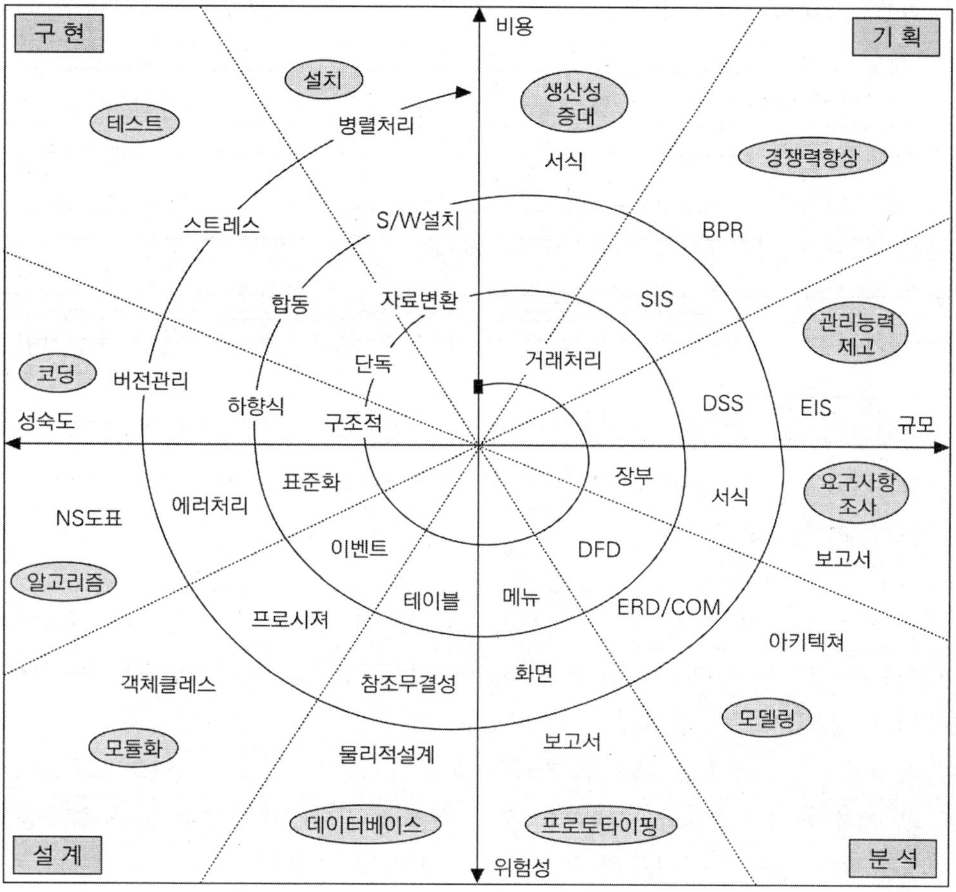

2) 최종 사용자 개발

최종사용자 컴퓨팅(end user computing, EUC) 또는 최종사용자 개발(end user development)은 최종사용자가 직접 필요한 응용시스템을 개발하여 사용하고 이를 계속적으로 개선해 나가는 시스템 개발방식을 말한다. 전통적인 개발방식에서 사용자는 시스템 분석가나 개발자에게 시스템이 갖추어야 할 내역을 요구하고 개발된 시스템이 제공되면 이를 사용하는 역할에 그쳤으나, 최종사용자 컴퓨팅에서는 사용자가 자신의 요구사항을 직접 시스템화하게 된다.

최종사용자 컴퓨팅에서 사용자는 PC 소프트웨어 도구, 보고서 생성기, 응용프로그램 생성기, 응용소프트웨어 패키지, 문서편집기, 스프레드시트, 데이터베이스관리시스템, 그래픽 소프트웨어 등의 표준화된 패키지들과 SQL이나 4세대 언어 등을 이용하여 업무에 필요한 간단한 시스템을 개발할 수 있다. 그리고 최종사용자의 업무영역에 따라 재무분석, 매출분석, 마케팅관리, 생산관리 등과 같이 특정 업무를 지원하기 위해 만들어진 소프트웨어 패키지를 이용하여 업무를 수행할 수도 있다. 4세대 언어(fourth-generation language)는 전통적인 프로그래밍 언어에 비해 비절차적이다. 절차적 언어(procedural language)는 컴퓨터가 해야 할 일과 그 방법을 일련의 명령어 형태로 구체적으로 표현하는 반면, 비절차적 언어(nonprocedural language)는 어떻게 작업을 수행하는가에 대한 자세한 것보다 무엇을 달성해야 하는가를 명시하면 된다.

최종사용자 컴퓨팅 환경에서의 전산부서는 사용자에게 전산환경을 제공할 뿐만 아니라, 기술자문이나 교육훈련 등의 정보서비스 지원기능을 수행함으로써 새로운 역할을 수행하게 된다.

대체로 최종사용자 개발시스템은 전통적인 시스템 수명주기를 통한 시스템 개발보다 빨리 완성될 수 있다. 사용자에게 자신들의 필요한 업무 요구사항을 직접 명시하도록 함으로써 요구사항 조사 및 분석이 용이하며, 적극적인 사용자 참여와 만족도를 제고시킬 수 있다.

그러나 4세대 도구들은 대규모 거래나 복잡한 절차적 논리, 그리고 요구사항이 필요한 응용 프로그램들을 처리하는 것이 쉽지 않기 때문에 아직 일부 업무용 응용프로그램에 사용되는 전통적인 도구들을 대체할 수 없다.

또한 최종사용자 컴퓨팅은 정보시스템 부서의 관리와 통제 범위를 벗어나기 때문에 조직적 위험이 존재한다. 시스템이 전형적인 개발방법론 없이 단기간에 만들어질 때, 검증과 문서화가 불충분하게 이루어질 수 있다. 데이터의 통제권 역시 정보시스템 부서를 벗어나게 된다. 최종사용자에 의한 응용프로그램 개발의 이점을 극대화하기 위해, 관리자들은 최종사용자 정보시스템 프로젝트에 대한 투자 타당성 검토와 사용자개발 응용시스템에 대한 하드웨어, 소프트웨어 및 품질의 표준설정을 통해 최종사용자 응용프로그램 개발을 관리해야 한다.

3) 응용 소프트웨어 패키지와 아웃소싱

최근 많은 기업들은 소프트웨어를 자체 개발하기보다는 외부에서 구매하여 사용한다. 기업들은 상용 소프트웨어를 구입하거나 응용 서비스 제공자((application service provider, ASP)로부터 소프트웨어를 임대하거나 외부 아웃소싱 기업에게 애플리케이션을 위탁하여 개발할 수 있다.

(1) 응용 소프트웨어 패키지

지난 수십 년 동안 많은 시스템들이 응용 소프트웨어 패키지(application software package)를 기반으로 개발되었다. 급여, 매출채권, 총계정원장, 재고관리 등과 같은 많은 응용프로그램들은 모든 기업에서 공통적으로 사용될 수 있다. 이와 같이 시간이 흘러도 크게 변하지 않는 표준 프로세스 기능들은 일반화된 시스템으로 많은 조직들의 요구사항을 만족시킬 수 있다. 만약 어떤 소프트웨어 패키지가 특정 회사의 요구사항을 대부분 만족시킨다면, 그 회사는 소프트웨어를 자체 개발하지 않아도 된다. 그 회사는 이미 만들어진 패키지를 사용함으로써 시간과 비용을 절약할 수 있으며, 패키지 공급업체로부터 지속적인 유지보수와 시스템 지원을 받을 수 있다. 어떤 조직에 그 패키지가 지원하지 못하는 독특한 요구사항이 있다면 커스터마이징(customizing) 작업을 통하여 소프트웨어 패키지의 전체적인 통합성은 유지하면서 일부 기능을 수정한 후 그 조직의 요구사항에 맞출 수 있다.

특정 소프트웨어 패키지를 선정하면, 조직은 더 이상 시스템 설계과정이 필요없게 된다. 시스템 설계 명세서를 사용자 요구사항에 맞추기보다 사용자 요구사항을 패키지 특성에 맞춰나가면 된다. 만약, 조직의 요구사항이 패키지가 제공하는 것과 대립이 생기거나 조직의 요구에 패키지를 맞출 수 없으면, 조직은 그 패키지의 업무 절차나 프로세스를 수용하고 적응하면 된다.

(2) 아웃소싱

기업이 정보시스템의 개발이나 운영에 내부 자원의 활용을 원하지 않는다면, 그 기업은 이러한 서비스를 전문적으로 제공하는 대행업체에 아웃소싱(outsourcing) 할 수 있다. 아웃소싱 업체는 국내 또는 해외 기업일 수 있다.

국내 아웃소싱은 자사가 가지고 있지 못한 기술, 자원 및 자산을 아웃소싱 기업이 보유하고 있다는 사실과 비용절감의 효과 때문에 위탁한다. 해외 아웃소싱의 경우 그 의사결정은 훨씬 비용중심적인 경향이 있다. 인터넷과 통신기술의 발달로 멀리 떨어져 있는 글로벌팀과 협업하는데 소요되는 비용과 어려움은 상당히 줄어들었다. 비용절감 측면뿐만 아니라, 많은 해외 아웃소싱 기업들은 세계적 수준의 기술자산과 기술을 제공한다. 해외 아웃소싱은 생산성을 저하시키는 문화적 차이를 극복하고 국내 종업원들의 해고 또는 재배치와 같은 인적자원관리 문제를 처리하기 위한 추가적인 비용이 발생한다. 이러한 숨어있는 비용이 아웃소싱의 기대효과를 약화시킨다. 기업들은 특히 경쟁우위를 제공하는 애플리케이션을 개발하거나 운영하기 위해 아웃소싱 업체를 활용하는 경우 주의를 기울여야 한다.

5. 응용프로그램 개발방법

디지털 기업환경에서 기업들은 새로운 기회와 요구에 대응하여 그 기술과 역량을 신속하게 추가하고 변경할 수 있어야 한다. 이에 따라 기업들은 신속한 해결책을 제공하는 단기간의 비정형화된 개발 프로세스를 채택하게 되었다. 자사의 업무 프로세스가 고객 또는 공급업체의 프로세스와 더욱 밀접하게 연계되도록 시스템을 구축하고 있다. 소프트웨어 패키지(software package) 도입, 응용 서비스 제공자(application service provider, ASP), 아웃소싱(outsourcing) 서비스 이외에 RAD(rapid application development), JAD(joint application design), AD(agile development), 그리고 재사용이 가능하고 표준화된 소프트웨어 구성요소와 같은 수명주기가 짧은 기법들이 주로 사용된다. 물론 이들 방법들도 단점은 가지고 있다.

객체지향 소프트웨어 도구, 재사용 소프트웨어, 프로토타이핑(prototyping), 4세대 언어 도구 등은 시스템 개발자가 전통적인 시스템 개발방법이나 소프트웨어 도구를 이용하는 것보다 훨씬 빠른 기간 내에 시스템을 개발할 수 있도록 지원해 준다.

(1) 신속한 응용프로그램 개발방법

① RAD(rapid application development) : 신속 응용프로그램 개발

RAD는 프로토타이핑과 유사하게 사용자의 요구 분석, 설계 및 시스템 구축을 반복적으로 실시하여 매우 짧은 기간 내에 시스템을 구현하는 방법을 말한다. JAD, 프로토타이핑 및 CASE 도구를 모두 통합할 수 있는 방법론이다. GUI(graphic user interface) 개발을 위한 비주얼 프로그래밍 등의 도구 활용,

시스템 핵심요소의 반복적 프로토타이핑, 프로그램 코드생성의 자동화, 그리고 최종 사용자와 정보시스템 개발자 간의 긴밀한 팀워크 등을 필요로 한다. 간단한 시스템은 이미 만들어진 컴포넌트를 조립하여 만들 수 있다. 프로세스는 반드시 순차적일 필요는 없으며, 개발의 핵심부분은 동시에 진행될 수 있다.

전형적인 RAD패키지는 그래픽 사용자개발 환경, 재사용될 수 있는 컴포넌트, 코드 생성기, 프로그래밍 언어 등의 요소들을 포함하고 있다.

② JAD(joint application design) : **공동 응용프로그램 설계**

이것은 사용자의 요구사항을 신속히 수집하고 시스템을 설계하는 그룹중심의 시스템 개발방법이다. JAD는 SDLC의 시스템 분석과 설계 단계에서 자주 사용된다. JAD는 전산추진위원들과 설계팀 멤버들이 한 자리에 참석한 가운데 시스템분석가가 회의 진행자로서 분석 및 설계 결과를 스크린에 투영시키고 발표를 해서 참석자들의 의견을 수렴하며, 이를 설계에 반영하는 것이다. 회의 중에 모든 사용자는 시스템의 요구조건을 함께 정의하고 동의하게 된다. JAD는 프로토타이핑 방식과 결합될 때 사용자 요구를 충족시키는 시스템이 탄생할 가능성이 높아진다.

③ AD(agile development)

큰 프로젝트를 반복적이고 지속적인 피드백을 통해 짧은 기간에 마무리할 수 있는 일련의 작은 프로젝트들로 분해하여 가동 시스템을 빨리 만들도록 한다. 새로운 기능을 추가하거나 개선하는 것은 개발자가 요구사항을 파악한 그 다음 반복주기에 이루어진다. 이것은 전체적인 위험을 최소화시키며 프로젝트가 변화에 보다 빨리 적응할 수 있도록 한다.

(2) 컴포넌트기반 개발과 웹서비스

① 컴포넌트기반 개발

컴포넌트기반 개발(component-based development)은 기존의 시스템이나 소프트웨어를 구성하고 있는 컴포넌트를 조립해서 하나의 새로운 응용프로그램을 만드는 소프트웨어 개발방법론이다. 기업들은 쇼핑카트, 사용자 인증, 검색엔진, 카탈로그 등 상업적으로 이용가능한 컴포넌트를 결합하여 자기들의 전자상거래 응용프로그램을 개발하는 컴포넌트기반 개발방법을 이용한다.

② **웹서비스**

웹서비스는 XML(extensible markup language)과 개방형 프로토콜(open protocol)에 기반한 느슨하게 결합된, 재사용이 가능한 소프트웨어 컴포넌트이며, 맞춤형 프로그래밍이 없이도 응용프로그램들이 서로 통신할 수 있도록 지원하는 표준이다. 웹서비스는 내외부시스템의 통합을 지원하는 것 이외에도 새로운 정보시스템을 개발하거나 기존 시스템을 개선하기 위한 도구로 사용될 수 있다. 이러한 소프트웨어 서비스는 보편적인 표준들을 사용하기 때문에 전용 컴포넌트를 사용하는 것보다 결합하여 사용하는 것이 용이하며 비용이 저렴하다. 운영시스템, 프로그래밍 언어 또는 클라이언트 기기에 무관하게 데이터를 통신하고 공유할 수 있는 소프트웨어 컴포넌트를 생성함으로써 다른 기업과 협력할 수 있는 새로운 기회를 가지면서도 시스템 개발에 소요되는 비용을 상당부분 절감할 수 있다.

9.2.2 병원경영정보시스템의 개발단계

병원경영정보시스템의 개발단계는 분석, 설계, 구현, 이행 및 운영의 5단계로 구분하며, 각 단계에 맞는 업무를 사전에 계획하고, 통제해야만 정보시스템을 효과적으로 개발할 수 있다. 분석단계에서 사용자(직원, 의사, 간호사)의 요구를 정확하게 파악하는 것이 시스템개발에 있어 매우 중요하다. 병원정보시스템은 병원의 경영환경의 변화, 병원업무의 범위확대 및 수행방법의 변화, 하드웨어(H/W)의 발전, 소프트웨어(S/W)의 개발방법 및 적용에 따라서 일정한 주기를 두고 반복될 수 있으며, 다음의 그림은 가장 보편적이고 전통적인 시스템 개발주기(system development life cycle, SDLC)를 나타낸다.

〈그림 9-7〉 병원경영정보시스템의 개발단계

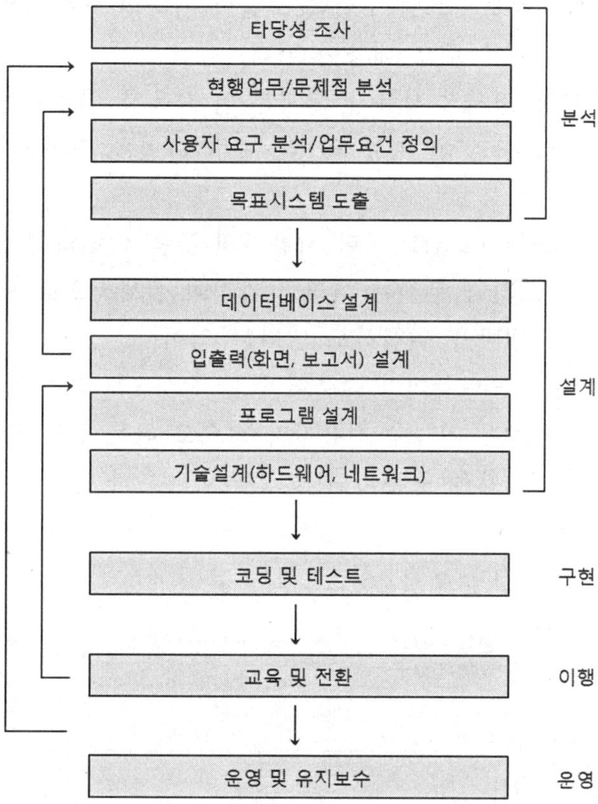

1. 분 석

시스템 분석(system analysis)이란 현행 시스템을 이해하고 그것이 안고 있는 문제점을 파악하며, 사용자 요구사항을 정의한 뒤 컴퓨터를 이용한 문제 해결책을 제시하는 과정이라고 정의할 수 있다.

시스템 개발주기는 크게 분석·설계·구현·시험의 네 단계로 나눌 수 있는데, 그 중 맨 처음 단계인 시스템 분석에서는 다음과 같은 작업이 진행된다.

① **현행 업무분석** : 현행 업무(처리절차, 기능, 프로세스)를 조사, 파악 및 분석한다.

② **문제점 분석** : 문제점을 파악하고 문제의 원인을 규명하며, 통제가능변수와

통제 불능변수로 나누어 문제의 원인을 분석한다.

③ **해결대안 모색** : 정보시스템 구축을 포함한 기타의 해결책을 비교·검토한다. 대안별 타당성조사가 주요 내용이 된다.

④ **사용자 요구사항 조사** : 사용자 요구분석, 사용자 업무요건 정의, 프로세스 모델링과 데이터 모델링, 메뉴 및 입·출력 화면을 정의한다.

요구분석(requirements analysis)이란 사용자의 뜻을 이해하고 그들의 목적을 발견해 가는 과정이다. 그러나 문제는 이러한 과정이 실제적으로는 수행하기 어려워 성공적인 소프트웨어 개발을 위협하고 있다는 점이다.

사용자 요구사항은 소프트웨어가 갖추어야 할 속성으로 기능적 요구사항과 비기능적 요구사항으로 나눈다. 기능은 사용자가 필요로 하는 정보처리 능력을 말한다.

이러한 사용자 요구사항을 구분하면 <그림 9-8>과 같다.

〈그림 9-8〉 사용자 요구의 분류

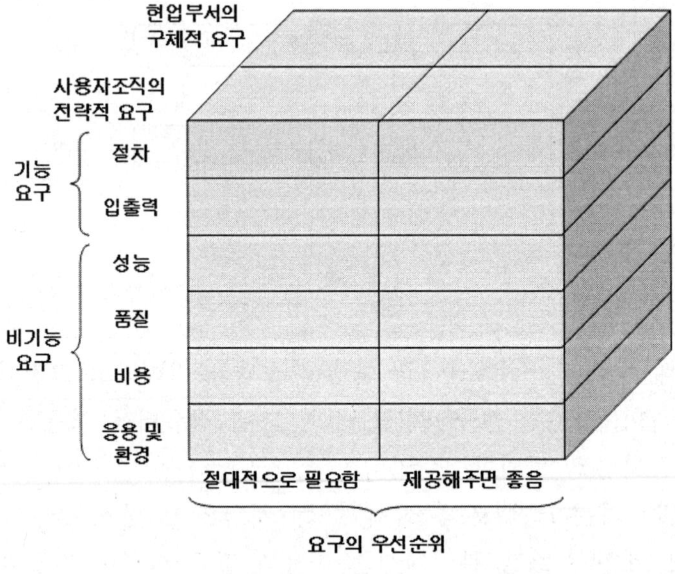

기능적 요구(functional requirements)는 주로 업무처리절차나 입출력에 관한 것으로, 화면상에서의 처리(입력, 수정, 삭제, 조회, 검색 등)기능, 키보드나 버튼의 조작, 칼라 및 흑백 요구, 버튼이나 입력란 등의 각종 컨트롤(control)의 배치 및 가감에 관한 요구, 주기적인 출력자료에 대한 요구 등이다.

비기능적 요구(non-functional requirements)는 기능적 요구에 비해 소홀히 다루어 질 수 있으나, 대표적인 것으로는 성능, 품질, 비용, 신뢰도, 기밀보안성, 운용제약성 등이 있다.

성능(performance)은 명령에 대한 응답시간(response time)이나 데이터처리량(throughput) 등 주어진 하드웨어에서 나타나는 소프트웨어의 시간척도를 말한다. 응답시간(response time)이란 사용자가 명령어를 입력시키고 나서 리턴키(명령버튼)를 누른 후부터 시스템이 명령에 대한 외형적인 반응, 즉 처리결과를 나타내 보일 때까지 소요된 시간을 말한다.

품질(quality)은 요구되는 기능을 발휘할 수 있는 소프트웨어 특성의 정도 또는 용도에 대한 적합성을 말하며, 신뢰도나 기밀보안성과 밀접한 관련이 있다. 신뢰도(reliability)는 주어진 시간동안 주어진 환경에서 소프트웨어가 고장이 나지 않고 사용될 수 있는 확률을 말한다.

기밀보안성(security)은 시스템으로의 불법적인 접근을 막고 기밀자료나 보안을 유지하기 위해 사용을 불가능하게 하는 소프트웨어 능력이다.

현행 업무를 파악하기 위해서는 현행 업무에 대한 각종 자료(업무규정, 업무지침서, 업무처리절차서 등 각종 자료집과 문서)를 수집하여 숙지하고, 면담(interview), 설문조사, 업무관찰 및 회의 등을 통하여 업무에 대한 파악과 사용자 요구를 수집한다.

2. 설 계

1) 설계의 개념

시스템이 무엇(what)을 할 것인가의 규명이 시스템 분석이었다면, 어떻게(how) 할 것인가의 규명이 시스템 설계인 셈이다. 설계란 물리적 구현이 가능하도록 절차, 시스템 및 기기를 구체적으로 정의하는 것이며 여러 기술과 원리를 응용하는 작업이다.

소프트웨어 설계는 정해진 일정과 목표의 제약조건하에서 명세화된 요구사항을 어떻게 만족시킬 것인가의 방법을 결정하는 과정이다. 또한 사용자 요구사항이 소프트웨어를 구축하는 청사진으로 전환되는 반복적인 과정이다.

다시 말해서, 시스템 설계란 시스템 분석 결과 나타난, 컴퓨터를 통한 문제해결책의 구체적이고 세부적인 내용을 규정하는 것이며 컴퓨터와 데이터베이스 그리고 통신 및 네트워크 기술을 활용하여 이를 어떻게 구현시킬 것인가를 결정하는 과정이다.

대부분의 개발자들은 설계의 중요성에 대하여 인식을 소홀히 하고 프로그래밍 단계에서 모든 문제를 해결하려는 경향이 강하다. 이러한 이유로 설계단계에서의 문제점들로 인하여 프로그래밍 단계에서 많은 시간적 낭비와 피드백이 발생하게 된다. 건축설계가 잘못되면 건물이 붕괴되고 말듯이, 시스템 설계가 잘못되면 프로그래밍은 제대로 진행될 수 없다. 소프트웨어 설계가 잘 되어야 프로그래밍 단계에서 시간 낭비를 줄이고 설계변경 비용을 절감하며 품질이 우수한 프로그램이 개발 될 수 있을 것이다.

2) 설계의 유형

시스템 분석단계에서 도출되어 데이터, 기능 및 활동 모형으로 표현된 소프트웨어 요구사항은 설계단계의 기본이 된다. 여기에다 설계방법을 사용하여 데이터 설계, 아키텍처 설계, 인터페이스 설계, 절차설계를 하게 된다.

소프트웨어 설계는 그 관점에 따라 <그림 9-9>와 같이 몇 가지로 구분할 수 있다.

〈그림 9-9〉 소프트웨어 설계의 관점과 유형

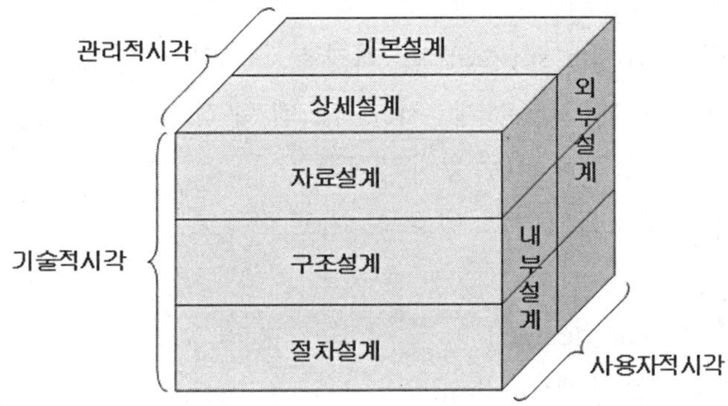

(1) 기술적 관점

① 자료설계(data design)

자료구조(data structure)를 정의한 것으로 시스템 분석 모형에서 정의된 데이터 객체를 소프트웨어내의 자료구조로 전환시키는 것이다. 자료설계시 주요활동은 요구사항 정의와 명세화 과정 중에 식별된 자료객체(자료구조)의 논리적인 표현이다. 실체관계도(ERD)는 기초자료가 된다.

② 구조설계(architectural design)

프로그램 요소들 간의 관계를 정립시키는 것으로 모듈간의 제어관계를 표현하는 것이 주목적이다.

③ 절차설계(procedure design)

프로그램 요소들을 소프트웨어 기능으로 변환시켜 주는 것으로 데이터, 아키텍처 및 인터페이스 설계 이후에 이루어지는 단계이다.

(2) 사용자적 관점

① 외부설계(external design)

외부설계는 사용자나 타 시스템과의 인터페이스(interface) 등 시스템 밖에서 찾아 볼 수 있는 시스템들을 명세화하는 것이다.

외부설계에서 다루어지는 대상으로는 다음과 같은 것이 있다.

- 사용자 화면 : 사용자 인터페이스, 입출력 방식
- 외부 자료원천지(data source) 및 저장소 : 자료 배경도
- 기능적 특성 : 외부 코드설계, 서브시스템 구성의 명세(기능구조, 기능설명)
- 성능충족요건 : 성능요건(반응시간 등)
- 개괄적인 절차구조도 : 시스템흐름, 자료흐름도

② 내부설계(internal design)

내부설계는 기본설계(preliminary design, architecture design)와 상세설계(detailed design)로 나누어 단계적인 설계절차를 필요로 한다.

내부설계에서 다루어지는 시스템의 요소들은 다음의 <표 9-2>와 같다.

〈표 9-2〉 내부설계에서 다루어지는 시스템의 요소들

기본 설계	상세 설계
• 시스템의 논리적 개념 • 내부 기능들의 정의: 기능설명 • 기능들의 분해: 기능구조도 • 내부 자료흐름들과 자료저장소의 정의: 자료흐름도 • 요소들간의 관계정립: 실체관계도(ERD)	• 알고리즘(algorithm)의 명시: 프로그램 모듈명세서 • 자료 저장방법을 구체화시키는 자료구조: 데이터베이스 테이블 명세, 파일 layout • 기능들과 자료구조들간의 연결: 프로그램/테이블 연관도, 프로그램 구조도 • 시스템 요구들간의 결합방안: 시스템 흐름도

3) 설계의 과정

시스템 설계에 들어가기 전에 설계 작업의 표준화와 일관성을 유지하고 체계적인 관리를 위하여 선행되어야 할 것이 있는데 바로 설계표준의 설정이다. 정해진 설계표준은 설계과정 전반에 걸쳐 적용되어야 하며, 이는 구현 및 유지보수 단계에까지 이어져 지켜지는 것이 바람직하다.

(1) 데이터베이스 설계

데이터베이스란 조직이 필요로 하는 자료의 체계적 집합 혹은 통합된 파일들의 집합(collection of integrated files)으로 정의할 수 있다. 즉 이것은 데이터의 중복성을 최소화하면서, 조직에서의 다양한 정보요구를 충족시키도록 상호관련된 데이터를 모아 놓은 데이터의 통합된 집합체로 정의된다. 통합은 하나의 파일로 병합(merge)시키는 것이 아니고 자료의 중복저장 제거와 파일 또는 테이블 상호간의 유기적인 연결관계의 형성을 뜻한다. 시스템 설계 단계 중 데이터베이스 설계는 DBMS 사용여부와는 무관하게 컴퓨터를 바탕으로 한 정보 시스템 구축시 반드시 거쳐야 하는 과정이다.

① 데이터베이스 전환설계

데이터 모델링이란 데이터베이스를 구성하는 테이블들의 종류와 관계를 실체관계도(ERD, entity relationship diagram)라는 그래픽 도구를 이용하여 묘사하는 것이다. 논리적 설계의 주안점은 자료의 정규화(data normalization)에 있고 정규화의 주목적은 필요한 자료를 한번만 저장시키자는 것, 즉 자료의 불필요한 중복저장을 없애자는 것이다. 자료가 2중, 3중으로 저장되어 있으면 디스크 면적의 낭비는 물론 자료간의 불일치 현상이 발생하여 이의 해결에 많은 노력이 투입될 수 있다.

데이터 모델링, 즉 데이터베이스의 논리적 설계 과정을 통하여 데이터베이스를 구성하는 테이블들의 종류와 구성 내역, 상호 관계 등 논리적 데이터 모델이 완성되면 여기에다 관계형 데이터베이스 관리시스템(RDBMS)의 적정한 기능과 성능 및 데이터 분산형태를 고려하여 물리적 데이터베이스로 전환하게 된다.

논리적 데이터 모델링 단계에서 논리적 데이터 모델인 실체관계도(ERD)는 실체간의 관계와 실체의 속성들에 대한 구조를 표현한다. 관계도의 중요한 점은 관계와 모든 속성의 도출이다. 데이터베이스 구축시 성능(performance)은 중요한 요소이다. 따라서 실체의 데이터 건수를 분석할 필요가 있다. 이러한 데이터 건수는 실체의 행(row)길이와 함께 실제로 데이터베이스 구축시 테이블 저장공간(space)을 정할 때 중요한 척도가 된다. 물리적 데이터베이스 설계의 기초 자료인 테이블, 인덱스의 저장공간을 계산하거나 디스크상의 배치결정 및 데이터베이스의 저장공간 할당 등에 활용이 된다. 데이터 사용량을 효과적으로 분석하기 위해서는 실체관계도(ERD)를 물리적으로 확장시킨 데이터 구조도(data structure diagram)를 이용하기도 한다.

② 파일 설계

한편 파일설계는 주로 오랫동안 저장·관리할 필요성이 없거나 일시적으로 저장할 자료 등을 관리할 파일의 구성에 관한 설계이다.

파일(file)은 보조 기억장치에 저장되어 있는 동일한 종류의 레코드들의 집합이다. 파일처리 방식에서의 각 시스템은 고유한 업무에 적합하도록 별도의 데이터 파일과 프로그램을 보유하게 된다.

③ 코드 설계

코드 설계는 시스템에서 사용되는 각종 코드의 체계 및 구성을 다룬다.

코드는 컴퓨터 시스템에서 매우 중요한 역할을 한다. 코드의 종류에는 일련번호코드([예] 서울: 01, 부산: 02), 구분코드([예] 총무부: 01~09, 영업부: 20~29), 그룹분류코드(X:대분류 + X:중분류 + X:소분류), 십진분류코드([예] 도서코드), 연상기호코드([예] KOR: 한국, JPN: 일본, USA: 미국, SEL: 서울), 합성코드([예] 대학에서 부여하는 학번 등) 등이 있다.

일단 설계된 코드는 시스템 전체에 걸쳐 사용되기 때문에 시스템 운영에 큰 영향을 준다. 따라서 철저한 검토를 걸쳐 신중히 결정해야 한다. 우선 코드는 컴퓨터 처리에 적합해야 한다. 이를 위해 자료의 표준화가 필요하고 컴퓨터와 사람의 인터페이스를 고려하여 취급하기가 쉬워야 한다.

(2) 입출력 설계

온라인 컴퓨팅과 그래픽 인터페이스가 주종을 이루는 오늘날에는 최종사용자의 입장에서는 외형적으로 나타난 입출력 화면이 곧 정보시스템이며 입출력화면의 작동이 용이한지, 제공하는 기능은 충분한지 등의 여부가 시스템의 성패를 좌우한다. 잘못 설계된 화면은 시스템 이용자를 피곤케 하고 실수를 많이 저지르게 하며, 중요한 정보를 놓쳐 의사결정에 치명타를 입힐 수도 있기 때문이다.

사용자 인터페이스(user interface)라 부르는 메뉴 및 입·출력 화면이 사용하기에 불편하고 크기나 색깔, 내용 등이 적절치 않을 경우 생산성도 저하되고 사용도 저조해져 결국 시스템 폐기의 원인이 된다. 사용자 인터페이스의 설계는 시스템의 처리형태가 온라인(on−line)으로 이루어지는 경우에 필요하다. 사용자 인터페이스는 사용자와 컴퓨터간의

의사소통이며, 컴퓨터의 입력과 출력에 밀접하게 관련되어 있다. 사용자 인터페이스는 메뉴 방식, 명령어나열 방식, 질문대답 방식, 그래프 방식 등이 있다. 이러한 인터페이스의 설계과정은 먼저, 대화 구조도(dialogue structure)를 작성하고 시스템 프로토타입을 만들어 사용자의 평가과정을 거쳐 최종안을 설계하게 된다.

입출력 설계시 오류와 시행착오를 줄이고 시스템의 일관성 유지하며 효율적인 개발과 유지보수를 위해 필요한 것이 표준화된 템플리트(template)이다. 템플리트는 표준으로 사용할 공통화면을 말한다. 이것은 전사적 또는 시스템별로 표준화하는 것이 좋다. 즉 화면의 여러 가지 속성, 즉 형태, 표시특성, 컨트롤(입력란, 명령버튼, 레이블 등)과 메시지 등을 표준화하여야 한다.

그래픽 사용자 인터페이스(graphic user interface, GUI) 방법은 매킨토시, IBM, PC용 윈도우 및 워크스테이션 등에서 일반화되어 있는 방법으로 여러 개의 윈도우(window)를 한 화면에서 동시에 볼 수 있으며, 컴퓨터에 명령을 내릴 때 마우스로 아이콘(icon)을 클릭(click)함으로써 사용자의 의사가 소프트웨어로 전달된다.

메뉴방식은 매우 다양하다. 단일 메뉴(single menu), 선형 순차메뉴(linear sequence), 계층형 메뉴(tree structure) 그리고 네트워크(network) 메뉴 구조가 있다.

단일 메뉴에는 문자/숫자 메뉴, 아이콘 메뉴, 명령어선택 메뉴, 버튼식 메뉴, 두화면 메뉴, 풀다운/팝업 메뉴, 파이 메뉴, 체크박스 메뉴, 터치스크린 메뉴 등이 있고, 선형순차 메뉴에는 순차메뉴, 다중메뉴 등이 있다.

(3) 프로그래밍 설계

① 프로세스 설계

프로세스(process)란 전산 처리과정을 뜻한다. 일괄처리(batch processing)가 주종을 이루는 재래식(legacy) 시스템의 경우 업무 흐름도나 시스템 흐름도를 이용하여 전산처리과정을 설계함으로써 입력 문서와 처리 프로그램, 출력물간의 관계를 규명하여 프로그래밍 및 시스템 운영의 참고 자료로 활용한다. 구조적 분석에서 주장하는 신규 실물 자료 흐름도(new physical DFD)의

일종이라 할 수 있다. 흐름도(flow chart)는 알고리즘의 논리(logic)를 그림으로 표현한 것이다.

프로그래밍 설계는 프로그램 구조도, HIPO(Hierarchical Input, Process, Output), N−S(Nassi−Shneiderman)도표 등의 그래픽 도구를 이용하여 프로그램을 모듈로 세분화시키고 프로그램과 모듈의 작동 순서(알고리즘)를 명시하여 프로그래밍 및 개발 후 유지보수의 생산성을 높이자는 것이다.

프로세스 설계란 입력되는 자료와 보유 중인 파일들을 토대로 필요한 출력정보를 얻기까지의 처리 단계 및 정보의 흐름을 그림으로 명시하는 것이다. <그림 9−10>은 업무 흐름도 또는 블록 차트(block chart)의 한 예인데 각 부서를 블록으로 나열한 뒤 부서간의 정보 흐름 및 정보처리 기능간의 관계를 그림으로 나타낸 것으로 업무흐름 전체를 개괄적으로 파악하는 데 도움을 준다.

〈그림 9-10〉 업무 흐름도의 예

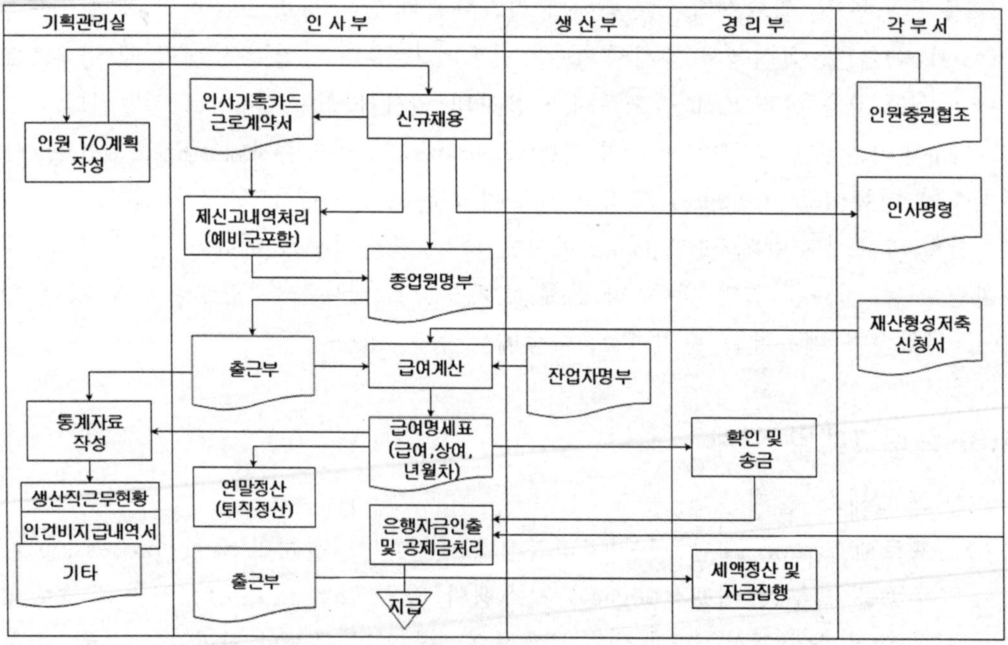

② 프로그래밍 설계

프로세스 설계 다음에는 프로그래밍 설계인데 윈도우 환경하의 그래픽 인터페이스의 등장으로 이 분야에 많은 변화가 오게 되었다. 메뉴화면에서의 메뉴선택, 자료입력화면에서의 특정필드에서의 자료값 입력 또는 자료값 변경, 입·출력 화면에 부착된 명령버튼(command button)의 클릭 등의 이벤트 발생시 어떠한 모듈이 구동해야 하는가를 명시해야 하기 때문이다.

이벤트구동 프로그래밍의 등장으로 모듈화와 알고리즘 설계를 단순화시킬 수 있게 되었다. 특정이벤트 발생시 특정모듈을 작동케 할 수 있기 때문에 분할정복의 원리를 도입, 복잡한 알고리즘을 이벤트별로 세분화시킬 수 있게 된 것이다. 알고리즘 설계는 프로그램의 작동순서와 제어흐름을 그림으로 표시하여 원하는 결과의 산출가능성을 사전에 확인하기 위한 작업이다. 알고리즘(algorithm)이란 어떤 특정문제를 풀기 위해 정해진 일련의 명령(단계)들의 집합을 말한다. 프로그램(program)은 추상적인 형태로 표현한 알고리즘을 컴퓨터가 수행할 수 있도록 구체적인 형태(프로그램 언어)로 표현한 것이다. 그러나 알고리즘이 복잡한 모듈은 있기 마련이어서 N－S도표를 이용한 알고리즘의 설계 및 정확성 검증이 필요한 것이다.

프로세스와 프로그래밍 설계가 완료되면 이를 토대로 프로그램을 코딩(coding)하는 구현단계로 들어가게 된다. 이 단계에서는 프로그램 모듈명세서(사양서)에 따라 프로그램 작성을 하게 된다.

다음에는 시스템 구성도(system architecture)의 작성이다. 하드웨어 및 소프트웨어 구성, 네트워크 구성, 시스템 흐름 등을 보여주는 것이 시스템 구성도이다. 물론 하드웨어 및 소프트웨어 구성도, 네트워크 구성도 등은 타당성 조사, 즉 시스템 개발주기의 초기에 작성되는 경우가 많다. 소요비용의 대체적인 윤곽을 알아야 타당성조사를 할 수 있기 때문이다. 그러나 시행착오를 줄이기 위해서는 시스템 분석을 통하여 사용자가 원하는 것이 무엇인지를 규명한 다음에 하드웨어와 소프트웨어, DBMS, 네트워크 구성 등을 결정할 수 있을 것이다. 물론 타당성조사 단계에서 작성되는 시스템 구성도는 잠정적인 것으로서 시스템 분석 후 이를 재검토하여 수정이 필요하면 수정한다. 그리고 시스템 개발주기의 주요단계가 끝날 때마다 타당성조사를 반복하고 타당성이 없으면 취소할 수도 있는 것이다.

시스템 흐름도(system flow chart)는 자료흐름도(DFD)와는 또 다른 차원에서 도움을 준다. 시스템 구현단계에 들어갔을 때 프로그래머에게 도움(프로그램 작성, 테스트 시)을 줄 뿐만 아니라 개발완료 후 운영단계에 들어갔을 때, 시스템의 운영 및 유지보수(maintenance)에 없어서는 안 될 것이 시스템 흐름도이다.

(4) 기술설계

기술설계는 업무시스템체계와 현재의 기술환경을 토대로 가능한 기술체계를 검토한다. 업무시스템체계를 지원할 수 있는 새로운 기술환경을 정의하고 기존 또는 미래의 정보기술을 최적으로 활용할 수 있는 방안을 결정한다. 그리고 실제적으로 하드웨어, 소프트웨어 및 네트워크 구성요소들의 구축기반을 마련한다. 다시 말해서 하드웨어 및 네트워크와 같은 전산장비들의 최적 구성방안을 도출해야 한다. 이는 정보기술의 현 수준, 기업의 정책 그리고 업무활동의 집중화 또는 분산화 관련정책에 따라 달라질 수 있다.

기술설계를 위해서는 첫째, 기술요건, 기술통합요건 및 조직요건, 분산요건을 분석해야 한다. 이렇게 도출된 기술체계들에 대하여 기술적, 경제적, 조직적 타당성과 기술변화와 조직변화를 고려한 적응성 등을 종합적으로 검토하여 기술설계를 도출한다.

분석단계의 데이터 모델링 부분은 설계단계의 전환설계 부분으로 이어지지만 프로세스 모델링 부분의 프로세스들은 기술설계 부분에서 프로그램으로 전환된다.

이때 전환되는 방법이나 구조는 프로그램의 운영시스템 환경에 따라 달라진다. 즉 개발 또는 운영될 시스템 환경이 종래의 특정 벤더(vendor)의 중앙집중처리 환경이나 분산시스템인 클라이언트/서버 환경이냐에 따라서 우선적으로 프로그램 구조가 달라지고, 운영체제(OS), 관계형 DBMS 종류, 개발도구의 종류, 네트워크 프로토콜(network protocol) 등 많은 요소들에 따라서 기술설계의 방법이나 절차는 달라진다.

클라이언트/서버를 구성하는 요소기술은 H/W 측면과 S/W 측면 및 전체 측면이 있다.

전체 시스템의 구성은 성능 목표치에 가깝게 구성되어야 하는데 주전산기의 자료처리량, 분산시스템을 구성하는 OLTP(online transaction processing) 기술, RDBMS

성능, 개발도구 성능, UNIX 서버 등이 잘 조화를 이루어야 한다. 전체 시스템의 관리 및 보안측면에서 지원조직과 시스템, 네트워크, 하드웨어, 소프트웨어 등 유지관리와 UNIX, RDBMS, NMS(network management system) 등의 시스템에 대한 보안 방안이 강구되어야 한다.

개발환경이 최대의 성능을 발휘하도록 유기적으로 잘 결합되어야 하는데 윈도우형 개발도구(비주얼 베이직 등)와 개발지원도구(CASE), 방법론 및 미들웨어 등이 서로 호환성이 있어야 한다.

네트워크 설계는 구성장비, 접속방식, 접속장비 및 네트워크 관리와 신기술 및 멀티미디어를 수용할 수 있어야 한다. 그리고 통신 프로토콜과 운영체제, OLTP, NMS, DCE(distributed computing environment) 등의 시스템 소프트웨어를 잘 고려하여 선정하여야 한다. 데이터베이스 모델링 및 설계와 분산전략의 수립이 매우 중요하다.

특히 관계형 데이터베이스를 클라이언트/서버의 근간이 되는 데이터베이스로 선정했다면 모델링 및 설계과정은 관계형 이론에 따라 정확히 설계하는 것이 중요하다.

3. 구 현

1) 프로그래밍

(1) 프로그래밍의 개요

상세설계(detailed design)가 끝나면 다음 단계는 실행 가능한 프로그램 모듈을 생성하는 구현 단계로 넘어 간다. 모듈은 특정 프로그래밍 언어로 작성된 서술문을 말하며 단일 단위로 저장되고 프로시저를 지원한다. 프로그래밍 언어는 종래에는 3세대 언어(COBOL 등)를 많이 사용하였으나 현재는 4세대 언어(비주얼 베이직, 파워 빌더, 델파이 등), Java, C++등의 사용이 보편화되어 있다.

프로그래밍(programming)은 프로그램 작성 또는 프로그램 코딩(coding)이라고도 하며 설계사양서(design specification)를 프로그램 원시코드(source code)로 변환시키는 과정이다. 변환과정은 흔히 컴파일러(compiler)가 원시코드를 받아서 대상 하드웨어에 알맞은 목적코드(object code)를 생성할 때까지 진행된다. 그러나 이 과정에서 많은 유형의 오류가 발생할 수 있다. 상세설계사양을 잘 못 해석함으로써 프로그램 원시코드에 오류가 발생할 수 있다. 그리고 원시코드 자체의 처리논리(logic)에 잘 못이 있거나 필요이상으로 복잡하게 짜여져 이어지는 작업에 문제를 야기시킬 수 있다. 프로그램 코딩(coding)상의 정확성 결여로 컴파일(compile)이 성공적으로 완료되지 못하면 결함을 제거시키는 디버깅(debugging) 작업도 필요해진다. 따라서 프로그래밍이란 프로그래밍 언어로 단순히 코드를 짜는 것이 아니라 치밀하고 논리적인 두뇌의 투자와 체계적인 진행 방법론을 필요로 한다.

윈도우환경 하에서 개발되는 그래픽 사용자인터페이스(graphic user interface) 시스템의 경우에는 비주얼 프로그래밍 기법을 이용한다. 비주얼 프로그래밍(visual programming)이란 종래의 3세대 언어와 같이 라인(line)별로 프로그램을 실제로 코딩(coding)하기보다는 다이어그램(diagram)과 아이콘(icon)으로 객체를 표현하고, 이들을 연결, 클릭(clicking)함으로써 프로그램을 완성하는 기법이다.

(2) 프로그래밍 언어

1980년대의 구조적 분석에 의한 전통적 개발방식 하에서는 코볼(COBOL)언어를 비롯한 3세대 언어가 응용 프로그램 개발도구로 많이 이용되었고, 1900년대 중반내지 후반에 접어들어서부터는 4세대언어(파워빌더, SQLWindows, 델파이, 비주얼 베이직 등)와 객체지향언어(Java, C++등)에 의한 개발이 보편화되고 있다.

2) 테스트

(1) 테스트의 개념

프로그램 코딩(coding)이 완료되면 테스트(test) 단계를 거치게 된다.

테스트(test)는 디버깅(debugging)과 개념이 다르다. 디버깅이 이미 발견된 소프트웨어의 결함의 원인을 찾아 교정하는 작업이라면, 테스트(test)는 노출되지 않은, 숨어있는 결함을 찾기 위해 소프트웨어를 작동시키는 일련의 행위와 절차를 말한다.

다시 말해서 테스트는 결함이 없음을, 혹은 얼마나 없는가를 증명하는 것이 아니라 결함이 존재함을 보여주는 작업이다. 즉 테스트는 오류(error)를 찾기 위해 프로그램을 수행하는 과정이다.

(2) 테스트 단계(절차)

① 단위 테스트(unit test)

단위 테스트(모듈테스트)는 프로그램(모듈) 개별단위로 실시하는 테스트로서 하나의 프로그램 내에서 오류를 찾아내는 과정이다. 여기에는 업무시스템 내에서 프로그램과 그 프로그램이 호출하는 프로그램까지를 범위로 한다.

단위 테스트에서는 프로그램 기능테스트, 실행경로 및 오류처리 테스트, 경계값 테스트, 타 프로그램과의 인터페이스 테스트를 실시한다. 단위테스트 점검표에 의거하여 실시하되 테스트결과를 기록, 유지한다.

② 통합 테스트(integration test)

통합 테스트는 인터페이스와 관련된 결함들을 발견하고 제거하면서 프로그램(모듈)들을 체계적으로 조합시키는 작업이다. 이때 하향식 통합, 상향식 통합, 샌드위치형 통합유형이 있다.

통합테스트는 단위테스트가 완료된 프로그램들에 대하여 관련이 있는 업무시스템들을 통합하여 테스트를 실시한다. 통합시스템내 모듈간의 인터페이스, 기능 및 성능 테스트, 통합 시스템을 지원하는 소프트웨어 및 하드웨어, 네트워크에 대한 테스트를 실시한다.

테스트 항목별로 테스트 데이터를 작성하여 테스트를 실시하며 테스트 점검표에 처리결과를 기록하고, 발생한 에러에 대한 목록을 작성한다.

③ 시스템 테스트(system test)

시스템 테스트는 통합 테스트 완료 후 업무영역과 기존 시스템간의 인터페이스, 기능 테스트, 시스템의 성능평가, 데이터베이스 백업/복구 등을 테스트한다. 시스템의 성능평가는 설계 단계에서 정의된 성능측정지표를 기준으로 하고, 스트레스 테스트와 볼륨 테스트를 실시하여 시스템 부하를 측정한다. 그리고 시스템의 보안도 테스트한다.

④ 인수 테스트(acceptance test)

인수 테스트는 신규 시스템을 운영할 사용자가 수행한다. 이때 사용자는 운영시 발생될 수 있는 문제점에 중점을 두고 고객 인수기준을 만족하는가를 테스트한다. 인수 테스트 결과를 기록하고 수정보완 사항이 발생하면 개발팀에 보완을 요청한다.

4. 이 행

이행(implementation) 단계에서는 인수 테스트까지 모든 테스트 절차를 완료한 후 개발된 시스템을 가동(운영)환경에 설치하게 된다. 그리고 개발자는 기존 시스템에서 사용하던 자료들(data)을 신규 시스템에 맞게 전환(conversion)작업을 하고 신규 시스템에서 필요한 기초 자료(기준정보의 자료) 구축을 위한 준비를 하며 사용자 및 운영자 교육을 실시한다.

5. 운영 및 유지보수

유지보수(maintenance)는 기존 시스템을 변경 또는 개선시키는 작업이다. 유지보수란 현재 정보시스템의 개선을 위해 시스템을 평가하고, 필요한 경우 시스템의 기능을 수정하는 것을 말한다. 즉, 시스템 개발완료 후 시스템을 정상 운영하는 가운데 시스템상의 미흡한 부분들에 대하여 프로그램들을 수정·보완하는 작업이다. 소프트웨어 유지보수는 소프트웨어의 수명(폐기처분될 때까지의 사용기간)을 연장시키는 일이다.

유지보수에는 구체적으로 다음의 몇 가지 작업들이 해당된다.

① 운영 소프트웨어 상에서 발견된 오류(bugs, errors)들의 원인을 찾아 수정·보완해서 문제를 해결하는 것

② 소프트웨어의 새로운 기능을 추가시키고 기존 소프트웨어를 개선하는 것

③ 새로운 데이터나 운영체제 또는 하드웨어 환경으로 이식(porting)하는 것

④ 기존 소프트웨어의 구조를 새롭게 변형시키는 것과 유지보수의 용이성을 높이거나 신뢰성을 향상시키는 작업

9.3 병원경영정보시스템의 평가

9.3.1 정보시스템 평가의 개념

정보시스템 평가란 정보시스템의 개발, 도입, 운영 및 관리에 관한 업무들이 사전에 설정된 목표 혹은 계획대로 수행되고 있는가를 확인하고 분석하는 것을 말한다. 정보시스템에 대한 평가는 일반적으로 경영통제의 한 과정으로서 정보시스템의 구성요소를 분석하고 문제점을 도출하여 문제의 원인과 개선방안을 도출함으로써 조직의 목표에 맞는 정보시스템을 구현하는데 그 목적이 있다. 정보시스템 평가는 정보화에 대한 투자 효율성을 높이고, 정보시스템의 구축과정을 효과적으로 통제하기 위한 수단으로 매우 중요한 의미를 가지고 있다. 또한, 기존 시스템의 문제점을 파악하고 분석하여 이를 개선해 나가는데 있어서도 유용하게 이용될 수 있다.

정보시스템 평가는 평가할 정보시스템의 대상에 따라 평가항목이나 평가기준이 달라지는데, 정보시스템 평가 대상은 크게 시스템 투자, 시스템 개발, 시스템 운영 및 관리, 그리고 시스템 조직 등의 4가지로 구분할 수 있다.

(1) 시스템 투자 평가

시스템 투자에 대한 평가는 정보시스템을 구축하기 위해 투자된 모든 자원에 대비해 정보시스템으로부터 얻을 수 있는 효과를 평가하는 것으로서, 일반적으로 비용효과 분석이라고 한다. 정보시스템의 개발과 운영에 투자된 비용에는 인건비, 하드웨어, 소프트웨어 등의 제반 총비용이 포함되며, 효과에는 정보시스템으로 인한 이익증가와 같은 정량적인 효과외에도 근무환경의 개선, 의사소통의 원활화 등과 같은 정성적인 기업활동의 개선효과도 포함된다.

(2) 시스템 개발 평가

특정 업무의 전산화를 위한 프로젝트가 성공적으로 수행되었는가를 평가하는 것으로, 개발평가 항목으로는 프로젝트의 일정과 예산의 목표 이행도, 출력자료의 유의성, 개발대상 업무의 지원정도, 사용자의 이용도와 만족도, 기타 비용대비 효과의 차이 등이 있다.

(3) 시스템 운영 및 관리 평가

하드웨어, 소프트웨어 등의 시스템 자원의 운영 및 관리가 적절하게 이루어지고 있는가를 평가하는 것으로, 평가단위는 조직 내의 하드웨어, 소프트웨어 및 시스템 관리방식 등이다. 중점적으로 평가해야 할 항목은 정보처리 속도, 기억용량, 중앙처리장치(CPU) 대기시간, 이용률, 호환성, 독립성, 고장률, 에러발생률, 입출력 양식 변화율, 시스템운영자의 작업량, 시스템관련 교육정도, 문서화 등이다.

(4) 시스템 조직 평가

조직 내의 정보시스템관련 업무를 관장하고 있는 정보시스템 전담부서의 운영·관리가 합리적으로 이루어지고 있는가를 평가하는 것이다. 이에 따라 정보시스템 부서가 평가단위가 되며, 평가항목은 예산의 목표이행도, 산출자료의 양과 질, 프로그램 개발능력과 생산성, 서비스의 질, 에러발생 빈도, 자료보안 및 통제수준, 조직 전체의 업무 중에서 컴퓨터에 의한 업무수행 비율 등이다.

9.3.2 정보시스템의 평가절차

정보시스템의 평가절차는 조직의 목표나 특성에 따라 달라질 수 있겠지만, 일반적으로는 <그림 9-12>와 같다. 정보시스템의 평가는 평가팀의 구성으로부터 시작하여 평가항목과 평가지표의 개발, 평가자료의 분석, 분석자료로부터 시스템 개선방안의 도출, 그리고 시스템의 평가절차에 대한 평가로 이루어진다.

〈그림 9-11〉 정보시스템의 평가절차

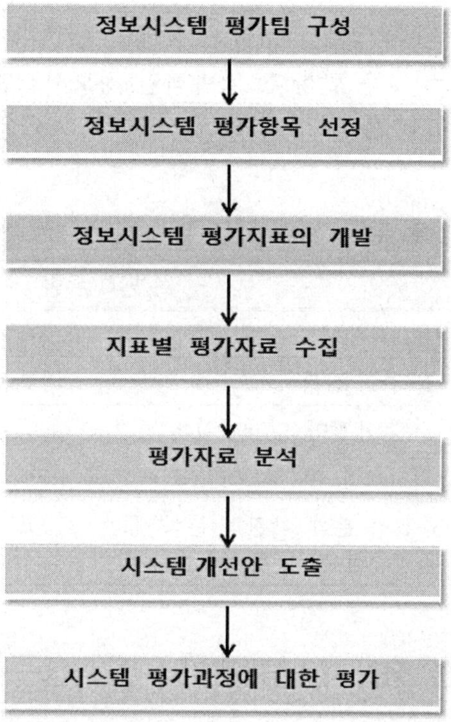

9.3.3 정보시스템의 평가방법

정보시스템을 평가하기 위해서는 구체적으로 어떤 항목으로 어떻게 평가할 것인가 하는 것이 중요한데, 정보시스템의 평가유형과 평가에 필요한 측정항목들을 제시한다. 그리고 객관적인 평가방법 중의 하나로 가장 많이 이용되고 있는 비용효과 분석에 대해 설명한다.

1. 정보시스템 평가의 유형

정보시스템의 기본적인 목표는 최대의 효율성으로 주어진 효과성을 달성하는 것이라고 할 수 있다. 그러므로 정보시스템 기능을 평가하는 데 있어서 평가자는 정보시스템의 효과성과 효율성이라는 두 가지 측면을 모두 고려하여야 한다.

효율성(efficiency)이란 자원을 얼마나 능률적으로 사용하고 있는가를 나타내는 것으로 정보의 비용, 정확성, 적시성과 관련된다. 반면에 효과성(effectiveness)이란 정보시스템이 조직의 목표달성에 기여하는 정도로서, 조직에 대한 전반적이고 경제적인 공헌을 측정하려는 것을 말한다. 일반적인 정보시스템의 평가는 <표 9-3> 과 같이 평가의 관점에 따라 여러 유형으로 구분될 수 있다.

〈표 9-3〉 평가관점에 따른 유형

평가 관점	평가 유형
평가 영역	비용, 효과
평가 주체	사용자, 전산부서, 조직내 감사부서, 외부전문가
평가 시기	시스템 개발이전, 개발이후
평가 범위	단위시스템, 부문시스템, 조직 전체시스템
평가 방법	- 주관적 분석, 객관적 분석 - 과정중심 분석, 결과중심 분석

(1) 평가영역에 따른 정보시스템 평가

전통적으로 인정되어 온 중요한 정보시스템의 평가영역으로는 정보시스템 비용과 정보시스템 효과가 있다. 정보시스템의 평가는 그 정보시스템의 도입에 소요되는 비용과 정보시스템 도입으로 얻게 되는 효과를 비교함으로써 이루어질 수 있다. 정보시스템의 비용은 한 기업이 정보시스템의 개발과 운영, 그리고 관리에 투자하는 비용을 의미하며, 정보시스템의 효과는 정보시스템의 활용으로 인해 조직에 미치는 성과의 향상이나 영향이라고 할 수 있다.

(2) 평가주체에 따른 정보시스템 평가

정보시스템의 평가는 평가자가 누구인가에 따라 구체적인 방법론이 달라질 수 있다. 평가주체는 사용자, 전산부서, 조직내 감사부서, 외부전문가 등으로 구분할 수 있다.

(3) 평가시기에 따른 정보시스템 평가

평가가 시스템의 개발 이전에 이루어지는가 혹은 개발 이후에 이루어지는가에 따라 사전평가와 사후평가로 구분할 수 있다. 정보시스템에 대한 평가는 시스템 개발 이전에 타당성조사 과정에서 사전평가가 이루어지며, 개발된 이후에는 개발 및 운영과정에 대한 사후평가가 이루어지는데, 일반적으로 정보시스템 평가는 사후적인 평가를 말한다.

(4) 평가범위에 따른 정보시스템 평가

평가범위란 평가의 대상인 정보시스템의 범위를 말하는데, 단위시스템, 부문시스템, 조직 전체시스템으로 구분할 수 있다. 단위시스템은 하나의 기능을 대상으로 구현된 개별 시스템이고, 부문시스템은 생산, 판매 등과 같이 기업을 구성하는 기능별 정보시스템이며, 조직시스템은 조직전체의 정보시스템을 말한다.

(5) 평가방법에 따른 정보시스템 평가

① 주관적 방법과 객관적 방법

평가방법의 계량화 여부에 따라 구분한 것으로, 정성적 방법과 정량적 방법이라고도 한다. 정보시스템의 평가는 객관적 방법에 의해서 이루어지는 것이 바람직하겠지만, 현실적으로 계량화가 불가능한 요소들이 많기 때문에 주관적인 방법을 보완적으로 활용하여 평가하기도 한다.

객관적 방법은 정보시스템의 도입에 따른 비용과 효과를 계량화하여 상대적 크기를 비교하는 것이다. 정보시스템의 성과를 쉽게 파악할 수 있다는 장점이 있지만, 모든 평가요소를 계량화할 수 없다는 한계가 있다. 계량화에 있어서도 개인의 주관에 따라 다른 기준이 적용될 수 있는 문제가 있다. 객관적 방법에는 비용효과분석(cost benefit analysis), 투자수익(return on investment, ROI)분석, 내부수익률(internal rate of return, IRR)분석, 회수기간법(payback period method) 등이 있다.

주관적 방법은 성과의 계량화가 어려운 분야에 대해 설문지나 직접 면담을 통해 평가항목에 대한 종합된 의견을 수렴하는 방법이다. 예를 들어, 사용자의 만족도, 기업 이미지, 직원의 인식변화 등은 정량적 방법으로는 측정할 수 없는 요인들이다. 이와 같이, 계량화가 어려운 경우라 하더라도 등간척도나 서열척도를 이용하여 질문항목을 설계함으로써 어느 정도의 객관화를 유지할 수 있다. 그러나 이와 같은 측정마저 불가능한 경우에는 델파이기법(delphi technology)이나 명목집단법(norminal group technology) 등을 이용하여 전문가나 경험자들의 주관적인 의견을 종합하기도 한다.

② 과정중심 방법과 결과중심 방법

과정중심 방법은 주로 시스템 개발과정이 얼마나 합리적인 체계로 관리되는지를 평가하는 것이다. 반면에, 결과중심 방법은 시스템 개발 결과 시스템이 사용자의 업무 수행능력과 조직의 성과를 얼마나 향상시켰는지에 대해 평가하는 것을 말한다. 일반적으로는 정보시스템 평가에는 이 두 가지 방법에 속한 항목들을 모두 포함한다.

2. 비용효과분석

비용효과분석(cost benefit analysis)이란 투자에 따르는 비용과 투자의 결과로 얻게 되는 이익이나 효과를 비교분석하는 계량화된 기법을 말한다. 정보시스템 평가에서의 비용효과 분석은 투자대상인 정보시스템을 구축하고 운용하는데 소요되는 비용과 정보시스템 구축으로 인한 경영성과의 향상효과를 측정하고 비교하는 것을 말한다. 비용효과 분석은 계량화된 지표를 이용하므로 객관적인 평가가 이루어질 수 있지만, 중요한 평가항목을 계량화하기 어려운 경우 완전한 평가를 기대할 수 없는 단점이 있다.

(1) 정보시스템 비용

정보시스템 개발 및 운영에 관련된 비용은 크게 직접비용과 간접비용으로 구분할 수 있다. 정보시스템 개발 및 운영에 관련된 직접비용에는 시스템의 개발, 운영, 유지보수 등에 투자되는 시설비와 하드웨어 구입비, 소프트웨어 구입비, 인건비, 기타 운영비 등이 포함된다. 직접비용은 예산수립이나 집행시에 가시적으로 나타나는 항목이므로 일반적으로 측정에 있어서 큰 어려움이 없다.

간접비용이란 정보시스템의 도입과 운영과정에서 회계적으로 직접 파악되지 않는 숨겨진 비용을 말한다. 즉, 시스템 개발에 참여한 사용자의 노력, 시스템 도입에 따르는 변화를 수용하는 비용, 정보시스템의 고장이나 실패로 인한 손실비용과 기회비용 등이 포함된다. 이러한 간접비용은 발생형태가 무형적이고 발생요인이 복잡하며, 발생장소 역시 광범위하기 때문에 계량적으로 측정하기 어려운 경우가 대부분이다.

(2) 정보시스템 효과

정보시스템의 효과는 조직의 목표달성이나 성과의 향상에 미치는 긍정적인 영향이라고 할 수 있다. 정보시스템의 성과도 매출액, 수익성, 시장점유율, 고객만족도 등과 같이 직접적으로 측정 가능한 부문과 업무나 의사결정 등의 합리화를 통한 인원절감 및 기업활동의 개선과 같은 측정이 어려운 간접적인 부문으로 구분된다. 그러나 경영성과의 향상은 정보시스템에 의해서만 달성되는 것이 아니라 시장여건, 경쟁사 상황 등과 같은 다른 여러 가지 요인들에 의해 종합적으로 영향을 받기 때문에 정보시스템만의 효과로 구분하여 측정하기가 매우 어렵다. 특히, 간접적인 기업활동의 개선효과는 측정조차 어렵기 때문에 일반적으로 설문 조사나 면접을 통해 주관적인 판단과 의견을 수렴하는 것으로 대체되기도 한다.

9.4 병원경영정보시스템의 표준화

9.4.1 보건의료정보 표준화

1. 보건의료정보 표준화의 개념

의료정보(medical information)란 협의로는 의료기관에서 환자에 대한 의료인의 의료행위(진단, 치료, 치료경과, 분석 등)로부터 발생하는 자료의 집합이라고 할 수 있으며, 광의로는 의료기관에서 환자의 의료행위에 의해서 발생하는 자료 및 정보와 운영상에서 발생하는 모든 자료(보험청구, 정보교환, 인사·급여 등)의 집합이라고 할 수 있다.

표준화(standardization)란 표준을 정하여 이를 활용하는 조직적 행위를 말한다. 즉, 합리적인 산업활동을 위해 표준이나 규격을 만들고 표준화 대상에 대한 공통성, 통일성, 호환성을 확보하는 행위라고 할 수 있다. 표준화는 표준이 제정되고 적용되는 영역에 따라 사내표준, 단체표준, 관청표준, 국가표준, 지역표준, 국제표준으로 나눌 수 있다.

보건의료정보 표준화란 의료기관에서 환자에 대한 의료행위(진단, 치료, 분석 등)와 운영상에 발생하는 모든 자료를 보건의료산업 활동을 위해 규격이나 표준을 제정하여 호환성 있게 사용하고자 하는 일반적인 요구사항을 말한다.

일반적으로 의료정보 표준화에는 <표 9-4>와 같이 4가지의 형태가 있다.

〈표 9-4〉 평가관점에 따른 유형

표준화 형태	의 미
특수목적형 표준 (Ad hoc standard)	특정분야의 관심있는 전문가 집단에서 개발의 편의를 위해 표준안을 개발. 사례 : DICOM(digital image communication in demicine)
산업형 표준 (De facto standard)	MS 윈도우와 같이 사회 전반에 이미 널리 보급된 경우 이를 표준으로 인정하는 경우
정부주도형 표준 (Government-mandate standard)	정부기관에서 개발하여 보급하는 보험청구 표준과 같은 경우를 의미
사용자 동의형 표준 (Consensus standard)	정보사용자 및 산업관련자들의 자발적인 참여에 의해 개발된 개방형 표준. 대부분 보건의료정보 표준의 개발방식 사례 : HL7(Health Level Seven)

2. 보건의료정보 표준화의 필요성

첫째, 환자에 대한 의료행위(치료 등)를 하기 위해 필요하다.

의료인이 환자에게 의료행위를 행하기 위해서는 환자의 정확한 건강상태 정보를 획득해야 한다. 따라서 의료정보의 표준화는 의료행위(진단, 치료 등)를 위해 반드시 필요하다. 또한 의료환경의 변화에 따른 국가적 차원의 질병예방 및 관리체계를 구축하고, 국민의 생애주기별 특성에 적합한 의료서비스를 수행하기 위해서도 의료정보의 표준화가 필요하다.

둘째, 의료기관 간의 정확한 정보전달을 위해 필요하다.

치료를 필요로 하는 환자가 특정 의료기관에서 다른 의료기관으로 이송되어야 할 경우, 환자의 의료정보를 다른 의료기관에서 정확한 해독을 하기 위해서는 의료정보의 표준화가 필요하다.

셋째, 사회적 비용에 대한 효율성 제고를 위해 필요하다.

환자 개인이 납입한 각종 민간의료보험에 대한 청구권을 요구하기 위해서는 환자의 의료정보가 표준화되어 있어야 한다. 필요에 따라 의료분쟁에서의 소송, 의료기관에서의 의료인 교육, 생명보험, 손해보험 등 표준화된 의료정보를 이용하게 됨으로써 사회적 비용의 효율성을 제고시킬 수 있다.

3. 보건의료정보 표준화 기구

1) 국제적인 표준화 기구

(1) ISO(International Standard Organization, 국제표준화기구)

국제표준화기구(ISO)는 지적활동이나 과학, 기술, 경제활동 전반에 걸친 국가 간 표준화 협력을 위해 1947년 스위스 제네바에 설립한 국제기구이다. 주로 각국의 공업규격을 조정·통일하고, 물자와 서비스의 국제적 교류를 유도하며, 과학적·지적·경제적 활동 분야의 협력을 증진하는 것을 목적으로 활동한다. 다루는 분야는 IEC(International Electro-technical Commission)의 담당 분야인 전기와 전자 공학 분야를 제외한 모든 부문이다.

ISO의 세부 연구그룹 중에 의료정보 표준화와 관련된 것이 ISO/TC215이다. ISO/TC215 Health Informatics는 ISO가 표준화 작업을 추진하기 위해 각 분야의 건의안을 기초로 하여 운영하기 위해 만들어진 267개의 기술위원회(technical committee, TC) 중의 하나가 보건의료정보 표준화 기술위원회이다.

(2) ITU(International Telecommunication Union, 국제통신연합)

1985년에 설립된 ITU는 전기통신분야의 발전과 합리적인 사용을 위한 국제 협력기구이면서, 전 세계 전기통신 표준화 추진, 무선 주파수 사용의 질서유지, 기술 및 조작상의 문제점 등을 연구 개발하는 일을 담당한다.

(3) IEC(International Electro-technical Commission, 국제전기기술위원회)

1906년 스위스 제네바에서 창설된 국제전기기술위원회(IEC)는 모든 전기공학적 표준화 문제에 대하여 국제적 협력을 증진하고 회원국가 간에 전기전자 분야의 표준화를 이룩하기 위해 IEC규격을 제정하였다. 이를 통해 모든 국가는 전기 및 전자제품을 수출입할 때 IEC규격을 채택해야만 가능하도록 하고 있다.

(4) ANSI(American National Standards Institute, 미국표준협회)

미국표준협회(ANSI)는 미국 내 사설 및 공공부문을 위한 자율적인 표준기관으로 프로그래밍언어, 전자통신, 디스크, EDI(Electronic Data Interchange) 등의 물리적 표준을 정의하는 기관이다.

(5) IEEE(Institute of Electrical and Electronics Engineers, 전기전자기술협회)

전기전자기술협회(IEEE)는 1963년 미국에서 설립된 세계 최대의 전기, 전자, 전기통신, 우주산업, 컴퓨터 분야의 전문가 단체이다. 따라서 전자통신, 컴퓨터부품, 물리학, 생의학 등 다양한 분야에 대한 기술 표준화를 추진하는 국제협회이다.

(6) CEN(Committee European de Normalization, 유럽표준화위원회)

유럽표준화위원회(CEN)는 유럽의 각 회원국을 대상으로 유럽규격과 해당 국가의 규격을 통합, 표준화하여 NF-EN(프랑스표준), DIN-EN(독일표준), BS-EN

(영국표준) 등을 제정하여 유럽 국가 간 수출입을 원활하게 하였다.

(7) ASTM(American Society for Testing and Materials, 미국재료시험협회)

1898년에 조직된 미국의 표준화 활동 단체이며 세계적으로 가장 큰 조직으로 132개 분야의 표준화위원회를 가지고 있는데, 의료서비스에 관련된 모든 내용에 대하여 E1384라는 표준안을 만들었다. 데이터 간의 논리적 관계의 명확화, CPR의 내용과 논리적 구조의 명확화, CPR의 구성요소 간의 관계의 명확화 등을 주요 목표로 한다.

(8) 세계보건기구(WHO, World Health Organization)

1948년 스위스 제네바에 설립된 세계보건기구(WHO)는 세계 인류가 신체적, 정신적으로 최고의 건강수준에 도달하는 것을 목적으로 활동하는 UN 전문기구이다. 보건의료정보 표준화 분야에서 WHO는 국제표준질병 및 사인분류코드(ICD, International Statistical Classification of Diseases)를 개발하여 관리하는 역할을 담당한다. 2012년 현재 ICD-10을 각국에 배포하고 있으며, 우리나라는 ICD-10을 근간으로 한국표준질병 및 사인분류코드(KCD) 6차 개정판을 활용하고 있다.

2) 국내 표준화 기구

(1) 한국기술표준원(Korean Agency for Technology and Standards, KATS)

기술표준원(KATS)은 국가표준 및 공산품의 안전관리, 품질관리, 법정계량, 측정, 신기술 및 신제품의 기술평가 및 인증 등을 총괄하는 기관으로 우리나라의 모든 표준체계를 일원화하기 위해 2010년에 설립되었다. 국가표준(KS)의 인증을 위한 국가표준인증종합정보센터를 운영하고 있으며, 보건의료정보 표준화 분야에서 국제표준기구와 연계하여 의료기술, 의료장비, 의료기관인증에 이르는 다양한 업무를 담당하고 있다.

4. 국제표준관련 용어

1) 국제표준의 종류

(1) ISO/TC 215

ISO/TC 215는 보건의료정보 표준화 전문위원회라고도 하며, ISO 산하 190여개의 전문위원회(TC) 중의 하나로 보건의료정보 표준을 정하는 위원회이다. 이 위원회의 목표는 보건의료정보를 국가별 혹은 전세계를 대상으로 표준화하고 활성화하며, 보건의료정보 산업을 발전시키는 보건의료정보시스템 간 상호 호환과 교환을 시키는 것이다.

(2) HIMSS

1961년에 설립된 HIMSS(Healthcare Information and Management System Society, 미국 보건의료정보관리시스템협회)는 헬스케어관련 기관으로 구성된 조직이며, 헬스케어를 위한 정보기술(IT)과 관리시스템을 선도하는데 그 목적을 두고 있는 기관이다.

(3) IHE

IHE(Integrating the Healthcare Enterprise)는 보건의료정보를 표준화하고 기존에 개발된 DICOM, HL7 등의 표준방식을 통합하고 확대하여 의료기관 간에 정보공유를 위한 통합표준 보급을 위해 만들어졌다. IHE는 의료정보시스템과 의료기기 사이에 정보전달을 원활하게 하기위해 만들어진 의료정보통합 프레임워크이다.

(4) IEEE 11073 PHD(u-Health 11073)

IEEE 11073 PHD(personal health device)는 환자 개인의 건강정보내역을 생성하여 원거리의 의료기기와 매니저(정보수집기기) 사이에 정보를 교환하는데 필요한 공개적인 전송표준이다.

(5) EHR

EHR(electronic health record)은 의료기관에서 개인건강정보를 관리하는 정보체계인 EMR(electronic medical record)보다 포괄적인 개념으로, 한 개인의 건강보호에 참여하는 모든 의료정보 제공자들로부터 얻어지는 정보와 개인의 흡연, 음주, 식생활습관 등의 정보를 모두 총괄하는 컴퓨터기반 의무기록이다. 현재 각 의료기관별로 개별 관리되고 있는 환자의 진료 관련 자료들을 통일 또는 호환성을 향상시키고, 시스템 및 서비스 표준화를 통해 중복 투자와 낭비를 줄이며, 임상 진료의 효과를 향상시킨다는 것이 주 목적이다. EHR은 전자건강기록 혹은 평생전자건강기록이라는 용어로 사용되기도 한다.

(6) EMR

EMR(Electronic Medical Record, 전자의무기록)은 기존에 종이형태의 진료차트를 인적사항, 병력, 건강상태, 진찰, 입퇴원기록 등의 환자의 임상관련 모든 정보를 전산화하여 입력, 저장, 관리하는 형태의 시스템을 의미한다. 환자의 진료행위를 중심으로 발생한 모든 자료나 진료, 수술, 검사기록을 컴퓨터 기반으로 입력, 저장, 보관하는 시스템을 통칭한다.

(7) ICD

ICD(International Classification of Diseases and Procedures)는 국제질병분류 혹은 국제질병·사인분류체계라고도 하는데, WHO에서 감염증 및 기생충류, 신생물, 내분비·영양·대사 및 면역질환, 해부학적 계통별 질병군 등 17개 분류항을 대상으로 사망 및 질병분류 통계에 사용되는 국제사인분류체계로 표준화코드를 의미한다.

(8) XDS

XDS(Cross-Enterprise Document Sharing)는 2004년에 IHE에서 제시한 통합 프로파일 중에 서로 다른 의료기관 간에 전자임상자료를 공유하거나 교환하는 것에 대한 표준이다.

9.4.2 보건의료정보 교환 표준화

1. 보건의료정보 교환 표준화의 개념

보건의료정보 교환 표준이란 의료관련 기관 간에 소프트웨어 애플리케이션 정보가 호환될 수 있도록 하는 규칙이나 규약을 말한다. 보건의료정보 교환 표준을 만드는 이유는 이러한 표준에 의거하여 의료기관 간에 의료정보의 송수신이 원활하게 이루어지면 환자가 다른 어느 의료기관에서도 의료서비스를 받는 것이 가능하기 때문이다.

2. 보건의료정보 교환 표준의 종류

1) HL7

(1) HL7의 개념

HL7(Health Level 7)은 1987년 미국 펜실베니아 대학에서 보건의료기관 및 관련 단체들이 보건의료정보의 전자적 문서교환을 위해 만든 데이터 표준형식을 개발하기 위한 단체이다. HL7은 ISO/TC 215 활동영역 이외의 보건의료정보 분야에서 컴퓨터시스템의 이기종 간 및 데이터베이스 사이에 정보공유 및 접속을 위한 메시징(messaging)과 통신을 위한 표준 프로토콜이다. 보건의료정보의 전자적 교환을 위한 국제수준의 유일한 표준으로 전세계에서 가장 널리 쓰이는 의료정보 분야의 전송표준이다.

HL7은 보건의료정보 중에서 입원(admission), 퇴원(discharge), 전원(transfer) 등의 ADT에서 발생하는 메시지를 HL7의 형태로 연동(interface)하여 직접적으로 전송하고 전송받는 교환이다. 그리고 처방입력 및 검사결과에서도 HL7 형태의 메시지가 전송된다.

(2) HL7의 구조

HL7 프로토콜의 구조는 크게 메시지, 세그먼트, 필드로 구성된다.

〈표 9-5〉 HL7의 메시지 구분자

구분자 종류	값	위 치	용 도
세그먼트	<CR>	–	• 세그먼트의 종류를 알림 • 임의로 변경 불가
필드	|	–	• 세그먼트 내 인접한 두 필드 구분에 사용 • 각 세그먼트의 첫 번째 필드와 세그먼트 ID 구분에도 사용
컴포넌트	^	1	• 데이터 필드의 인접한 컴포넌트 구분에 사용
서브컴포넌트	&	4	• 데이터 필드의 인접한 컴포넌트 구분에 사용 • 서브컴포넌트 없는 경우에도 무방함
반복	~	2	• 하나의 필드에서 같은 내용을 반복할 때 사용
탈출문자	\	3	• ST/TX/FT 자료형으로 표현되는 필드나 ED자료형의 데이터 컴포넌트에서 사용

① 메시지

메시지(message)는 데이터 전송의 가장 작은 단위로 세그먼트들로 구성되어 있으며, 헤드 세그먼트(MSH)로 시작하여 메시지 타입과 트리거 이벤트(trigger event)를 사용하여 메시지와 메시지 사이를 구별할 수 있게 한다.

② 세그먼트

세그먼트(segment)는 정해진 순서가 있는 필드(field)의 논리적 집합이며, 필수 세그먼트와 선택적 세그먼트로 구성된다. 모든 세그먼트에는 이름이 존재하며, 세그먼트 ID라고 하는 처음 3글자에 의해 식별이 가능하다.

③ 필드

필드(field)는 메시지의 실제 내용을 표현하는 것으로 컴포넌트들의 집합이며, 컴포넌트는 다시 서브컴포넌트로 구성된다. 필드의 길이는 다양하며 필드 구분자에 의해 구별되고, 필드에는 자료형(string/text/numeric/date/time)이 정의되지만 전송 때에는 모두 문자열의 형태로 전송된다.

2) PACS

PACS(Picture Archiving and Communication System)는 보건의료정보 중에서 특히 방사선 의료영상들을 디지털 상태로 획득한 후, 고속의 통신망을 이용하여 디지털 이미지로 획득, 저장, 전송, 조회를 통합적으로 처리하는 의료영상저장전송시스템을 의미한다. 최근에는 방사선관련 이미지 이외에도 의료기관에서 발생하는 모든 의학적 영상을 획득 처리하여 저장, 전송, 조회가 HIS나 OCS 등의 병원정보시스템과 연동되어 사용되는 통합 의료영상저장전송시스템의 형태로 진화하고 있다.

PACS 시스템은 DICOM을 통해 의료기관 내의 병원정보시스템 상호간에 의료영상을 전송하는 교환작업이 가능해진다.

PACS를 도입하면 의료기관의 4Less 중 하나인 의료기관의 모든 필름을 없애주는 filmless를 구현할 수 있다.

3) DICOM

DICOM(Digital Imaging Communication System in Medicine)은 의료용 디지털 영상 및 통신에 관한 표준으로 의료용 기기에서 디지털 영상에 대한 데이터 상호 전송 및 수신 등의 통신에 사용되는 표준 통신 프로토콜이다. DICOM은 PACS의 서로 다른 의료영상 장비들에서 나오는 다양한 영상들을 표준화하여 실시간으로 교환하기 위한 프로토콜이다. 이것은 영상저장 방법의 표준이면서 통신방법의 표준이다.

DICOM에서 사용하는 장비들 간의 네트워크 연결은 일반 컴퓨터 네트워크에서 사용하는 TCP/IP 프로토콜을 사용하며, OSI 7계층의 응용계층을 모델로 사용한다.

9.4.3 의료기관평가 표준화

1. 한국의 의료기관평가인증제도

(1) 의료기관평가인증제도의 개요

우리나라의 의료기관에 대한 평가제도는 의료법 제58조(의료기관 인증), 의료법 시행령 제29조(의료기관 인증업무의 위탁), 의료법시행령 제30조(의료기관인증위원회의 구성) 등에서 명시하고 있다. 우리나라의 의료기관평가인증제도의 시행은 2011년 1월 24일부터 본격적으로 시행되었다. 2010년 6월 29일 인증제 도입을 내용으로 하는 '의료법 개정안'이 국회를 통과한 후, 2011년 1월 24일부터의 시행을 결정하게 된 것이다.

우리나라에서도 본격적인 의료기관 평가인증 제도를 도입하게 된 목적은 의료기관의 자발적이고 지속적인 서비스 질 향상과 환자의 안전수준을 제고하여 국민에게 양질의 의료서비스를 제공하기 위한 것이다. 의료기관에 대한 인증은 평가단을 상근 및 비상근 전문인력으로 구성(3~5명)하고 3~5일간 현지조사를 수행하며, 크게 '인증', '조건부 인증', '불인정' 등 3단계로 분류하여 결과 처분한다.

2011년 1월 현재 서울대병원, 삼성서울병원 등 8개의 의료기관이 인증마크를 획득하였고 유효기간은 4년이다.

(2) 의료기관평가인증제의 인증기준

의료기관 평가제도의 인증기준은 '의료법 제58조 3(의료기관 인증기준 및 방법 등)의 1항'에 명시된 아래의 내용을 인증기준으로 한다.

① 환자의 권리와 안정 정도
② 의료기관의 의료서비스 질 향상 활동 정도
③ 의료서비스의 제공과정 및 성과 정도
④ 의료기관의 조직, 인력관리, 운영 정도
⑤ 환자의 의료서비스 만족도 정도

상기의 의료법 상의 의료기관 인증기준에 세부 인증기준 영역으로 4개의 체계, 15개의 장, 44개의 범주, 109개의 기준, 477개의 조사항목으로 구성된다. 4개의 체계는 다음과 같다.

① 기본가치체계 : 안전보장활동, 지속적 질 향상(CQI)
② 환자진료체계 : 진료전달체계 평가, 환자진료, 수술 및 마취 진정관리, 약물관리, 환자권리 존중 및 보호
③ 행정관리체계 : 경영 및 조직운영, 인적자원관리(HRM), 감염관리, 안전시설 및 환경관리, 의료정보관리
④ 성과관리체계 : 임상질지표(진료결과지표의 관리를 통한 질 향상)

2. 해외의 의료기관평가인증제도

(1) JCI

JCI(Joint Commission International)는 미국에서 만들어진 국제표준심사를 통과한 의료기관에게 발급하는 글로벌 의료기관평가인증제도이다. JCI는 미국 시카고에 본부를 둔 비정부 비영리기관이다. JCI의 평가항목은 약 12,00여개이며, 의사, 간호사, 보건행정사 등 의료전문가로 구성된 평가단의 실사를 통해 평가하고 모든 평가항목에 대하여 90% 이상을 만족시켜야 인증(accreditation)이 가능하다. 인증 유효기간은 3년이다.

2007년 우리나라 의료기관 중 가장 먼저 JCI 인증을 받은 곳은 연세대세브란스병원이다.

(2) Qmentum

Qmentum은 미국의 JCI에 경쟁하기 위해 2008년에 캐나다의 의료기관 평가인증기관인 AC(Accreditation Canada)에서 만든 의료서비스의 지속적인 질향상과 환자의 안전에 이르는 포괄적인 의료기관평가인증 프로그램이다. 여기에는 지속가능한 관리 및 경영, 효과적인 조직, 서비스 우수성, 고객 만족도 등의 4가지 평가항목으로 구성된다.

9.5 병원경영정보시스템의 보안

정보화가 확산되면서 정보의 중요성이 증대되고 이로 인하여 윤리적인 문제, 지적소유권 문제 등 여러 가지 부정적인 문제들이 발생할 수 있다. 이러한 문제들뿐만 아니라 정보시스템을 이용한 각종 사고를 사전에 방지하기 위해서는 시스템 보안과 통제가 체계적으로 이루어져야 한다.

9.5.1 시스템의 취약성과 보안문제

1. 시스템의 취약성

조직의 운영에 정보시스템을 이용하고 있다면 보안과 통제에 최고의 우선순위를 두어야 한다. 보안(security)이란 정보시스템에 대한 인증되지 않은 접속, 변조, 절도 및 물리적 침해를 방지하기 위한 정책, 절차 및 기술적 기준을 말한다. 통제(control)는 조직 자산의 안정성, 회계 기록의 정확성과 신빙성, 경영 표준에 대한 운영상의 엄격성을 확보하기 위한 방법, 정책 및 조직적 절차 등을 말한다.

통신 네트워크를 통해 여러 다른 지점의 정보시스템들이 서로 연결되어 있는 경우, 비인가 접근, 정보의 오남용 또는 사기행위 등이 네트워크상의 어느 접근점(access point)에서도 발생할 수 있다.

<그림 9-12>는 정보시스템이 직면한 가장 일반적인 위협요소를 나타낸다. 기업의 웹기반 응용시스템은 일반적으로 웹 클라이언트, 서버, 데이터베이스에 연결된 정보시스템 등으로 구성된다. 이들 각각의 구성요소들은 보안문제와 취약성을 가지고 있으며, 홍수, 화재, 전력 고장 및 기타 전기적인 문제 등으로 인하여 네트워크의 어느 지점에서라도 장애를 초래할 수 있다. 요즘 기업의 가장 보편적인 컴퓨팅 환경인 클라이언트/서버 컴퓨팅 방식에서 취약점은 각 계층(layer)과 계층 간의 통신구간에 존재한다. 클라이언트 계층의 사용자는 실수를 하거나 허가 없는 시스템 접속을 통해 시스템에 손상을 입힐 수 있다. 또한, 네트워크를 통해 전송중인 데이터에 접근하거나 가치있는 데이터를 훔치고 몰래 메시지를 바꾸는 것도 가능하다. 열, 에너지 등의 복사도 다양한 지점에서 네트워크를 교란시킬 수 있다. 침입자는 웹 사이트의 운영을 마비시킬 수 있는 서비스 거부공격이나 악성 소프트웨어를 실행할 수 있다. 디도스 공격 또는 분산서비스 거부 공격(DDoS,

distributed denial of service attack)이란 한꺼번에 수많은 컴퓨터가 특정 웹사이트에 접속함으로써 비정상적으로 트래픽을 늘려 해당 사이트의 서버를 마비시키는 해킹 방법이다. 트래픽이 많이 발생할 때 서버가 분산하는 기능이 있는데 이를 무력화시킨다는 뜻에서 '분산서비스 거부 공격'이라고 부른다. 또한 기업의 정보시스템에 침입할 수 있는 해커는 데이터베이스나 파일에 저장한 기업의 데이터를 파괴하거나 변조할 수도 있다. 컴퓨터 하드웨어가 고장 나거나 환경이 적절히 설정되지 않았거나 부적절한 사용이나 범죄행위 등에 의해 손상되었다면 시스템은 오작동할 것이다.

비즈니스 컴퓨팅을 위한 휴대용 모바일 기기의 대중화도 위험을 가중시키고 있다. 휴대전화나 스마트폰, 태블릿 컴퓨터의 휴대성은 쉽게 데이터를 분실하거나 훔칠 수 있게 한다. 스마트폰은 다른 인터넷 기기와 거의 동등한 보안 약점을 가지고 있으며, 악성 소프트웨어와 외부 침입에 취약하다. 모바일 기기 전용으로 개발된 애플리케이션조차 악성 소프트웨어로의 전환이 가능하다.

〈그림 9-12〉 정보시스템의 취약성과 보안문제

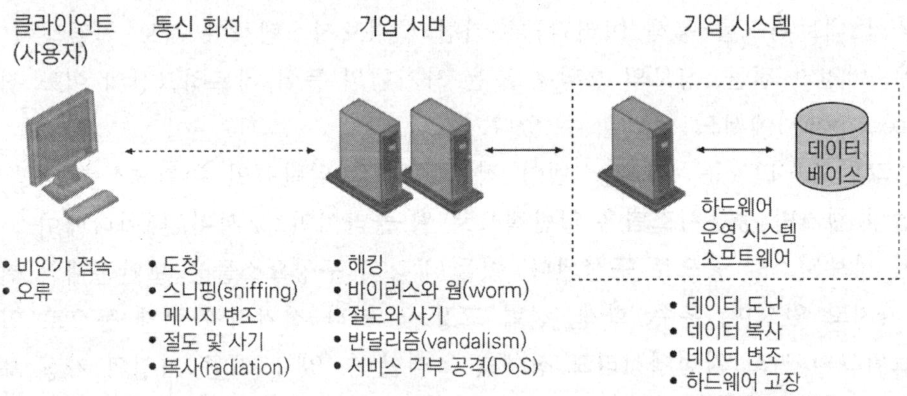

2. 인터넷의 취약성

인터넷과 같은 거대한 공중 네트워크는 누구에게나 개방되어 있기 때문에 내부 네트워크보다 훨씬 더 취약하다. 인터넷은 그 규모가 너무 방대하여 오남용이 발생했을 경우 엄청나게 광범위한 영향력을 가질 수 있다. 특히 인터넷이 기업 네트워크의 일부를 구성하고 있다면 조직의 정보시스템은 외부로부터의 침입에 더욱 더 취약해지게 된다. 케이블 모뎀이나 디지털 가입자 회선(DSL, digital subscriber line)을 이용하여 항상 인터넷에 접속하고 있는 컴퓨터는 쉽게 확인할 수 있는 고정 인터넷 주소를 사용하기 때문에 외부의 침입에 노출되어 있다. 고정 인터넷 주소는 해커에게 고정된 표적을 의미하게 된다.

취약성은 이메일과 인스턴트 메시징, P2P 파일 공유 프로그램의 광범위한 사용에 의해서도 증가되고 있다. 이메일은 첨부 파일을 통하여 악성 소프트웨어나 허가받지 않은 외부인이 기업내부 시스템으로 접근할 수 있는 발판이 될 수 있다. 또한 내부 직원이 허가 받지 않은 수신자에게 기업의 기밀, 재무자료, 비밀 고객정보 등을 전송하기 위한 수단이 될 수 있다. 인스턴트 메시징 시스템 역시 문자 메시지를 위한 보안계층을 사용하고 있지 않기 때문에 메시지가 공중 인터넷을 통해 전송되는 동안 외부인이 이를 가로채서 볼 수 있다. 어떤 경우 인터넷을 통한 인스턴트 메시징은 보안이 유지되어야 할 네트워크에 대한 침입 통로로 사용될 수 있다. 불법 음악공유와 같은 P2P 네트워크를 통해 파일을 공유하는 것은 악의적인 소프트웨어를 전송하거나 개인이나 기업 컴퓨터의 정보를 외부인에게 노출시킬 수 있다.

3. 무선보안

공항, 도서관, 혹은 다른 공공장소에서 무선 네트워크에 접속하는 것은 안전한가. 와이파이(Wi-Fi) 무선 전송은 쉽게 해석될 수 있기 때문에 가정의 무선 네트워크도 안전하지 않다. 블루투스(Bluetooth)와 와이파이 네트워크는 도청자의 해킹에 취약하다. 와이파이 네트워크는 외부 안테나를 이용하여 그 범위를 약 400m까지 넓힐 수 있으며, 랜(LAN)은 외부인이 노트북, 무선카드, 외장형 안테나와 해킹 소프트웨어를 사용하여 쉽게 침투할 수 있다.

해커는 이러한 장비를 이용하여 보안이 약한 네트워크를 찾아내고, 네트워크 통신을 감시하며 경우에 따라 기업 네트워크나 인터넷으로 접속을 하게 된다. 와이파이 전송기술은 통신용 컴퓨터를 서로 찾고 상대방으로부터 수신하기 용이하도록 설계되었다. 와이파이 네트워크상에서 접근점(access point)들을 식별하는 SSID (service set identifiers)는 반복적으로 송출되며, 따라서 침입자의 스니퍼(sniffer)

프로그램이 이를 쉽게 포착할 수 있다. 해커는 802.11 분석도구를 사용하여 SSID를 식별할 수 있다. 윈도우 XP, Vista, 윈도우 7 등은 네트워크에서 사용하는 SSID를 탐지하고 사용자의 장치에 있는 무선 네트워크 인터페이스 카드를 자동으로 설정하는 기능을 가지고 있다. 정확한 SSID를 사용하여 접근점에 연결한 침입자는 네트워크에 연결하고 있는 다른 사용자를 찾고, 그 컴퓨터의 하드디스크 드라이브에 접속하며 파일을 열고 복사할 수 있는 윈도우 운영체제를 이용하여 네트워크 내의 다른 자원에 접근할 수 있다.

4. 악성 소프트웨어

악성 소프트웨어를 멀웨어(malware)라고도 하며, 컴퓨터 바이러스, 웜(worm) 바이러스, 트로이 목마(Trojan Horse) 등과 같은 다양한 위협요소 등이 여기에 해당된다. 컴퓨터 바이러스나 웜은 복제기능, 은폐기능, 파괴기능 등의 특징을 가지고 있다.

(1) 컴퓨터 바이러스

컴퓨터 바이러스(computer virus)란 정상적인 프로그램이나 데이터를 파괴하도록 특수하게 개발된 악성프로그램을 말한다. 보통 사용자의 인지나 허락 없이 실행되도록 하기 위해 다른 소프트웨어 프로그램이나 데이터 파일에 첨부시키는 악성 소프트웨어 프로그램이다. 바이러스에 감염된 디스크로 컴퓨터를 기동시킬 때나, 어떤 프로그램을 실행시킬 때 바이러스가 활동하여 자료를 파괴하거나 컴퓨터 작동을 방해하고 자신을 복제하여 다른 컴퓨터로 전염시킨다.

바이러스(Virus)는 전염성이 강하다. 자신을 복제할 수 있고, 스스로 실행시키는 능력이 있다. PC 안에 들어오면 다른 파일에 급속도로 감염된다. 이러한 바이러스는 특정 파일을 지우거나 형태를 바꾸고, PC 전체를 먹통으로 만들기도 한다. 바이러스에 감염되면, 시스템 부팅이 되지 않거나, 부팅이 지연되거나, 실행파일이 감염되어 실행이 되지 않거나, 프로그램 실행속도가 느려지거나, 파일의 크기가 갑자기 비정상적으로 커지거나, 화면에 이상한 글자가 나타나거나, 프로그램의 크기가 달라져 있거나, 메모리 부족이라는 메시지가 자주 나오는 등의 증상을 나타낸다. 운영체제 시스템 파일의 파괴, 디스크 포맷, 파일 삭제 등이 발생한다.

(2) 웜 바이러스

대부분의 최근 보안 공격은 네트워크를 통해 한 컴퓨터에서 다른 컴퓨터로 자기 자신을 복사할 수 있는 독립적 컴퓨터 프로그램인 웜(worm) 바이러스에 의해 이루어지고 있다. 웜은 컴퓨터 바이러스와는 달리 다른 프로그램을 감염시키지 않고 자기 자신을 복제하면서 네트워크 등을 통해 널리 퍼진다. 웜은 다른 프로그램에는 영향을 주지 않지만 특정 컴퓨터에 숨어 있다가 네트워크를 통해 연결된 다른 컴퓨터에 침투해 감염시킨다.

웜(Worm) 역시 전염성이 강하다. 그러나 다른 파일을 감염시키는 바이러스와는 달리, 감염대상이 없는 독자적인 프로그램이다. 따라서 바이러스에 감염되면 '치료'가 필요하고 웜에 감염되면 '삭제'가 필요하다. 또한 웜은 스스로 증식한다. 웜은 주로 네트워크를 통해 활동하는데, 일반적으로 웜에 감염되면 사용자의 의지와는 관계없이 컴퓨터 내 주소록에 등록된 사람들에게 웜이 첨부된 이메일을 보내 번식한다.

웜은 단순히 자기 복사 기능만 가진 프로그램으로 결과적으로 막대한 시스템 과부하를 일으킨다는 점에서 바이러스를 능가하는 피해를 야기한다. 웜은 컴퓨터 네트워크의 운영을 방해하거나 심지어 중단시키는 것은 물론 데이터와 프로그램을 파괴할 수 있다.

모바일 기기를 대상으로 하는 멀웨어는 컴퓨터를 대상으로 하는 멀웨어만큼 아주 많지는 않지만 그럼에도 불구하고 전자메일, 문자 메시지, 블루투스, 와이파이나 셀룰러 네트워크를 통한 웹에서의 파일 다운로드 등을 통해 확산되고 있다. 현재 Cabir, Commowarrior, Frontal.A 등과 같은 휴대전화를 표적으로 하는 200종 이상의 바이러스와 웜이 있다.

(3) 트로이 목마

트로이 목마(trojan)는 겉으로 보기에는 전혀 해를 끼치지 않을 것처럼 보이고 자기 복제 능력이 없지만 실제로는 바이러스 등의 위험인자를 포함하고 있는 프로그램이다. 악의적인 목적으로 일부러 특정 컴퓨터에 넣어놓았다가 컴퓨터시스템을 파괴하거나 해당 컴퓨터내의 자료를 몰래 훔쳐내는데 쓰인다. 트로이 목마는 앞의 두 악성코드와는 달리 다른 프로그램이나 PC를 통해 전염되지 않는다. 주로 웹페이지, 이메일, P2P 다운로드 사이트 등에서 유용한 프로그램으로 가장해 사용자의 선택을 기다린다. 전파 방식은 단순하지만 위험성은 바이러스나 웜 못지않다. 신용카드 번호나 게임 비밀번호를 빼내가기도 하고 파일을 지우거나 PC 성능을 저하시킬 수 있다. 또한 디도스 공격(DDoS 공격, 분산서비스거부)시 좀비 PC로 활용당하기도 한다.

트로이 목마의 주 감염 경로는 이메일 첨부파일이다. 따라서 검증되지 않은 첨부문서의 확장자가 exe, vbs, com, bat, zip 등의 실행파일이라면 가급적 파일을 열지 않는 게 좋다. 하지만 많은 사용자가 트로이 목마의 지능적인 수법에 걸려 첨부파일을 열어보곤 하는데, 이메일로 전파되는 트로이 목마들은 카드사의 결제 명세서, 마이크로소프트의 윈도우 업데이트 권유 메일, 관공서의 협조공문 등 '열어보지 않을 수 없게 만드는' 가짜 파일로 위장하고 있기 때문이다.

(4) 스파이웨어

스파이(spy)와 소프트웨어의 합성어로, 사용자 몰래 PC에 설치되어 정보를 수집하는 악성코드를 말한다. 팝업광고를 반복해서 띄우거나 특정 홈페이지로 사용자를 유도하는 등 상업적인 용도로 주로 사용되며, 일부 스파이웨어는 PC의 설정을 변경하거나 자신을 삭제하기 어렵게 만들어 불편을 야기한다. 하지만 바이러스처럼 스스로를 복제하지는 않는다. 스파이웨어는 컴퓨터 바이러스나 웜처럼 감염되지 않는다. 따라서 다른 사람에게 파일을 전송받거나 단순히 이메일을 열어본다고 해서 스파이웨어가 설치되지는 않는다. 대부분의 스파이웨어는 사용자 스스로가 자신도 모르게 설치하는 경우가 많다. 대개 인터넷이나 PC통신에서 무료로 공개되는 소프트웨어를 다운로드받을 때 함께 설치된다. 비교적 유용한 소프트웨어를 무료로 제공하므로 일반 해킹프로그램과는 성격이 다르다.

스파이웨어는 종종 광고 프로그램, 즉 애드웨어(adware)와 혼용해서 쓰이기도 한다. 하지만 엄밀히 이야기하면 동의어는 아니다. 합법적인 경로로 설치되는 애드웨어도 있기 때문이다. 무료로 사용할 수 있는 프로그램인 프리웨어(freeware)를 설치할 때 사용자의 동의를 얻고 함께 설치되는 애드웨어가 바로 그것이다. 반면 스파이웨어는 사용자의 동의 없이 몰래 설치된다는 점이 다르다. 즉, 애드웨어에는 합법적인 애드웨어와 불법적인 애드웨어가 있는데, 이 중 불법적인 애드웨어만이 스파이웨어에 해당한다고 할 수 있다.

애드웨어(adware)는 악성 코드 프로그램의 일종으로 사용자 정보는 빼가지 않고 광고만 보여주는 프로그램이다.

(5) 백신 프로그램

컴퓨터 바이러스, 스파이웨어, 애드웨어 등을 예방하고 감지하며 제거하는 소프트웨어를 컴퓨터 백신(computer vaccine) 또는 백신 프로그램이라고 한다.
백신 프로그램은 다양한 방법으로 이들 바이러스를 탐지하고 제거한다. 대부분의 백신 프로그램은 다음의 두 가지 방법으로 바이러스를 식별한다.

① 패턴 식별 방법(signature-based detection)
바이러스를 식별하는 가장 일반적인 방법이다. 백신 프로그램에 의하여 PC 내의 대상 파일의 내용을 사전에 데이터베이스에 바이러스로 등록된 파일 내용의 패턴(virus signature)과 비교하여 일치하면 치료하는 방식이다. 데이터베이스에는 지금까지 알려진 바이러스가 등록되어 있으며, 백신 프로그램을 제조한 개발자 또는 개발사에 따라 다를 수 있다. 바이러스에 감염된 파일이 발견되면, 감염 파일을 고치거나, 다른 파일로 감염되는 것을 차단하고, 삭제하는 등의 치료법을 수행한다. 다만, 새롭게 제작된 바이러스에는 빠르게 대처하기 어려운 것이 한계이다.

② 발견적 식별 방법(heuristic-based detection)
백신 프로그램이 기존 바이러스의 패턴을 기억해 특정 파일이 바이러스로 의심되는 동작을 실행될 경우, 이를 감지하고 사용자에게 알려주는 방식이다.

백신 프로그램은 다음의 3가지 기능을 가지고 있다.

① 검사(진단)
전체 시스템을 검사하여 바이러스에 감염된 파일 또는 섹터 등을 찾아낸다.

② 치료(복구)
바이러스에 감염된 파일에서 바이러스를 제거하고 원상태로 복구시킨다.

③ 감시(예방)

주기억장치(RAM) 상주기법을 사용하여 시스템에 바이러스가 감염되었는지를 감시한다.

(6) 해커와 컴퓨터 범죄

① 스푸핑과 스니핑

자신들의 진짜 정체를 숨기려는 해커는 가짜 이메일 주소를 사용하거나 다른 누군가로 위장하여 그들 자신을 위장하거나 실체와 다르게 보이게 한다. 스푸핑(spoofing)은 '속이기'라는 뜻으로, 외부의 악의적인 네트워크 침입자가 임의로 웹사이트를 구성하여 일반 사용자들의 방문을 유도, 인터넷 프로토콜인 TCP/IP의 구조적 결함을 이용하여 사용자의 시스템 권한을 획득한 뒤 정보를 빼가는 해킹 수법이다. 종류에는 IP 스푸핑, DNS 스푸핑, 이메일 스푸핑, ARP 스푸핑 등이 있다.

스니퍼(sniffer)는 네트워크를 통해 전달되는 정보를 감시하는 도청 프로그램의 한 유형이다. 합법적으로 사용될 경우에 스니퍼는 잠재적인 네트워크 문제 발생 지점이나 네트워크상의 범죄행위를 발견하는데 도움을 줄 수 있지만 범죄목적으로 사용될 경우에는 치명적일 수 있으며 발견하기도 매우 어렵다. 스니퍼는 해커가 네트워크상의 어떤 지점에서든지 이메일 메시지, 기업 파일, 기밀 보고서 등과 같은 사유 정보를 훔칠 수 있게 해준다.

② 서비스 거부 공격

서비스 거부(denial of service, DoS) 공격이란 관리자 권한 없이도 특정서버에 처리할 수 없을 정도로 대량의 접속 신호를 한꺼번에 보내 해당 서버가 마비되도록 하는 해킹기법으로, 주 공격 대상은 시각적인 서비스를 하는 웹서버나 라우터, 네트워크 같은 기반시설이다. DoS는 한 사용자가 시스템의 리소스를 독점하거나 파괴함으로써 다른 사용자들이 이 시스템의 서비스를 올바르게 사용할 수 없도록 만드는 것을 말한다. 컴퓨터에 침투 흔적을 남기지 않으며 주로 시위의 목적으로 이용된다.

분산 서비스 거부(DDoS) 공격은 여러 공격 지점으로부터 네트워크를 범람시키고 전복시키기 위해 수많은 컴퓨터를 사용하는 것을 말한다.

③ 신원도용

인터넷과 전자상거래의 발달과 함께 신원도용이 특히 문제가 되고 있다. 신원도용(identity theft)은 사기꾼이 다른 누군가로 가장하기 위하여 주민등록번호, 운전면허증 번호, 신용카드 번호 등과 같은 개인의 핵심 정보를 빼내는 범죄를 말한다. 이러한 정보는 피해자의 이름으로 신용대출, 신용구매, 신용서비스 등을 받는데 사용될 수도 있으며, 절도자의 위조신분 증명서를 만드는데 사용될 수도 있다.

㉠ 피싱

대표적인 방법은 피싱(phishing)이라는 일종의 스푸핑(spoofing)이다. 피싱은 개인정보(private data)와 낚시(fishing)의 합성어로 개인정보를 낚는다는 의미를 가진다. 피싱은 금융기관 또는 공공기관을 가장해 전화나 이메일로 인터넷 사이트에서 보안카드 일련번호와 코드번호 일부 또는 전체를 입력하도록 요구해 금융 정보를 몰래 빼가는 수법이다.

㉡ 파밍

파밍(pharming)은 악성코드에 감염된 PC를 조작해 이용자가 인터넷 '즐겨찾기' 또는 포털사이트 검색을 통하여 금융회사 등의 정상적인 홈페이지 주소로 접속하여도 피싱(가짜)사이트로 유도되어 범죄자가 개인 금융 정보 등을 몰래 빼가는 수법을 말한다. 즉, 사용자가 자신의 브라우저에 정확한 웹 페이지 주소를 입력하더라도 가짜 웹 사이트로 방문하게 만든다.

㉢ 스미싱

스미싱(smishing)이란 문자메시지(SMS)와 피싱(phishing)의 합성어로 스마트폰 문자메시지를 통해 소액 결제를 유도하는 피싱 사기 수법이다. 인터넷 접속이 가능한 스마트폰의 문자메시지를 이용한 휴대폰 해킹을 뜻한다. 해커가 보낸 메시지의 웹사이트 주소를 클릭하면 악성코드가 깔리게 되고, 해커는 이를 통해 피해자의 스마트폰을 원격 조종하게 된다. 예를 들면, '무료쿠폰 제공', '돌잔치 초대장' 등을 내용으로 하는 문자메시지내 인터넷주소 클릭하면 악성코드가 설치되어 피해자가 모르는 사이에 소액결제 피해 발생 또는 개인·금융정보 탈취하는 수법이다.

㉣ 메모리 해킹

메모리 해킹(memory hacking)이란 피해자 PC 메모리에 설치된 악성코드로 인하여 정상 은행사이트에서 정상적으로 금융정보를 입력해도 범행계좌로 무단 이체되는 수법의 전자금융거래 사기를 말한다. 즉, 비밀번호를 빼내 고객 계좌의 돈을 인출하던 기존 범죄수법과는 달리, 고객 컴퓨터의 메모리에 침투해서 컴퓨터 메모리에 있는 비밀번호를 빼내는 것뿐 아니라 보내는 계좌와 금액을 조작하는 방식으로 돈을 빼돌리는 새로운 해킹방식을 의미한다.

④ 클릭 사기

검색엔진이 보여주는 광고를 클릭하면 보통 광고주가 각 클릭당 비용을 지불한다. 클릭 사기(click fraud)는 개인이나 컴퓨터 프로그램이 광고주에 대한 정보의 수집 혹은 제품구매에 대해서는 아무 관심도 없이 부정하게 클릭하는 경우에 발생한다. 클릭 사기는 사람이 직접 혹은 프로그램을 통해 자동으로 이뤄진다. 클릭 사기는 어떠한 목적으로 개인이 직접 혹은 프로그램을 돌려 클릭수의 거품을 만드는 것을 의미한다. 가장 일반적으로 사용되는 방법은 온라인 로봇 'bots'를 이용해 일정 조건의 홈페이지를 거듭 클릭하도록 만드는 방법이다.

9.5.2 의료정보 보호와 보안

컴퓨터관련 기술의 발전으로 정보 보호와 보안 기술이 보건의료 분야에서도 환자의 진료를 비롯한 관련분야에서 다양하게 활용되고 있고, 그 분야와 기술은 계속해서 개발, 확장될 전망이다. 그렇지만 환자에 관한 의료정보들을 컴퓨터를 이용하여 처리하게 됨으로써 또 다른 문제들이 발생될 우려가 있다. 즉, 지극히 개인적이고 비밀로 유지되어야 할 환자의 병력 정보가 유·무선 통신망, 또는 전자매체를 통하여 잘못 취급됨으로써 진료기록의 비밀보장 문제, 사생활 침해, 정보오용 등의 문제가 발생할 소지가 높아진 것이다. 의료정보의 처리는 사생활 보장과 자료보호의 측면에서 새로운 위험성을 유발시켰다. 예를 들면, 의료기관 업무의 전산화와 원격의료의 경우 컴퓨터를 이용한 의료정보처리에 대한 위험성을 내포하고 있다. 진료비 관리를 위해 환자의 기본적인 인적사항, 진료항목 및 질병명 등 환자들의 개인 신상과 진료내용이 전산매체로 다뤄지고, 진료기록의 전산입력뿐만 아니라 의료행위에 대한 지시와 보고사항들을 다루고 있다. 따라서 적절한 보안조치가 취해지지 않는다면 환자의 신상 및 진료정보 등의 공개나 유출이 가능하게 된다. 또한 의료분야에서는 원격지에 있는 환자를 통신수단을 이용하여 진료하는 원격진료가 시도되고 있다. 이 경우, 환자의 진료와 관련된 개인적인 정보가 다수인이 활용하는 정보망에서 유통되고 이를 관리하는 개인이나 기관은 이러한 정보를 손쉽게 다룰 수 있는 기회를 가지게 됨으로써 타인에게 유출, 침해, 악용될 수 있는 위험성과 함께 의료정보에 대한 보안문제, 도덕성, 신뢰성 등의 문제점을 가지게 된다. 따라서, 이러한 문제점들의 발생을 사전에 방지하기 위하여 무엇보다도 철저한 정보보안 체계의 구축이 필요하다.

9.5.3 정보보안 체계의 구축

컴퓨터 네트워크의 확대에 따라 네트워크상을 유통하는 개인정보 보호를 어떻게 강화해야 하는가하는 문제가 부각되고 있으며, 정보시스템의 보급으로 대량 정보의 신속한 처리가 가능해짐에 따라 개인 정보의 수집, 축적도 이루어지게 되었다. 따라서 개인에 관한 각종 정보가 본인도 모르는 사이에 수집, 축적되거나 악용될 가능성이 있어 정보보호의 필요성이 증대되고 있다. 정보보안(information security)은 정보처리시스템 내에 저장된 프로그램과 데이터에 대하여 통제된 접근방식을 어떻게 제공할 것인가를 다루는 문제이다.

정보보호(information protection) 정책이란 조직의 정보자산을 관리적, 물리적, 기술적 조치를 통하여 모든 의도적, 비의도적, 불법적 침해로부터 보호하고 정보의 비밀성, 무결성 등을 보장하고자 하는 전사적인 관리체계를 말한다. 조직에서 데이터를 보호하는데 있어서의 위험요인에는 부적합한 조작, 자료의 손실, 비적격자의 의도적 접근, 비의도적 접근 등이 있다.

의료정보시스템의 보안체계구축은 <그림 9-13>과 같이 관리적 보안, 물리적 보안, 기술적 보안의 관점에서 접근하고, 이들이 상호 유기적인 구성을 이루도록 해야 한다. 특히 인터넷을 통한 서비스를 제공함에 따라 인터넷을 통한 보안위협의 제거를 최우선적인 보안 대상으로 삼고, 내부 비인가자에 의한 의도적인 해킹 및 데이터의 보호를 2차적인 보안 목표로 삼아야 한다.

〈그림 9-13〉 의료정보시스템의 보안체계 구축

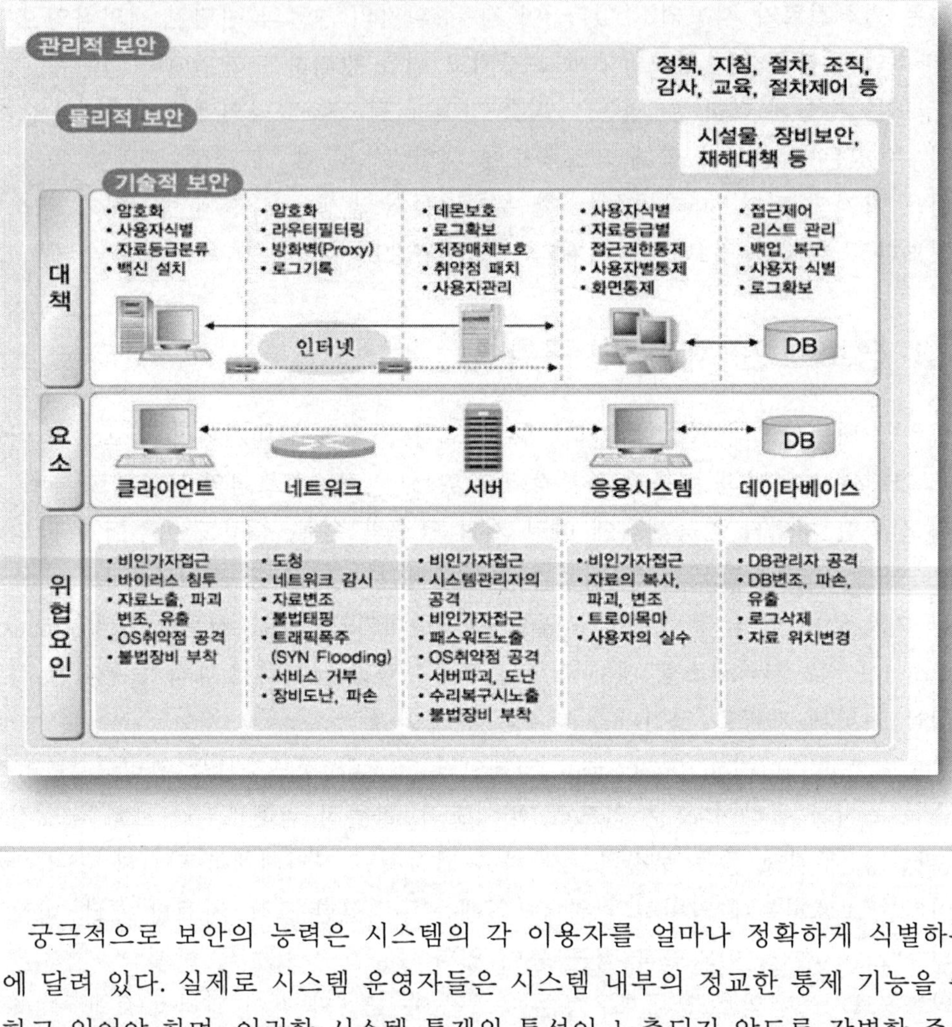

궁극적으로 보안의 능력은 시스템의 각 이용자를 얼마나 정확하게 식별하는가에 달려 있다. 실제로 시스템 운영자들은 시스템 내부의 정교한 통제 기능을 숙지하고 있어야 하며, 이러한 시스템 통제의 특성이 노출되지 않도록 각별한 주의를 하여야 한다. 보안 위협을 이해하기 위해서는 정보보안의 속성인 보안 요구조건을 고려해야 한다.

일반적으로 많이 이용하는 시스템 보안 기법에는 방화벽, 암호화, 디지털 서명 등이 있다.

컴퓨터와 네트워크 보안에는 기밀성, 무결성, 가용성, 인증, 부인방지 등의 보안 요구조건이 있으며, 그 의미는 <표 9-6>과 같다. 전자의무기록에서 정보공유

시 안전관리를 위하여 필요한 의료정보에 대한 보안 요구조건의 내용을 보면 다음과 같다.

기밀성(비밀성, confidentiality, secrecy)은 정보의 소유자가 원하는 대로 정보의 비밀이 유지되어야 한다는 것이다. 즉, 암호화 기술을 통해 환자의 개인정보를 보호하는 것 등이다. 무결성(integrity)이란 비인가된 자에 의한 정보의 변경, 삭제, 생성 등으로부터 보호하여 정보의 정확성, 완전성이 보장되어야 함을 의미한다. 즉, 의료정보의 위조와 변조가 불가능하도록 불변성을 확보하는 것 등이다.

가용성(availability)은 정식 인가된 사용자에게 적절한 방법으로 정보 서비스를 요구할 때 언제든지 해당 서비스가 제공되어야 함을 말한다. 인증(authentication)은 수신자가 수신된 메시지에 대하여 정당한 송신자로부터 전송된 것인지를 확인할 수 있어야 하며, 송수신자 간에 각자의 실제 신원확인을 가능하게 함을 말한다. 부인방지(non-repudiation)는 송신자와 수신자 간에 전송된 메시지를 놓고, 전송부인 또는 발송되지 않은 메시지를 수신자가 받았다고 주장할 수 없도록 발신부인과 수신부인 방지를 가능하게 하는 것이다.

〈표 9-6〉 보안 요구조건

조 건	의 미
기밀성	오직 인가 받은 사용자만이 정보에 접근할 수 있도록 허용하는 것을 의미하며, 기밀성을 보장하기 위한 방법으로는 접근제어와 파일 암호화를 들 수 있다.
무결성	오직 인가 받은 사용자만이 수정(입력)할 수 있도록 하는 것이며, 정보의 어느 부분도 예기치 않은 방법에 의해 손상되지 않은 상태를 의미한다.
가용성	오직 인가 받은 사용자만이 허가 받은 정보를 사용할 수 있고, 언제나 사용 가능하도록 보장되어야 한다. 가용성을 확보하기 위한 통제 수단으로는 데이터의 백업, 물리적 위협요소로부터의 보호 등이 있다.
인증	여러 사람이 공유하고 있는 컴퓨터 시스템이나 통신망에서 사용자나 응용프로그램을 식별하여 불법적인 사용자가 들어올 수 없도록 시스템 보안을 유지하는 방법을 말한다. 즉, 중요한 정보는 아무나 통신망을 통해 접근할 수 없도록 사용자 ID와 비밀번호를 철저히 검사하는 등 인증절차를 거쳐야 한다.
부인방지	메시지의 송수신이나 교환 후, 또는 통신이나 처리가 실행된 후에 그 사실을 증명함으로써 사실 부인을 방지하는 보안기술. 예를 들면, 메시지를 수신하고도 수신하지 않았다고 주장하는 수신자의 부인을 막는 수신 부인방지 등이 있다.

9.5.4 정보시스템 사고 및 범죄

1. 컴퓨터 사고

컴퓨터 사고는 주로 고의성이 없는 여러 가지 원인에 의해 발생하고 있다. 이러한 사고는 예기치 못한 상황에서 발생하고 그 피해가 조직이나 국가 전체에 미칠 수 있으므로 철저한 예방 노력만이 사고를 방지할 수 있다.

이러한 컴퓨터와 정보시스템 사고의 유형과 원인은 다음과 같다.

① 조작자의 실수

시스템을 조작하는 사람들의 실수에 의한 사고가 가장 흔히 볼 수 있는 사고이다. 이것은 조작자의 부주의나 피로로 거쳐야 할 절차를 제대로 준수하지 않았거나 조작의 실수에서 오는 경우가 많다. 조작자의 실수에 의한 사고는 엄격한 절차의 준수와 오류검색 절차의 강화로 어느 정도 예방할 수 있다.

② 하드웨어 고장

컴퓨터의 기술발달로 하드웨어의 고장은 거의 일어나지 않는 사고에 속하지만, 만일 아주 작은 부분의 고장이라도 발생하는 경우 전체 시스템이 다운되거나 시스템 전체의 운영에 심각한 피해를 줄 수 있다. 특히, 서로 다른 하드웨어들이 연결되어 있는 경우 개별 시스템의 하드웨어에는 문제가 없지만 연결에 따른 고장이 발생하기도 한다.

③ 소프트웨어 오류

소프트웨어 오류는 생산성에 막대한 손실을 초래할 수 있는 정보시스템에 대한 지속적인 위협 요소이다. 적시에 시장에 출시해야 하는 압력과 함께 소프트웨어의 규모와 복잡성의 증가는 소프트웨어의 결함과 취약성의 원인이 되고 있다. 상용 소프트웨어의 결점은 성능에 장애를 줄 뿐만 아니라 침입자에게 네트워크를 개방하는 보안의 취약점을 제공할 수 있다. 프로그램상의 논리적(logic) 문제, 바이러스의 침투 등과 같은 원인으로 발생하는 소프트웨어의 오류에 의한 사고는 일반적으로 발생될 때까지 사전에 미리 알기가 어렵고, 때에 따라서는 사고가 발생하고 난 후 오랫동안 발견되지 않는 경우도 있어 가장 심각한 사고가 될 수 있다. 소프트웨어의 결점이 발견되면 이를 수정하기 위해 소프트웨어 업체들은 소프트웨어 고유의 작업을 방해하지 않고 결점을 해결할 수 있는 패치(patch) 프로그램을 만든다. 소프트웨어의 취약점을 주시하고 테스트하며 패치를 적용하는 것은 소프트웨어 사용자의 몫이다.

④ 데이터의 오류

시스템에 의한 데이터의 처리결과는 당연히 입력 데이터의 영향을 받는다. 그러므로 입력 데이터가 잘못되었거나 입력과정에서 오류가 있으면 올바른 처리결과를 기대할 수 없다. 데이터의 오류는 데이터의 범위와 형태검사를 통해 프로그램 안에서 걸러낼 수 있는 오류도 있지만 그렇지 못한 경우도 많이 있다.

2. 컴퓨터 범죄

컴퓨터 범죄는 의도적인 불법행위라는 점에서 사고와는 그 성격이 다른 것이다. 컴퓨터 범죄의 예를 들면 다음과 같다.

- 허가받지 않은 컴퓨터 시스템 접속
- 허가받지 않은 하드웨어, 소프트웨어, 데이터베이스에 대한 사용, 접근, 수정 및 파괴
- 허가받지 않은 정보의 배포
- 허가받지 않은 소프트웨어의 복제, 소프트웨어의 불법 복제와 유통
- 사기를 위한 보안 컴퓨터로의 의도적 접속
- 범죄를 목적으로 한 컴퓨터 데이터 사용
- 컴퓨터를 통해 정보나 유형재산을 불법적으로 획득

컴퓨터 프로그램(소프트웨어)은 저작물이다. 저작자의 권리와 이에 인접하는 권리를 보호하고 저작물의 공정한 이용을 도모함으로써 문화 및 관련산업의 향상발전에 이바지함을 목적으로 '저작권법'이 제정되었다. 이 법률은 2006년 12월 28일

법률 제8101호로 전문개정 된 후 2009년 컴퓨터프로그램 보호법을 통합하며 일부 개정되었다.

컴퓨터 범죄자는 크게 종업원, 외부인, 해커로 구분할 수 있다. 종업원은 조직내부의 시스템에 대한 자신의 지식을 이용하여 시스템에 접근한다. 많은 조사에서 사용자의 지식부족이 네트워크 보안의 허점을 유발하는 가장 큰 요인이라는 점을 지적하고 있다. 대부분의 직원은 컴퓨터 시스템에 접근하기 위한 암호를 잊어버리거나 동료가 자신의 암호를 사용하도록 허용하고 있는데, 이는 시스템을 더욱 위태롭게 만들고 있는 것이다. 외부인은 시스템에 침입하는 방법과 해당 시스템의 운영과정을 알아야 하기 때문에 종업원에 비해 힘든 작업을 거쳐야 한다. 시스템에 접근하고자 하는 악의적인 침입자는 가끔 정보가 필요한 기업의 정규 직원으로 위장하여 직원이 암호를 노출시키게 속임수를 쓴다.

해커(hacker)는 컴퓨터 시스템에 허가 없이 접근하려고 하는 사람을 일컫는 말이다. 흔히 다른(타인) 컴퓨터 시스템에 무단으로 침입하여 정보를 파괴한다. 해커는 사용하기 쉬운 인터넷의 다양한 특성을 이용하여 웹 사이트와 컴퓨터 시스템 보안의 약점을 발견하고 이를 통해 허가 없이 접근하려고 한다. 개인적인 이익이나 그들에 의한 시스템의 손상에는 별로 관심이 없고, 단지 재미삼아 또는 지적 호기심을 충족시키기 위해 시스템에 침입한다. 해커의 활동영역은 단순한 시스템의 침입을 넘어 가해 및 사이버 파괴행위, 의도적 방해, 명예훼손, 웹 사이트나 기업 정보시스템의 파괴는 물론 상품과 정보에 대한 절도에 이르기까지 확대되고 있다.

범죄사례에 대한 연구결과에 의하면 절차의 무시나 거래문서의 위조에 의하여 컴퓨터 범죄가 발생한다. 따라서 대부분의 범죄는 조직의 절차와 안전수단을 제대로 확립함으로써 방지될 수 있다.

① 절도

절도는 컴퓨터를 이용하여 돈이나 정보를 훔치는 것으로 정보시스템 범죄 중 가장 많은 유형의 범죄에 속한다. 예를 들면, 컴퓨터에 의하여 다른 사람의 계좌에서 불법으로 자기 계좌로 이체하는 경우가 절도에 속한다. 이러한 컴퓨터 절도는 부정거래에 대한 데이터를 입력하거나, 프로그램을 수정하거나, 데이터를 절취하거나 수정함으로써 이루어진다.

② 파괴

파괴는 시스템에 침입하여 하드웨어나 소프트웨어, 그리고 데이터에 손상을 입히는 경우를 말한다. 흔히 볼 수 있는 대표적인 시스템 파괴행위는 컴퓨터 바이러스에 의한 소프트웨어의 파괴를 들 수 있다.

9.5.5 사고 및 범죄의 예방대책

1. 물리적 보안의 유지

물리적 보안은 각종 사고와 외부로부터의 침입에 대한 시스템이나 장비의 물리적 보호를 말한다. 컴퓨터, 데이터 센터, 소프트웨어, 매뉴얼, 그리고 네트워크의 물리적 재산을 보호하는 것 등에 대한 보호가 해당된다. 컴퓨터 시스템의 입지는 지진, 번개, 홍수, 강력한 자장 등 자연환경으로부터 피해를 최소화하는 장소로 선택해야 한다. 중요한 시스템은 항온, 항습이 유지되는 시설로 보호하고 화재나 누수에 대한 대비책을 마련하여 물리적으로 시스템을 보호해야 한다. 자연재해 발생에 대비하여 긴급 대피소, 소방통로 및 방화시설 등을 충분히 마련하여야 한다.

그리고 고의적인 물리적 공격행위에 대한 접근을 통제하여야 한다. 가급적 불특정 다수의 출입가능 장소와는 격리되어야 한다. 출입구를 하나로 제한하고 출입자 통제장치를 설치하여야 한다. 컴퓨터실의 출입을 통제하고 출입자에 대해서는 반드시 기록을 남기도록 한다. 시건장치가 되어 있는 출입문, 침입탐지장치, 경비원 등 물리적 접근을 제한하는 통제장치는 중요한 보호수단이며, 여타 재해발생과 같이 사고발생 가능성 및 손상을 최소화하도록 하여야 한다. 또한 기계설비 등을 정기적으로 점검하고 예방보수를 철저히 한다. 시스템 안전교육도 정기적으로 실시한다.

2. 접근통제

(1) 접근통제의 개념

접근통제는 권한을 갖지 않은 사용자가 컴퓨터 시스템의 일부분이나 전체로 접근하는 것을 방어하는 것이다. 즉, 접근통제는 비밀번호와 같은 소프트웨어적인 방법이나 카드, 열쇠와 같은 하드웨어적인 방법, 그리고 생체인증 등의 방법으로 데이터, 컴퓨터, 네트워크에 대한 접근을 허가받은 사람에 한해서 접근할 수 있도록 통제하는 것을 말한다. 사용자 신분 증명은 식별도구에 의하여 사용자가 인증될 때 증명된다.

식별도구에는 비밀번호와 같이 사용자만 알고 있는 것, 사용자만이 가지고 있는 스마트 카드, 토큰, 서명, 생체인증 등이 있다. 스마트카드(smart card)는 신용카드 정도의 크기로 접소 허가와 기타 정보를 담은 칩을 내장한 장치이다. 스마트 카드는 전자지불시스템에서도 사용한다. 판독장치는 스마트 카드에 있는 데이터를 해석하고 접근의 허가 여부를 결정한다. 토큰(token)은 단일 사용자의 신원을 증명할 수 있게 설계된 식별카드 같은 물리적 장치이다. 토큰은 보통 열쇠고리에 부착할 수 있을 정도로 작으며 자주 바뀌는 패스코드(pass code)를 표시한다. 생체인증(biometric authentication)은 지문, 홍채, 음성 등과 같은 개인의 특성을 읽고 해석하여 접근에 대한 허가 여부를 결정하는 시스템을 사용한다. 생체인증은 지문, 얼굴, 또는 망막 이미지와 같은 인간의 고유한 특징과 이미 저장된 특징 프로파일을 비교함으로써 이들 사이에 차이점이 있는지를 판단하여 접근여부를 결정한다. 만약 두 개의 프로파일이 일치하면 접근을 허용한다.

접근통제는 허가받지 않은 사람의 접근을 방지하여 정보의 유출, 변경, 파괴 등의 행위가 발생하지 않도록 예방하기 위함이다. 또한, 허가된 사용자라 하더라도 중요한 데이터나 프로그램을 사용할 때마다 이를 기록하여 사후에 발생하는 사고나 범죄의 원인분석을 위한 기본자료로 활용할 수 있게 해야 한다. 이를 위해 방화벽 등과 같은 보안 시스템을 구축하도록 한다.

(2) 방화벽

방화벽(firewall)은 외부 망으로부터 비인가자의 침입을 차단시켜주는 가장 기본적인 네트워크 보안 장비이다. 외부의 불법 침입으로부터 내부의 정보자산을 보호하고 외부로부터 유해정보 유입을 차단하기 위한 정책과 이를 위한 하드웨어, 소프트웨어를 총칭한다. 방화벽은 들어오는 통신 트래픽의 이름, IP주소, 응용 프로그램 및 기타 다른 특성 정보들을 확인한다. 방화벽은 이 정보를 네트워크 관리자가 시스템에 설정한 접근 규칙과 비교하여 검사한다.

방화벽은 인가받지 않은 통신이 네트워크에 들어오고 나가는 것을 방지한다. 저장하고 있는 접근제어 목록에 따라 신뢰할 수 없는 외부 접속으로부터 내부 네트워크 자원들의 보호하는 패킷 필터링 기능이 기본이며, 상위 응용 계층의 내용까지 검사가 가능한 수준으로 진화하였다. 패킷 필터링(packet filtering)은 신뢰할 수 있는 네트워크와 인터넷 사이를 이동하는 데이터 패킷의 헤더(header) 정보 중 일부 필드를 검사하는데, 이때 가각의 패킷을 개별적으로 검사한다. 방화벽은 인가받지 않은 트래픽으로부터 기업의 사설망을 보호하기 위하여 기업의 사설망과 인터넷 또는 다른 신뢰할 수 없는 네트워크 사이에 위치한다.

프록시 서버(proxy server)는 시스템에 방화벽을 가지고 있는 경우 외부와의 통신을 위해 만들어놓은 서버이다. 즉, 인터넷 상에서 한번 요청된 데이터를 대용량 디스크에 저장해두고 반복 요청 시 디스크에 저장된 데이터를 제공해주는 서버이다. 이것은 랜과 인터넷 사이에 중계자 역할을 하면서 데이터의 출입을 통제하는 버퍼(buffer)의 일종이다. 방화벽 안쪽에 있는 서버들의 외부 연결은 프록시 서버를 통해 이루어지게 된다. 연결 속도를 올리기 위해서 다른 서버로부터 목록을 캐시(cache)하는 시스템이다. 웹에서 프록시는 우선 가까운 지역에서 데이터를 찾고, 만일 그곳에 데이터가 없으면 데이터가 영구히 보존되어 있는 멀리 떨어져 있는 서버로부터 가져온다.

(3) 침입탐지시스템

침입탐지시스템(IDS, intrusion detection system)은 인터넷과 같은 네트워크 환경에서 발생하는 불법 침입 및 시스템의 자원을 정당한 권한 없이 불법적으로 사용하는 시도나, 내부 사용자가 자신의 권한을 오남용하는 시도를 탐지하고 대응하며 관리자에게 통보한다. 즉, 네트워크를 통해 네트워크 시스템 자원을 오용하거나 비정상적인 행위로 데이터를 훼손하거나 서비스 불능상태로 만드는 보안위협들을 탐지하여 이에 대응할 수 있도록 하는 시스템이다.

(4) 침입방지시스템

침입방지시스템(IPS, intrusion prevention system)은 공격이 의심스러운 트래픽을 탐지하면 트래픽을 제한하거나 차단하며 비정상적인 행동을 실행하는 경우에는 그에 해당하는 대응조치를 취하는 능동적인 보안 솔루션이다. 수동적인 방어 개념의 침입차단시스템이나 침입탐지시스템(IDS)과는 달리 침입경고 이전에 공격을 중단시키는 데 초점을 둔, 침입 유도 기능과 자동 대처 기능이 합쳐진 개념의 솔루션이다.

(5) 변조방지시스템

변조방지시스템은 데이터의 위변조를 검증하여 사용자 간에 교환되는 데이터의 무결성을 확보하기 위한 시스템이다.

(6) 통합위협관리시스템

기업의 비용을 절감하고 관리의 용이성을 높이기 위해 보안업체들은 방화벽, 가상사설통신망(VPN), 침입탐지시스템, 웹 콘텐츠 필터링 및 안티스팸 소프트웨어 등 다양한 보안도구들을 하나의 장비로 결합시키고 있다. 이러한 포괄적인 보안관리 제품을 통합위협관리(unified management systems, UTM)시스템이라고 한다.

(7) 무선 네트워크 보안

WEP(wired equivalent privacy) 프로토콜은 무선 LAN 운용간의 보안을 위해 사용하는 기술로 2000년에 이미 결점이 발견되었지만 여전히 사용 중이며 와이파이(Wi-Fi) 사용자에게 어느 정도의 보안수준을 제공한다. 해커를 방지하는 첫 걸음은 네트워크 SSID(service set identifier)에 고유한 이름을 부여하고 SSID를 공개하지 않도록 라우터를 설정하는 것이다. 기업은 내부의 데이터에 접근하고자 할 때 가상사설통신망(VPN)기술과 함께 WEP을 사용하여 와이파이의 보안을 좀 더 강화할 수 있다.

3. 데이터처리의 통제

(1) 데이터처리 통제의 개념

데이터 보안은 사고나 승인되지 않은 사람, 또는 승인되지 않은 변경이나 파괴에 데이터가 노출되는 것을 방지하기 위한 방법이다. 데이터 보안 기능은 운영체제, 보안 접근제어 프로그램, 응용 프로그램, 데이터베이스 통신제품, 백업 및 복구 절차, 외부의 제어절차 등에 의해 수행된다. 데이터의 안전성 문제는 소프트웨어의 그것보다 더 심각하다. 소프트웨어는 재구축이 가능하지만 데이터의 변경은 데이터 자체의 신뢰성에 타격을 입게 되므로 심각한 피해를 보게 된다.

데이터처리 통제는 데이터의 준비에서부터 입력, 처리 및 출력에 이르기까지의 모든 과정을 통제하는 것이다. 이는 입력통제, 처리통제, 출력통제로 구분된다. 입력통제는 데이터의 입력과정에서 발생할 수 있는 오류를 제거할 수 있도록 입력의 완전성과 정확성을 점검하는 것이고, 처리통제는 프로그램의 실행과정에서 입력된 데이터가 완전하고 정확하게 처리되도록 하는 통제활동이다. 또한, 출력통제는 컴퓨터에 의해 출력된 정보가 예상된 결과와 동일한지를 비교하고 이것이 허가된 사용자에게 적시에 제공되도록 하는 활동이다.

개인건강 정보의 입력 데이터에 대하여 적정한 검증을 해야 하며 접근자의 권한에 따라 출력되는 내역이 차별화될 수 있도록 시스템에 반영되어야 한다. 의료정보시스템에서 개인 건강 정보를 출력(인쇄, 화면표시)할 경우 용도를 정해야 하며, 용도에 따라 출력양식의 지정, 출력항목의 최소화 및 주요 정보의 숨김처리 등이 필요하다. 즉, 의사, 간호사, 정보취급 담당자, 행정관리자 등 접근권한에 따라 조회, 출력 항목을 다르게 하거나 최소화해야 한다. 개인건강 정보의 출력시 출력물의 일련번호, 출력자의 소속 및 성명 등 관련 정보를 기록하도록 한다. USB 메모리, CD, 이동식 하드디스크 등 외부 저장장치로 개인건강 정보를 다운로드 받거나 대량의 출력은 엄격히 제한하도록 한다.

(2) 암호화

많은 기업들은 디지털 정보를 저장하거나 물리적으로 이동 또는 인터넷을 통해 전송할 때 이를 보호하기 위해 암호화 기술을 사용한다.

암호화(encryption)는 단순 텍스트나 데이터를 송신자와 수신자 외에 다른 사람이 읽을 수 없는 암호문으로 바꾸는 것을 말한다. 즉, 데이터의 보안을 위해 다른 사람이 알 수 없는 키 값이나 알고리즘 변조를 이용해 데이터를 변환하는 작업이다. 데이터는 평범한 데이터를 암호문으로 변환시키는 암호화 키(encryption key)라는 비밀 숫자 코드를 이용하여 암호화된다. 암호 메시지는 수신자가 해독할 수 있어야 한다. 웹에서 네트워크 통신 트래픽을 암호화하기 위한 두 가지 주요한 방법은 SSL(secure sockets layer)과 S-HTTP(secure hypertext transfer protocol)이다. SSL과 그 후속 기법인 TLS(transport layer security)은 클라이언트와 서버 컴퓨터가 보안된 웹 세션 동안 서로 통신할 때 암호화와 해독을 관리해 준다. S-HTTP는 인터넷을 따라 전송되는 데이터를 암호화하기 위해 사용하는 또 하나의 프로토콜이긴 하지만 SSL과 TLS는 두 컴퓨터 간의 안전한 연결을 확보하도록 설계된 반면 S-HTTP는 각각의 메시지 암호화에 그치고 있다.

암호화 방법으로는 대칭키 암호화(symmetric key encryption)와 공개키 암호화(public key encryption)가 있다. 대칭키 암호화 방식은 암호화할 때 사용한 키와 암호를 해석할 때 사용하는 키가 같은 암호 알고리즘이다. 즉, 하나의 암호화 키를 만들고 이것을 수신자에게 보내어 송수신자 간의 보안된 인터넷 세션을 구성하게 되며, 결과적으로 양자가 같은 키를 공유하는 방식이다. 128비트 길이의 2진수 문자열을 갖는다. 대칭키는 전자문서를 생성(암호)하고 검증(복호)하기 위한 키(서명과 인증에 의한 동일한 키 사용)이다.

공개키 암호화 방식은 더 강력한 보안을 제공하며, 두 개의 키를 사용한다. 공개키는 전자문서를 검증(복호)하기 위한 키(전자문서를 공개키로 인증)이다.

공개키 암호화 방식은 데이터를 전송할 때는 잠그고 수신할 때는 여는 공개키와 비밀키의 시리즈로 볼 수 있다. 비밀키 암호화는 보내는 사람이 미리 정해진 키를 이용하여 암호화한 후 보내고, 받는 사람들은 같은 키를 이용하여 암호문을 복호화 한다. 비밀키 암호화 기법은 동일한 키로 암호화와 복호화를 수행하는 방법으로 보안 유지와 키 관리에 어려움이 있으나 알고리즘이 간단해 암호화 속도가 빠르고 용량이 작아 경제적이며, 대표적인 알고리즘은 DES(data encryption system) 기법 등이 있다. 공개키 암호화는 현재 전자상거래에서 가장 널리 사용되는 보안 기법이다. 공개키 암호화 기법은 공개되는 공개키(public key)와 본인만 사용하는 비밀키(private key)로 구성되는 것으로 공개키와 비밀키를 별도로 관리하기 때문에 키 관리가 용이하며 암호화와 사용자 인증이 동시에 이뤄진다는 특징이 있다. 이는 전자 문서의 디지털서명, 부인봉쇄에 사용된다. 그러나 알고리즘이 복잡해 속도가 느리다는 단점을 가지고 있다.

전자 인증서(digital certificate)는 전자상거래나 비즈니스를 위한 문서교환 시 사용자의 신원과 문서의 내용을 보증하는 전자문서이다. 국가에서 인증한 공인 인증기관에서 발급한다. 인증서는 가입자에게만 유일하다는 것을 확인하는 정보이다. 인증서는 거래 상대방의 신원을 확인해주는 것과 함께 문서내용이 변조되거나 위조되지 않았다는 사실을 검증하고 제3자로 인한 훼손을 예방하므로 거래의 안전성을 확보하거나 기밀서류를 다룰 때 유용하다. 인증서는 일련번호, 유효기간, 발급기관명과 발급기관이 사용하는 전자서명의 알고리즘 정보, 사용자에 대한 정보, 인증서 버전 등으로 구성된다.

(3) 디지털 서명

디지털 서명(digital sign)은 메시지 압축기능을 사용하여 데이터 메시지를 변환하고, 서명자의 데이터 결함 유무를 확인하는 가장 유력한 인증 수단이다.

4. 소프트웨어의 품질 통제

소프트웨어의 품질통제는 소프트웨어의 개발과정과 유지보수 과정이 적절하게 이루어지는지, 오류수정은 완전한지를 확인하는 것으로 시스템에서 사용되는 소프트웨어의 품질을 확보하기 위한 활동을 말한다. 소프트웨어의 품질통제는 자체 개발의 경우는 물론 외부로부터 필요한 소프트웨어를 구매하는 경우에도 마찬가지로 행해져야 한다. 구입된 소프트웨어는 조직 내에 배포되기 전에 철저한 시험 검사가 이루어져 품질확인 검사를 받아야 한다.

또 한 가지의 중요한 소프트웨어의 품질통제는 컴퓨터 바이러스에 대한 대비이다. 컴퓨터 바이러스를 완전히 차단하는 방법은 없겠지만, 인가된 공급업자로부터 공급된 소프트웨어만 사용하고 바이러스가 발견되면 즉시 백신 프로그램을 이용하여 치료하도록 한다. 백신 프로그램은 안티바이러스 소프트웨어(antivirus software), 바이러스 검사 소프트웨어라고도 하며, 컴퓨터 바이러스 프로그램을 찾아내고 손상된 파일을 치료하는 소프트웨어이다. 이것은 컴퓨터 바이러스의 존재를 확인하기 위해 컴퓨터 시스템과 드라이브를 검사할 수 있도록 설계된다. 특정 파일에 대한 기록이나 변경을 감시하거나 주기적 덧붙임 검사(CRC) 등을 통해 바이러스 감염 여부를 검사한 후에 침범한 바이러스를 제거한다. 그러나 대부분의 백신 프로그램은 소프트웨어 작성 당시 알려져 있던 바이러스에 대해서만 효과가 있기 때문에 유효성을 유지하기 위해서는 지속적으로 업데이트하여야 한다. 서버, 워크스테이션, 데스크톱 PC는 물론 다양한 종류의 무선 휴대형 기기들을 위한 백신 프로그램 제품들이 있다.

5. 우발상황 대비책 마련

우발상황에 대한 대비책 마련이란 컴퓨터나 정보통신시스템에 정전, 홍수, 지진, 테러범의 공격 등과 같은 예상치 못한 사고나 범죄가 발생하는 경우 이의 원인을 파악하고 이를 신속하게 해결하는데 필요한 제반 절차를 사전에 분명히 계획해 두는 것을 말한다. 우발상황은 조직과 시스템에 따라 달라지는데 백업용 데이터와 하드웨어를 항상 준비하거나 시스템을 분산하는 것이 가장 기본적인 대비책이라 할 수 있다.

백업(backup)은 컴퓨터 파일의 손상 혹은 분실에 대비하여 원본 파일의 복사본을 만드는 과정을 말한다. 이것은 사용자의 실수나 컴퓨터상의 오류, 바이러스 감염 등의 문제로 데이터가 손실 혹은 삭제되는 것에 대비해서 별도로 다른 저장장치에 복사해 두는 것이다. 파일을 CD나 USB에 저장해 두는 것도 백업이라고 할 수 있으며, 전문적으로 백업을 하려면 도스나 윈도우에서 기본적으로 제공되는 백업 프로그램을 이용하거나 다른 백업 프로그램을 사용할 수도 있다. 백업은 그 주체에 따라 자체 담당자에 의한 자체 백업과 외부의 서비스 전문회사에 의한 서비스 전문회사 백업으로 구분할 수 있다. 백업시스템은 평상시 운용되고 있는 시스템과 물리적으로 호환성이 있어야 하고 피크 시간대에도 운영되어야 한다.

병원정보시스템에 입력된 자료는 안전사고에 대비하여 수시 또는 정기적으로 백업을 실시하여 안전한 곳에 보관하도록 한다. 백업 시 Fault Tolerance(내고장성, 고장에 대한 내성)를 위하여 가장 널리 사용되는 방법은 디스크 미러링(mirroring)과 디스크 이중화가 있는데, 이들은 모든 프로그램 및 데이터가 실시간으로 보조디스크에 백업되어 주 디스크에 고장인 발생하면 즉시 보조업무를 수행하는 방식으로서 서버 운영의 중단 없이도 주 디스크를 교체할 수 있는 방법이다. 만약 주전산기가 지역적으로 다른 장소에 분산되어 있고 주요 업무를 처리할 용량을 확보하고 있으며 완전한 호환성을 갖추고 있는 경우에는 백업을 위한 별도의 장소를 확보할 필요가 없으나, 주전산기가 동일 건물 내에 위치해 있다면 비상시에 대비하여 외부의 백업장소 및 장비를 확보할 필요가 있다.

정보시스템의 운영 중 예기치 못한 천재지변(지진, 홍수 등)이나 정전 등으로 인하여 하드웨어 이상이 발생할 경우의 대비책으로서 데이터를 분산하는 방법이 있다. 이런 경우 데이터를 반드시 분산시켜 놓아야 유실을 미연에 방지할 수 있다. 이런 상황에 대비하여 기업에서는 자료를 물리적으로 매우 멀리 떨어진 둘 이상의 장소에 데이터를 분산시켜 중복 보관한다. 한 곳에서 천재지변으로 데이터센터가 파괴되어도 다른 한 곳에서 지속적이고 끊임없이 서비스 할 수 있도록 하는 것이다.

제4부

병원경영정보시스템의 실무활용

제10장 시스템 환경 및 운영방법
제11장 병원의 조직 및 업무
제12장 인사급여관리 시스템
제13장 회계관리 시스템
제14장 자산관리 시스템
제15장 구매관리 시스템
제16장 물류관리 시스템
제17장 중앙공급관리 시스템

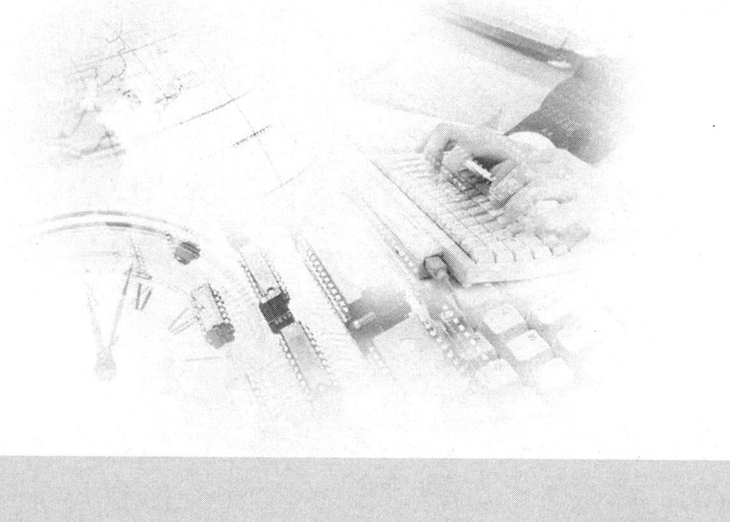

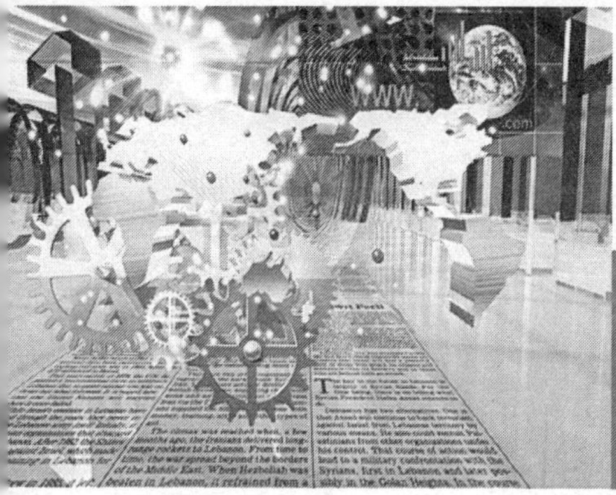

제 10 장 시스템 환경 및 운영방법

10.1 시스템 운영환경

10.1.1 시스템 구성도

〈그림 10-1〉 시스템 구성도

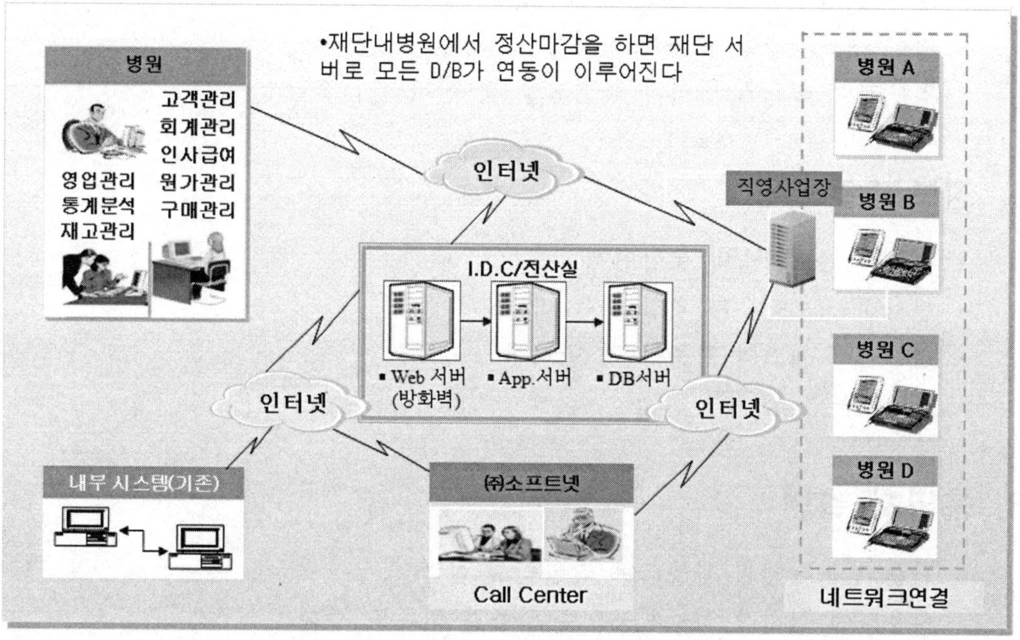

10.1.2 시스템 기능

소프트넷 병원ERP는 관리회계, 인사/급여, 자산관리, 구매관리, 물류관리, 중앙공급, 연차관리, 경영통계 등 병원에서 이루어지고 있는 일반 업무를 전반적으로 관리하는 솔루션이다. 일반적으로 병원에서 사용하고 있는 ERP는 업무상 서로 연계가 잘 되지 않아 부분적으로 별개로 사용되어 업무의 연계성이 많이 떨어지는 것을 알 수가 있을 것이다.

따라서 소프트넷 ERP는 OCS의 데이터베이스를 연계하여 원무수납에서 일어나는 매출전표와 미수금 전표를 회계로 연계하여 병원 전체 업무를 원스톱(one stop)으로 처리하여 주는 것이 최대의 장점이다.

1. 사용자 측면

- 사용측면에서 사용자에게 최대한의 편의성 제공
- 경영환경 변화의 대응에 용이
- 경영관리 지표의 신속, 정확성 제공
- 정확한 정보의 실시간 처리 및 공유
- 최신 정보기술을 활용한 신뢰성 보장
- 업무처리 속도의 향상과 품질향상 및 관리원가 절감

2. 정보기술 측면

- 경영과 정보기술의 통합연계
- 전사적 정보공유를 위한 기틀 마련
- 업무 프로세스의 표준화 및 합리화
- 관리효율의 극대화

3. 운영자 측면

- 단순 반복작업의 자동화로 작업공수 절감
- 사용자에 실시간 정보제공으로 사용자 만족도 증대
- 시스템 유지보수의 편의성 확보
- 시스템간의 연계(호환성 및 확장성)
- 시스템보안 및 안정성 확보

4. 병원 측면

- 업무 프로세스의 단순화 및 업무처리의 자동화로 업무효율성 증대
- 경영통계 솔루션 제공으로 사용자의 만족도 증대
- 최신 IT 접목으로 공간적, 시간적 제약 해소
- 업무 표준화에 따른 운영비 절감
- 업무의 자동 결재시스템으로 부서 간 업무 공유 및 신속화

10.1.3 시스템 특징

1. 사용자의 편의성 지향

- 사용자 편리성 제고
- 다양하고 일관성 있는 인터페이스
- 유지보수의 용이성 확보
- 신뢰성 있는 시스템 구축

2. 유연한 시스템

- 세법에의 유연한 대응 능력
- 업무변화 따른 표준화 시스템
- 타 시스템과의 인터페이스의 유연성 확보

10.2 시스템 이용방법

10.2.1 접근경로

1. 로그인 아이콘 실행

바탕화면에 소프트넷 소프트웨어를 구동시킬 수 있는 아이콘을 설치한다. 설치가 정상적으로 완료되면 아래의 그림과 같은 아이콘이 화면에 나타난다.

2. 사용자 ID, 암호 입력

바탕화면에서 소프트넷 로그인 아이콘을 실행시키면 아래의 그림과 같이 사용자 ID와 암호를 입력하는 창이 나타난다.

〈그림 10-2〉 사용자 ID/암호 입력창

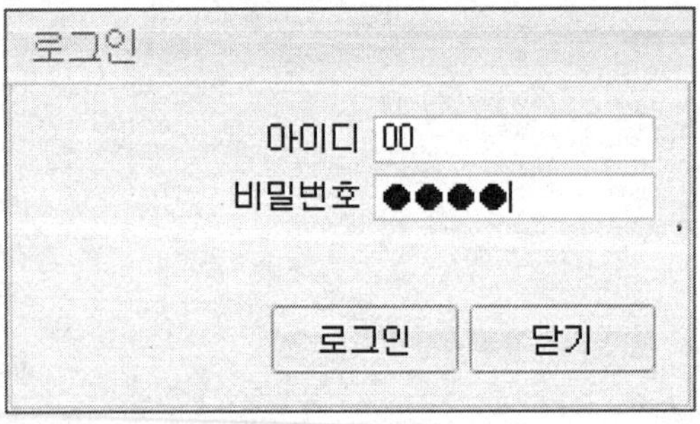

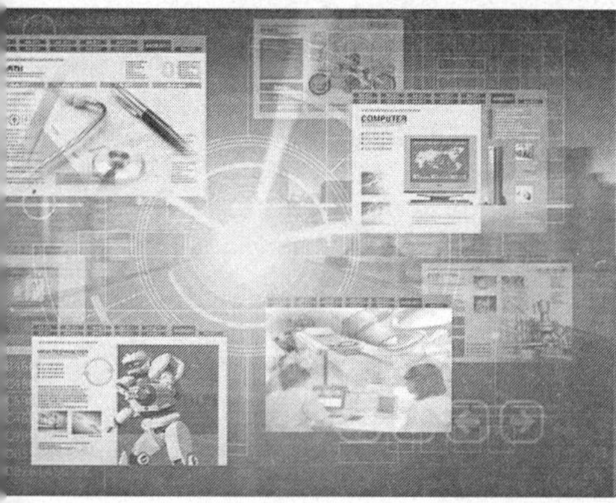

제 11 장

병원의 조직 및 업무

11.1 병원의 조직

병원은 조직화된 의료 및 전문요원, 병상을 포함한 연구시설, 의료서비스, 지속적인 간호서비스, 그리고 환자의 진단과 진료를 수행하는 조직이다. 병원조직이 그 목표를 달성하기 위해서는 두 사람이상이 모여서 상호작용을 해야 한다. 아무리 작은 의원이라도 의사와 간호사 등 2명 이상이 근무하고 있으며, 이들은 조직의 목표를 달성하기 위하여 주어진 역할과 기능에 따라 직무를 수행한다. 병원의 규모가 커질수록 직종도 다양해지고 인원도 늘어난다. 대학병원을 비롯한 대형병원은 다양한 직종의 전문가들이 모여 있는 조직으로서 그 구조가 매우 복잡하다.

병원은 사람의 생명을 다루는 의료 업무를 다루고 있기 때문에 조직의 구조나 운용 면에 있어서 일반 조직과는 다른 특징들을 가지고 있다. 다음의 그림은 일반적인 종합병원 수준의 병원 조직도의 예를 나타낸다.

〈그림 11-1〉 병원 조직도

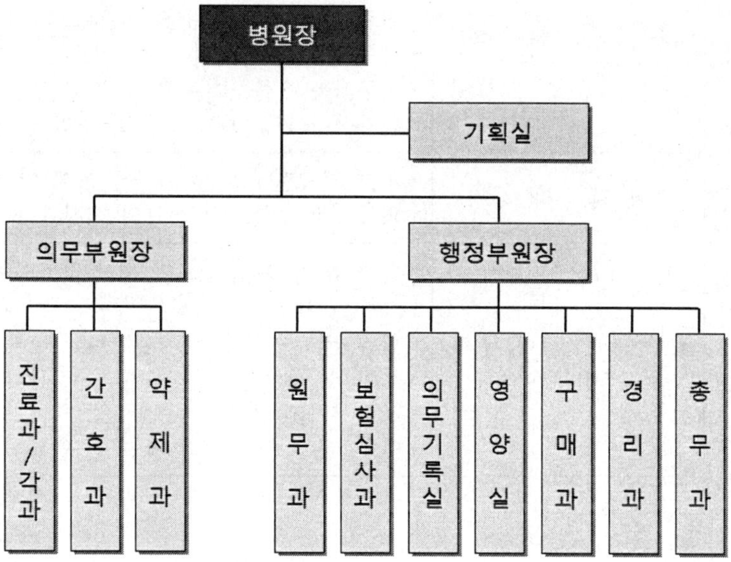

11.2 병원의 업무

〈표 11-1〉 병원의 주요업무

부서 구분	주요 기능	담당 업무
진료부서	진료, 공중보건, 교육 및 연구	• 임상진료 각과에서 환자 진료(외래진찰실, 응급실, 병동, 수술실, 분만실 등) • 진단에 필요한 검사(임상병리과, 해부병리과, 진단방사선과, 핵의학과 등) • 환자의 치료 및 물리치료(치료방사선과, 재활의학과) • 지역주민에 대한 진료봉사, 예방접종 등
간호부서	간호, 행정, 교육 및 연구	• 의사의 진단 및 치료 시 지원 • 환자간호(외래, 응급실, 병동, 기타 의료시설) • 환자나 병원에 관한 정보 제공, 간호행정 • 진료시설의 유지보수, 중앙공급, 진료용품 수불 등에 필요한 행정기능 담당
진료지원부서	중앙공급, 의무기록, 영양관리	• 린넨류, 피복, 침구류 등 공급 및 재생(중앙공급실) • 진료용 의료기구, 위생재료의 소독 및 공급 • 각종 공급 기자재의 구매, 지불관련 행정업무 • 의무기록 수불, 보존 및 행정 관리 • 환자식이의 식단표 작성 및 조리 급식
약제부서	조제 및 투약, 행정	• 의사 처방전에 따른 의약품 조제 및 투약 • 의약품의 수불, 독(극)약의 행정관리
행정관리부서	원무, 총무, 경리, 구매, 경영 관리	• 환자 접수, 수속, 진료비 계산 및 심사청구 등 제반업무 • 현금출납, 수지계산, 자금관리 • 장비 및 물품의 구입, 수불, 유지관리 • 각종 시설물관리 • 인사, 총무, 경영관리 및 지원 업무

11.3 병원업무의 흐름

11.3.1 전체 경영정보업무의 흐름

〈그림 11-2〉 전체 업무흐름도

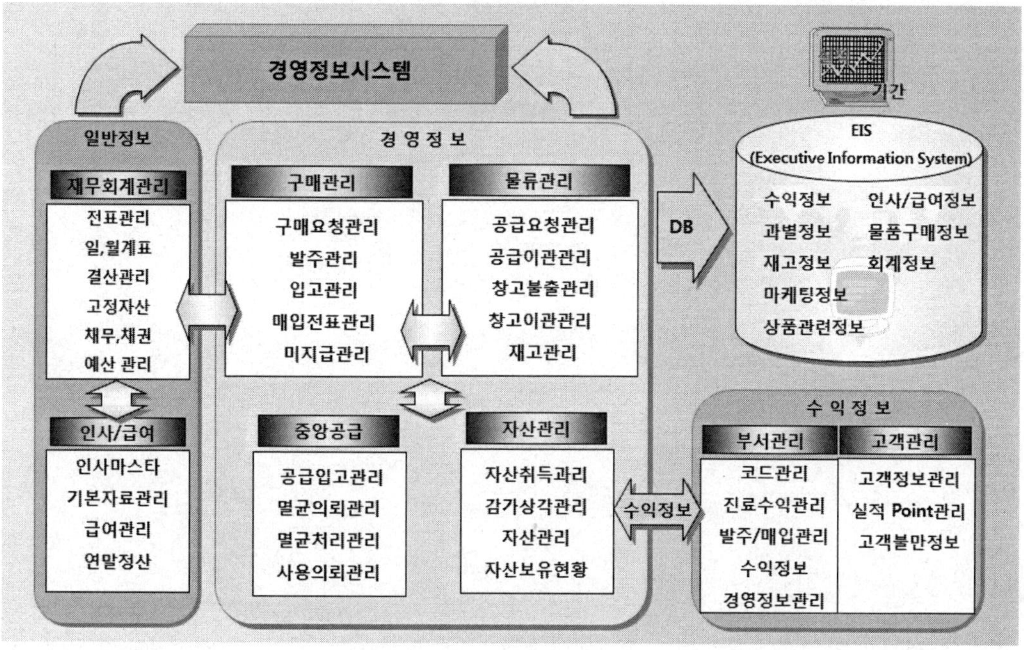

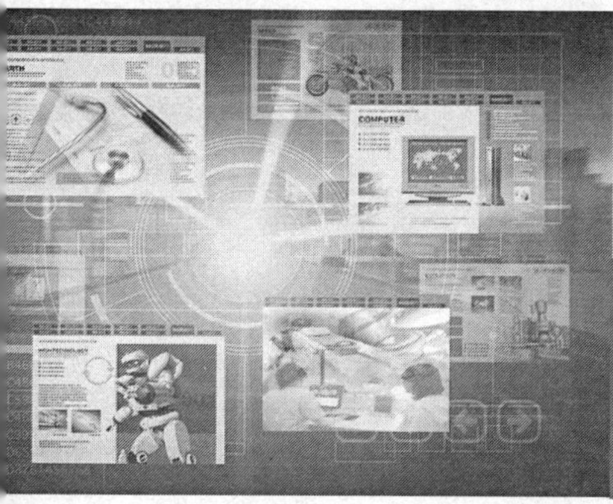

제 12 장 인사급여관리 시스템

12.1 인사급여관리 주요업무

12.1.1 인사급여관리 업무흐름

〈그림 12-1〉 인사급여관리 업무흐름도

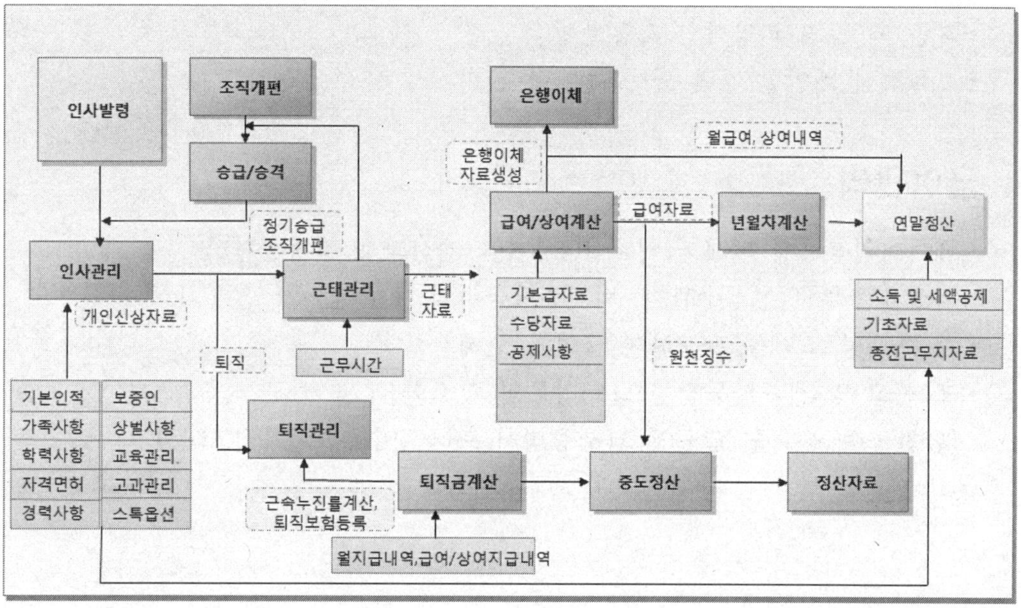

인사관리는 인사기본관리, 인사발령, 교육훈련 및 출장관리, 각종 인사현황 및 통계자료를 관리하는데 그 목적이 있다. <그림 12-1>과 같이 처음 입사하여 인사발령과 조직개편에 이여 승급/승진을 관리하며 근태관리에 의해 자동으로 급여부서로 연계하여 급여수당이 지급된다. 연말정산과 퇴직자의 퇴직정산까지 모든 업무를 일괄적으로 연계하여, 급여계산 또한 자동으로 계산되어 사용자로 하여금 일관성 있는 업무처리가 이루어지게 한다.

12.1.2 인사급여관리 업무기능

1. 인사관리

- 인사관리는 인사기본(master), 인사발령, 교육, 징계, 임면사항 등을 관리
- 근무부서 및 직무경력관리를 통한 체계적인 인력관리
- 각종 제 증명서 양식의 자동발행
- 효율적인 개인별 경력 및 교육이력 관리

2. 급여관리

- 급여개인정보에 의해 급여계산, 상여금 계산과 연말정산관리
- 퇴직금관리, 원천징수관리, 퇴직충당금관리
- 각종 해당 조건을 관리하여 급여와 연계
- 제 신고 양식의 자동발행으로 업무의 간소화
  (원천징수 영수증, 갑근세 납세증명서, 원천징수부, 전자신고 등)

12.2 메뉴화면

〈그림 12-2〉 인사급여관리 메뉴화면

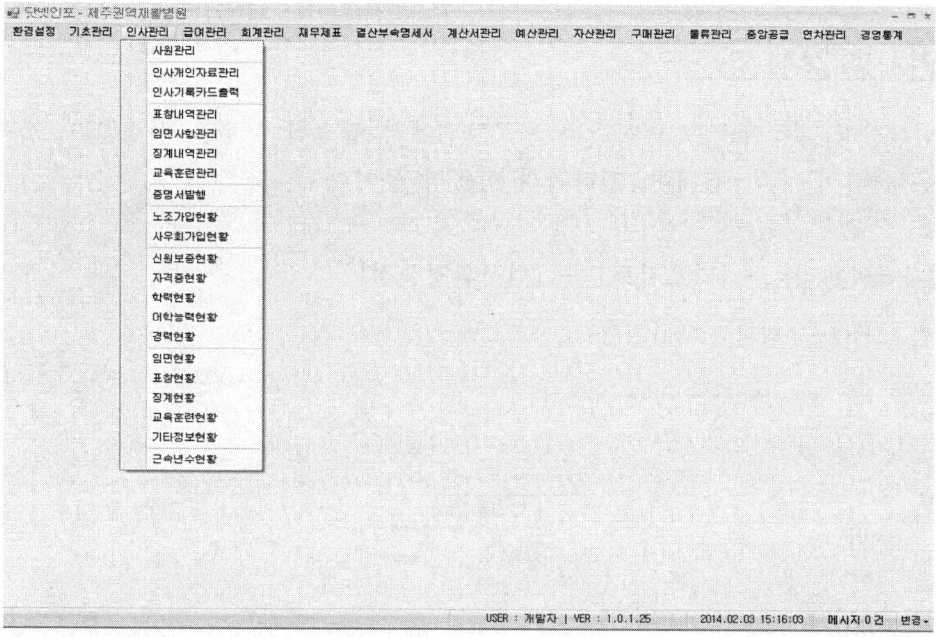

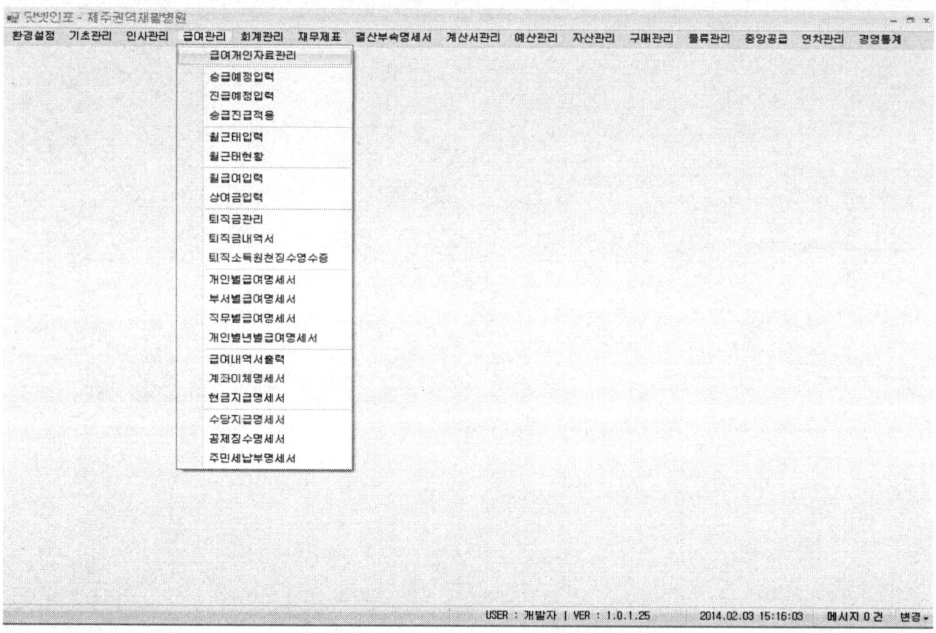

12.3 업무처리 화면

12.3.1 인사관리

1. 인사환경설정

인사환경 설정에서는 인사관리 프로그램에서 필요한 사항을 설정한다. 설정항목은 증명서 양식, 결재란, 기타관리 항목명 등이다.

[인사급여관리] → [기초자료] → [인사환경설정]

〈그림 12-3〉 인사환경설정 화면

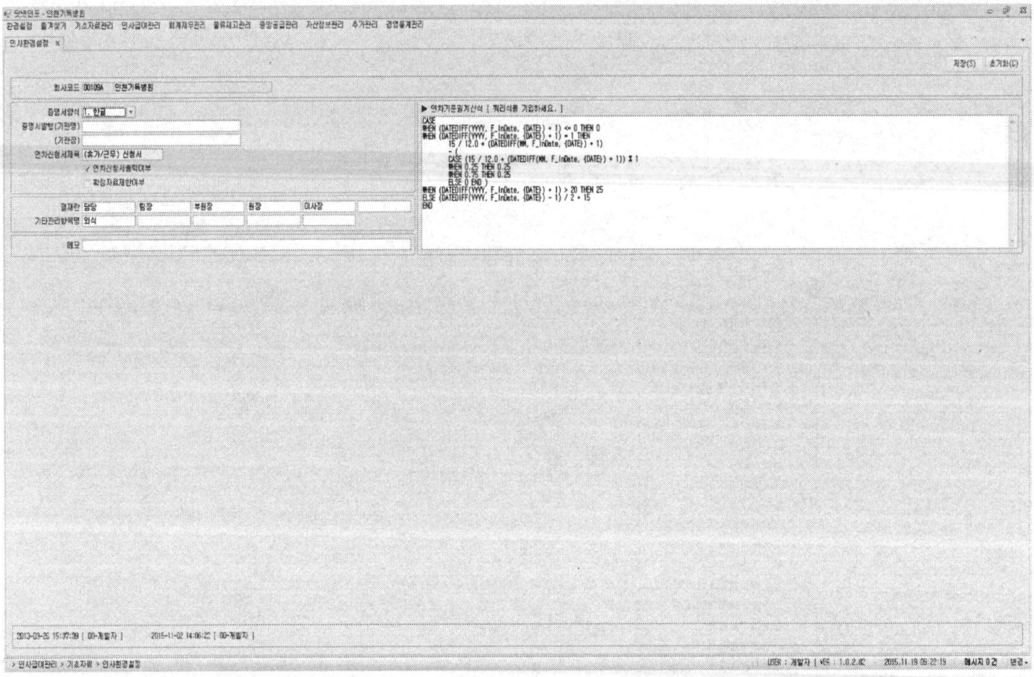

내용설명

① 증명서양식 : 재직증명서와 경력증명서를 출력할 때 한글 또는 한자로 표현이 가능하므로 한글증명서나 한자증명서를 선택하여 사용할 수 있다.

② 결재란 : 회사에서 결재하는 순서에 맞게 입력하면 된다.

③ 기타관리 항목명 : 인사 개인자료 관리에서 일반적인 인사기록카드에 필요한 항목외 다른 특별한 관리가 필요할 때 기타관리항목을 입력하면 인사 개인자료관리 추가로 탭 화면이 형성되어 자료를 입력할 수가 있다.

④ 저장 : 모든 자료를 입력하고 [저장] 버튼을 누르면 자료가 저장된다.

2. 급여환경설정

급여환경설정에서는 급여관리 프로그램에서 필요한 사항을 기술한다. 세금 신고할 관할세무서와 제출자구분, 급여계산방법, 일수적용구분, 조퇴 지각 횟수에 따른 결근체크, 수당금액표시최소 표시단위, 급여지급일자, 그리고 결재란 세금신고 메일주소 등을 관리한다.

[인사급여관리] → [기초자료] → [급여환경설정]

〈그림 12-4〉 급여환경설정 화면

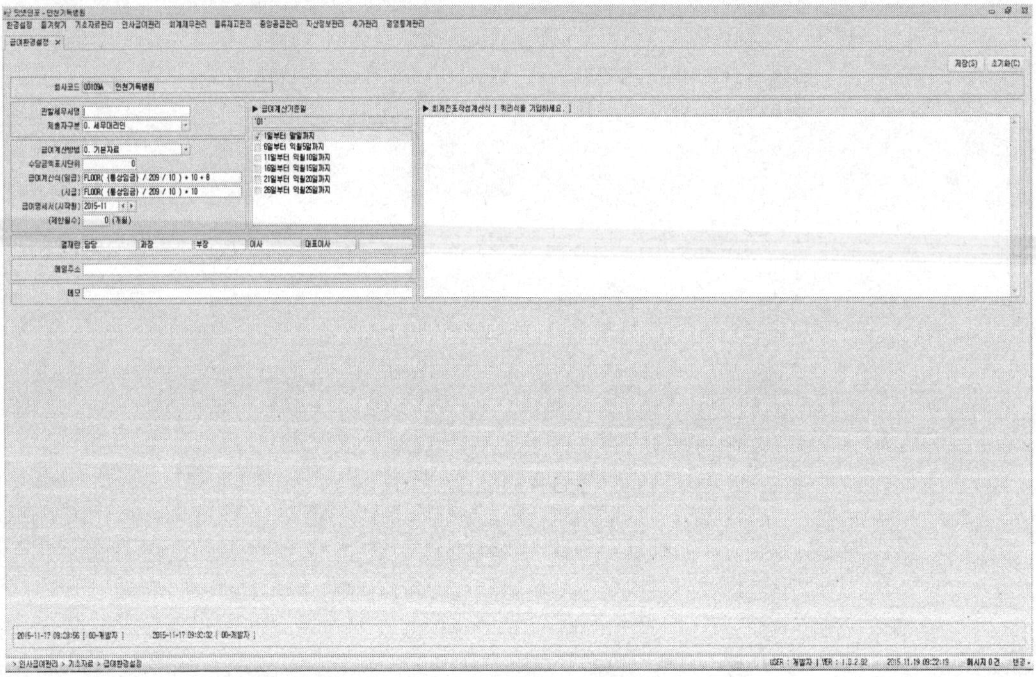

내용설명

① 관할세무서명 : 세금신고를 하는 관할 세무서명을 기재한다.

② 제출자구분 : 세무대리인이나 법인 또는 개인을 선택하면 된다. 세무대리인은 세무사에서 세금신고를 대리할 경우에 해당되며, 법인이나 개인사업자에서 직접신고 할 경우에는 법인이나 개인을 선택하면 된다.

③ 급여계산방법 : 0.기본자료는 호봉으로 계산할 때 선택하는 것이고, 1.근태자료는 출근근태에 따라 기본급과 수당이 변한다. 9.전월자료를 선택하면 전달 급여를 동일하게 지급할 경우에 사용하는 것이다.

④ 수당금액표시단위 : 수당금액을 계산할 때 원단위 또는 십 단위 절사할 경우 '1', '10'같이 절사하는 단위만큼 표시하면 된다.

⑤ 급여계산식(일급/시급) : 일급과 시급수당을 계산할 때 계산공식을 기준 하는 것이다.

⑥ 급여계산 기준일 : 말일까지 급여를 계산하는지 또는 '25'일까지 급여계산인지를 구분하여 급여계산 시 자동으로 일수를 계산하여 급여가 계산된다.

3. 수당항목관리

수당항목관리는 기업체마다 지급되는 수당이름과 용도가 다르므로 이 프로그램에서 각자 회사에 맞게 수당항목을 작성하면 된다. 수당항목을 입력할 수 있는 개수는 1~999번까지 입력이 가능하며, 수당항목은 삭제를 하여도 항목이 지워지는 것이 아니고, 사용중지 상태로 계속 남아있으므로 이전자료를 조회하면 그 당시 지급된 항목으로 조회가 가능하다.

[인사급여관리] → [기초자료] → [수당항목관리]

〈그림 12-5〉 수당항목관리 화면

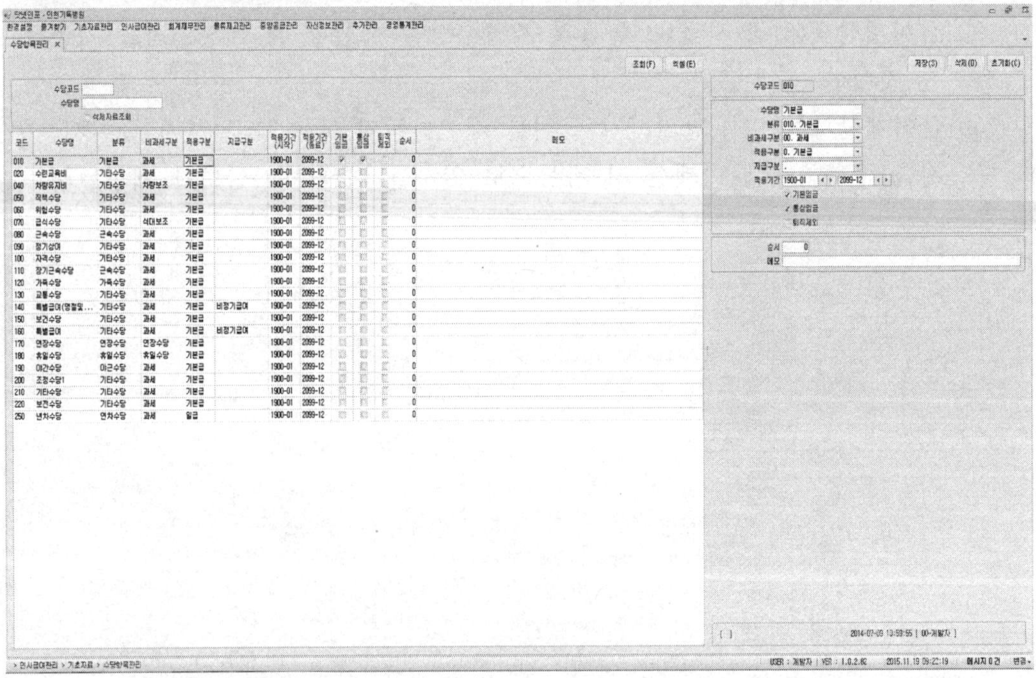

내용설명

① 수당코드 : 코드분류는 사용자가 설정하여 부여하면 된다. 코드자리 수는 3자리로 설정되어 있으며 '001', '010'씩으로 입력한다.

② 분류 : 기타코드에서 분류한 수당분류 코드이다. 분류코드는 각 수당이름은 달라도 용도에 따라 분류코드를 부여하여, 수당항목에 대한 정확한 직업용도를 관리하는 목적이다.

③ 비과세구분 : 급여지급 할 경우와 연말정산 할 때 과세부분과 비과세 부분을 분류하는 구분이다. 비과세도 항목에 따라 비과세 한도금액이 다르므로 잘 구분하여 입력하여야 한다.

④ 발생계정과목 : 수당항목별로 회계전표로 자동 분계를 원할 경우 계정과목을 선택한다.

⑤ 적용기간 : 현재 사용하고 있는 수당을 언제부터 언제까지 사용할 것인지, 그 기간을 설정한다. 만약 기간을 무한대로 정하고자 한다면 완료일자를 최대한 늦게 설정하면 된다.

⑥ 기본임금/통상임금 : 근로기준법에 따라 이 수당항목이 기본임금인지 통산임금인지를 체크하여 관리하면 기본급상정과 퇴직급여계산에 적용을 한다.

⑦ 순서 : 수당항목이 보여주는 프로그램에 순서를 정하는 것이다.

4. 공제항목관리

공제항목관리는 기업체마다 공제되는 공제이름과 용도가 다르므로 이 프로그램에서 각자 회사에 맞게 공제항목 작성하면 된다. 공제항목을 입력할 수 있는 개수는 1~999번까지 입력이 가능하며, 공제항목을 삭제를 하여도 항목이 지우지는 것이 아니고 사용중지 상태로 계속 남아있으므로 이전자료를 조회하면 그 당시 공제된 항목으로 조회 가능하다.

[인사급여관리] → [기초자료] → [공제항목관리]

〈그림 12-6〉 공제항목관리 화면

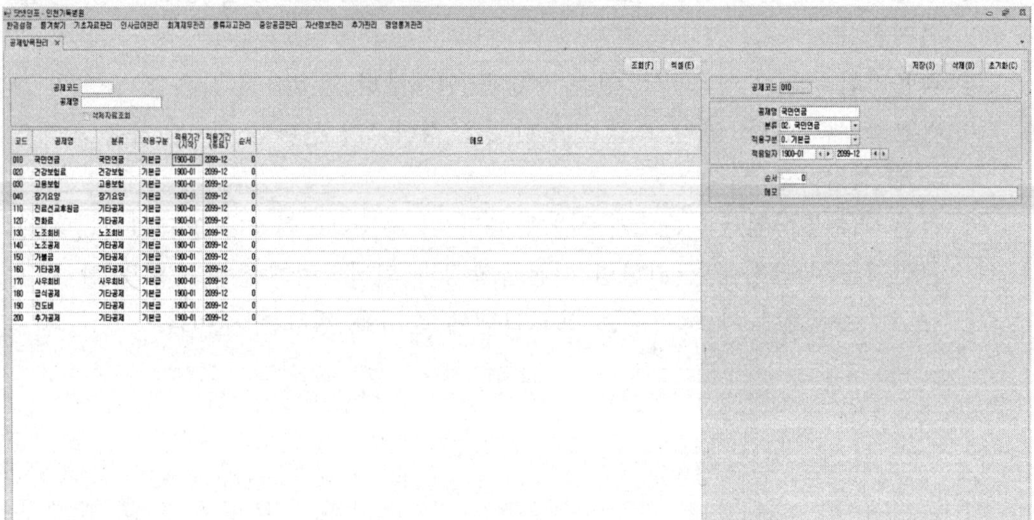

내용설명

① 공제코드 : 코드분류는 사용자가 설정하여 부여하면 된다. 코드자리 수는 3자리로 설정되어 있으며 '001', '010'으로 입력한다.

② 분류 : 기타코드에서 분류한 공제분류 코드이다. 분류코드는 각 공제이름은 달라도 용도에 따라 분류코드를 부여하여 공제항목에 대한 정확한 공제용도를 관리하는 목적이다.

③ 일괄공제구분 : 0.기본수당은 프로그램에서 정한 방식으로 공제를 하는 것이고, 1.기본급을 선택하고 ④ 번 라인에서 공제 율 몇%를 입력하면 기본급에 %를 산정하여 공제금액을 설정하는 것이다. 9.총지급액을 선택하고 ④번 라인에서 공제율 몇 %를 입력하면 총지급에 %를 산정하여 공제금액을 설정하는 것이다.

④ 일괄공제율/금액 : 100 이하를 입력하면 자동으로 %로 인식을 하고, 100 이상으로 입력하면 금액을 인식하여 공제금액에 적용된다.

⑤ 계정과목, ⑥ 적용일자, ⑦ 정렬은 수당항목에서 설명한 것과 같다.

5. 급여기준관리(호봉)

급여호봉기준관리는 급수관리에서 급수코드와 적용호봉과 기준금액/호봉간 금액을 설정되어 있는 데이터를 급여호봉기준관리에 자동으로 현황을 보여준다.

여기서 급수에 따라 호봉이 맞는지를 확인하고 좌측상단에 있는 [기본수당 재생성하기] 버튼을 누르면 자동으로 '급여관리' → '급여개인자료관리' → '일반'이란 화면에 기본급과 일급/시급이 자동으로 변경 적용된다. 또한 일반화면 옆에 있는 수당항목화면에 각종 수당항목이 기본급과 일급/시급에 따라 변동이 있는 수당항목들도 자동으로 금액이 변경됨으로써 급여관리자는 호봉승진과 진급승진이 있을 때 업무가 신속하고 정확하게 처리 될 수 있도록 하는 프로그램 화면이다.

[인사급여관리] → [기초자료] → [급여기준관리(호봉)]

〈그림 12-7〉 급여기준관리(호봉) 화면

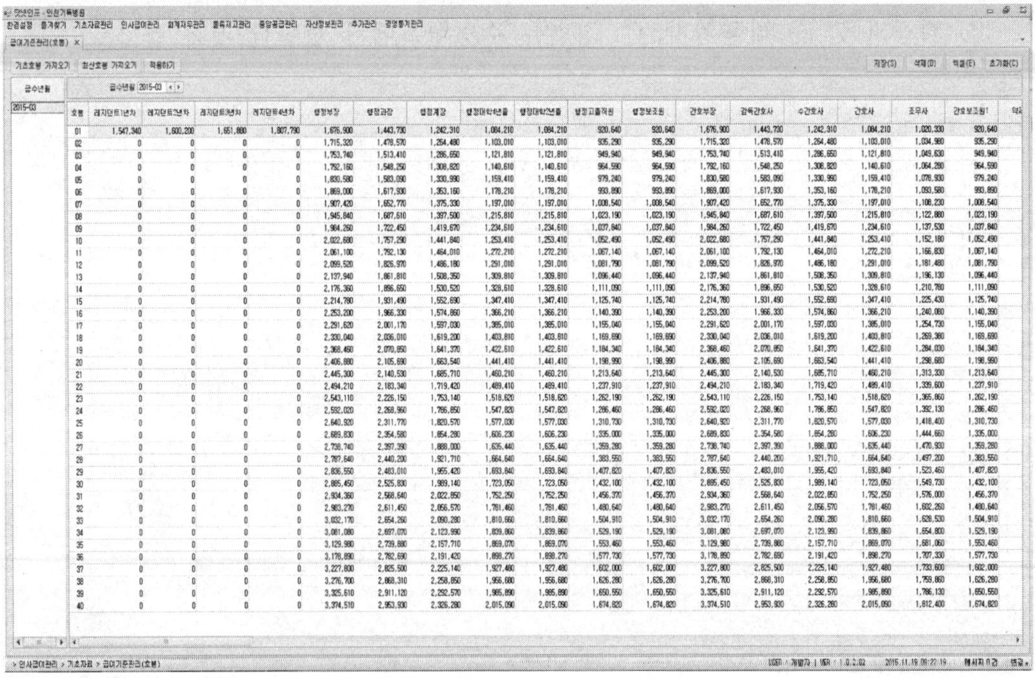

6. 교육구분관리

직원들의 교육관리를 하기 위해 필요한 교육을 모두 코드와 하여 관리하여 직원별로 교육이수와 교육을 현황에 적용하기 위한 것이다.

[인사급여관리] → [기초자료] → [교육구분관리]

〈그림 12-8〉 교육구분관리 화면

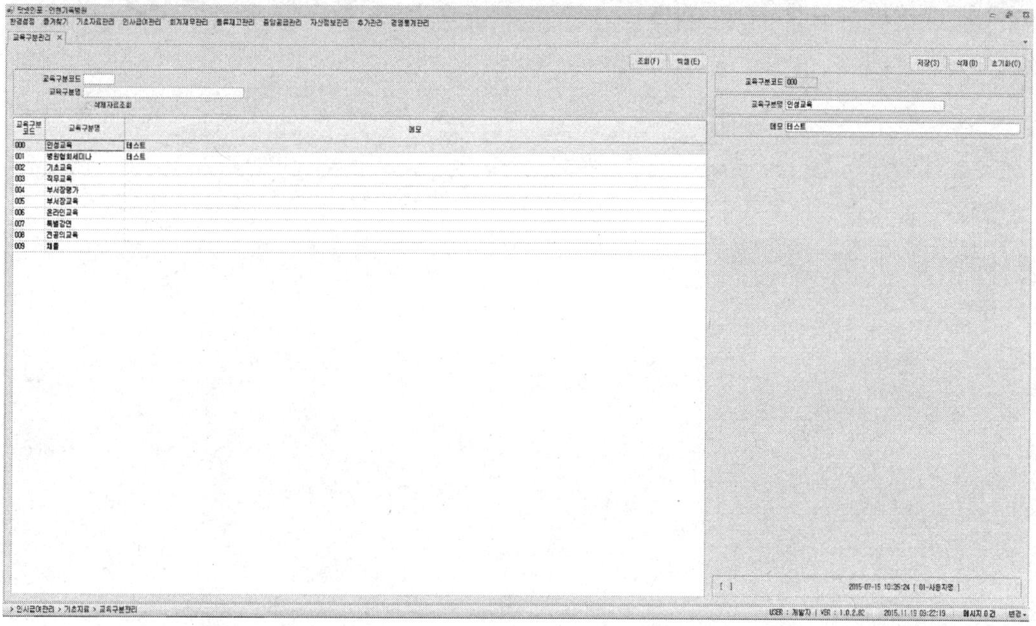

7. 교육강사관리

교육종류에 따라 강사를 지정하고 강사가 사내직원이 하는 것인지 외부인사가 하는 것인지를 관리하고 교육이수 후 교육내용과 강사 등을 관리하는데 목적에 있다.

[인사급여관리] → [기초자료] → [교육구분관리]

〈그림 12-9〉 교육강사관리 화면

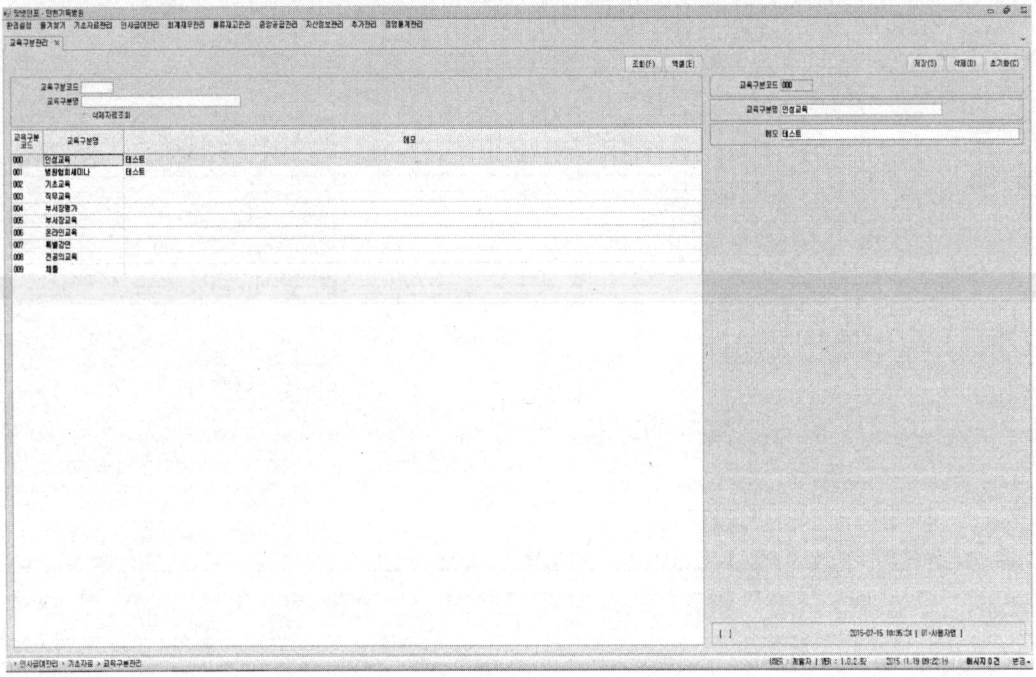

8. 근무파트관리

근무파트별로 근무표가 서로 틀려서 근무표를 작성하고 같은 근무표를 사용할 부서를 선택하는 것이다.

[인사급여관리] → [기초자료] → [근무파트관리]

〈그림 12-10〉 근무파트관리 화면

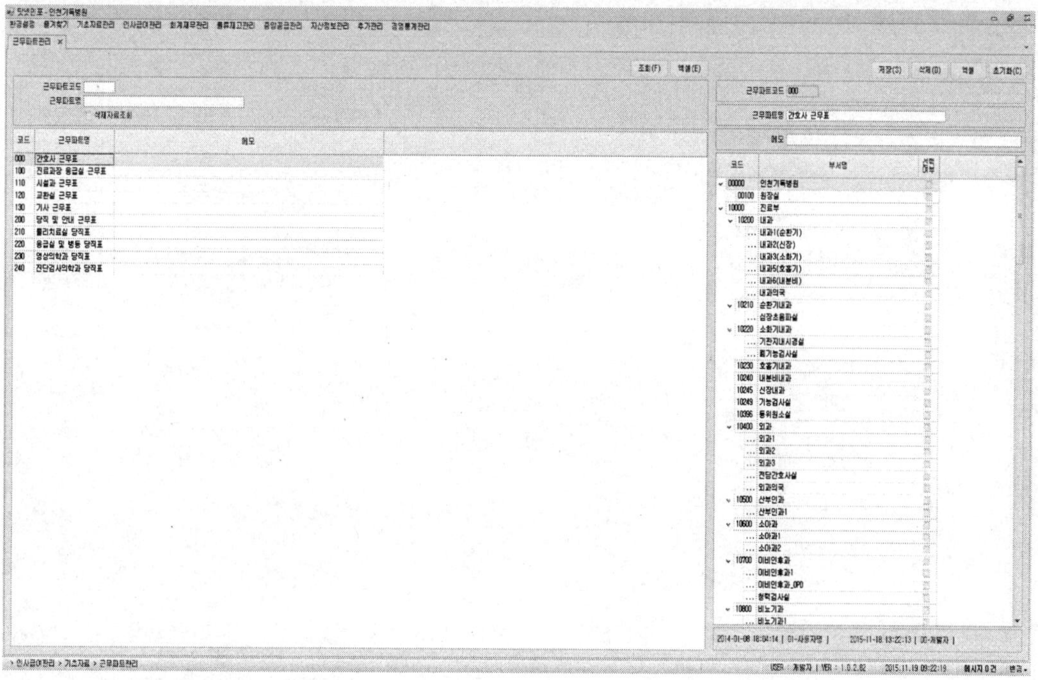

9. 근무구분관리

근무구분은 각 병원에서 근무를 시행하는 코드 체계를 말한다.

근무나 휴직 종류에 따라 연차사용여부와 근태수량을 설정하여 월 근태 집계에서 근태수와 급여계산에 반영하게 하기 위한 것이다.

[인사급여관리] → [기초자료] → [근무구분관리]

〈그림 12-11〉 근무구분관리 화면

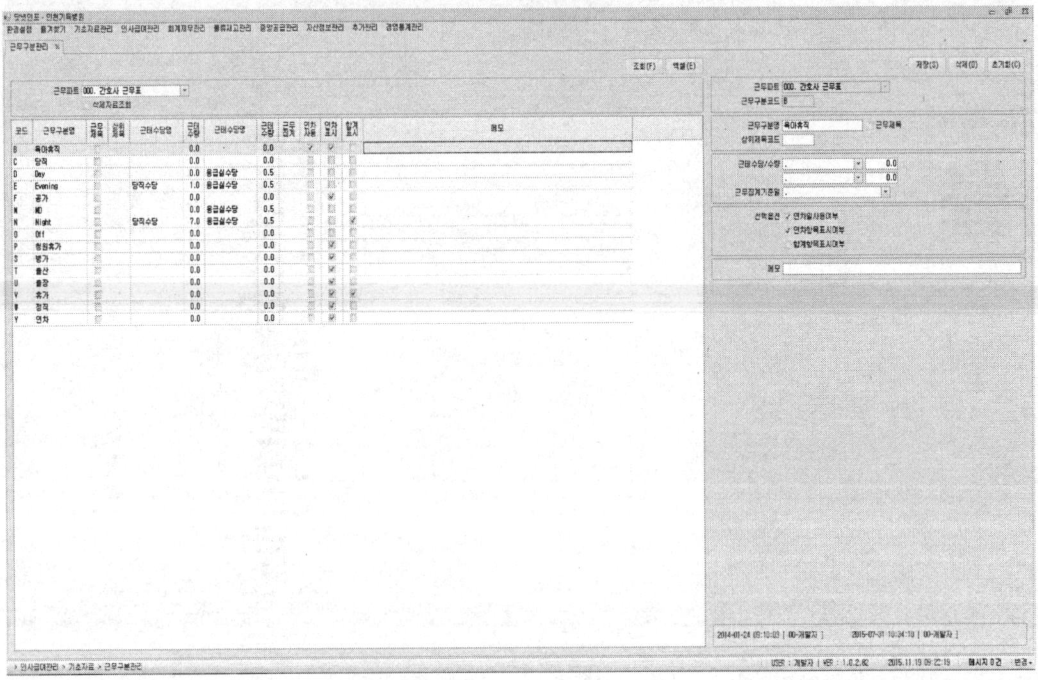

10. 사원관리

사원관리는 인사정보에서 기본으로 입력하여야 되는 사항을 관리하는 것으로 입력항목에 따라 사용자가 직접 각 항목별로 입력하여 인사기본(Master)을 생성한다.

[인사급여관리] → [인사입력] → [사원관리]

〈그림 12-12〉 사원관리 화면

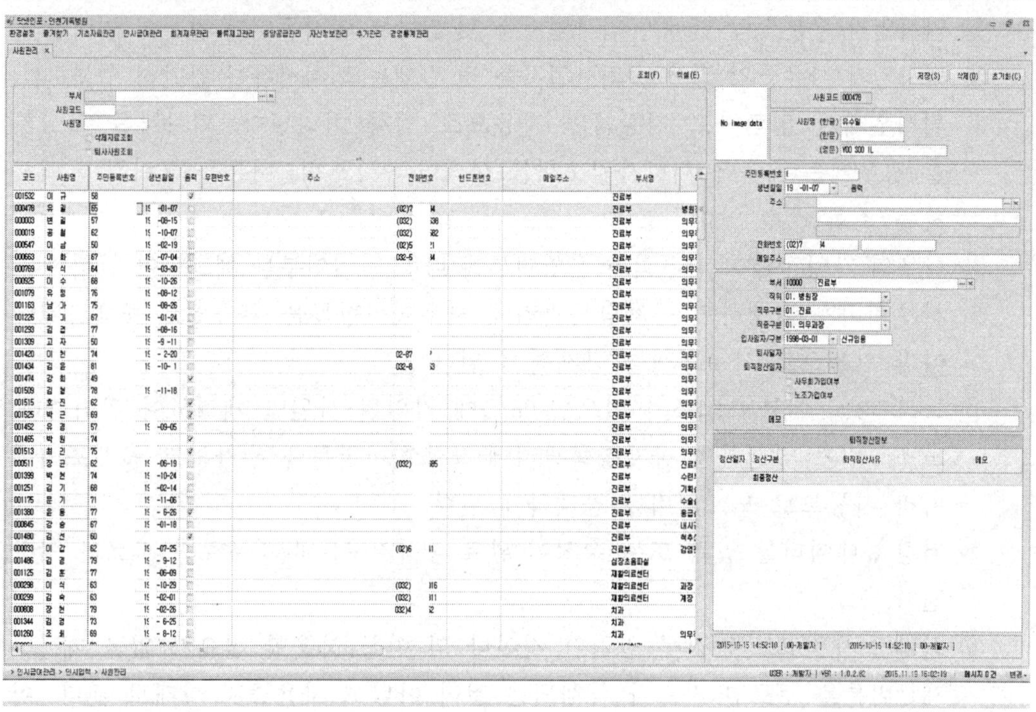

내용설명

① 사원코드 : 사원코드 자리수는 8자리로 설정되어 있으며 사용자에 따라 원하는 코드 분류를 설정하여 부여하면 된다.

② 사원명 : 사원명은 한글이름, 한문, 영문을 입력한다.

③ 주민등록번호 : 개인 주민등록번호를 입력한다.

④ 생년월일 : 생년월일을 입력하고 양력, 음력을 체크하여 관리한다.

⑤ 주소 : 사원 주소를 입력한다. 주소 조회는 '호계동'이나 '경수대로' 입력하고

[Enter] 키를 누르면 주소조회 화면이 나타나고 여기서 해당 주소를 선택한 후 상세주소만 입력하면 된다.

⑥ 전화번호 : 사원 연락처를 입력한다.

⑦ 메일주소 : 이메일 주소를 입력한다.

⑨ 부서 : 근무하는 부서를 선택하여 등록하면 된다.

⑩ 직위 : 부여 받은 직위를 입력한다.

⑪ 직무구분 : 직무에 해당되는 구분을 선택한다.

⑫ 입사일자/구분 : 앞 칸에는 입사일자를 뒷 칸에는 입사동기를 간단히 입력한다.

⑬ 퇴사일자/사유 : 앞 칸에는 퇴사일자를 뒷 칸에는 퇴사사유를 간단히 입력한다. 퇴사일자를 입력하고 저장하면 자동으로 퇴사 처리된다. 퇴사자를 보고자 할 경우에는 좌측에 퇴사사원조회를 선택한 후 [조회] 버튼을 클릭하면 퇴사자를 조회할 수 있다.

⑭ 사우회 가입 여부 : 사우회의 운영여부에 따라 가입여부를 체크하여 관리한다. 사우회비가 발생하면 공제항목관리에 사우회비항목을 추가하고 공제조건에 따라 자동으로 사우회비를 공제하게 된다.

⑮ 노조 가입 여부 : 노조가 있으면 노조에 가입된 사원만 체크하여 관리한다. 노조회비가 발생하면 공제항목관리에 노조회비항목을 추가하고 공제조건에 따라 자동으로 노조회비를 공제하게 된다.

⑯ 저장 : 데이터를 입력 또는 수정이 완료 후 [저장] 버튼 누르면 자료가 저장된다.

⑰ 삭제 : 사원코드가 잘못 입력한 것이나 더 이상 사용할 필요가 없을 때 [삭제] 버튼을 누르면 자료가 삭제되는 것이 아니고 사용중지 상태로 된다. 이후 잘못 삭제한 것이나 다시 복원을 원한다면 좌측에 '삭제자료조회'를 체크하고 [조회] 버튼을 누르면 현재까지 삭제한 자료별 또는 전체를 조회된 것을 선택하여 [복원] 버튼이 우측상단에 나타나면, 이때 [복원] 버튼을 누르면 자료가 복원된다.

⑱ 초기화 : 데이터를 입력 또는 수정할 때 잘못 입력하여 취소 시 사용하면 화면을 지우는 역할을 한다.

11. 사원관리(퇴직정산자)

퇴직정산이나 중간퇴직정산 하는 사원을 입력하여 퇴직정산계산을 하면 된다.

[인사급여관리] → [인사입력] → [사원관리(퇴직정산자)]

〈그림 12-13〉 사원관리(퇴직정산자) 화면

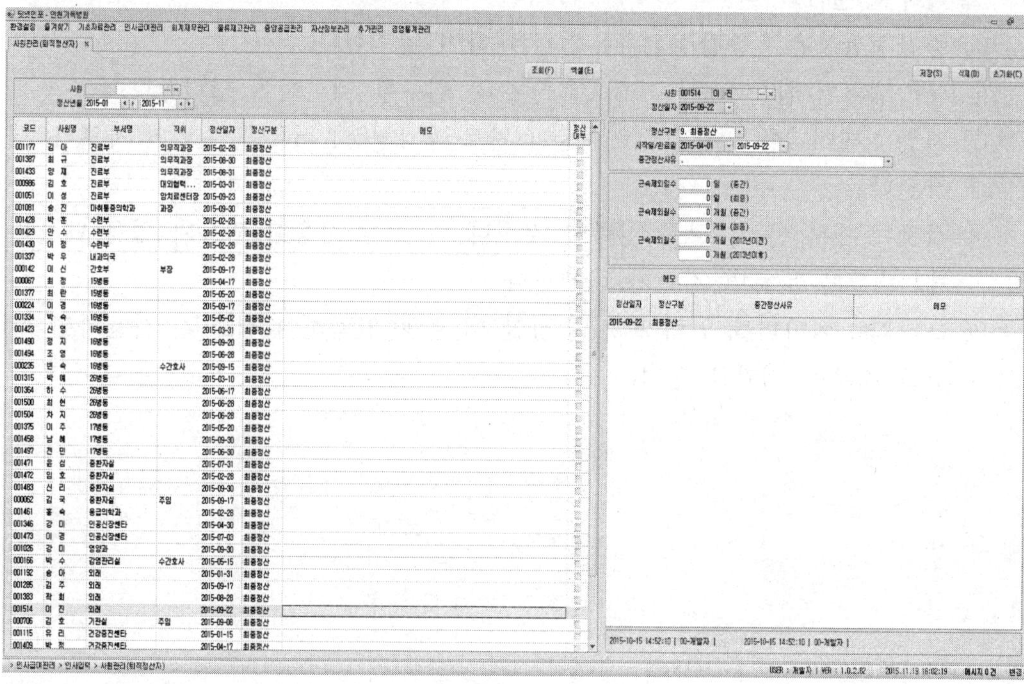

내용설명

① 사원 : 퇴직 정산할 사원을 입력한다.

② 정산일자 : 퇴직 정산일자를 입력한다.

③ 정산구분 : 정산방법을 선택한다.

④ 시작일/완료일 : 중간정산자는 시작일이 발생하고 최종퇴직자는 완료일만 입력하면 된다.

⑤ 중간정산사유 : 중간정산사유를 선택하여 입력한다.

⑥ 근속제외일/월수 : 근속제외 할 일수와 월수를 계산하여 입력한다.

⑦ 저장 : 데이터를 입력 또는 수정이 완료 후 [저장] 버튼을 누르면 자료가 저장된다.

⑧ 삭제 : 사원코드가 잘못 입력한 것이나 더 이상 사용할 필요가 없을 때 [삭제] 버튼을 누르면 자료가 삭제된다.

⑨ 초기화 : 데이터를 입력 또는 수정할 때 잘못 입력하여 취소 시 사용하면 화면을 지우는 역할을 한다.

12. 인사개인자료관리

인사개인자료는 개인신상기록카드 자료이므로 입력란에 따라 해당되는 사항만 입력한다. 일반적인 사항을 화면창으로 분류하였고, 나머지는 병역관계, 어학능력, 가족관계, 학력사항, 보유 자격증관리, 표창내역, 임면사항은 발령사항을 입력한다. 그리고 징계내역, 교육 및 훈련사항, 경력사항 등 인사개인자료에서 관리하고 인사기록카드가 필요하면 인사기록카드도 출력이 가능하다.

[인사급여관리] → [인사입력] → [인사개인자료관리]

〈그림 12-14〉 인사개인자료관리 화면

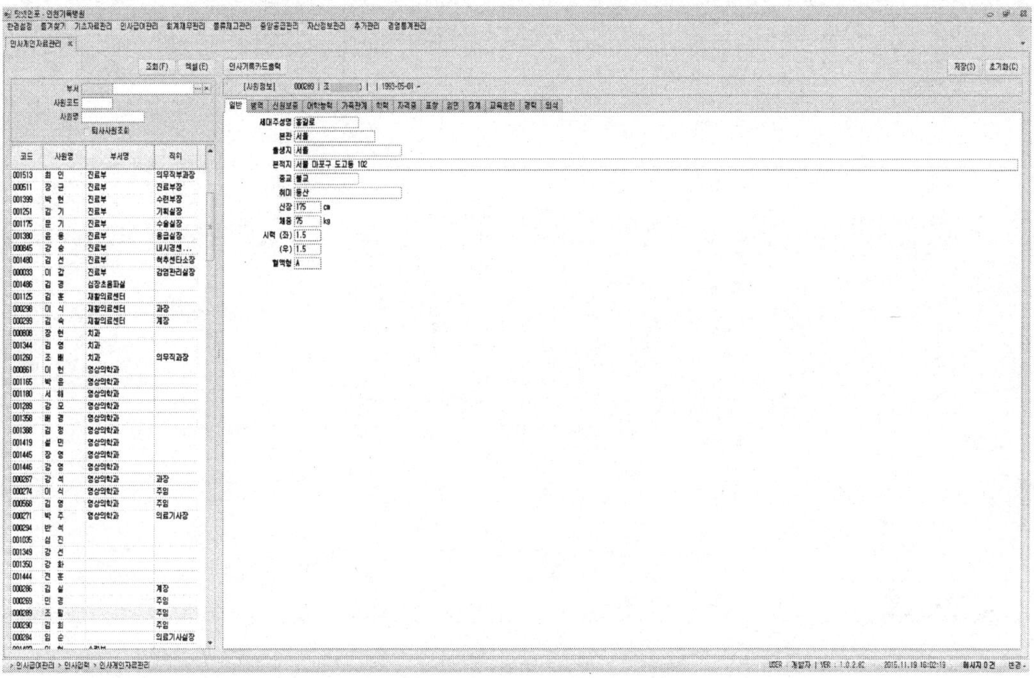

내용설명

① 저장 : 데이터를 모두 입력하고 [저장] 버튼을 누르면 자료가 보관된다.

② 초기화 : 데이터를 입력도중 또는 수정할 때 잘못 입력하여 취소를 원할 때 사용하면 화면에 입력된 데이터들을 지우는 역할을 한다.

13. 인사개인자료확정

인사개인자료를 관리하면서 각 부서에서 해당사항을 입력할 수 있도록 하고 담당자는 이 확정처리만으로 인사자료가 변경처리 된다. 가령 발령이나 승급, 교육, 표창 등을 각 담당자가 입력하면 인사담당자는 이 확정처리 화면에서 변경된 자료를 확인한 후 [입력확정처리] 버튼만 누르면 인사개인자료 변경된다.

[인사급여관리] → [인사입력] → [인사개인자료확정]

〈그림 12-15〉 인사개인자료확정 화면

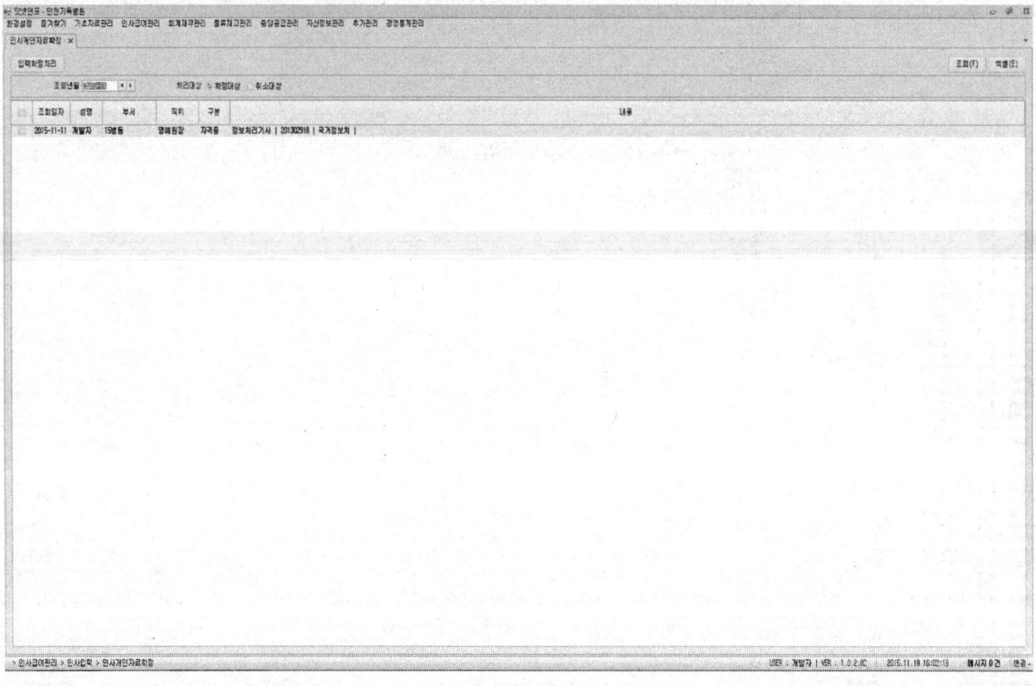

내용설명

① 조회년월 : 확정이나 취소할 년월을 입력하고 조회버튼을 누르면 그에 따라 처리대상자가 나타난다.

② 입력확정처리(취소) : 처리대상 조건에 따라 버튼이 변경됨으로 사용자는 해당버튼을 누르면 입력확정(취소)처리가 완료된다.

14. 인사기록카드출력

인사개인자료에 입력한 자료를 가지고 인사기록카드를 출력하는 것이다.

[인사급여관리] → [인사입력] → [인사기록카드출력]

〈그림 12-16〉 인사기록카드출력 화면

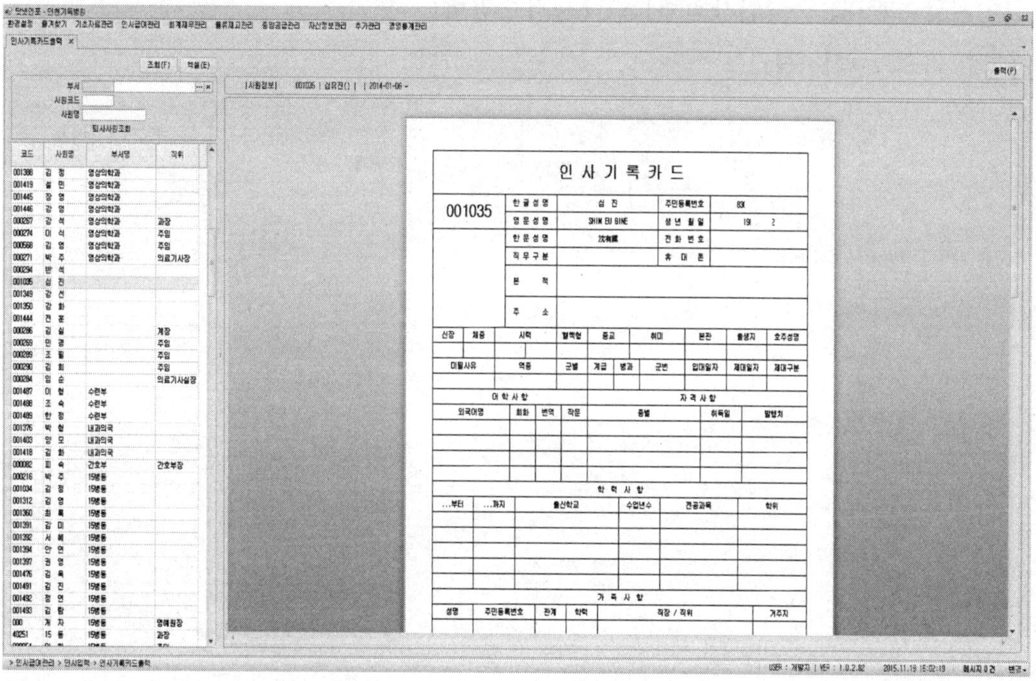

15. 자격증입력

자격증을 취득한 사원이 있으면 취득일자와 자격증명, 자격증번호, 발의처, 그리고 인사 평점까지 입력한다. 자격증을 입력한 후 반드시 「인사개인자료확정처리」를 하여야 개인인사자료에 반영이 된다.

[인사급여관리] → [인사입력] → [자격증입력]

〈그림 12-17〉 자격증입력 화면

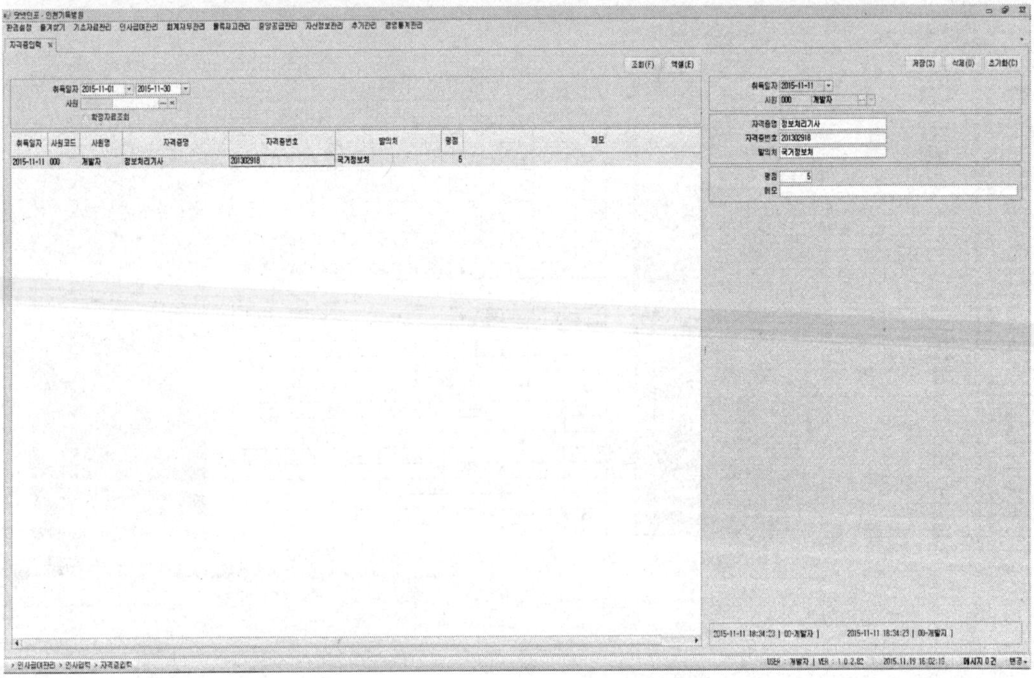

내용설명

① 취득일자 : 자격증 취득일자를 입력한다.

② 자격증명 : 자격증명을 입력한다.

③ 자격증번호 : 자격증번호를 입력한다.

④ 발의처 : 자격증을 발행한 기관을 입력한다.

⑤ 평점 : 인사고과 평점을 관리하는 것이다.

⑥ 저장 : 데이터를 입력 또는 수정이 완료 후 [저장] 버튼을 누르면 자료가 저장된다.

⑦ 삭제 : 사원코드가 잘못 입력한 것이나 더 이상 사용할 필요가 없을 때 [삭제] 버튼을 누르면 자료가 삭제된다.

⑧ 초기화 : 데이터를 입력 또는 수정할 때 잘못 입력하여 취소 시 사용하면 화면에 입력된 데이터들을 지우는 역할을 한다.

16. 표창내역관리

표창내역을 인사 개인자료관리에서도 개인별로 입력이 가능하나 표창을 받는 사람이 많을 경우에는 한 사람씩 입력을 하는 것이 불편하기에 표창내역을 일괄 입력한 후 반드시 「인사개인자료 확정처리」를 하여야 개인인사자료에 반영이 된다.

[인사급여관리] → [인사입력] → [표창입력]

〈그림 12-18〉 표창내역관리 화면

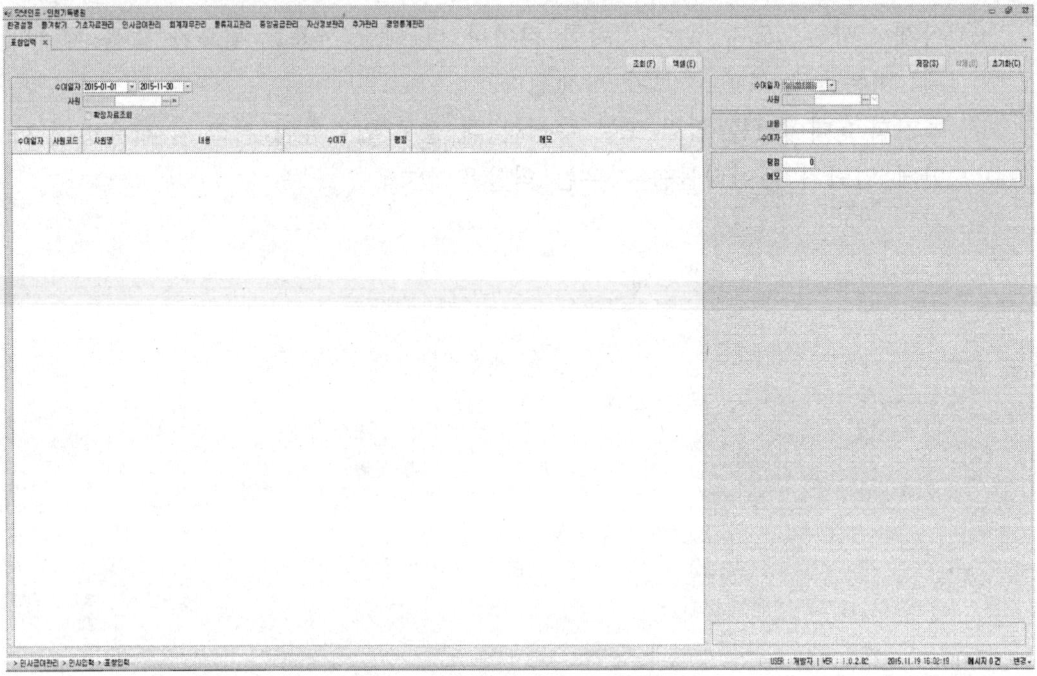

17. 임면사항관리

임면사항을 인사개인자료관리에서도 개인별로 입력이 가능하나 발령자가 많을 경우에는 한 사람씩 입력을 하는 것이 불편하기에 임면사항을 일괄 입력한 후 반드시 「인사개인자료확정처리」를 하여야 개인인사자료에 반영이 된다.

[인사급여관리] → [인사입력] → [임면입력]

〈그림 12-19〉 임면사항관리 화면

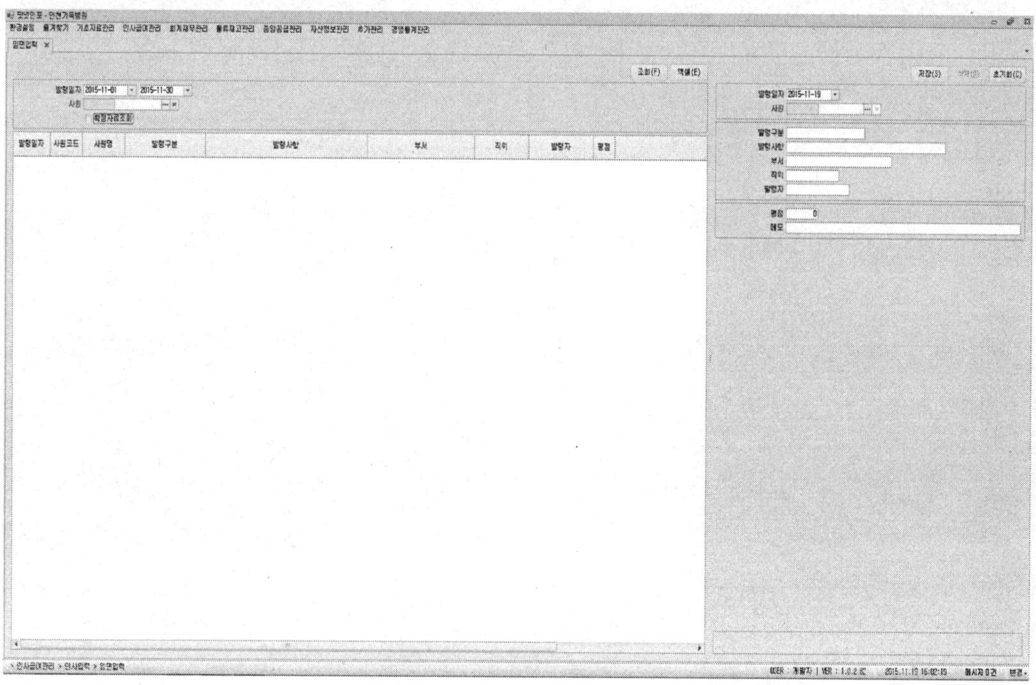

18. 징계입력

징계내역을 인사개인자료관리에서도 개인별로 입력이 가능하나 징계를 받는 사람이 많을 경우에는 한 사람씩 입력을 하는 것이 불편하기에 징계내역을 일괄 입력한 후 반드시 「인사개인자료확정」 처리를 하여야 개인인사자료에 반영이 된다.

[인사급여관리] → [인사입력] → [징계입력]

〈그림 12-20〉 징계입력 화면

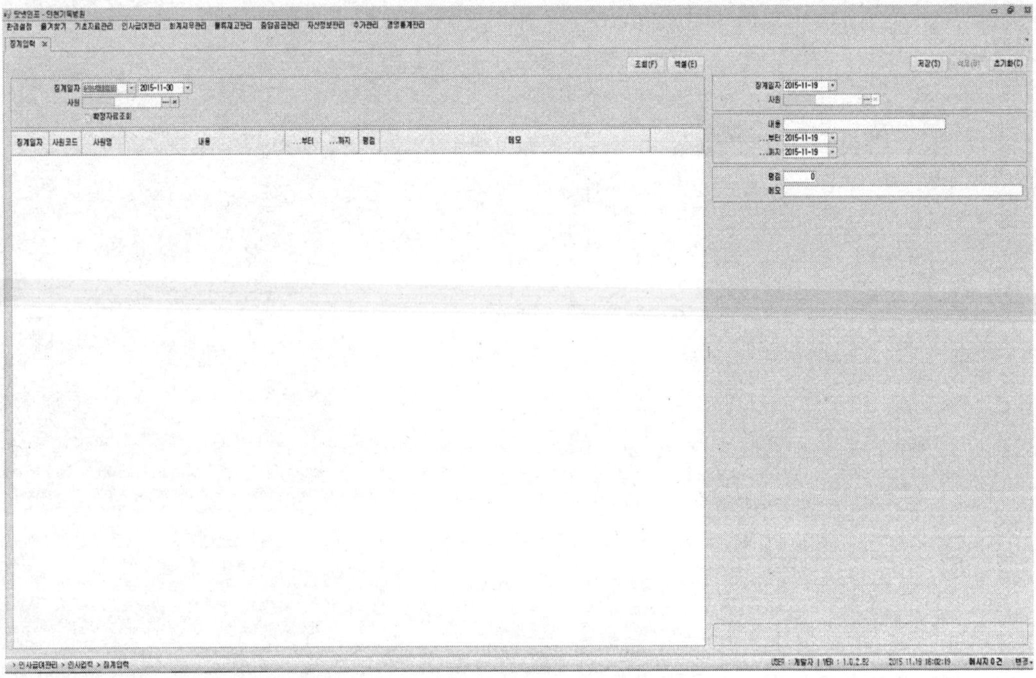

19. 교육훈련입력

교육훈련사항을 인사개인자료관리에서도 개인별로 입력이 가능하나 교육훈련 참가자가 많을 경우에는 한 사람씩 입력을 하는 것이 불편하기에 교육훈련사항을 일괄 입력한 후 반드시 「인사개인자료확정」 처리를 하여야 개인인사자료에 반영이 된다.

[인사급여관리] → [인사입력] → [교육훈련입력]

〈그림 12-21〉 교육훈련입력 화면

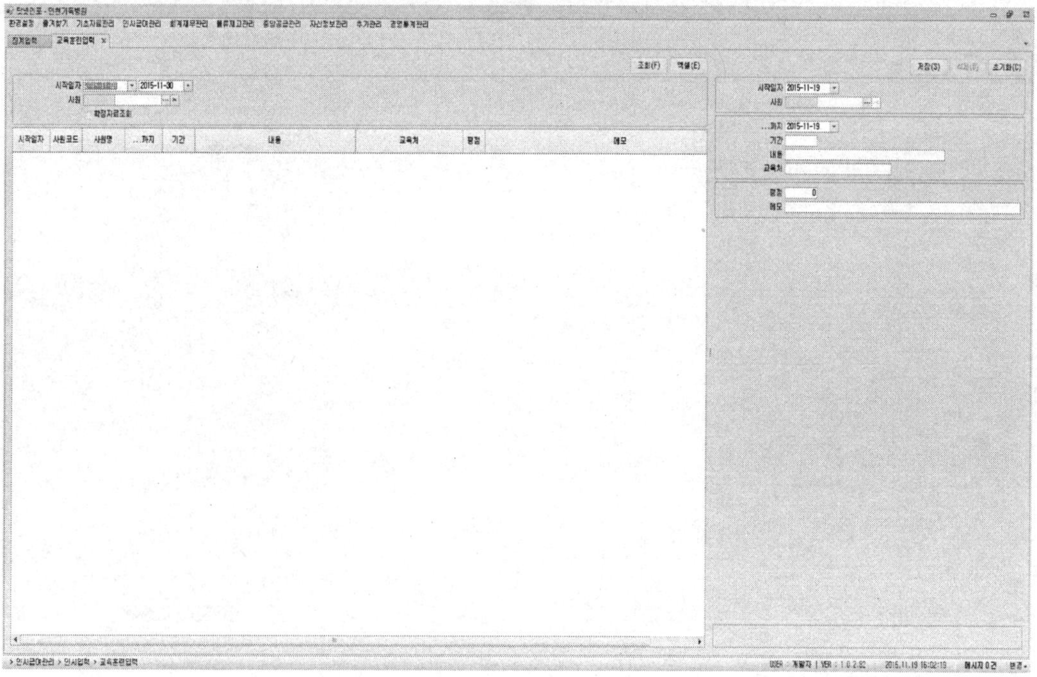

20. 경력입력

경력사항을 인사개인자료관리에서도 개인별로 입력이 가능하나 경력입력 대상자가 많을 경우에는 한 사람씩 입력을 하는 것이 불편하기에 경력사항을 일괄 입력한 후 반드시 「인사개인자료 확정처리」를 하여야 개인인사자료에 반영이 된다.

[인사급여관리] → [인사입력] → [경력입력]

〈그림 12-22〉 경력입력 화면

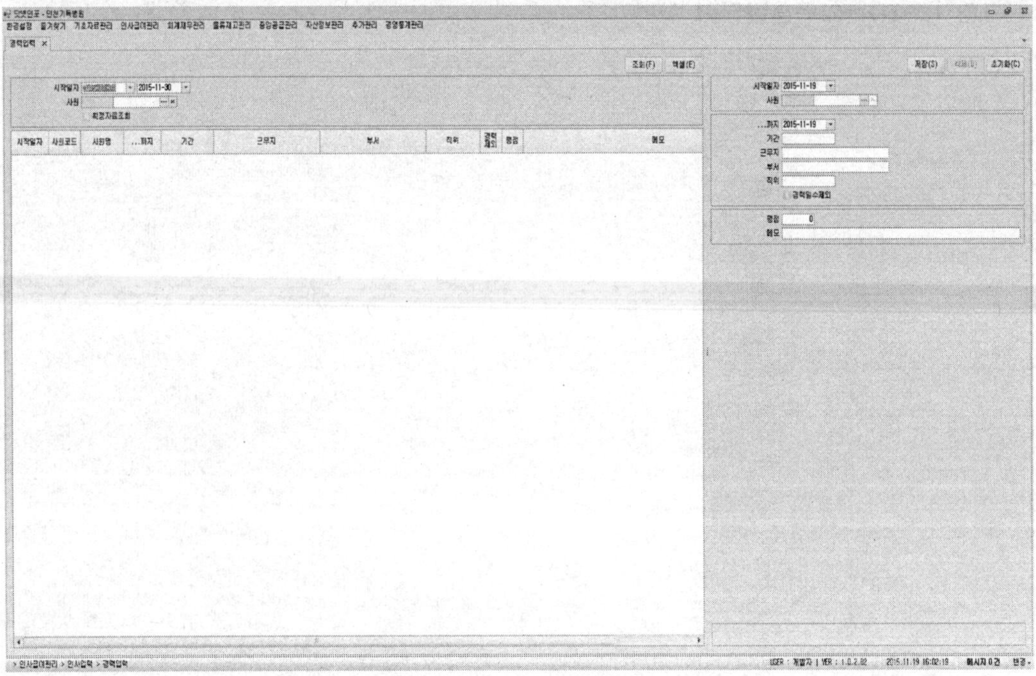

21. 증명서 발행

재직증명서와 경력증명서를 출력하기 위한 것이다. 먼저 사원을 선택한 후 발행 구분에서 증명서를 선택한 후 사용용도를 기입 후 상단에 [발행] 버튼을 클릭하면 증명서가 출력된다.

[인사급여관리] → [인사입력] → [증명서 발행]

〈그림 12-23〉 증명서 발행 화면

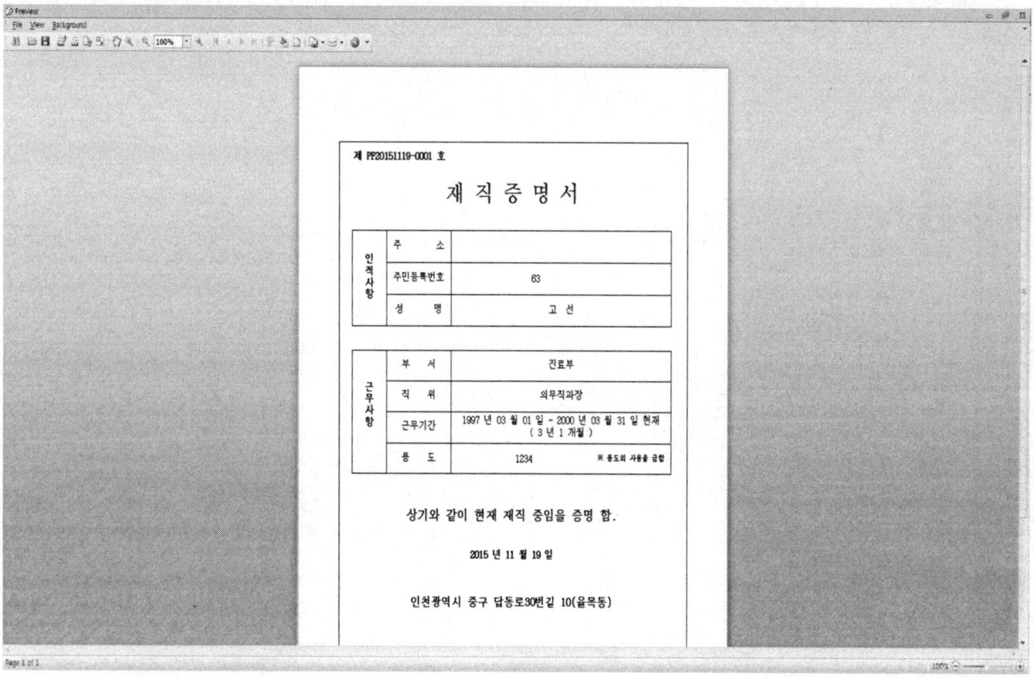

22. 노조가입현황

사원관리에서 노조가입여부를 체크한 노조가입 현황을 출력하는 것이다 조회 구분은 부서를 선택하면 해당부서에 노조가입대상자만 출력하고 부서를 선택하지 않으면 전체가 출력된다.

[인사급여관리] → [인사장부] → [노조가입현황]

〈그림 12-24〉 노조가입현황 화면

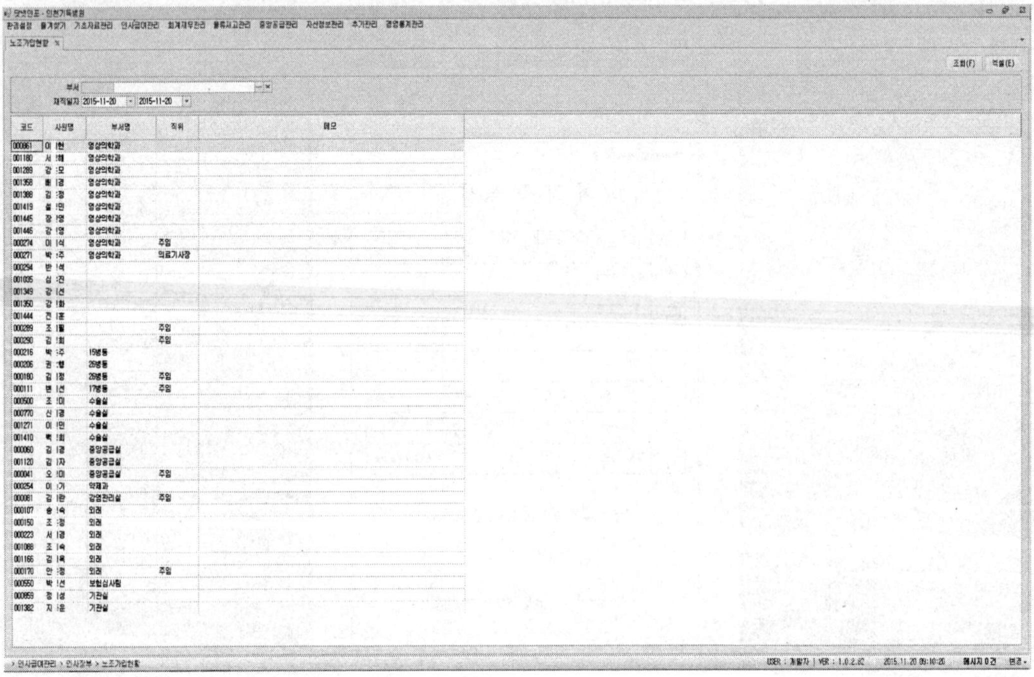

23. 사우회가입 현황

사원관리에서 사우회 가입여부를 체크한 사우회 가입현황을 출력하는 것이다 조회 구분은 부서를 선택하면 해당부서에 사우회 가입대상자만 출력하고 부서를 선택하지 않으면 전체가 출력된다.

[인사급여관리] → [인사장부] → [사우회가입현황]

〈그림 12-25〉 사우회가입현황 화면

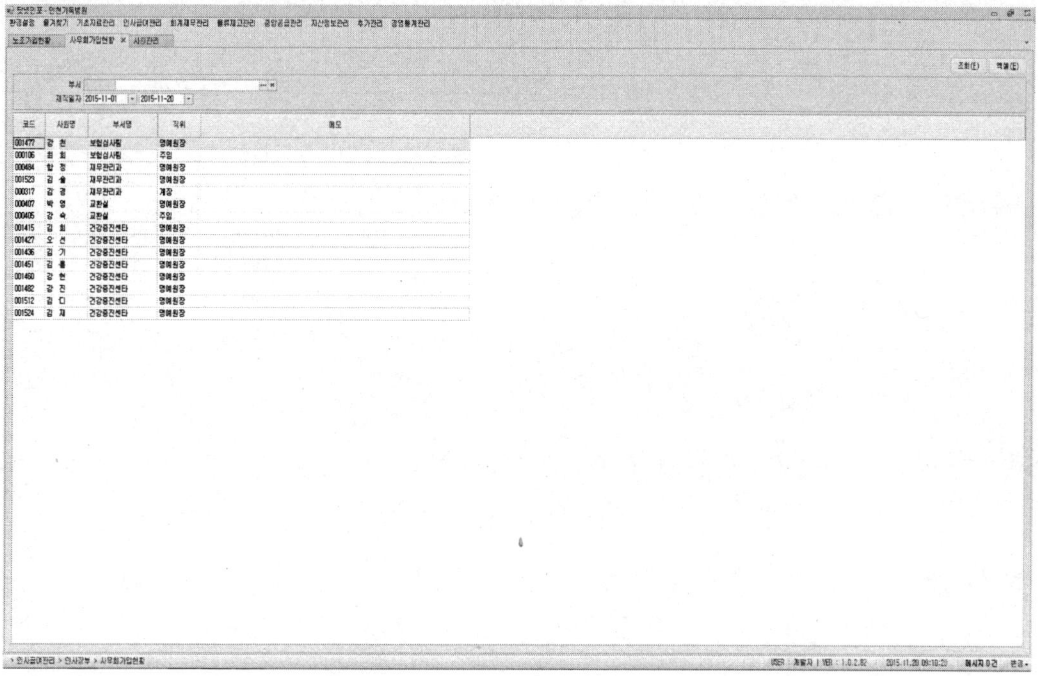

24. 신원보증현황

인사개인자료에서 신원보증을 입력한 현황을 보여주는 것이다. 조회 구분은 부서를 선택하면 해당부서에 신원보증을 입력한 사원만 출력하고 부서를 선택하지 않으면 전체가 출력된다.

[인사급여관리] → [인사장부] → [신원보증현황]

〈그림 12-26〉 신원보증현황 화면

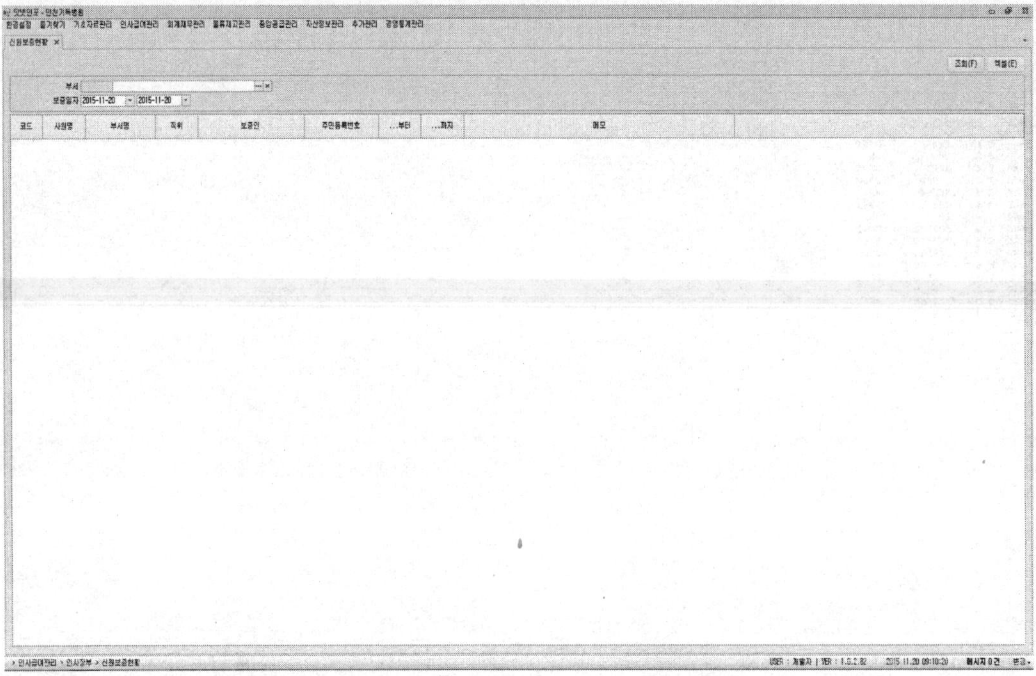

25. 자격증현황

인사개인자료에서 자격증을 입력한 현황을 보여주는 것이다. 조회 구분은 부서를 선택하면 해당부서에 자격증을 입력한 사원만 출력하고 부서를 선택하지 않으면 전체가 출력된다.

[인사급여관리] → [인사장부] → [자격증현황]

〈그림 12-27〉 자격증현황 화면

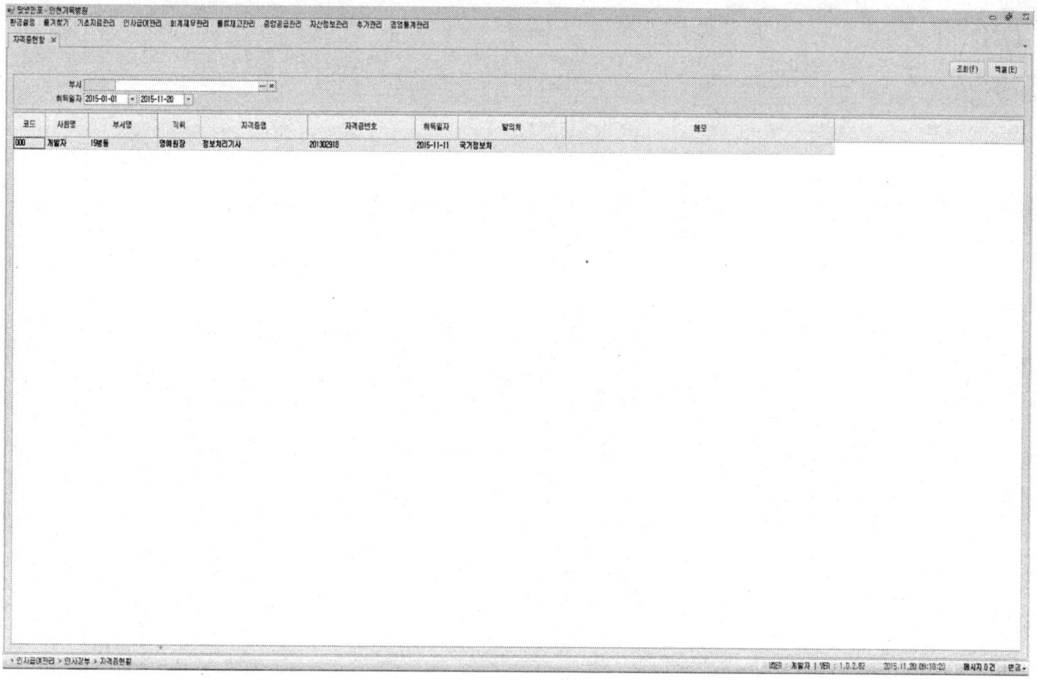

26. 학력현황

인사개인자료에서 학력사항을 입력한 현황을 보여주는 것이다. 조회 구분은 부서를 선택하면 해당부서에 학력사항을 입력한 사원만 출력하고 부서를 선택하지 않으면 전체가 출력된다.

[인사급여관리] → [인사장부] → [학력현황]

〈그림 12-28〉 학력현황 화면

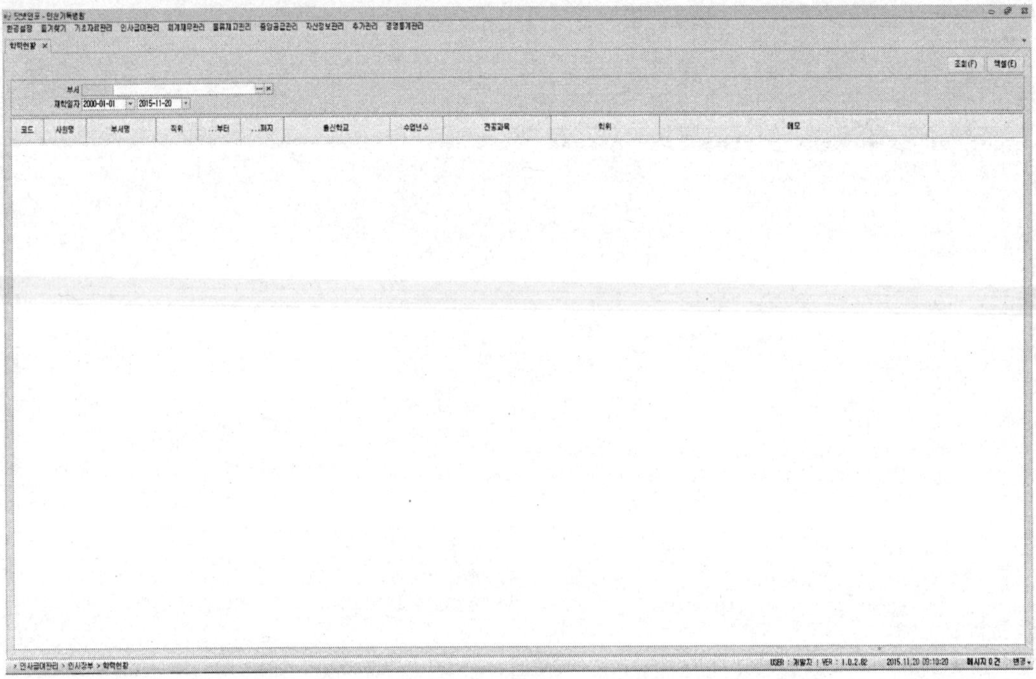

27. 어학능력현황

인사개인자료에서 어학능력을 입력한 현황을 보여주는 것이다. 조회 구분은 부서를 선택하면 해당부서에 어학능력을 입력한 사원만 출력하고 부서를 선택하지 않으면 전체가 출력된다.

[인사급여관리] → [인사장부] → [어학능력현황]

〈그림 12-29〉 어학능력현황 화면

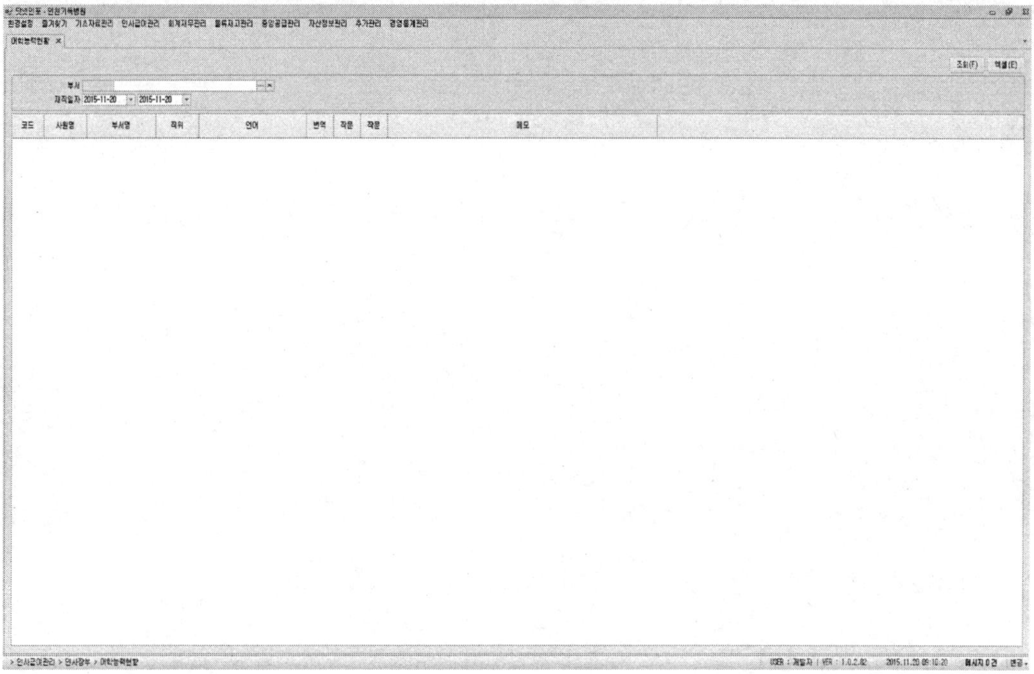

28. 경력현황

인사개인자료에서 경력사항을 입력한 현황을 보여준다. 조회 구분은 부서를 선택하면 해당부서에 경력사항을 입력한 사원만 출력하고 부서를 선택하지 않으면 전체가 출력된다.

[인사급여관리] → [인사장부] → [경력현황]

〈그림 12-30〉 경력현황 화면

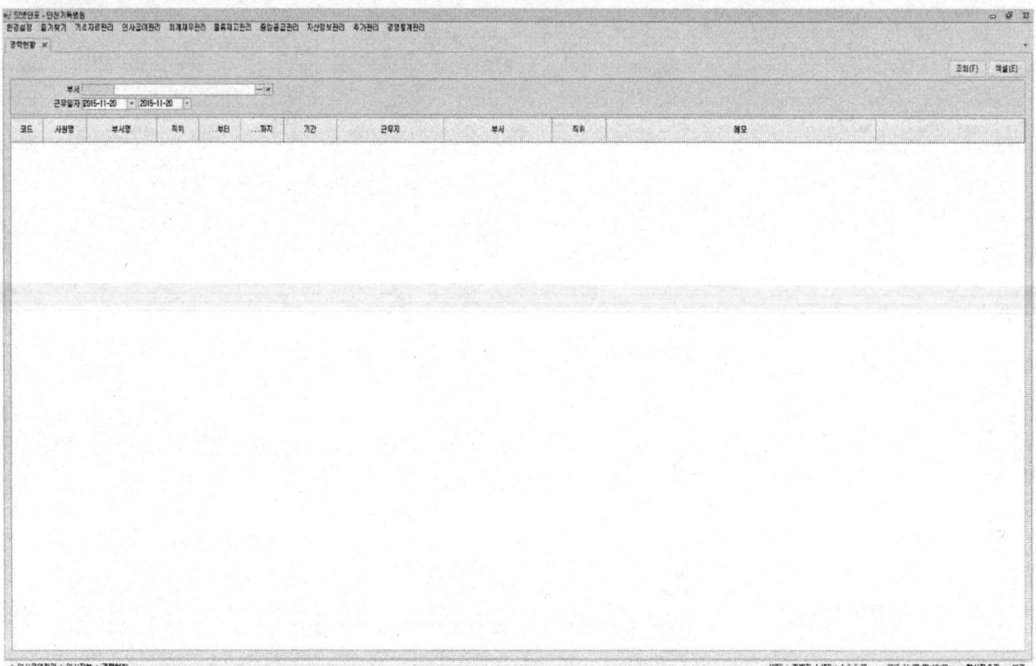

29. 임면현황

인사개인자료에서 임면사항을 입력한 현황을 보여주는 것이다. 조회 구분은 부서를 선택하면 해당부서에 임면사항을 입력한 사원만 출력하고 부서를 선택하지 않으면 전체가 출력된다.

[인사급여관리] → [인사장부] → [임면현황]

〈그림 12-31〉 임면현황 화면

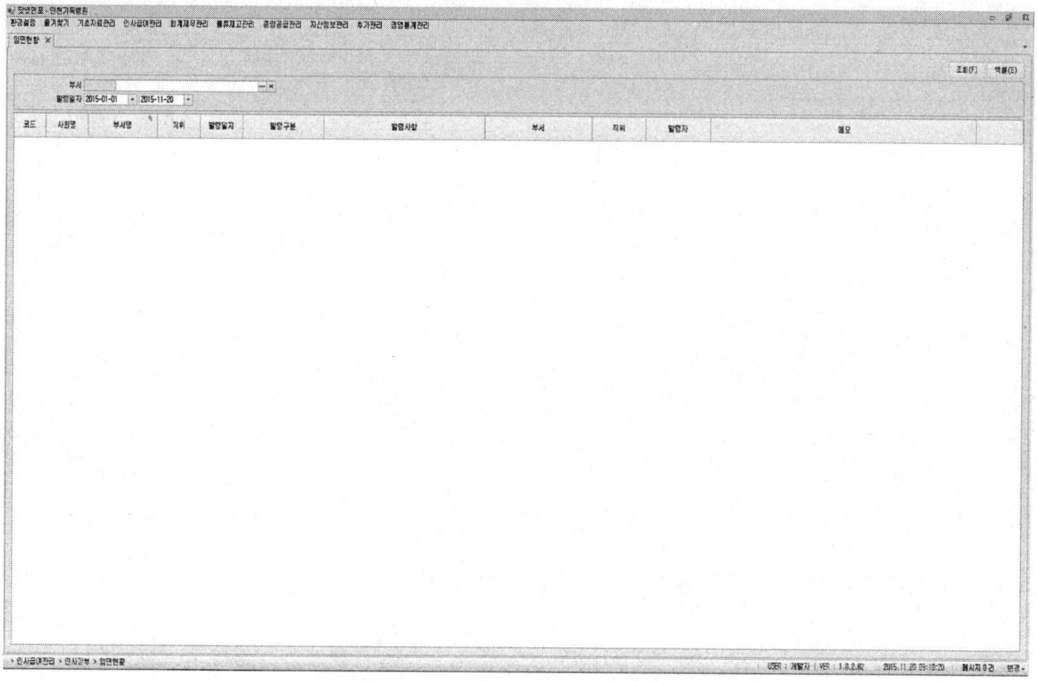

30. 표창현황

인사개인자료에서 표창사항을 입력한 현황을 보여주는 것이다. 조회구분은 부서를 선택하면 해당부서에 표창사항을 입력한 사원만 출력하고 부서를 선택하지 않으면 전체가 출력된다.

[인사급여관리] → [인사장부] → [표창현황]

〈그림 12-32〉 표창현황 화면

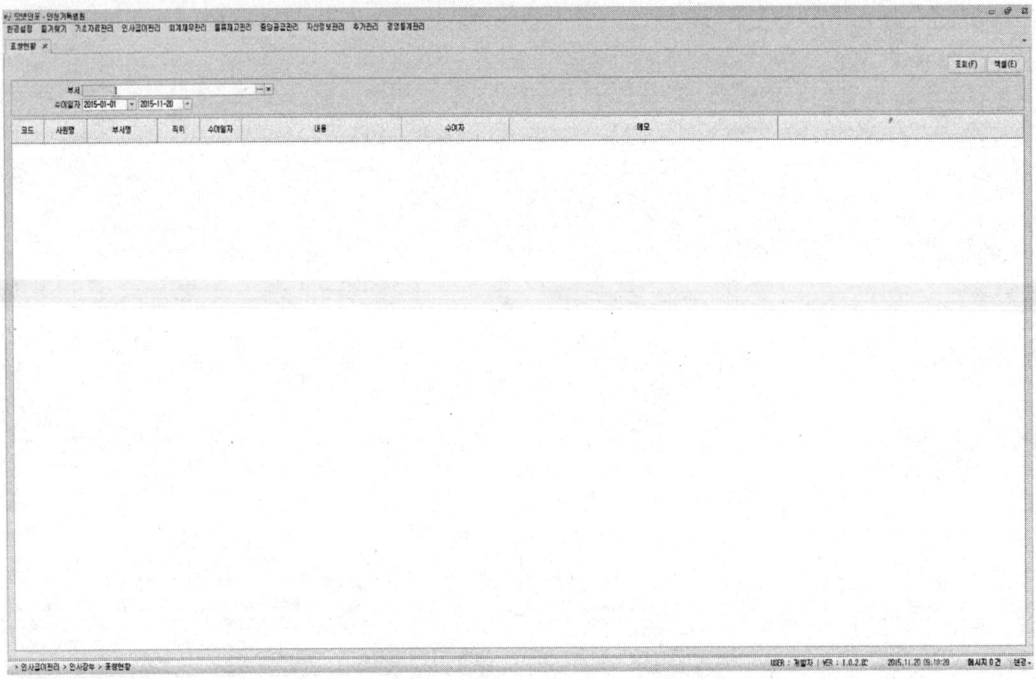

31. 징계현황

인사개인자료에서 징계사항을 입력한 현황을 보여주는 것이다. 조회구분은 부서를 선택하면 해당부서에 징계사항을 입력한 사원만 출력하고 부서를 선택하지 않으면 전체가 출력된다.

[인사급여관리] → [인사장부] → [징계현황]

〈그림 12-33〉 징계현황 화면

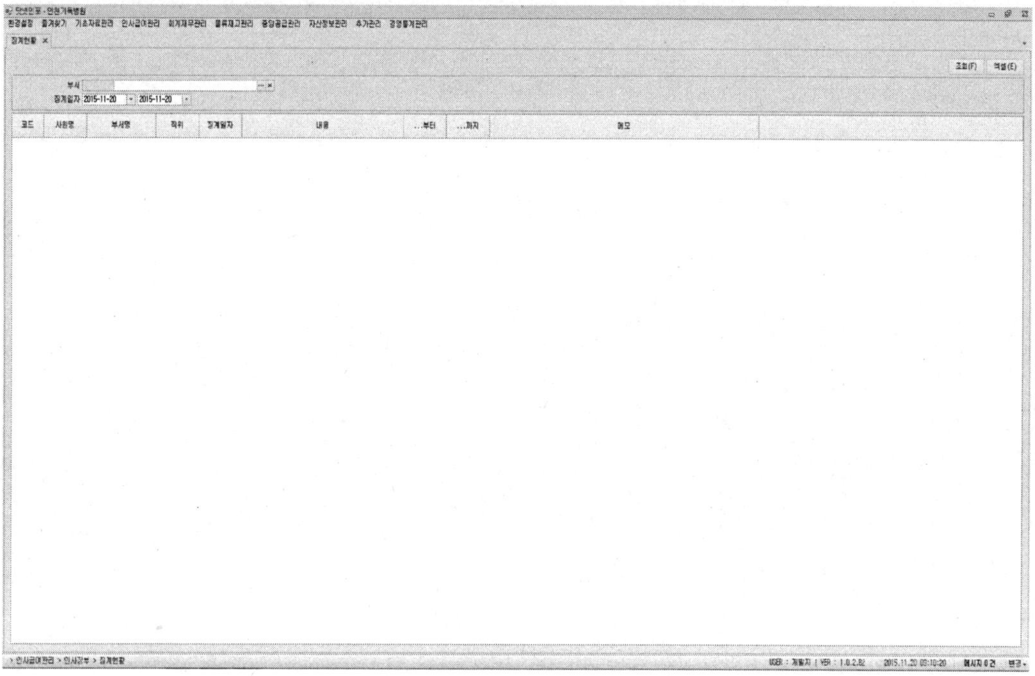

32. 교육훈련현황

인사개인자료에서 교육훈련사항을 입력한 현황을 보여주는 것이다. 조회구분은 부서를 선택하면 해당부서에 교육훈련사항을 입력한 사원만 출력하고 부서를 선택하지 않으면 전체가 출력된다.

[인사급여관리] → [인사장부] → [교육훈련현황]

〈그림 12-34〉 교육훈련현황 화면

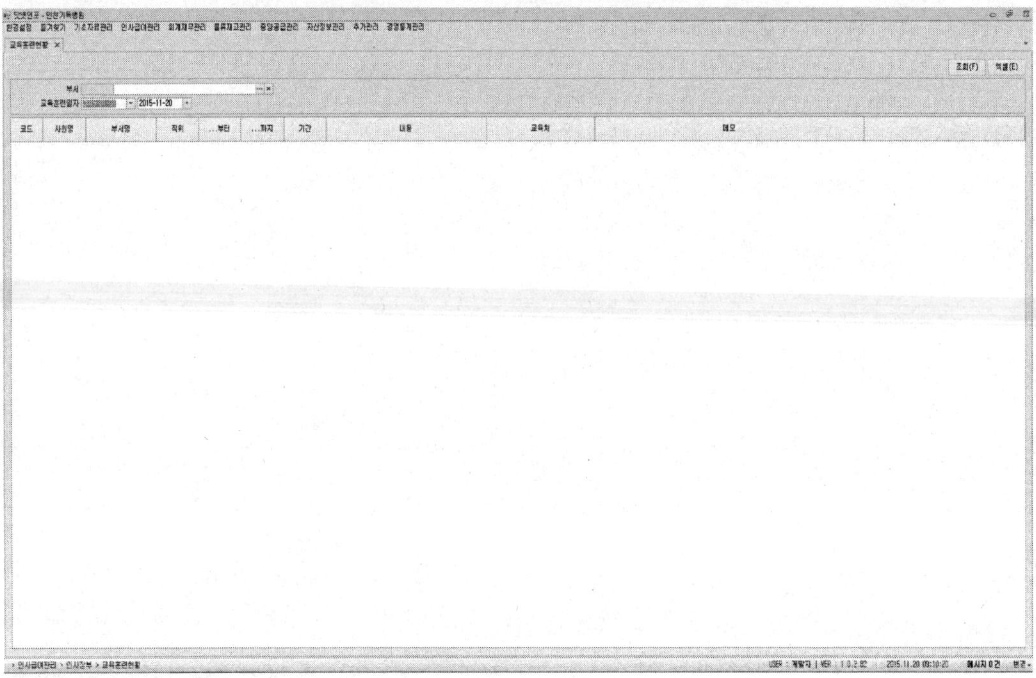

33. 기타정보현황

기타정보관리는 인사관리 환경설정관리에서 기타관리항목을 입력한 사항을 개인인사자료 관리에서 기타정보를 입력한 것이다. 여기서 조회구분은 기타관리항목에 입력된 항목을 나타낸다.

[인사급여관리] → [인사장부] → [기타정보현황]

〈그림 12-35〉 기타정보현황 화면

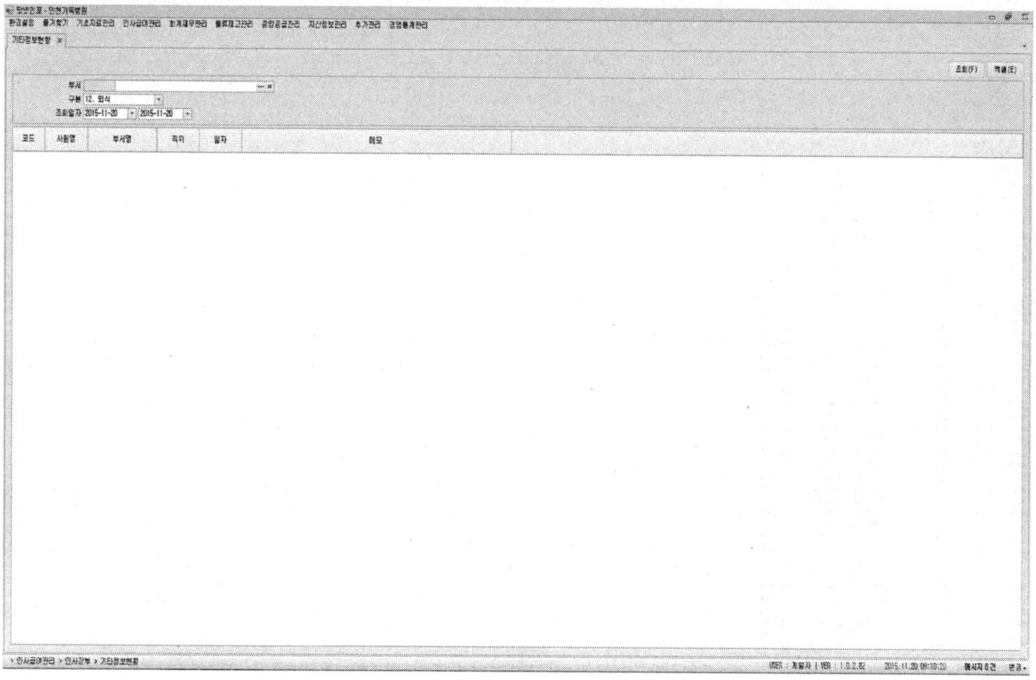

34. 근속년수현황

인사개인자료에서 입사일을 기준으로 근속기간(년) 몇 년 근무자부터 몇 년 근무자까지를 설정하여 현재 조회하고자 하는 기준일자까지 연수를 계산하여 보여준다.

[인사급여관리] → [인사장부] → [근속년수현황]

〈그림 12-36〉 근속년수현황 화면

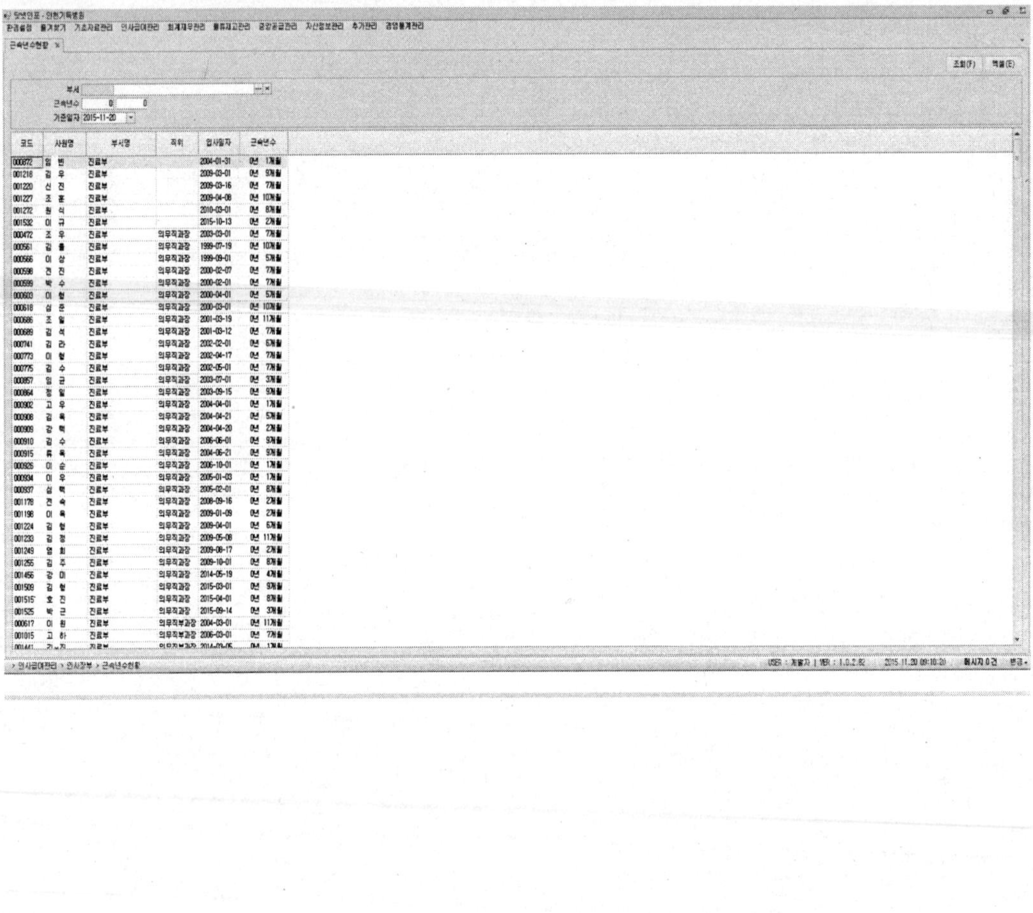

12.3.2 급여관리

1. 급여개인자료관리

(1) 급여개인자료관리(일반)

급여개인자료관리에서 급여지급에 기본이 되는 사항을 입력하는 것이다. 급여지급방법과 급·호봉 및 승진예정월등 일반항목을 보고 관리대상이 되는 항목만 입력하면 된다.

[인사급여관리] → [급여입력] → [급여개인자료관리(일반)]

〈그림 12-37〉 급여개인자료관리(일반) 화면

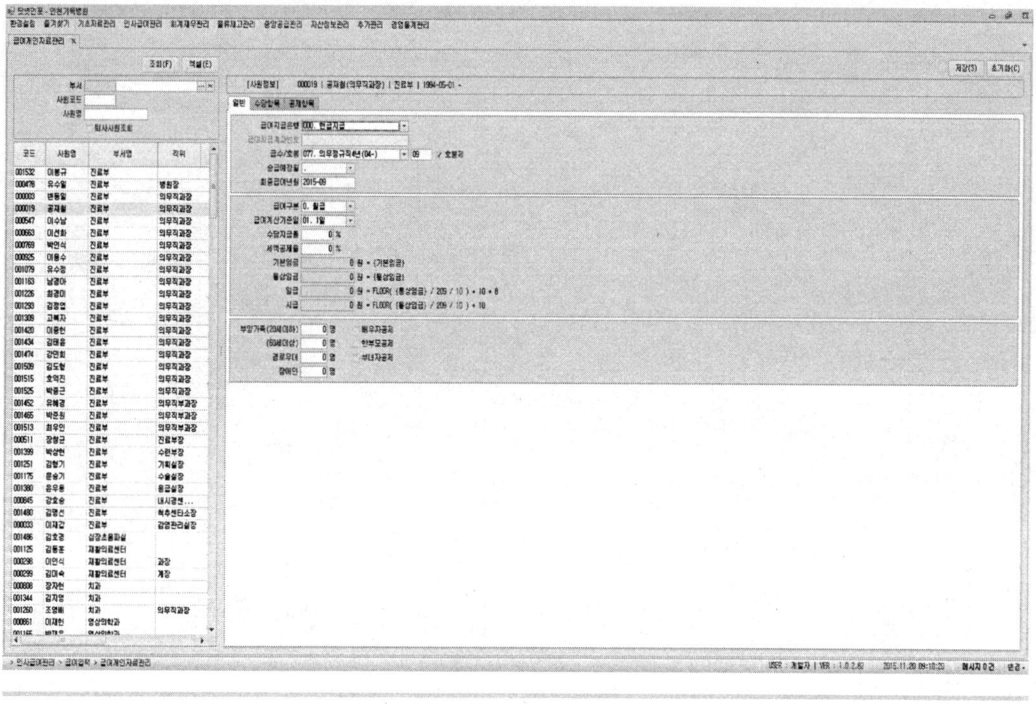

■ 내용설명

① 급여지급은행 : 급여를 지급하는 방법을 입력한다.

② 급수/호봉 : 병원에서 기본 설정한 부서별로 급수나 호봉을 입력하고 호봉관리자는 호봉제란을 체크하면 된다.

③ 최종급여년월 : 최근에 급여가 지급된 연월을 나타낸다.

④ 급여구분 : 급여지급 구분을 선택한다.

⑤ 급여계산기준일 : 병원에서 급여지급 일자를 여러 번 분할하여 지급할 때 지급일자를 선택하는 것이다.

⑥ 지급율(%) : 수당항목은 적용구분에 따라 몇 %를 수당으로 지급할 것인지 입력한다.

⑦ 세액공제율(%) : 세액을 몇 %를 지급할 것인지 입력한다.

(2) 급여개인자료관리(수당항목)

급여 개인자료관리에서 수당항목관리는 사원 개인별로 해당되는 수당지급조건이다.

여기서 근태, 고정, 지급률(%), 지급금액을 수당 하나하나 조건을 부여할 수가 있으므로 아무리 급여관리가 복잡해도 급여지급은 조건을 부여하여 편리하게 지급할 수 있다.

[인사급여관리] → [급여입력] → [급여개인자료관리(수당항목)]

〈그림 12-38〉 급여개인자료관리 화면

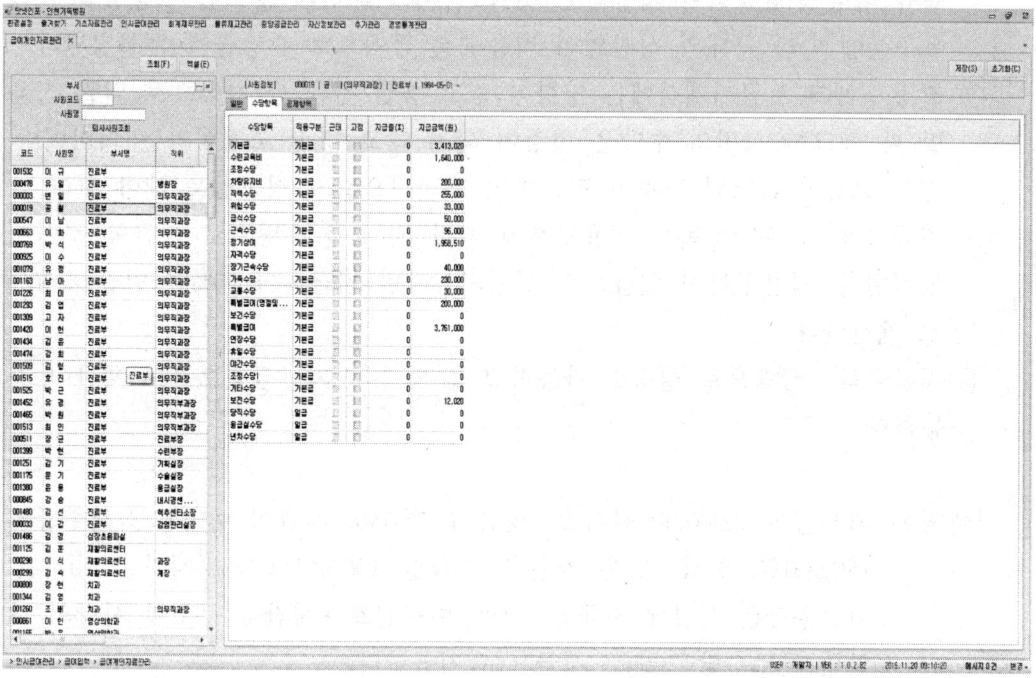

■ 내용설명

① 적용구분 : 수당항목 따라 적용구분을 설정하게 되어 있다.

- 기본급 : 수당금액을 계산할 때 기본급에 준하여 조건에 따라 수당금액이 결정된다.
- 일급 : 수당금액을 계산할 때 일급에 준하여 조건에 따라 수당금액이 결정된다.
- 시급 : 수당금액을 계산할 때 시급에 준하여 조건에 따라 수당금액이 결정된다.

② 근태 : 체크를 하면 수당항목은 적용구분에 따라 기준이 설정되어 월 근태자료에 따라 수당금액이 계산되는 것이고, 체크를 하지 않으면 수당항목은 적용구분에 따라 근태와 상관없이 적용구분 금액으로 수당금액이 설정된다.

③ 고정 : 체크는 급여계산에는 영향이 없고 승급/진급 등 자동으로 일괄 적용할 때 체크한 사원의 수당은 변경이 되지 않고 항상 고정이라는 의미이다. 만약 고정된 금액의 변경이 필요하면 개별적으로 수정작업을 해야 한다.

④ 지급율(%) : 수당항목은 적용구분에 따라 몇 %를 수당으로 지급할 것인지 입력한다. 적용구분이 일급으로 설정되었다면 지급률이 50%면 일급 × 50%로 계산한다.

⑤ 지급금액 : 금액으로 설정도 가능하고 ① × ③ = 지급금액으로도 계산이 가능하다.

[예제 1] 기본금이 2,000,000원이고, 일급이 76,550, 시급이 9,560, 직책수당은 150,000원, 연장수당은 시급에 지급률 150%이고 근로시간은 10시간, 야근수당은 시급에 지급율 200%, 야근근로 8시간을 근무한 사람의 시간외 근로수당은 모두 시급으로 지급한다.

{풀이} 1. 기본수당 = 2,000,000원
2. 직책수당 = 150,000원
3. 연장수당 = (9,560 × 150%) × 10 = 143,400원
4. 야근수당 = (9,560 × 200%) × 8 = 152,960원
* 총 지급금액 = 2,446,360원

[예제 2] 기본금이 1,500,000원이고, 일급이 57,410, 시급이 7,170, 직책수당은 50,000원, 연장수당은 시급에 지급률 50%이고 근로시간은 15시간 추가로 지급금액을 5,000원 지급한다. 야근수당 150%, 야근근로 8시간을 근무한 사람의 시간 외 근로수당은 모두 시급으로 지급한다.

{풀이} 1. 기본수당 = 1,500,000원

2. 직책수당 = 50,000원

3. 연장수당 = {(7,170 × 50%) + 5,000} × 15 = 128,770원

4. 야근수당 = (7,170 × 150%) × 8 = 86,040원

* 총 지급금액 = 1,764,810원

[예제 3] 기본금을 일급으로 지급하고 일급이 60,000원, 시급이 8,000원, 근무일수 30일간, 직책수당은 30,000원, 연장수당은 시급에 지급률 100%이고 근로시간은 30시간 추가로 지급금액을 5,000원 지급한다. 야근수당 150%, 야근근로 8시간을 근무한 사람의 시간외 근로수당은 모두 시급으로 지급한다.

{풀이} 1. 기본수당 = 60,000 × 30 = 1,800,000원

2. 직책수당 = 30,000원

3. 연장수당 = {(8,000 × 50%) + 5,000} × 30 = 270,000원

4. 야근수당 = (8,000 × 150%) × 8 = 96,000원

* 총 지급금액 = 2,196,000원

(3) 급여개인자료관리(공제항목)

급여개인자료는 급여공제에 기본이 되는 사항을 관리하는 것이다. 먼저 사원을 선택하고 일반 사항과 공제항목에 따라 공제조건을 입력하면 급여계산이 자동으로 이루어진다.

[인사급여관리] → [급여입력] → [급여개인자료관리(공제항목)]

〈그림 12-39〉 급여개인자료관리 화면

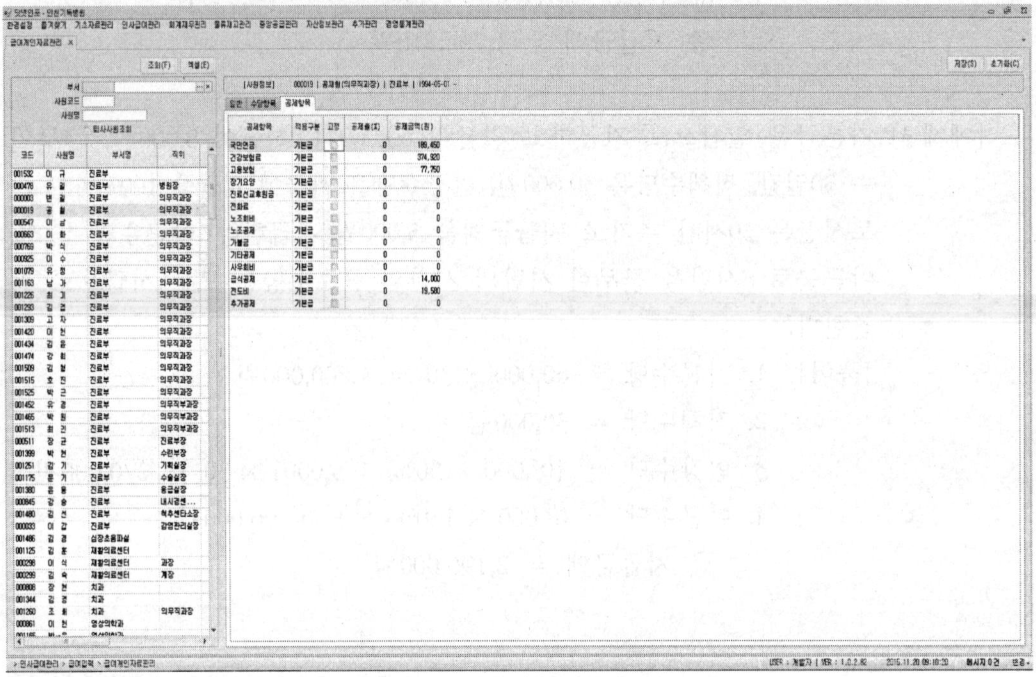

내용설명

① 적용구분 : 공제항목 따라 적용구분을 설정하게 되어있다.

- 기본급 : 공제금액을 계산할 때 기본급에 준하여 조건에 따라 공제금액이 결정된다.
- 일급 : 공제금액을 계산할 때 일급에 준하여 조건에 따라 공제금액이 결정된다.
- 시급 : 공제금액을 계산할 때 시급에 준하여 조건에 따라 공제금액이 결정된다.

② 고정 : 체크는 급여계산에는 영향이 없고 승급/진급 등 자동으로 일괄적용할 때 체크한 사람의 수당은 변경이 되지 않고 항상 고정이라는 의미이다. 만약 고정된 금액의 변경이 필요하면 개별적으로 수정작업을 해야 한다.

③ 공제율(%) : 공제항목관리는 적용구분에 따라 몇 %를 공제할 것인지 입력한다. 적용구분이 일급으로 설정되었다면 공제율이 50%면 일급 × 50%로 계산한다.

④ 공제금액 : 금액으로 설정도 가능하고 ① × ③ = 공제금액으로도 계산이 가능하다.

2. 승급예정입력

승급예정월에서 입력된 자료의 기반으로 조회가 이루어진다. 이때 우측화면 승급대상자 나타나면 이달 승급이 진행되는 사원만 선택한 후 [적용] 버튼을 누르면 좌측화면으로 이동되며, 승급호봉을 입력하고 [저장] 버튼을 누르면 급여개인자료에 기본급, 일급, 시급, 각종 수당항목에도 자동으로 데이터가 변경 적용된다. 단, 수당항목관리에서 고정란에 체크를 한 직원의 수당항목은 변경 적용이 되지 않고 그 직원은 개별로 직접 수정하여야 한다.

[인사급여관리] → [급여입력] → [승급예정입력]

〈그림 12-40〉 승급예정입력 화면

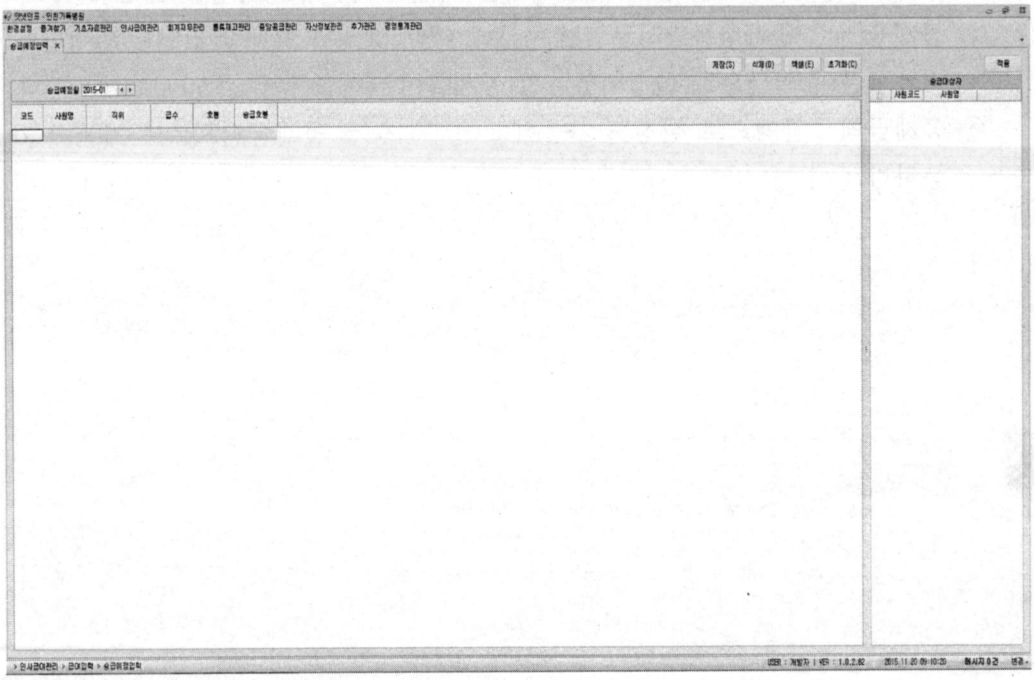

내용설명

① 적용 : 승급예정자를 보고 선택하여 [적용] 버튼을 누르면 좌측화면으로 자료가 이동된다.

② 저장 : 데이터를 모두 입력하고 [저장] 버튼을 누르면 자료가 저장된다.

③ 삭제 : 입력한 데이터를 삭제하고자 할 때 [삭제] 버튼을 누르면 전체 자료가 삭제가 된다. 삭제 후에는 다시 복원되지 않으므로 주의하여야 한다.

④ 엑셀 : 입력한 자료를 출력양식에 의해 출력을 하는 것이 아니라 엑셀로 전환하여 출력이나 다른 용도로 작업을 하여 사용하게 하는 것이다.

⑤ 초기화 : 데이터를 입력도중 또는 수정할 때 잘못 입력하여 취소할 때 사용하며 화면을 지우는 역할을 한다.

3. 진급예정입력

진급예정월에서 입력된 자료의 기반으로 조회가 이루어진다. 이때 우측화면 승급대상자가 나타나면 이달 승급이 진행되는 사원만 선택한 후 [적용] 버튼을 누르면 좌측화면으로 이동되며, 승급호봉을 입력하고 [저장] 버튼을 누르면 급여개인자료에 기본급, 일급, 시급, 각종 수당항목에도 자동으로 데이터가 변경적용이 된다. 단, 수당항목관리에서 고정란에 체크를 한 사람의 수당항목은 변경적용이 되지 않고 그 직원은 개별로 직접 수정하여야 한다.

[인사급여관리] → [급여입력] → [진급예정입력]

〈그림 12-41〉 진급예정입력 화면

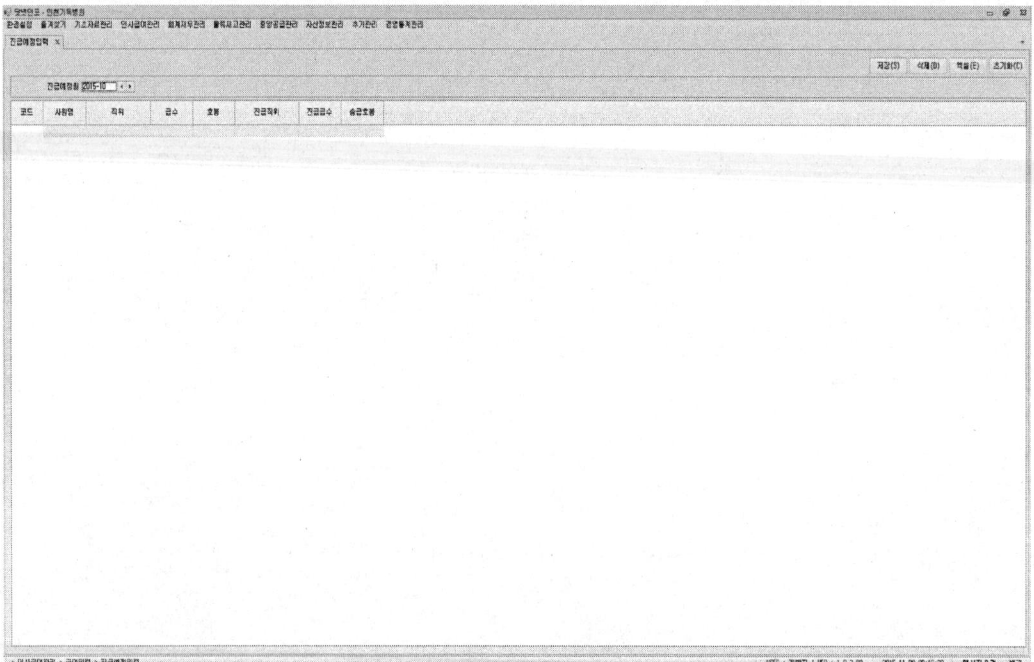

내용설명

① 저장 : 데이터를 모두 입력하고 [저장] 버튼을 누르면 자료가 저장된다.

② 삭제 : 입력한 데이터를 삭제하고자 할 때 [삭제] 버튼을 누르면 전체 자료가 삭제된다. 삭제 후에는 다시 복원되지 않으므로 주의하여야 한다.

③ 엑셀 : 입력한 자료를 출력양식에 의해 출력을 하는 것이 아니라 엑셀로 전환하여 출력이나 다른 용도로 작업을 하여 사용하게 한다.

④ 초기화 : 데이터를 입력도중 또는 수정할 때 잘못 입력하여 취소할 때 사용하며 화면을 지우는 역할을 한다.

4. 승급진급적용

급여관리의 승급예정입력이나 진급예정입력에서 입력한 자료를 불러오는 것이다. 적용월에 해당되는 승급이나 진급을 선택하여 화면 나타난 대상자를 확인 후, [계산하기] 버튼을 누르면 승급/진급에 따라 자동으로 급여관리의 급여개인자료관리에 급/호봉과 기본급, 일급, 시급이 변경되고 개인별 수당항목과 공제항목에도 급/호봉에 의해 계산되는 것은 모두 자동으로 변경된다.

[인사급여관리] → [급여입력] → [승급진급적용]

〈그림 12-42〉 승급진급적용 화면

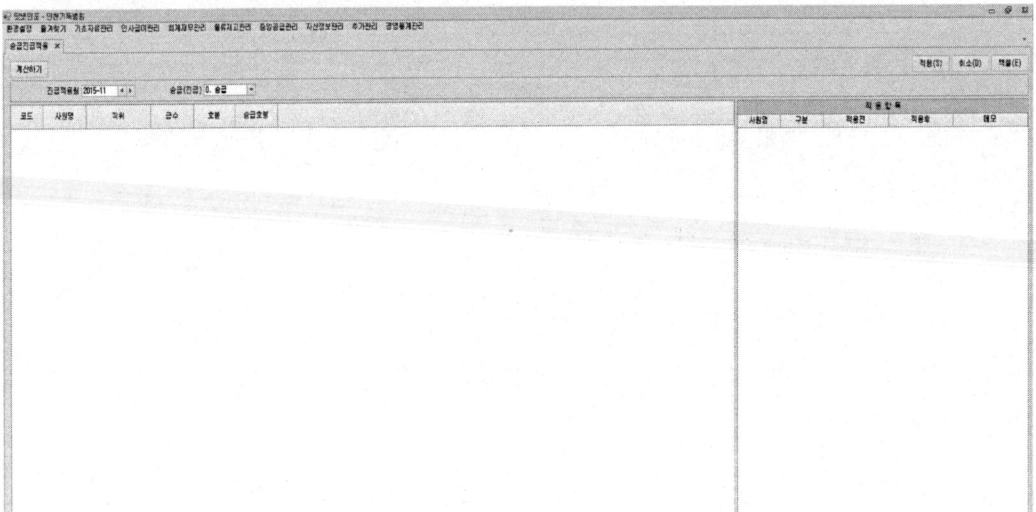

내용설명

① 적용 : 데이터를 확인 후 [적용] 버튼을 누르면 자료가 개인별로 적용이 되는 것이다.

② 취소 : 적용한 데이터가 잘못 적용되었을 때 [취소] 버튼을 누르면 적용하였던 것을 다시 이전상태로 복원시켜 준다.

③ 엑셀 : 입력한 자료를 출력양식에 의해 출력을 하는 것이 아니라 엑셀로 전환하여 출력이나 다른 용도로 작업을 하여 사용하게 하는 것이다.

④ 초기화 : 데이터를 입력 또는 수정할 때 잘못 입력하여 취소할 때 사용하며 화면을 지우는 역할을 한다.

5. 월근태 입력

월근태 입력은 수당항목이 근태일수나 시간에 따라 수당지급을 계산하기 위한 것으로 수당항목관리에 적용구분을 기준에 준한 것이다. 먼저 급여년월을 선택하고 입력할 부서별로 처리하는 것이므로, 부서를 선택하면 해당 부서사원이 나타날 경우 근무일지를 보고 해당 란에 근무시간과 일수를 입력하면 된다. 여기에서 입력한 자료를 가지고 급여계산을 하게 되므로 정확하게 입력해야 된다.

[인사급여관리] → [급여입력] → [월근태입력]

〈그림 12-43〉 월근태입력 화면

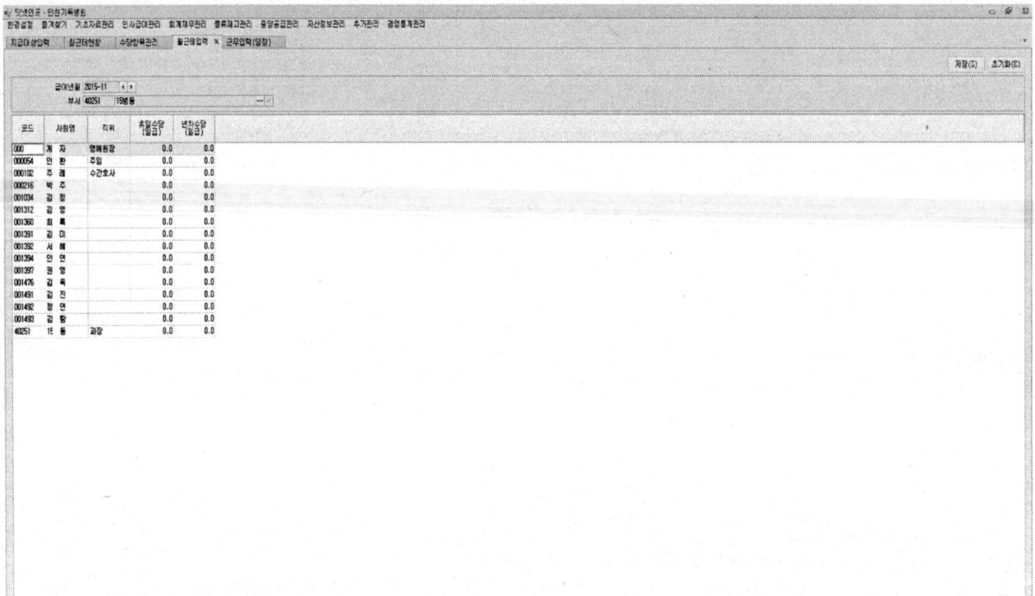

내용설명

① 저장 : 데이터를 확인 후 [저장] 버튼을 누르면 자료가 개인별로 적용된다.

② 초기화 : 데이터를 입력 또는 수정할 때 잘못 입력하여 취소할 때 사용하며 화면을 지우는 역할을 한다.

6. 월근태 현황

월간 근태입력 자료를 조회하는 화면이다

[인사급여관리] → [급여입력] → [월근태현황]

〈그림 12-44〉 월근태현황 화면

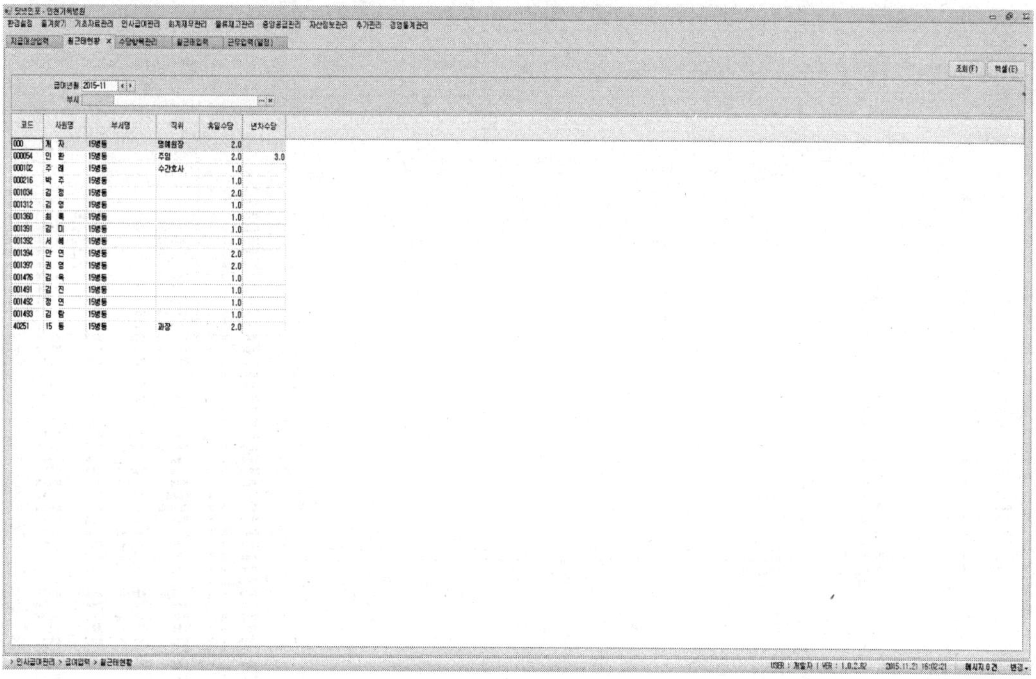

7. 지급대상입력

수당별로 지급대상자를 선택한 후 수량과 금액을 입력하여 월 급여계산에 적용한다.

[인사급여관리] → [급여입력] → [지급대상입력(일괄지급)]

〈그림 12-45〉 지급대상입력(일괄지급) 화면

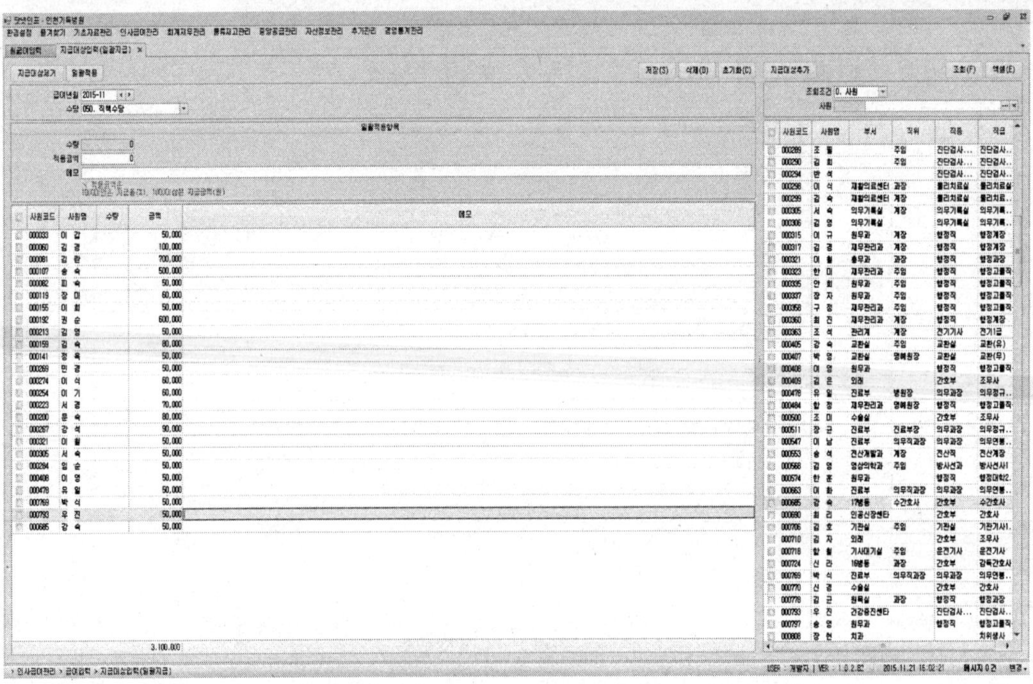

8. 징수대상입력

공제항목별로 징수대상자를 선택한 후 수량과 금액을 입력하여 월 급여계산에 적용한다.

[인사급여관리] → [급여입력] → [징수대상입력(일괄징수)]

〈그림 12-46〉 징수대상입력(일괄징수) 화면

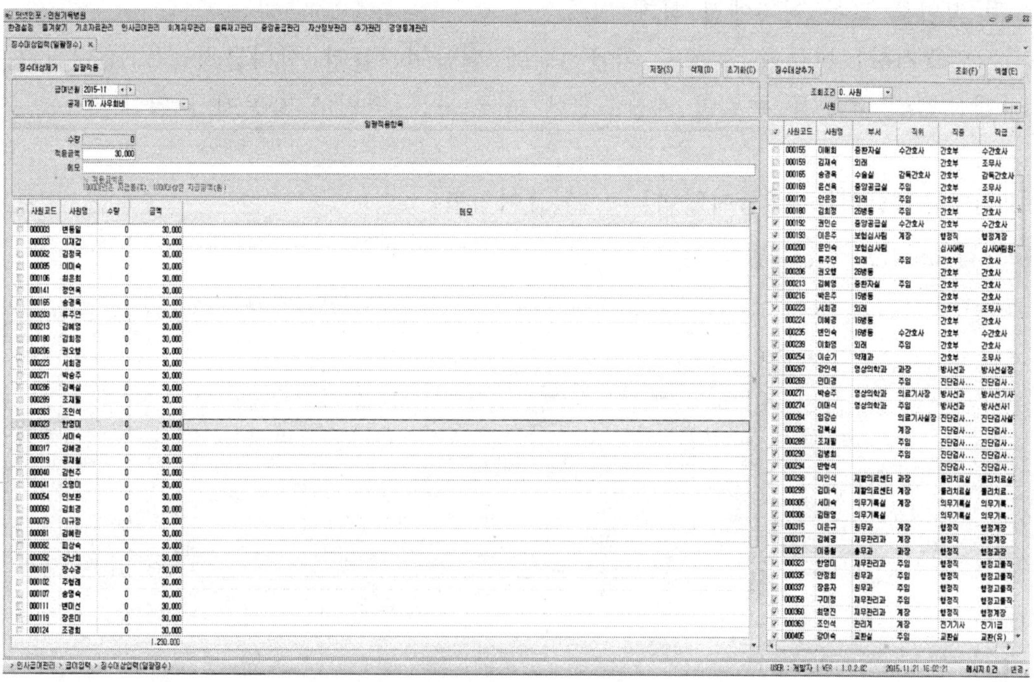

9. 월급여 입력(직접입력 및 수정작업)

월급여 입력은 먼저 부서별을 선택하지 않고 [조회] 버튼을 누르면 전 직원이다 나타나며, 부서를 선택하여 부서별로 조회하여 급여계산을 할 수도 있다. 사원현황에 빨간색으로 표시된 사람은 아직 급여계산이 되지 않은 직원이고, 계산이 완료되어 [저장] 버튼을 누른 사람은 검은색으로 구분하여 담당자가 쉽게 볼 수 있다. 사원별로 수당항목이나 공제금액을 변경하는 것과 급여에 관하여 계산이나 수정 작업을 모두 여기에서 하게 된다.

[일괄계산] 버튼을 누르면 지급선택에 월급여지급과 상여금지급을 선택하고, [계산적용] 버튼을 누르면 계산조건에 따른 모든 직원이 자동계산 된다.

[인사급여관리] → [급여입력] → [월급여입력]

〈그림 12-47〉 월급여입력 화면

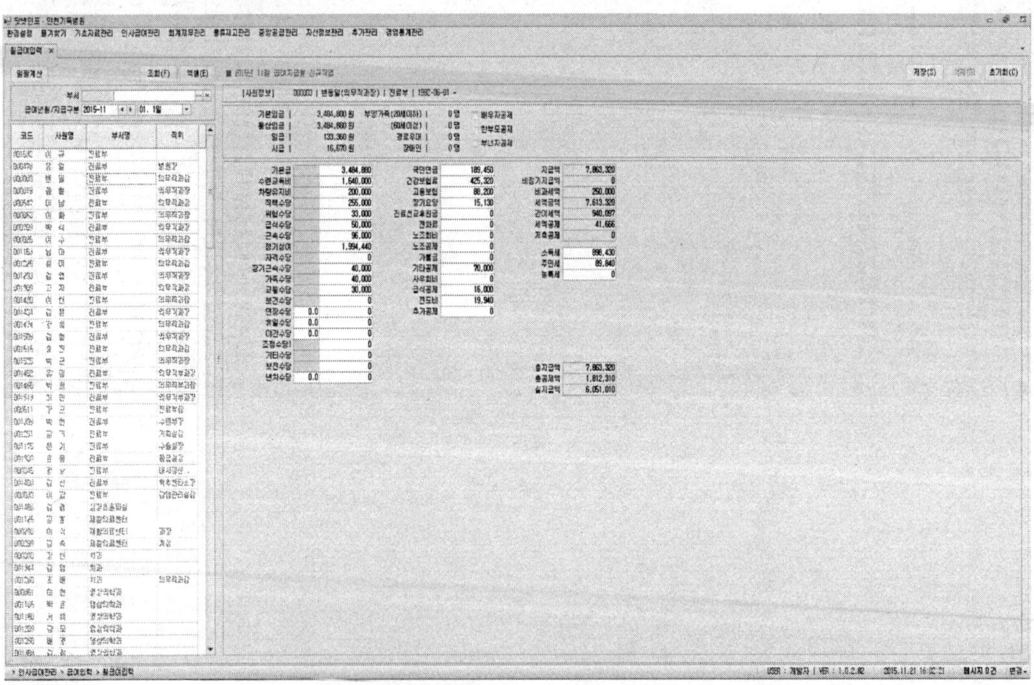

내용설명

① 저장 : 데이터를 확인 후 [저장] 버튼을 누르면 자료가 개인별로 적용된다.

② 삭제 : 급여를 입력하고 저장한 자료를 삭제할 때 [삭제] 버튼을 누르면 데이터가 삭제된다.

② 초기화 : 데이터를 입력 또는 수정할 때 잘못 입력하여 취소할 때 사용하며 화면을 지우는 역할을 한다.

10. 월급여입력(비정기)

비정기입력은 일반적인 급여 외 특별상여(명절 및 성탄수당)나 일정하기 지급하지 않는 급여를 입력하는 것이다. 지급구분을 수당항목관리에서 비정기급여로 체크하면 비정기입력을 할 수 있도록 자동으로 나타난다.

사원현황에 빨간색으로 표시된 사원은 아직 급여계산이 되지 않은 사원이고, 계산이 완료되어 [저장] 버튼을 누른 사원은 검은색으로 구분하여 담당자가 쉽게 볼 수 있다.

[인사급여관리] → [급여입력] → [월급여입력(비정기)]

〈그림 12-48〉 월급여입력(비정기) 화면

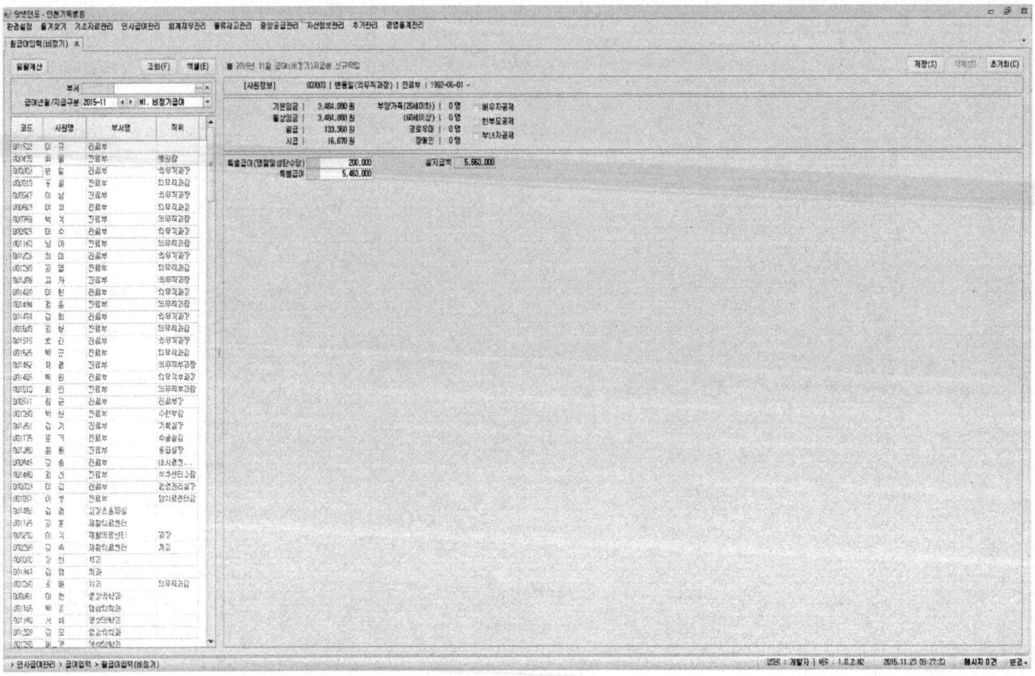

내용설명

① 저장 : 데이터를 확인 후 [저장] 버튼을 누르면 자료가 개인별로 적용된다.

② 삭제 : 상여입력하고 저장한 자료를 삭제할 때 [삭제] 버튼을 누르면 데이터가 삭제된다. 만약 한 달에 여러 번 상여금을 지급했다면 최종 상여금부터 삭제된다.

② 초기화 : 데이터를 입력도중 또는 수정할 때 잘못 입력하여 취소를 원할 때 사용하며 화면을 지우는 역할을 한다.

11. 급여대장

월급여 입력에서 입력한 자료를 확인하고 월급여 대장을 출력한다. 출력 조건을 부서별, 지급월, 지급구분, 직무구분으로 구분하여 다양한 급여대장을 확인이 가능하다. 지급내역 칸에 표시 가능한 지급내역 종류는 총 30개까지이고, 공제내역은 총 20개까지 명세서에 표시할 수 있다.

[인사급여관리] → [급여장부] → [급여대장]

〈그림 12-49〉 급여대장 화면

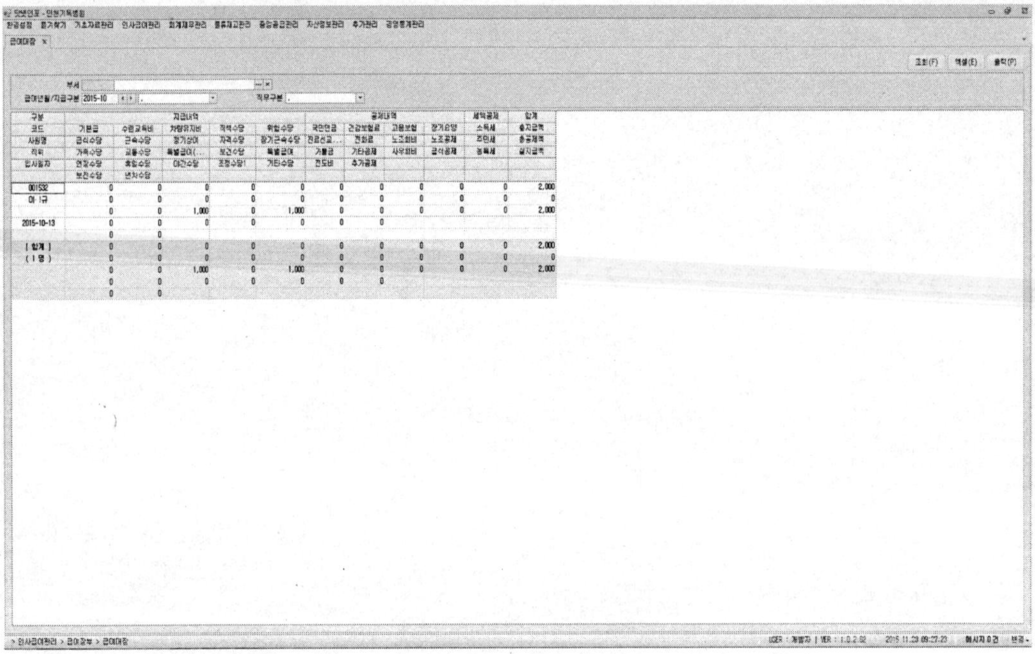

내용설명

① 조회 : [조회] 버튼을 누르면 급여명세서가 조회조건에 따라 조회된다.

② 엑셀 : 조회한 급여명세서를 엑셀로 내려 받는 기능이다.

③ 출력 : [출력] 버튼을 클릭하면 조회된 급여대장을 먼저 화면상으로 보여주고 화면 보기에서 [프린트] 버튼을 클릭한다. 출력페이지를 선택하여 부분적으로 출력도 가능하며, [프린트] 버튼을 클릭하면 전체출력이 가능하다.

12. 부서별 급여명세서

월급여 입력에서 입력한 자료를 확인하고 월 부서별 급여명세서를 출력한다. 출력조건을 지급월, 지급구분, 조회구분으로 구분하여 다양한 부서별 급여명세서의 확인이 가능하다. 지급내역 칸에 표시 가능한 지급내역 종류는 총 30개까지이고, 공제내역은 총 20개까지 명세서에 표시할 수 있다.

[인사급여관리] → [급여장부] → [급여대장(부서별)]

〈그림 12-50〉 급여대장(부서별) 화면

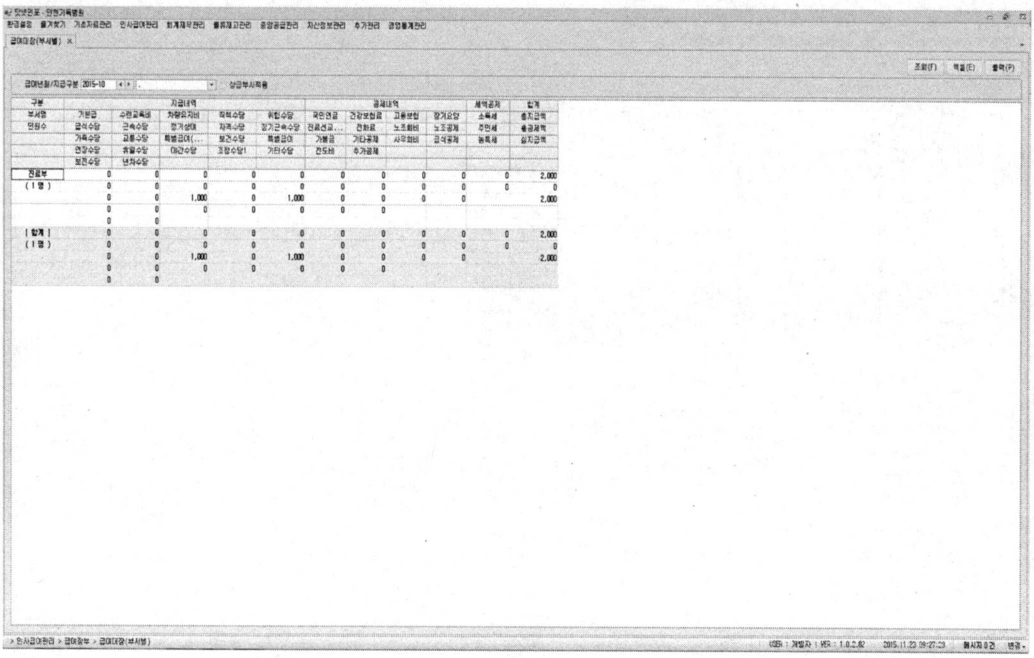

내용설명

① 조회 : [조회] 버튼을 누르면 부서별 급여명세서가 조회조건에 따라 조회된다.

② 엑셀 : 조회한 부서별 급여명세서를 엑셀로 내려 받는 기능이다.

③ 출력 : [출력] 버튼을 클릭하면 조회된 부서별급여명세서를 먼저 화면상으로 보여준다. 화면보기에서 [프린트] 버튼을 클릭하고 출력페이지를 선택하여 부분적으로 출력도 가능하며, [프린트] 버튼을 클릭하면 전체 출력이 가능하다.

13. 급여대장(직무별)

월급여 입력에서 입력한 자료를 확인하고 월직무별 급여명세서를 출력한다. 출력조건을 지급월, 지급구분으로 구분하여 직무별 급여명세서를 확인할 수 있다. 지급내역 칸에 표시 가능한 지급내역 종류는 총 30개까지이고, 공제내역은 총 20개까지 명세서에 표시할 수 있다.

[인사급여관리] → [급여장부] → [급여대장(직무별)]

〈그림 12-51〉 급여대장(직무별) 화면

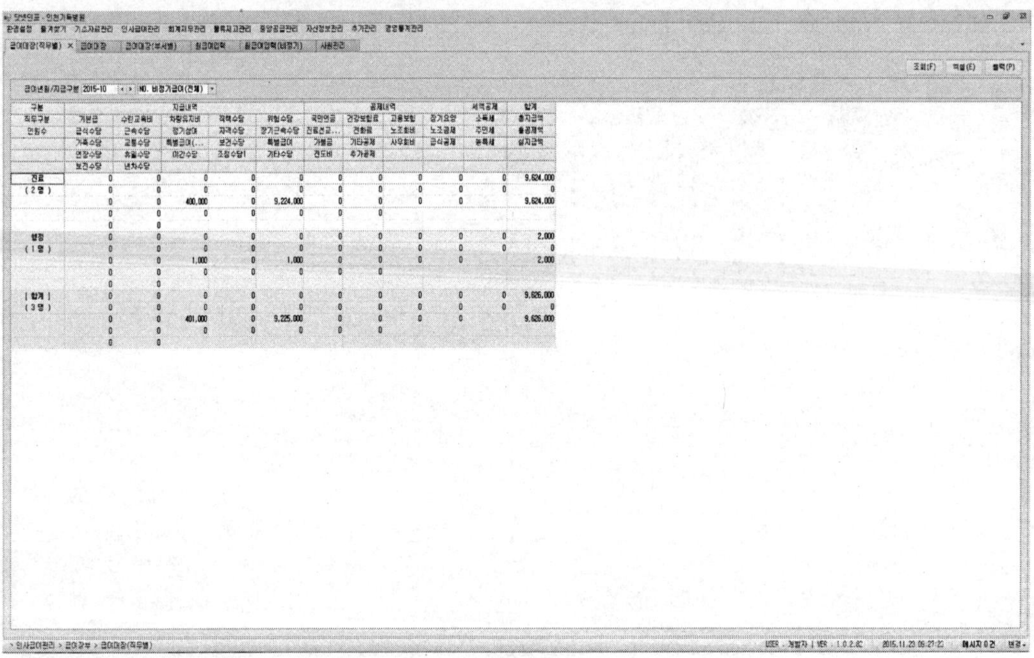

내용설명

① 조회 : [조회] 버튼을 누르면 직무별급여명세서가 조회조건에 따라 조회된다.
② 엑셀 : 조회한 직무별급여명세서를 엑셀로 내려 받는 기능이다.
③ 출력 : [출력] 버튼을 클릭하면 조회된 직무별급여명세서를 먼저 화면상으로 보여준다. 화면보기에서 [프린트] 버튼을 클릭하고 출력페이지를 선택하여 부분적으로 출력 도 가능하며, [프린트] 버튼을 클릭하면 전체 출력이 가능하다.

14. 급여대장(개인/년별)

월급여 입력에서 입력한 자료가 여기에서 확인하고 개인별 연간 급여명세서를 출력한다. 출력조건을 지급기간, 지급구분으로 구분하여 개인별 연간 급여명세서를 확인할 수 있다. 지급내역 칸에 표시 가능한 지급내역 종류는 총 30개까지이고, 공제내역은 총 20개까지 명세서에 표시할 수 있다.

[인사급여관리] → [급여장부] → [급여대장(개인/년별)]

〈그림 12-52〉 급여대장(개인/년별) 화면

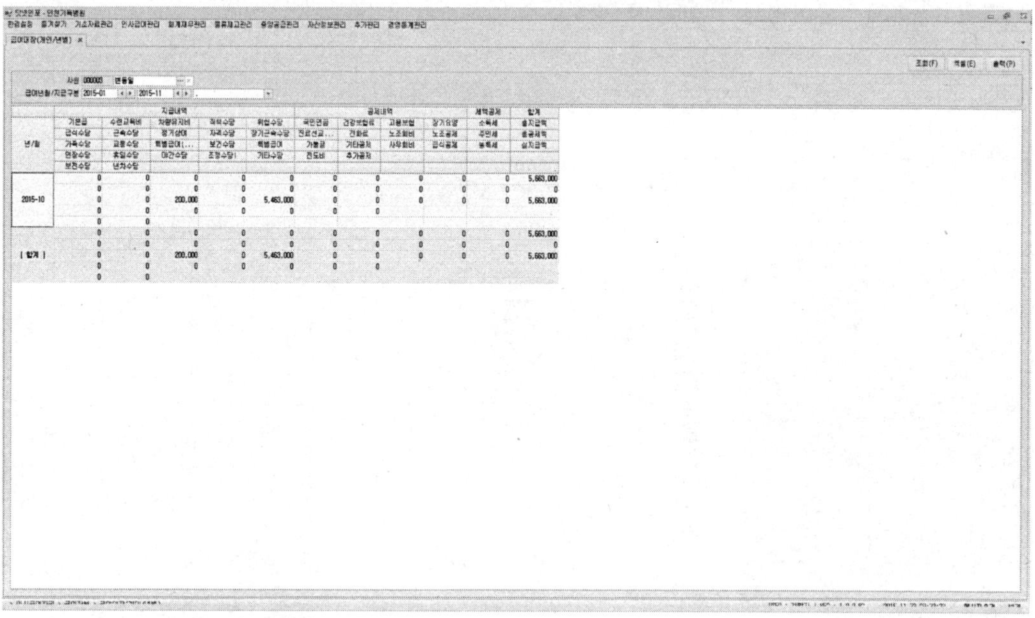

내용설명

① 조회 : [조회] 버튼을 누르면 개인별 연간 급여명세서를 조회조건에 따라 조회할 수 있다.

② 엑셀 : 조회한 개인별 연간 급여명세서를 엑셀로 내려 받는 기능이다.

③ 출력 : [출력] 버튼을 클릭하면 조회된 급여명세서를 먼저 화면상으로 보여준다. 화면보기에서 [프린트] 버튼을 클릭하고 출력페이지를 선택하여 부분적으로 출력도 가능하며, [프린트] 버튼을 클릭하면 전체 출력이 가능하다.

15. 급여명세서 출력

월 급여입력에서 입력한 자료를 확인하고 개인별 급여명세서 출력과 이메일 전송도 가능 하다. 출력조건을 지급월, 지급구분으로 구분하여 개인별 급여내역을 확인한 후, 급여명세서를 출력할 직원을 선택하여 [급여명세서출력] 버튼을 누르면 급여명세서 출력 화면이 나타난다. 급여명세서 [메일전송] 버튼을 클릭하면 선택한 직원에 대한 메일전송이 가능하다.

[인사급여관리] → [급여장부] → [급여내역서 출력]

〈그림 12-53〉 급여명세서 출력 화면

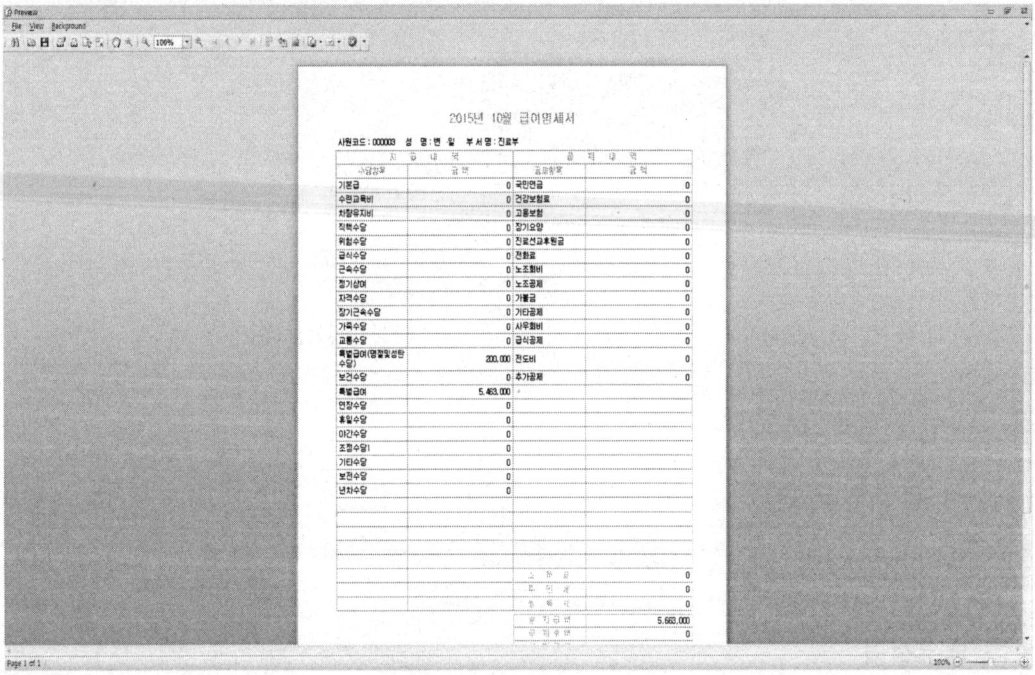

2015년 10월 급여명세서

사원코드 : 000003 성 명 : 변 일 부서명 : 진료부

지급내역		공제내역	
수당항목	금액	공제항목	금액
기본급	0	국민연금	0
수련교육비	0	건강보험료	0
차량유지비	0	고용보험	0
직책수당	0	장기요양	0
위험수당	0	진료선교후원금	0
급식수당	0	전화료	0
근속수당	0	노조회비	0
정기상여	0	노조공제	0
자격수당	0	가불금	0
장기근속수당	0	기타공제	0
가족수당	0	사우회비	0
교통수당	0	급식공제	0
특별급여(명절및성탄수당)	200,000	전도비	0
보건수당	0	추가공제	0
특별급여	5,463,000		
연장수당	0		
휴일수당	0		
야간수당	0		
조정수당1	0		
기타수당	0		
보전수당	0		
년차수당	0		
		[illegible]	0
		[illegible]	0
		[illegible]	0
		[illegible]	5,663,000
		[illegible]	0

내용설명

① 조회 : [조회] 버튼을 누르면 개인별 연간 급여명세서를 조회조건에 따라 조회할 수 있다.

② 엑셀 : 조회한 개인별 연간 급여명세서를 엑셀로 내려 받는 기능이다.

③ 출력 : [출력] 버튼을 클릭하면 조회된 급여명세서를 먼저 화면상으로 보여준다. 화면보기에서 [프린트] 버튼을 클릭하고 출력페이지를 선택하여 부분적으로 출력도 가능하며, [프린트] 버튼을 클릭하면 전체 출력이 가능하다.

16. 계좌이체명세서

급여개인자료관리에서 급여지급은행을 입력하고 급여지급 계좌번호를 입력한 직원만 개인별 급여지급금액을 개인별로 은행계좌로 이체할 수 있도록 직급명부를 출력한다.

[인사급여관리] → [급여장부] → [계좌이체명세서]

〈그림 12-54〉 계좌이체명세서 화면

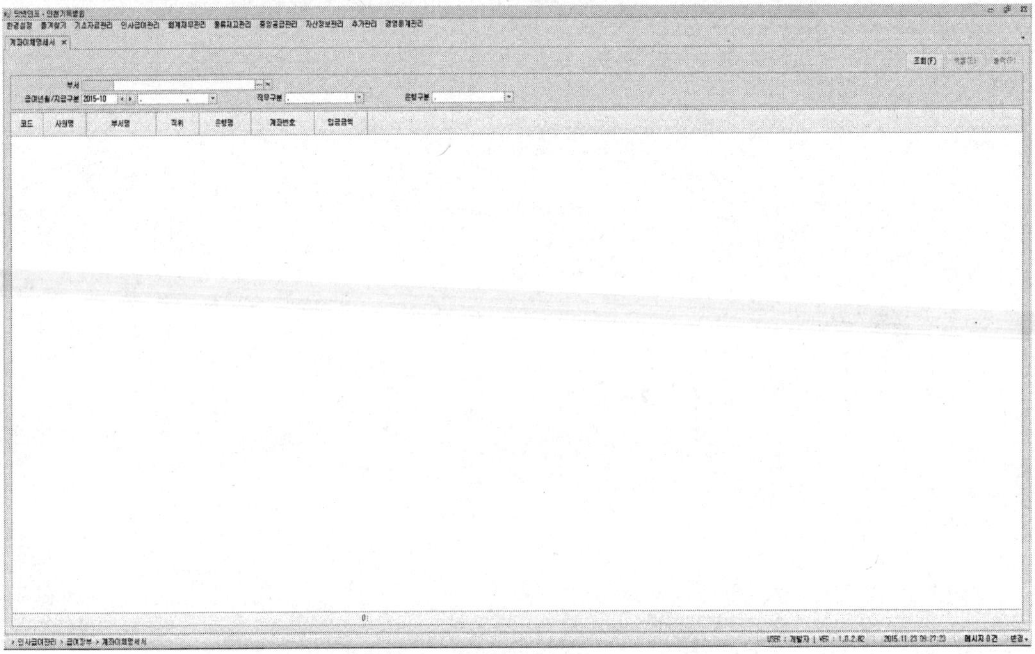

■ 내용설명

① 조회 : [조회] 버튼을 누르면 계좌이체명세서를 조회조건에 따라 조회할 수가 있다.

② 엑셀 : 조회한 계좌이체명세서를 엑셀로 내려 받는 기능이다.

③ 출력 : [출력] 버튼을 클릭하면 조회된 계좌이체명세서를 먼저 화면상으로 보여준다. 화면보기에서 [프린트] 버튼을 클릭하고 출력페이지를 선택하여 부분적으로 출력도 가능하며, [프린트] 버튼을 클릭하면 전체 출력이 가능하다.

17. 현금지급명세서

급여개인자료관리에서 급여지급은행을 현금지급을 입력하고 급여지급 계좌번호가 없는 직원만 개인별 급여지급금액을 개인별로 현금으로 지급할 수 있도록 직급명부를 출력한다.

[인사급여관리] → [급여장부] → [현금지급명세서]

〈그림 12-55〉 현금지급명세서 화면

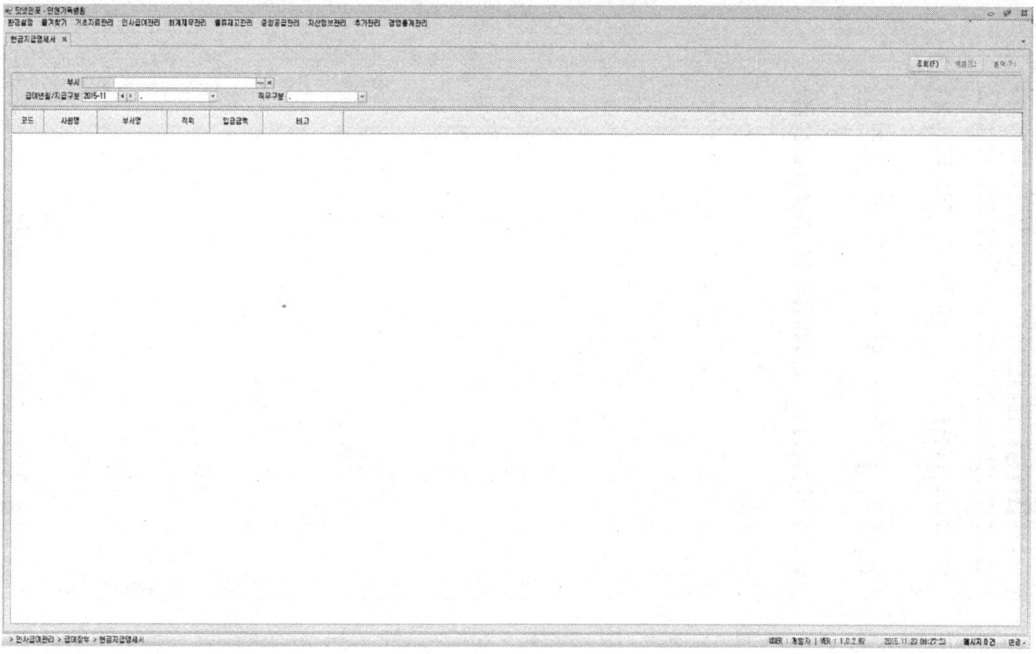

내용설명

① 조회 : [조회] 버튼을 누르면 계좌이체명세서를 조회조건에 따라 조회할 수 있다.

② 엑셀 : 조회한 계좌이체명세서를 엑셀로 내려 받는 기능이다.

③ 출력 : [출력] 버튼을 클릭하면 조회된 계좌이체명세서를 먼저 화면상으로 보여준다. 화면보기에서 [프린트] 버튼을 클릭하고 출력페이지를 선택하여 부분적으로 출력도 가능하며, [프린트] 버튼을 클릭하면 전체 출력이 가능하다.

18. 수당지급명세서

수당지급명세서는 수당별로 조회를 하여 어떤 직원이 지급 받는지를 분석하고 급여관리에 필요한 분석자료로 많이 이용한다.

[인사급여관리] → [급여장부] → [수당지급명세서]

〈그림 12-56〉 수당지급명세서 화면

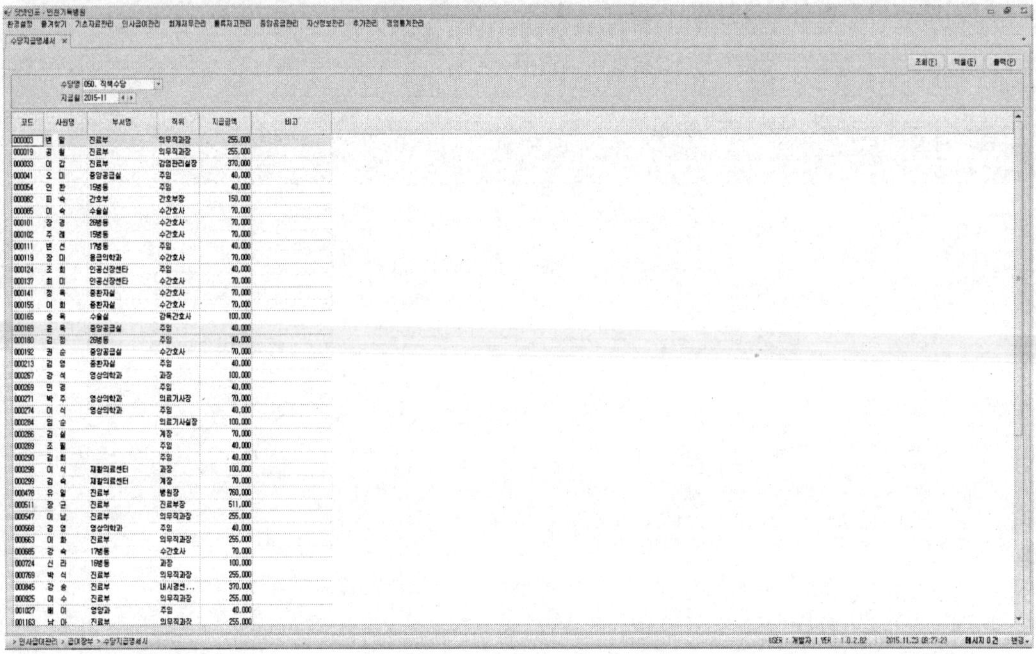

◼ 내용설명

① 조회 : [조회] 버튼을 누르면 수당지급명세서를 조회조건에 따라 조회할 수 있다.

② 엑셀 : 조회한 수당지급명세서를 엑셀로 내려 받는 기능이다.

③ 출력 : [출력] 버튼을 클릭하면 조회된 수당지급명세서를 먼저 화면상으로 보여준다. 화면보기에서 [프린트] 버튼을 클릭하고 출력페이지를 선택하여 부분적으로 출력도 가능하며, [프린트] 버튼을 클릭하면 전체 출력이 가능하다.

19. 공제징수명세서

공제징수명세서는 공제항목별로 조회를 하여 어떤 직원이 어떤 공제를 얼마나 납부하고 있는지를 분석하고, 급여관리에 필요한 분석자료로 많이 이용한다.

[인사급여관리] → [급여장부] → [공제징수명세서]

〈그림 12-57〉 공제징수명세서 화면

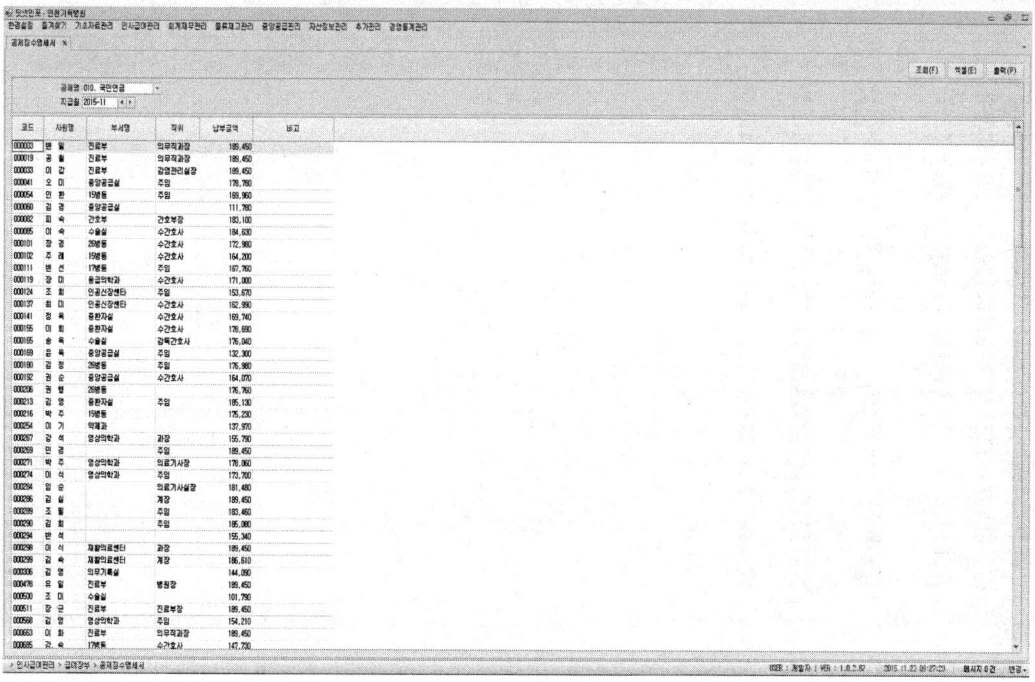

20. 주민세납부명세서

주민세납부명세서를 조회하여 주민세를 납부하는데 이용된다.

[인사급여관리] → [급여장부] → [주민세납부명세서]

〈그림 12-58〉 주민세납부명세서 화면

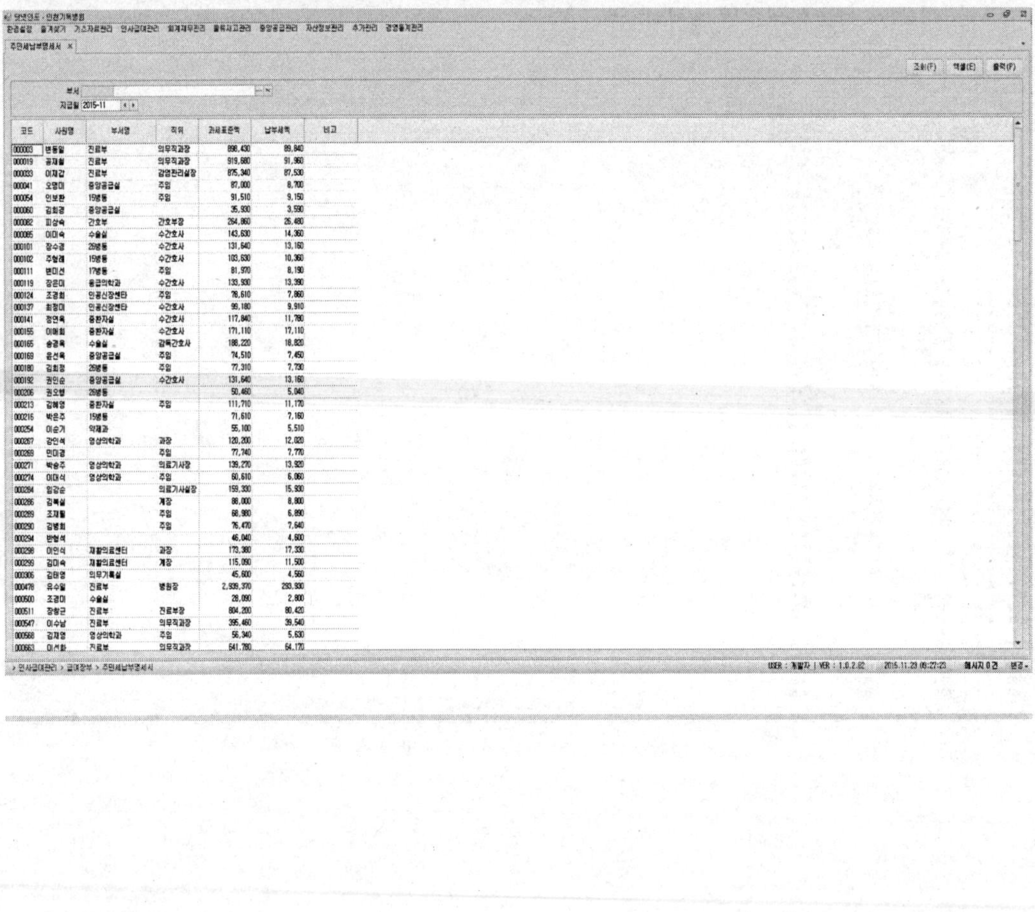

21. 퇴직금관리

인사관리의 사원관리에서 퇴직일자를 입력하면 자동으로 퇴직처리가 되는데, 여기서 사원조회를 하면 다음 화면이 나타난다. 퇴직금계산은 중간퇴직이든 말일로 퇴직을 하든 상관없이 자동으로 3개월 평균급여를 계산하여 나타낸다. 그리고 별도로 수정이 필요하면 직접 수정을 하여도 자동으로 세금이 계산된다.

[인사급여관리] → [퇴직정산] → [퇴직금관리]

〈그림 12-59〉 퇴직금관리 화면

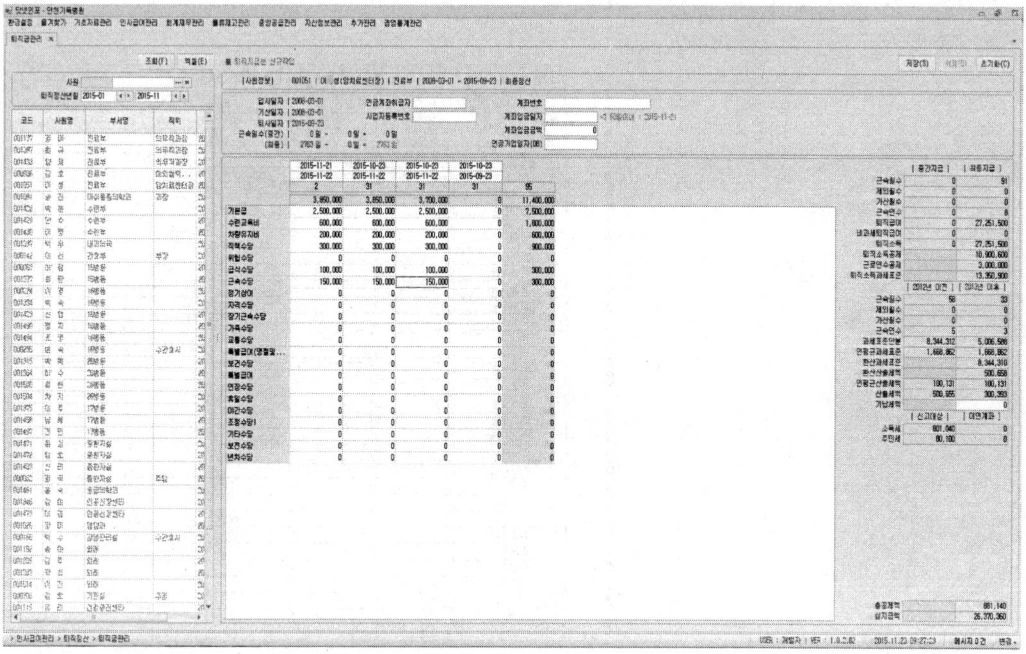

내용설명

① 저장 : 데이터를 확인 후 [저장] 버튼을 누르면 자료가 개인별로 적용된다.

② 삭제 : 퇴직금을 입력하고 저장한 자료를 삭제할 때 [삭제] 버튼을 누르면 데이터가 삭제된다.

② 초기화 : 데이터를 입력 또는 수정할 때 잘못 입력하여 취소할 때 사용하며 화면을 지우는 역할을 한다.

22. 퇴직금내역

퇴직금관리에서 입력한 자료를 확인하고 퇴직금 내역서를 출력한다.

[인사급여관리] → [퇴직정산] → [퇴직금내역서]

〈그림 12-60〉 퇴직금내역서 화면

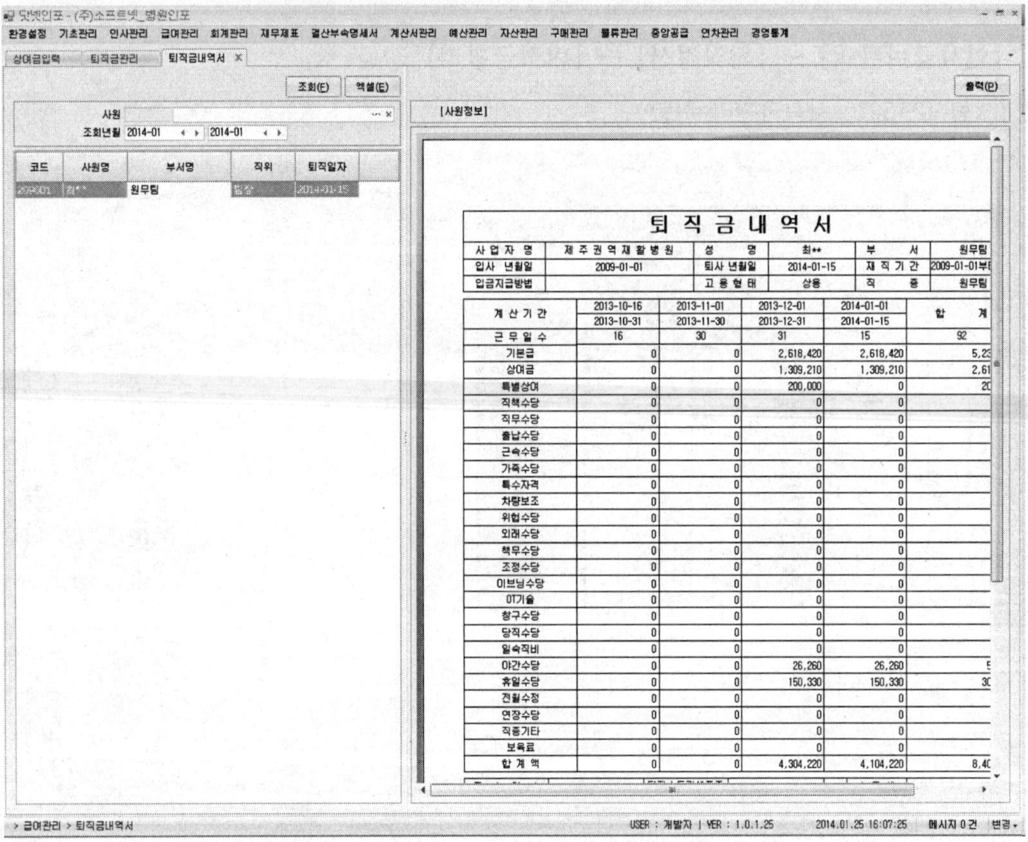

■ 내용설명

① 조회 : [조회] 버튼 누르면 퇴직금 정산한 직원을 조회할 수 있다.

② 엑셀 : 조회한 사원현황을 엑셀로 내려 받는 기능이다.

③ 출력 : 조회된 퇴직금 내역서를 프린터로 출력할 때 [출력] 버튼을 누르면 된다.

23. 퇴직소득원천징수영수증

퇴직금관리에서 입력한 자료를 확인하고 퇴직소득 원천징수영수증을 출력한다.

[인사급여관리] → [퇴직정산] → [퇴직소득원천징수영수증]

〈그림 12-61〉 퇴직소득원천징수영수증 출력 화면

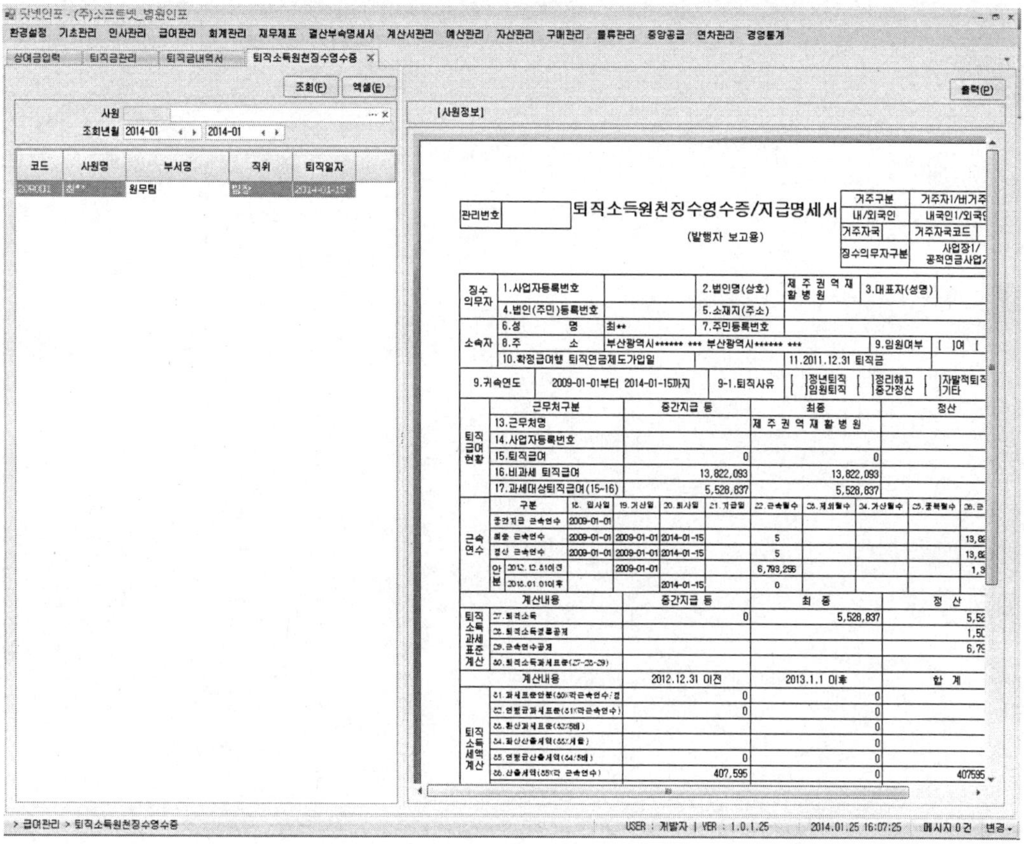

내용설명

① 조회 : [조회] 버튼을 누르면 퇴직 정산한 직원을 조회할 수 있다.

② 엑셀 : 조회한 사원현황을 엑셀로 내려 받는 기능이다.

③ 출력 : 조회된 퇴직금 내역서를 프린터로 출력을 할 경우 [출력] 버튼을 누르면 된다.

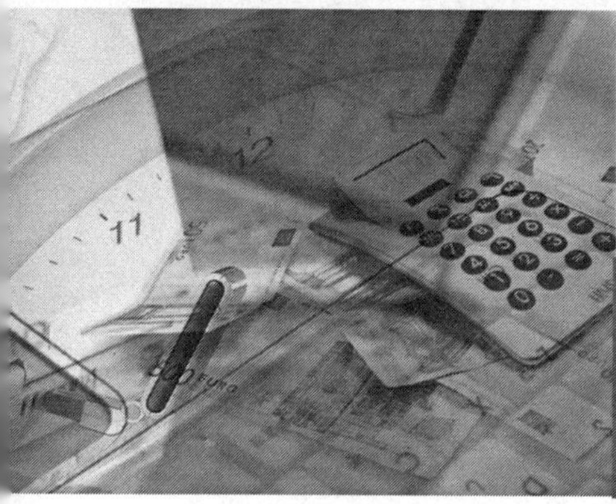

제 13 장

회계관리 시스템

13.1 회계관리 주요업무

13.1.1 회계관리 업무흐름

〈그림 13-1〉 회계관리 업무흐름도

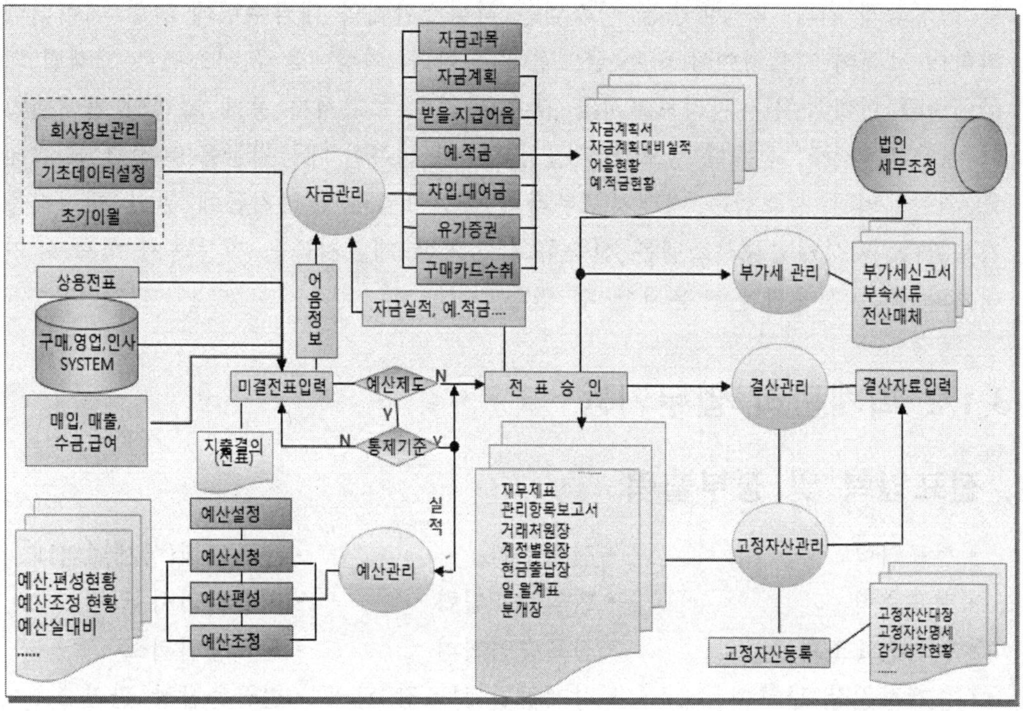

회계관리 시스템은 기업경영의 가장 기본적인 정보시스템으로, 기업의 재무에 관한 자료를 수집, 기록 및 정리하여 경영자 및 외부의 이용자가 의사결정을 하는 데 유용한 회계정보를 제공하는 시스템이다.

이러한 회계관리 시스템은 원가주의에 근거하여 자금의 흐름을 기록하고 보고하며, 대차대조표와 손익계산서와 같은 중요한 재무보고서를 만들어 낸다. 또한 과거와 현재의 자금운용 실태와 사업실적들을 토대로 향후 예상되는 재무제표와 재무예산을 추정해 낸다. 회계관리 시스템은 독자적인 거래처리를 바탕으로 데이터를 처리하기 보다는 구매, 영업, 인사, 재무와 같은 경영활동을 '돈'의 개념으로 집약하여 처리하는 시스템이므로 조직의 다른 정보시스템과 직접적인 관계를 유지하고 있다. <그림 13-1>은 회계관리 시스템의 일부 기능이 구매, 영업, 인사, 재무 등의 업무와 상호관계를 맺고 있음을 보여주고 있다. 구매, 영업, 인사급여관리 시스템에서 발생하는 매입, 매출, 수금, 급여 등의 데이터는 전표입력으로 유입되고, 이러한 데이터는 일반원장에 유입되어 최종적으로 재무보고에 필요한 정보를 생성하게 된다. 외상매출금 시스템은 서비스판매와 대금수령에 관한 데이터에 의하여 고객이 지불하여야 하는 금액을 기록한다. 외상매출금 시스템은 고객별 외상매출금 현황과 신용관리보고서와 같은 관리용 보고서를 통해 고객의 거래현황에 대한 정확하고 신속한 정보를 제공함으로써 신속한 대금지급을 촉진한다. 그리고 외상매입금 시스템은 거래처로부터의 물품구입과 대금지급에 관한 데이터를 기록한다. 외상매입금시스템은 신속하고 정확한 대금지불을 가능하게 하므로 거래처와 좋은 신용관계를 유지할 수 있다.

13.1.2 회계관리 업무기능

1. 전표입력 및 장부출력

- 전표입력
- 전표조회
- 전표조회(상세내역)
- 전표출력
- 현업전표입력
- 지출결의서 입력
- 현업전표조회
- 전표승인처리
- 전표승인취소
- 총계정원장 관리
- 각계정별 보조장 관리
- 현금출납장 관리
- 거래처별 잔액현황
- 거래처원장 관리
- 참조별 현황
- 매입매출장 조회
- 분개장 관리

2. 재무제표 관리

- 재무상태표
- 손익계산서
- 원가명세서
- 합계잔액시산표
- 현금흐름표
- 일계표
- 월계표
- 기간별 재무상태표
- 기간별 손익계산서
- 기간별 원가계산서

3. 결산부속명세서 관리

- 의료발전회계명세서
- 의료미수금명세서
- 가지급금명세서
- 차입금명세서
- 재고자산명세서
- 고정자산명세서
- 기타자산명세서
- 감가상각충당금명세서
- 유동부채명세서
- 유가증권명세서
- 접대비명세서
- 인건비집계표
- 경영분석(수지비율)
- 경영분석(활동성비율)
- 경영분석(수익성비율)
- 경영분석(안정성비율)

4. 결산서관리

- 전자세금계산서 관리
- 전자세금계산서 발행
- 부가세제출파일생성
- 매입세금계산서 집계표
- 매출세금계산서 집계표
- 매입계산서 집계표
- 매출계산서 집계표
- 신용카드매출전표 등 수취명세서

5. 예산관리

- 예산관리
- 예산사용현황

13.2 메뉴화면

〈그림 13-2〉 회계관리 메뉴화면

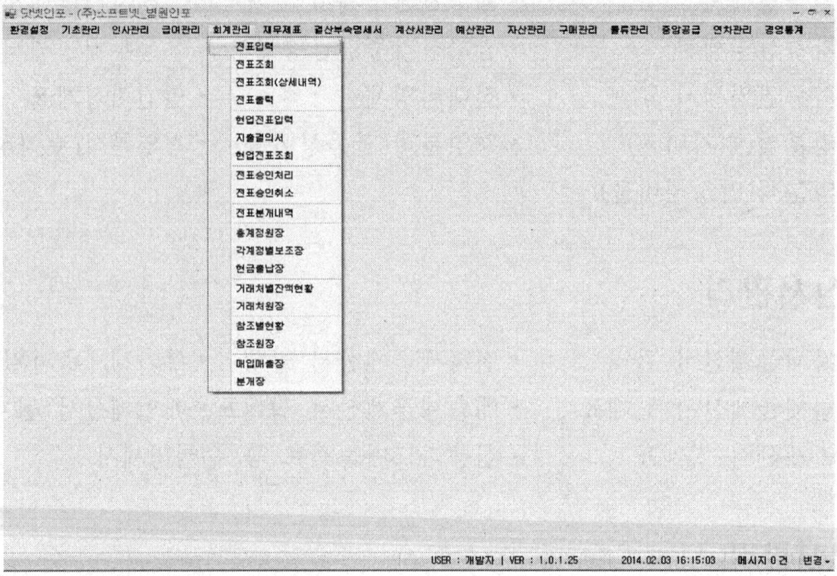

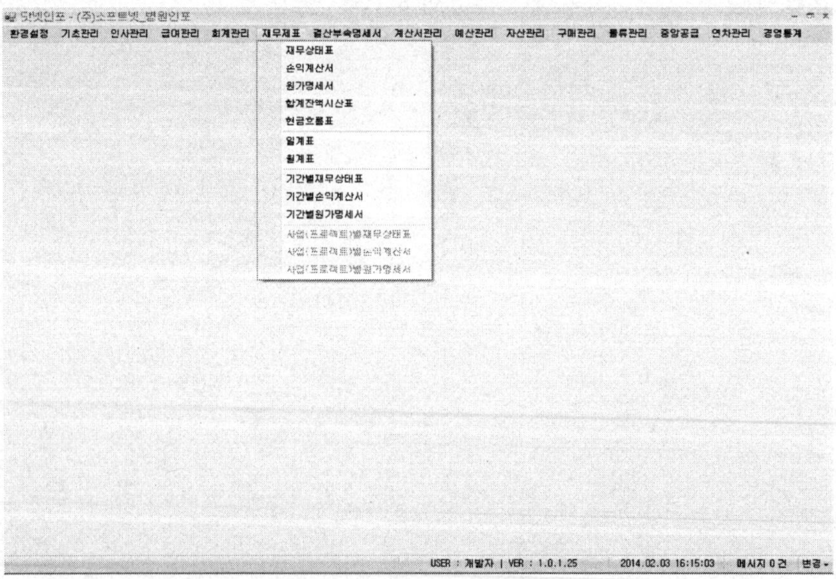

13.3 업무처리 화면

13.3.1 전표입력 및 장부출력

1. 전표입력

회계 전표입력에는 3가지가 있는데, 전표입력, 현업전표입력 및 지출결의서 입력이다. 전표입력은 모든 결재를 받은 업무를 회계담당자가 직접 처리한다. 현업전표입력과 지출결의서 입력은 결재승인을 통하여 회계처리가 이루어진다.

[회계재무관리] → [회계입력] → [전표입력]

〈그림 13-3〉 전표입력 화면

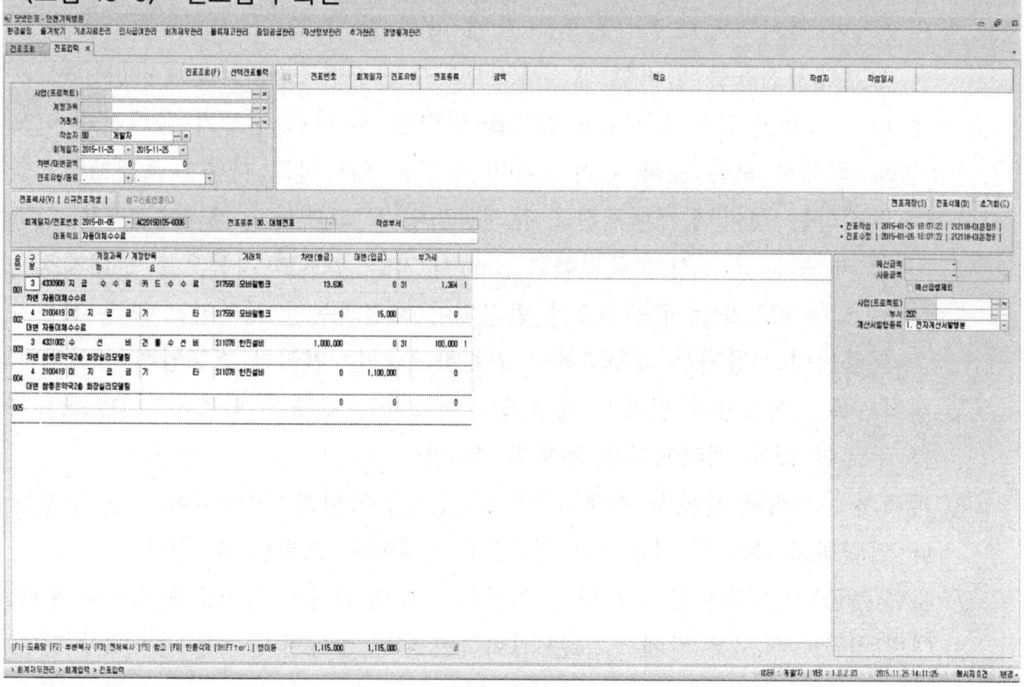

■ 내용설명

① 회계일자/전표번호 : 회계일자는 사용자가 선택하여 입력이 가능하며 전표번호는 자동으로 부여되기 때문에 사용자가 임의로 수정할 수 없다.

② 대표적요 : 사용자가 직접 대표적요를 입력할 수도 있고 입력을 하지 않으면 자동으로 전표순번 1번이 대표적요로 입력된다.

③ 순번 : 한 전표번호에 여러 전표내역을 입력하기 때문에 순번을 관리한다.

④ 구분 : 전표내역을 입력할 때 [/.상대, 1.입금, 2.출금, 3.차변, 4.대변]으로 전표구분을 의미한다. 여기에서 (1.입금, 2.출금)으로 전표를 입력하면 자동으로 위에 입금전표 또는 출금전표로 표시되어 입/출금전표를 함께 사용하지 못하도록 되어있다. 또 (3.차변, 4.대변)은 대체전표라 하여 항상 같이 사용하여야 한다. 3.차변이나 4.대변을 입력할 때도 마찬가지로 위에 대체전표라고 표시되며 역시 1.입/2.출금전표를 함께 사용 할 수 없다.

※ 상계대체전표를 입력할 때 '[/].상대' 기능 사용 설명

☞ 먼저 3.차변 전표나 4.대변 전표를 입력한 후 다음 전표가 상계전표 이므로 위에서 보는 것과 같이 3.차변 전표를 입력하고 다음은 4.대체전표를 입력하는 것이 상계대체전표 분개방법이다. 그래서 상계대체전표를 입력할 때 구분 칸에서 '/'클릭하고 [Enter] 키를 누르면 자동으로 반대계정으로 3 → 4로 또는 4 → 3으로 변경되어 계정과목만 제외하고 모든 전표가 복사되어 사용자는 계정과목만 입력하게 하는 편리한 전표입력 방식이다.

⑤ 계정과목 : 계정항목 칸에서 계정코드 번호나 계정명을 입력하고 [Enter] 키를 누르면 쉽게 계정과목을 조회할 수 있다.

⑥ 거래처 : 거래처 칸에서 거래처코드, 사업자등록번호, 거래처이름 중 아무거나 입력하고 [Enter] 키를 누르면 쉽게 거래처를 조회할 수 있다.

⑦ 차변(출금) : ④구분 칸에서 2,3을 입력하면 차변 칸에만 금액을 입력해야 된다.

⑧ 대변(입금) : ④구분 칸에서 1,4을 입력하면 대변 칸에만 금액을 입력해야 된다.

⑨ 부가가치세 : 차변이나 대변을 구분 없이 부가가치세에 대한 좌측화면 도움말(HELP)을 보고 해당 세율코드를 입력하면 된다.

⑩ 도움말기능 설명

[ESC] (입력취소) : 한 전표를 입력하다 잘 못되었을 때 [ESC] 키를 누르면 입력된 한 줄이 지워진다.

[F2] (부분복사) : 계정과목이나 거래처 칸에서 [F2] 키를 누르면 바로 위에 입력한 계정과목이나 거래처가 복사된다.

[F3] (전체복사) : 바로 위에서 입력한 계정과목과 거래처가 동일할 경우에 사용하면 자동으로 불러온다.

[F5] (참조입력) : [F5] 키를 누르면 팝업창에 계정항목관리에서 참조항목을 설정한 입력화면이 나타나면 참조사항을 입력하면 된다.

[F8] (한줄삭제) : 한 줄씩 삭제를 하고자 할 때 사용하는 것이다.

⑪ 전표저장 : 전표를 입력하고 저장하고자 할 때 [저장] 버튼을 클릭하면 데이터가 저장된다.

⑫ 전표삭제 : 입력한 전표를 삭제할 때 먼저 입력전표를 조회하고 [전표삭제] 버튼을 누르면 전표가 삭제된다.

⑬ 초기화 : 현재 입력도중이나 조회한 전표를 화면상에서 지울 때 [초기화] 버튼을 누르면 화면이 초기화가 된다.

※ 전표조회는 계정과목, 거래처, 작성자, 회계일자 기간, 차변/대변금액, 전표유형 등 조회조건에 따라 여러 형태로 전표조회가 가능하다. 복수조건도 역시 가능하며 회계일자는 기수와 상관없이 기간을 설정하여 전표조회를 할 수 있다. 조회조건을 입력한 후 [조회] 버튼을 누르면 상단우측 화면에 조회조건에 맞는 전표가 나타나고, 전표출력을 원할 경우에는 전표를 선택하고 [출력] 버튼을 누르면 전표가 출력된다.

2. 전표조회

이 전표조회화면은 먼저 대표 전표조회 화면이라고 할 수 있으며, 대표전표란 조회현황에서와 같이, 전표번호, 회계일자, 전표유형, 전표종류, 금액, 적요, 작성자 등으로 표시되고 상세한 전표현황이 아닌 것을 의미한다. 여기서 전표를 확인한 후 해당전표를 클릭하고 [회계전표수정] 버튼을 클릭하면 회계전표입력으로 가서 전표수정을 손쉽게 할 수 있다.

[회계재무관리] → [회계입력] → [전표조회]

〈그림 13-4〉 전표조회 화면

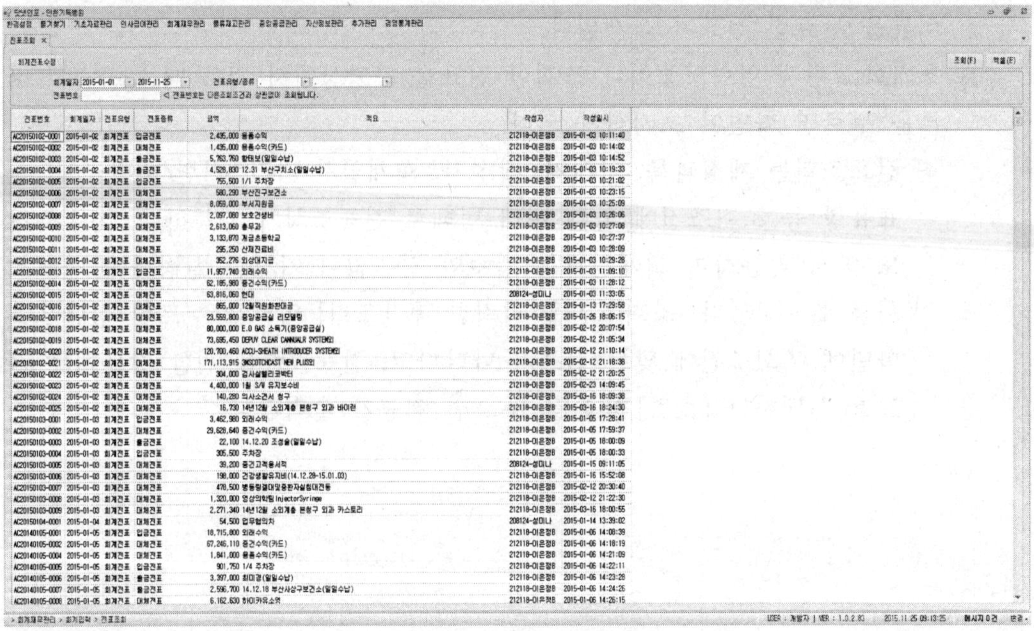

■ 내용설명

① 회계전표수정 : 선택한 전표를 회계입력화면으로 전환하여 전표수정을 손쉽게 하게 하는 기능이다.

② 조회 : [조회] 버튼을 누르면 조회조건에 따라 조회할 수가 있다.

③ 엑셀 : 조회한 전표를 엑셀로 내려 받는 기능이다.

3. 전표조회(상세내역)

상세 전표조회 화면은 전표번호별로 전표분개 내역을 전부 기술한 내역이다. 대표전표조회와 차이가 여기에 있다. 대표전표조회는 전표번호, 회계일자, 전표유형, 전표종류, 금액, 적요, 작성자 등으로 표시되어, 상세전표조회와 확연히 구분된다. 여기서 전표를 확인한 후 해당전표를 클릭하고 [회계전표수정] 버튼을 클릭하면 회계전표입력으로 가서 전표수정을 손쉽게 할 수 있다.

전표조회는 계정과목, 거래처, 작성자, 회계일자 기간, 차변/대변금액, 전표유형 등 조회조건에 따라 여러 형태로 전표조회가 가능하다. 복수조건도 역시 가능하며 회계일자는 기수와 상관없이 기간을 설정하여 전표조회를 할 수 있다. 조회조건을 입력한 후 [조회] 버튼을 누르면 화면에 조회조건에 맞는 전표가 나타난다.

[회계재무관리] → [회계입력] → [전표조회(상세내역)]

〈그림 13-5〉 전표조회(상세내역) 화면

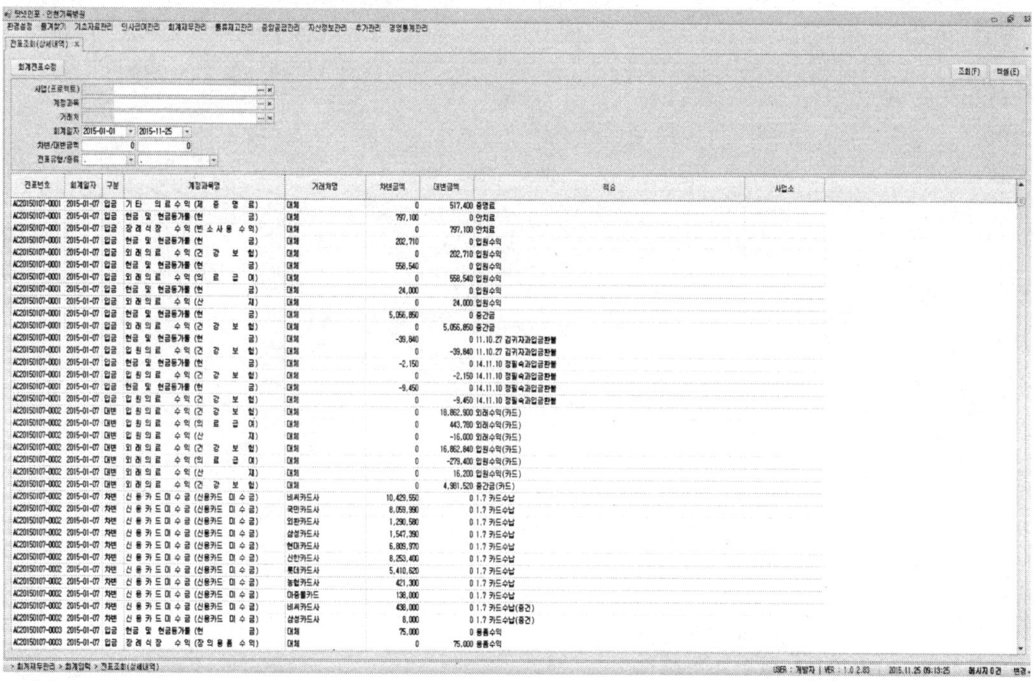

내용설명

① 회계전표수정 : 선택한 전표를 회계입력 화면으로 전환하여 전표수정을 손쉽게 하게 하는 기능이다.

② 조회 : [조회] 버튼을 누르면 조회조건에 따라 조회할 수 있다.

③ 엑셀 : 조회한 전표를 엑셀로 내려 받는 기능이다.

4. 전표출력

전표출력을 할 회계일자를 입력하고 [조회] 버튼을 누르면 해당 조회조건에 따른 전표현황이 나타난다. 개별로 체크하여 전표를 출력할 수도 있고, [전체] 버튼을 클릭하여 손쉽게 전표출력을 할 수 있다.

[회계재무관리] → [회계입력] → [전표출력]

〈그림 13-6〉 전표출력 화면

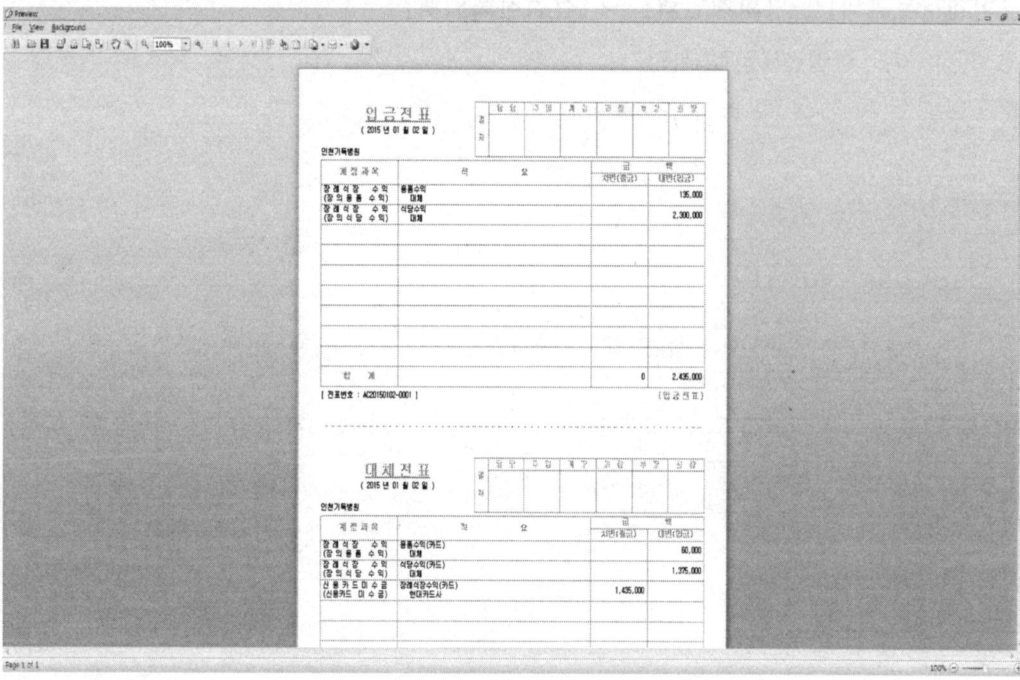

5. 현업전표입력

현업전표입력은 전표입력의 입력방법과 동일하다. 단, 현업전표는 현업에서 전표를 입력하기 때문에 누군가의 결재를 받으므로 전표로서의 효력이 발생하는 것이다. 그래서 현업전표를 입력하면 반드시 전표승인을 받아야만 회계전표로 효력이 발생한다. 만약 전표가 잘못 작성되어 승인을 하지 않고 반려되면 승인취소가 된다.

[회계재무관리] → [회계입력] → [현업전표입력]

〈그림 13-7〉 현업전표입력 화면

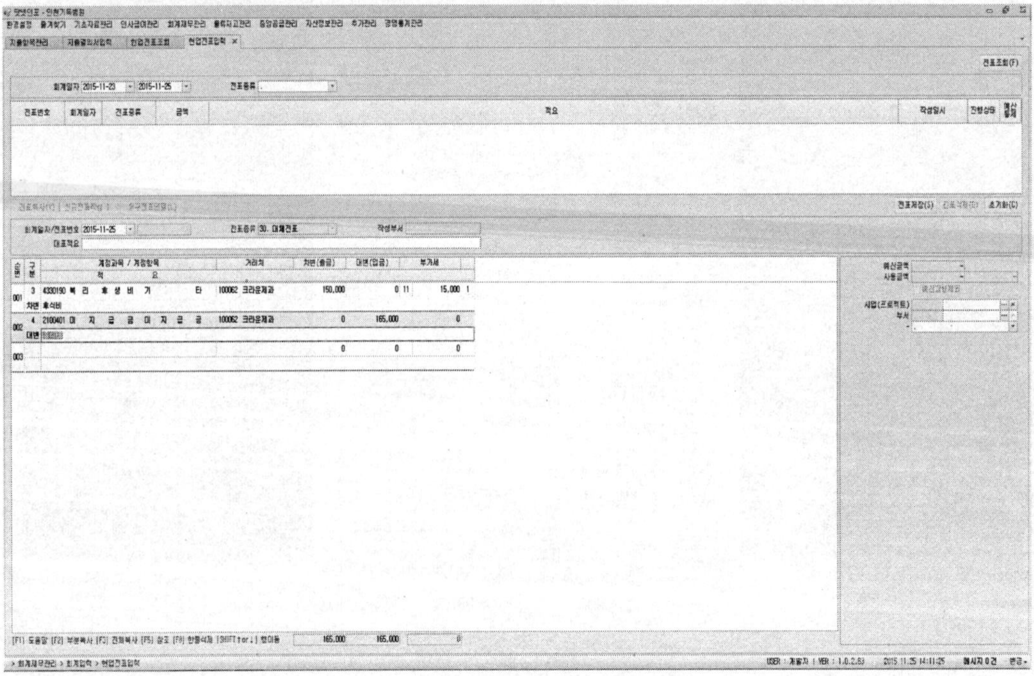

내용설명

① 회계일자/전표번호 : 회계일자는 사용자가 선택하여 입력이 가능하며 전표번호는 자동으로 부여되기 때문에 사용자가 임의로 수정할 수 없다.

② 대표적요 : 사용자가 직접대표적요를 기재를 할 수도 있고 입력을 하지 않으면 자동으로 전표순번 1번이 대표적요로 입력이 된다.

③ 순번 : 한 전표번호에 여러 전표내역을 입력하기 때문에 순번을 관리하는 것이다.

④ 구분 : 전표내역을 입력할 때 [/.상대, 1.입금, 2.출금, 3.차변, 4.대변]으로 전표구분을 의미한다. 여기에서 (1.입금, 2.출금)으로 전표를 입력하면 자동으로 위에 입금전표 또는 출금전표로 표시가 되어 입/출금전표를 함께 사용을 못하도록 되어있다. 또 (3.차변, 4.대변)은 대체전표라 하여 항상 같이 사용하여야 한다. 3.차변이나 4.대변에 입력할 때도 마찬가지로 위에 대체전표라고 표시되며 역시 1.입/2.출금전표를 함께 사용 할 수 없다.

※ 상계대체전표를 입력할 때 '[/].상대' 기능 사용 설명

☞ 먼저 3.차변 전표나 4.대변 전표를 입력한 후 다음 전표가 상계전표 이므로 위에서 보는 것과 같이 3.차변 전표를 입력하고 다음은 4.대체전표를 입력하는 것이 상계 대체 전표 분개방법이다. 따라서 상계대체전표를 입력할 때 구분 칸에서 '/'클릭하고 [Enter] 키를 누르면 자동으로 반대계정으로 3 → 4로 또는 4 → 3으로 변경되어 계정과목만 제외하고 모든 전표가 복사됨으로 사용자는 계정과목만 입력하게 하는 편리한 전표입력 방식이다.

⑤ 계정과목 : 계정항목 칸에서 계정코드 번호나 계정명을 입력하고 [Enter] 키를 누르면 쉽게 계정과목을 조회할 수 있다.

⑥ 거래처 : 거래처 칸에서 거래처코드, 사업자등록번호, 거래처이름 중 어느 것이나 입력하고 [Enter] 키를 누르면 쉽게 거래처를 조회할 수 있다.

⑦ 차변(출금) : ④구분 칸에서 2,3을 입력하면 차변 칸에만 금액을 입력해야 된다.

⑧ 대변(입금) : ④구분 칸에서 1,4를 입력하면 대변 칸에만 금액을 입력해야 된다.

⑨ 부가가치세 : 차변이나 대변을 구분 없이 부가가치세에 대한 좌측화면 도움말(HELP)을 보고 해당 세율코드를 입력하면 된다.

⑩ 도움말기능 설명

[ESC] (입력취소) : 한 전표를 입력하다 잘못되었을 때 [ESC] 키를 누르면 입력된 한 줄이 지워진다.

[F2] (부분복사) : 계정과목이나 거래처 칸에서 [F2] 키를 누르면 바로 위에 입력한 계정 과목이나 거래처가 복사된다.

[F3] (전체복사) : 바로 위에서 입력한 계정과목과 거래처가 동일할 경우에 사용하면 자동으로 불러온다.

[F5] (참조입력) : [F5] 키를 누르면 팝업창에 계정항목관리에서 참조항 입력화면이 나타나면 참조사항을 입력하면 된다.

[F8] (한줄삭제) : 한 줄씩 삭제를 하고자 할 때 사용한다.

⑪ 전표저장 : 전표를 입력하고 저장하고자 할 때 [저장] 버튼을 클릭하면 데이터가 저장된다.

⑫ 전표삭제 : 입력한 전표를 삭제할 때 먼저 입력전표를 조회하고 [전표삭제] 버튼을 누르면 전표가 삭제된다.

⑬ 초기화 : 현재 입력도중이나 조회한 전표를 화면상에서 지우고 싶을 때 [초기화] 버튼을 누르면 화면이 초기화된다.

※ 전표조회는 계정과목, 거래처, 작성자, 회계일자 기간, 차변/대변금액, 전표유형 등 조회조건에 따라 여러 형태로 전표조회가 가능하다. 복수조건도 역시 가능하며 회계일자는 기수와 상관없이 기간을 설정하여 전표조회가 가능하다. 조회조건을 입력한 후 [조회] 버튼을 누르면 상단우측 화면에 조회조건에 맞는 전표가 나타나고, 전표출력을 원할 경우에는 전표를 선택하고 [출력] 버튼을 누르면 전표가 출력된다.

6. 지출결의서 입력

지출결의서 입력을 사용하는 목적은 현업에 종사하는 직원들이 회계전표 분개를 알지 못하므로 지출항목을 만들어 회계를 모르는 직원도 누구나 쉽게 회계전표를 입력할 수 있게 하는 것이다. 전표를 입력하면 자동으로 아래 화면과 같이 전표분개가 이루어진다. 지출항목은 기초관리 → 회계관리 → 지출항목관리에서 입력하면 된다.

[회계재무관리] → [회계입력] → [지출결의서 입력]

〈그림 13-8〉 지출결의서 입력 화면

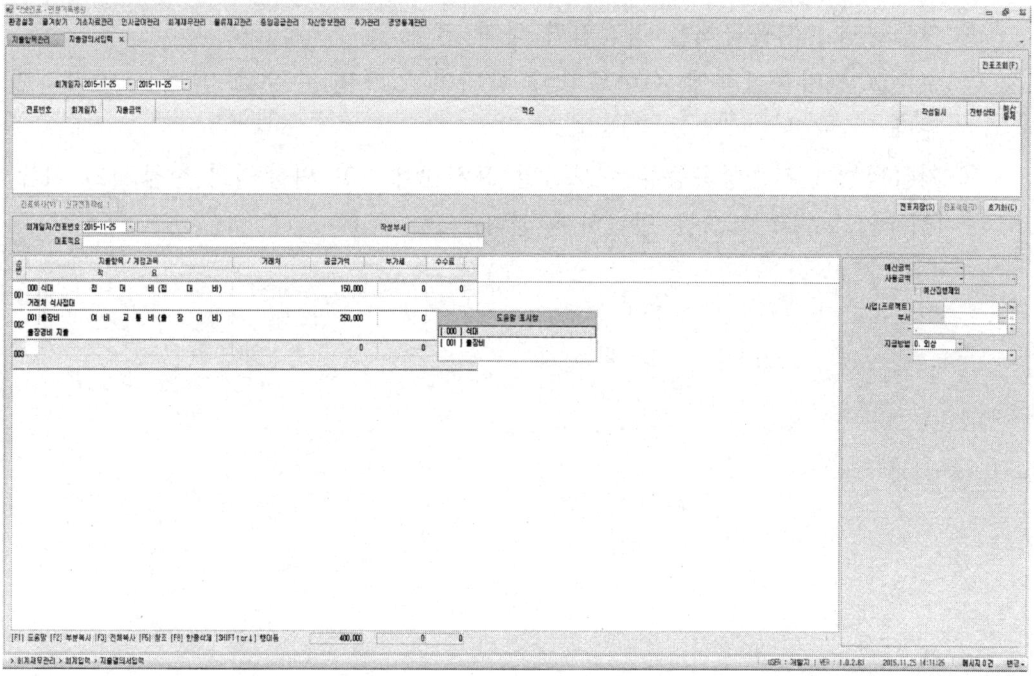

내용설명

① 회계일자/전표번호 : 회계일자는 사용자가 선택하여 입력이 가능하며 전표번호는 자동으로 부여되기 때문에 사용자가 임의로 수정할 수 없다.

② 대표적요 : 사용자가 직접 대표적요를 입력할 수도 있고, 입력을 하지 않으면 자동으로 전표순번 1번이 대표적요로 입력된다.

③ 순번 : 한 전표번호에 여러 전표내역을 입력하기 때문에 순번을 관리한다.

④ 지출항목 : 지출항목 종류는 도움말 표시창에 '[000] 식대, [001] 출장비' 보고 코드를 입력하면 된다.

⑤ 거래처 : 거래처 칸에서 거래처코드, 사업자등록번호, 거래처이름 중 아무거나 입력하고 [Enter] 키를 누르면 쉽게 거래처를 조회할 수 있다.

⑥ 지출금액 : 지출금액을 직접입력 하면 된다.

⑦ 수수료 : 지출금액에 수수료가 포함되어 있으면 수수료 금액을 입력하면 된다.

⑧ 지급방법 : 지출항목종류는 도움말 표시창에 '[0] 외상, [1] 현금, [2] 이체, [3] 카드' 보고 코드를 입력하면 된다.

7. 현업전표조회

조회할 회계일자에서 기간을 입력하고 [조회] 버튼을 누르면 해당 조회조건에 따른 전표현황이 나타난다. 그리고 여기에서 현업전표나 지출결의서 전표를 수정할 경우, [현업전표수정] 버튼을 누르면 각 전표유형에 따라 각 전표입력 창으로 돌아가서 전표를 수정할 수가 있다. 또한 전표출력을 한다면 개별로 체크하여 전표를 출력할 수도 있고, [전체] 버튼을 클릭하여 손쉽게 전표출력을 할 수 있다.

[회계재무관리] → [회계입력] → [현업전표조회]

〈그림 13-9〉 현업전표조회 화면

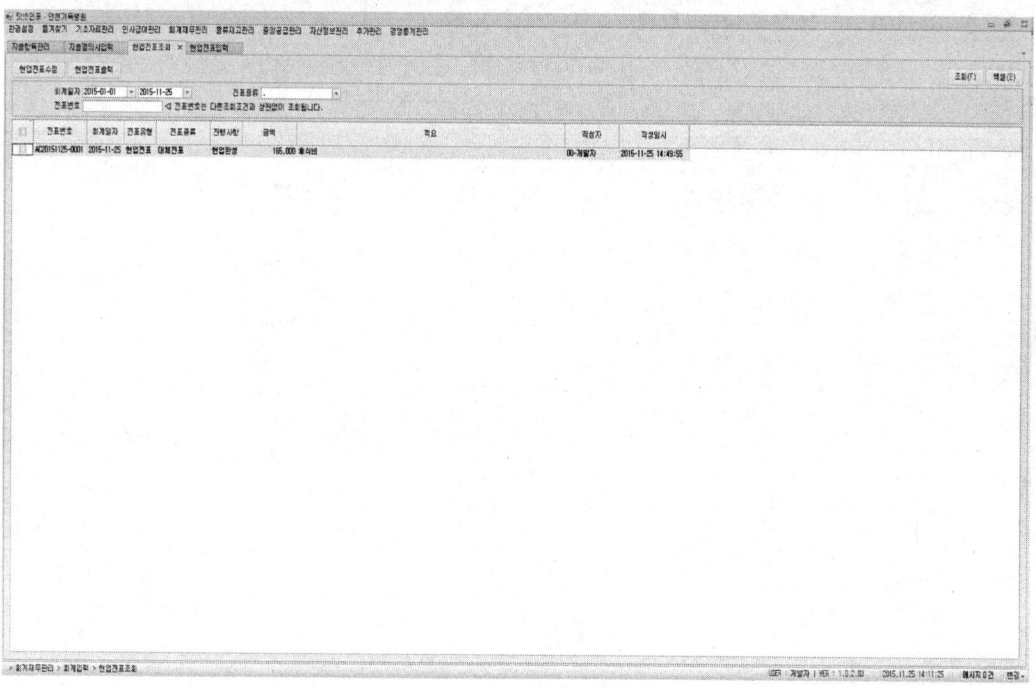

내용설명

① 현업전표출력 : 선택된 전표만 출력이 가능하다.

② 조회 : [조회] 버튼을 누르면 조회조건에 따라 조회할 수 있다.

③ 엑셀 : 조회한 전표를 엑셀로 내려 받는 기능이다.

8. 자동전표생성

자동전표생성은 병원OCS와 연동하여 재원미수금, 퇴원미수금, 외래미수금과 일반 수입 및 카드미수부터 입금까지 전반적으로 업무가 협의된 전표를 자동 발생하여 회계전표 처리하는 것이다. 좌측화면에 전표유형별로 자동생성전표를 조회하여 해당전표를 클릭을 하면 측화면에 전표분개가 나타나고 각 전표별로 거래처와 적요를 확인한 후 이상이 없으면 [자동전표생성] 버튼을 누르면 회계전표가 생성된다.

[회계재무관리] → [회계입력] → [자동전표생성]

〈그림 13-10〉 자동전표생성 화면

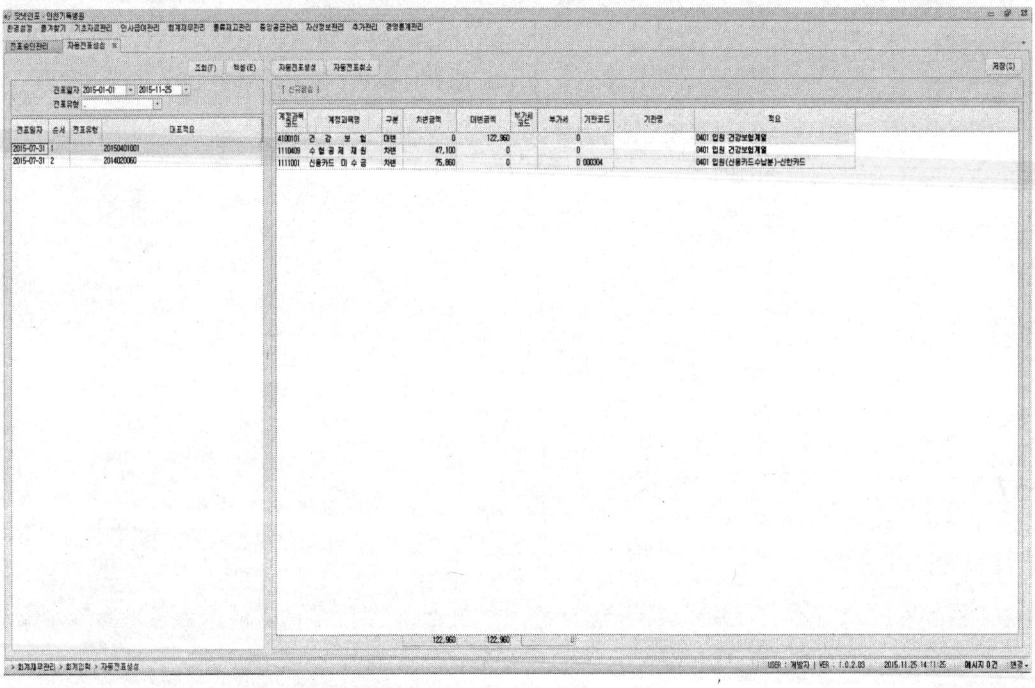

내용설명

① 전표일자 : 전표일자를 입력하여 자동 발생한 전표를 조회 할 수 있다.

② 자동전표생성 : 좌측화면에서 클릭한 전표를 확인한 후 이상이 없으면 [자동전표생성]버튼을 누르면 회계전표가 발생된다.

③ 자동전표취소 : 좌측화면에서 클릭한 전표를 확인한 후 자동전표가 발생한 것을 취소처리 할 때 [자동전표취소] 버튼을 누르면 회계전표가 자동으로 취소처리가 된다.

④ 조회 : [조회] 버튼을 누르면 조회조건에 따라 조회할 수 있다.

⑤ 엑셀 : 조회한 전표를 엑셀로 내려 받는 기능이다.

9. 예산통제관리

예산통제관리는 계정과목에서 예산관리와 예산통제 여부를 체크한 계정에 한하여 예산통제를 시행하는 것이며, 이 통제계정은 전표입력에 직접 입력하는 전표는 예산통제를 받지 않고 항상 현업전표로 입력하는 전표만 예산통제관리에 나타나게 되어 있다. 또한 현업에서 예산통제하는 계정을 전표입력 하여도 예산통제관리에서 예산통제승인을 하지 않은 전표는 회계전표승인화면에도 나타나지 않는다. 그러므로 예산통제를 받는 계정전표는 반드시 예산통제승인을 하고 회계전표승인을 하여야만 정상적으로 회계전표에 반영이 된다.

[회계재무관리] → [회계입력] → [예산통제관리]

〈그림 13-11〉 예산통제관리 화면

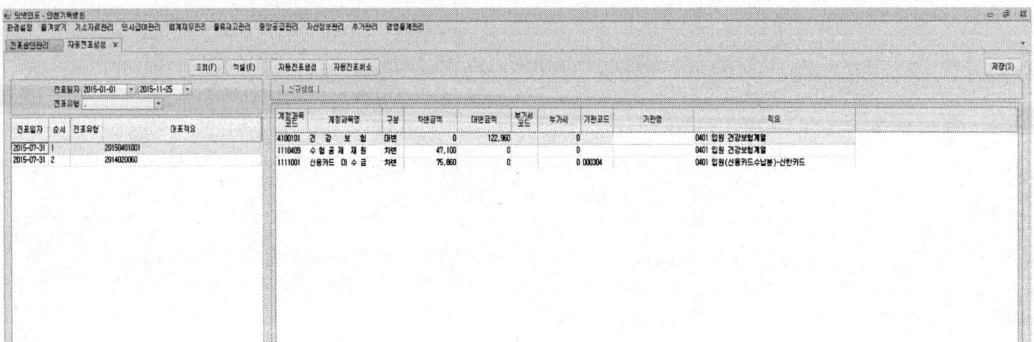

내용설명

① 회계일자 : 회계일자를 입력하여 현업전표에서 입력 전표를 조회 할 수 있다.

② 예산통제승인 : 위 화면에서 [전표]를 클릭한 후 아래화면에 [예산통제승인] 버튼을 클릭하면 회계전표가 발생하여 전표승인관리화면 전표가 나타나게 되어있다.

③ 예산통제승인취소 : 위 화면에서 전표를 클릭한 후 아래화면에 [예산통제승인취소] 버튼을 클릭하면 예산통제전표가 취소된다.

④ 전표조회 : [전표조회] 버튼을 누르면 조회조건에 따라 조회할 수 있다.

10. 전표승인처리

조회할 회계일자에서 기간을 입력하고 [조회] 버튼을 누르면 해당 조회조건에 따른 전표현황이 나타난다. 그리고 여기에서 현업전표나 지출결의서 전표의 세부 내역을 확인하고자 한다면 [전표분개내역] 버튼을 누르면 된다. 전표분개내역화면에서 다시 전표수정으로 연결이 가능하므로 조회에서 수정까지 역추적시스템으로 개발하여 사용자의 편의성을 제공하였다.

[회계재무관리] → [회계입력] → [전표승인관리]

〈그림 13-12〉 전표승인관리 화면

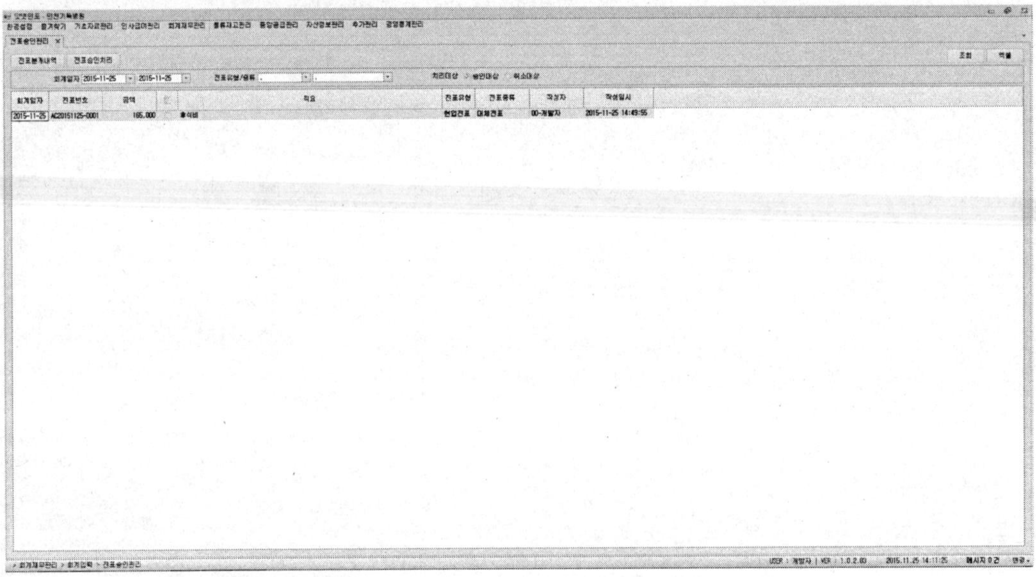

내용설명

① 전표분개내역 : 선택된 전표만 분개내역을 볼 수 있다.
② 승인/반송처리 : 선택된 전표를 승인 또는 반송 처리하는 버튼이다.
③ 조회 : [조회] 버튼을 누르면 조회조건에 따라 조회할 수 있다.
④ 엑셀 : 조회한 전표를 엑셀로 내려 받는 기능이다.

13.3.2 회계장부

1. 총계정원장

회계장부 중에 총계정원장이라 하면 일별 금액을 합산한 것과 월별 금액을 합산하여 보여주는 장부이다. 조회방법은 계정과목을 선택하고 회계일자에서 기간과 조회구분에 일계 또는 월계를 선택한 후 [조회] 버튼을 누르면 해당 조회조건에 따른 총계정원장이 나타난다. 각계정보조장으로 세부내역을 조회하고자 할 경우, 원하는 칸에서 마우스를 더블 클릭하면 각계정보조장으로 넘어간다. 거래처를 관리하는 계정은 거래처별 잔액현황을 클릭하면 거래처별 잔액현황이 나타난다. 각 계정보조장부화면에서 다시 전표분개내역으로 연결하여 조회에서 수정까지 역추적이 가능하게 사용자의 편의성을 제공하였다.

[회계재무관리] → [회계장부] → [총계정원장]

〈그림 13-13〉 총계정원장 화면

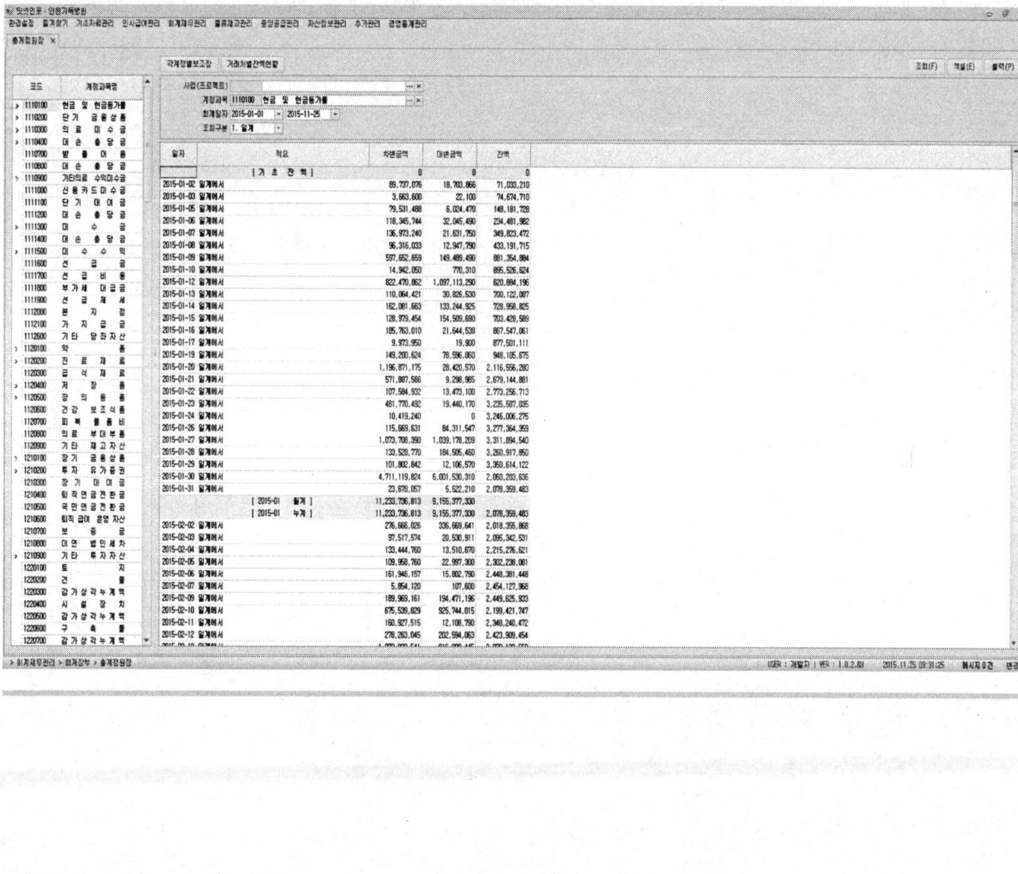

내용설명

① 각계정별보조장 : 선택된 칸에 해당되는 장부내역을 볼 수 있다. 중간 일계라인에서 클릭하면 해당 날짜만 조회되고, [2013−02 누계]에서 클릭하면 1월에서 2월까지 전체를 보여준다.

② 거래처별잔액현황 : 선택된 칸에 해당되는 장부내역을 볼 수가 있다. 중간 일계라인에서 클릭하면 해당 날짜만 조회되고, [2013−02 누계]에서 클릭하면 1월에서 2월까지 전체를 보여준다.

③ 조회 : [조회] 버튼을 누르면 조회조건에 따라 조회할 수 있다.

④ 엑셀 : 조회한 전표를 엑셀로 내려 받는 기능이다.

⑤ 출력 : 장부를 양식으로 출력하기 위한 것으로 출력버튼을 누르면 화면출력으로 먼저 나타나고 화면출력에서 부분출력과 일괄출력을 선택하여 장부를 출력할 수 있다.

2. 각계정별보조장

회계장부 중에 각 계정별보조장의 조회방법은 계정과목을 선택하고 회계일자에서 기간을 입력한 후 조회버튼을 누르면 되는데, 여기서 해당 조회조건에 따른 각 계정별보조장이 만들어진다. 그리고 여기에서 세부내역을 조회하고자 할 경우, 원하는 칸에서 마우스를 더블 클릭하면 전표분개 내역으로 넘어간다. 각 계정보조장부화면에서 다시 전표분개 내역으로 연결이 가능하므로 조회에서 수정까지 역추적시스템으로 개발하여 사용자의 편의성을 제공하였다.

[회계재무관리] → [회계장부] → [각계정별 보조장]

〈그림 13-14〉 각계정별 보조장 화면

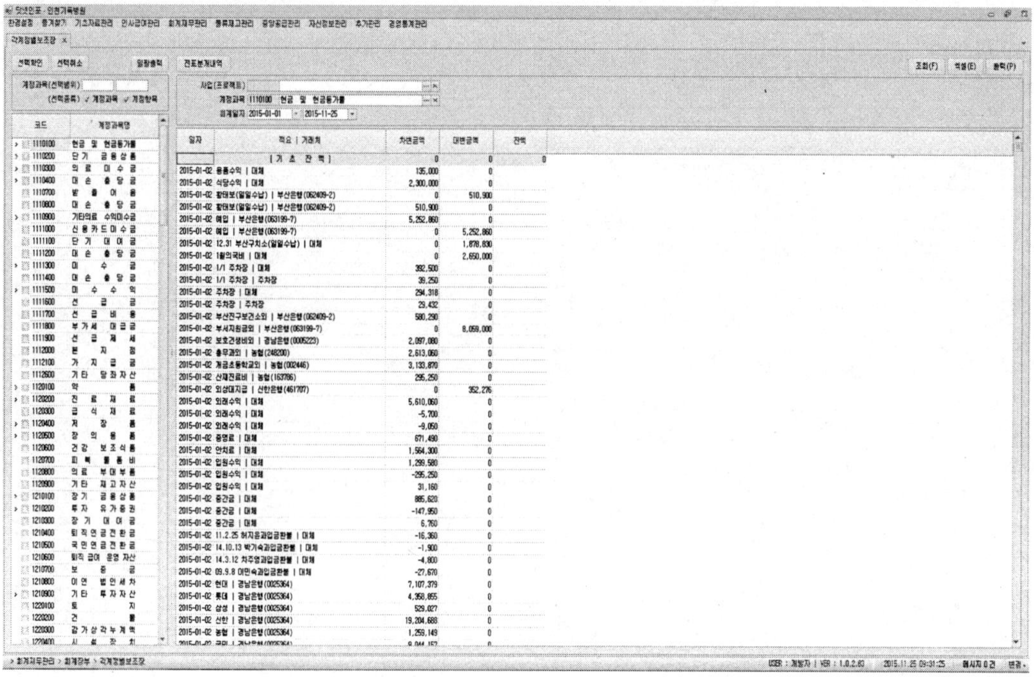

■ 내용설명

① 전표분개내역 : 선택된 칸에 해당되는 전표분개내역을 볼 수 있다.
② 조회 : [조회] 버튼을 누르면 조회조건에 따라 조회할 수 있다.
③ 엑셀 : 조회한 전표를 엑셀로 내려 받는 기능이다.
④ 출력 : 장부를 양식으로 출력하기 위한 것으로 [출력] 버튼을 누르면 화면상으로 먼저 나타나고, 화면출력에서 부분출력과 일괄출력을 선택하여 장부를 출력할 수 있다.

3. 현금출납장

회계장부 중에 현금출납장의 조회방법은 회계일자에서 기간을 입력한 후 조회 버튼을 누르면 되는데, 여기서 해당 조회기간에 따른 현금출납장이 만들어진다. 그리고 여기에서 세부내역을 조회하고자 할 경우, 원하는 칸에서 마우스를 더블 클릭하면 전표분개 내역으로 넘어간다. 현금출납장화면에서 다시 전표분개내역으로 연결이 가능하므로 조회에서 수정까지 역추적시스템으로 개발하여 사용자의 편의성을 제공하였다.

[회계재무관리] → [회계장부] → [현금출납장]

〈그림 13-15〉 현금출납장 화면

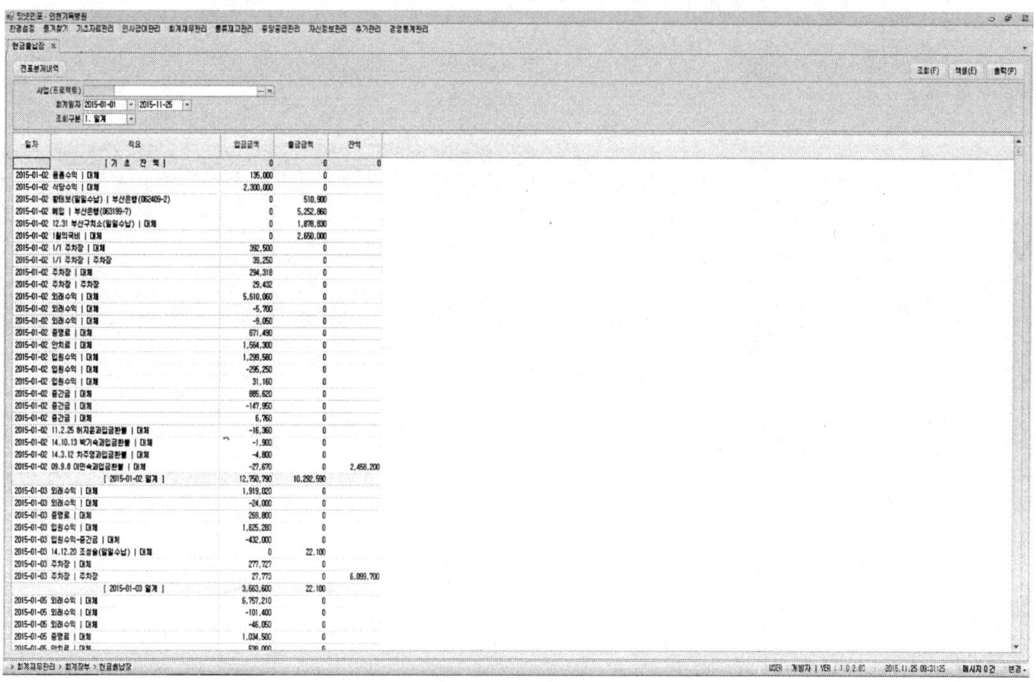

▣ 내용설명

※ 조회구분에서 1.일계, 2.월계가 있는데, 1.일계를 선택하여 조회하면 일별로 중간 소계를 볼 수가 있도록 하고, 2.월계를 선택하면 일반적으로 보는 현금 출납장이 된다.

① 전표분개내역 : 선택된 칸에 해당되는 전표분개내역을 볼 수 있다.

② 조회 : [조회] 버튼을 누르면 조회조건에 따라 조회할 수 있다.

③ 엑셀 : 조회한 전표를 엑셀로 내려 받는 기능이다.

④ 출력 : 장부를 양식으로 출력하기 위한 것으로 [출력] 버튼을 누르면 화면상으로 먼저 나타나고, 화면출력에서 부분출력과 일괄출력을 선택하여 장부를 출력할 수 있다.

4. 거래처별 잔액현황

거래처별 잔액현황은 계정과목에서 거래처관리를 체크한 계정들만 거래처별 잔액현황을 볼 수 있다. 조회방법은 계정과목을 선택하고 회계일자에서 기간을 입력한 후 [조회] 버튼을 누르면 해당 조건에 따른 거래처별 잔액현황이 만들어진다. 그리고 여기에서 세부내역을 조회하고자 할 경우, 원하는 칸에서 마우스를 더블클릭하면 거래처원장으로 넘어간다. 거래처원장화면에서 다시 전표분개내역으로 연결이 가능하므로 조회에서 수정까지 역추적시스템으로 개발하여 사용자의 편리성을 제공하였다.

[회계재무관리] → [회계장부] → [거래처별 잔액현황]

〈그림 13-16〉 거래처별 잔액현황 화면

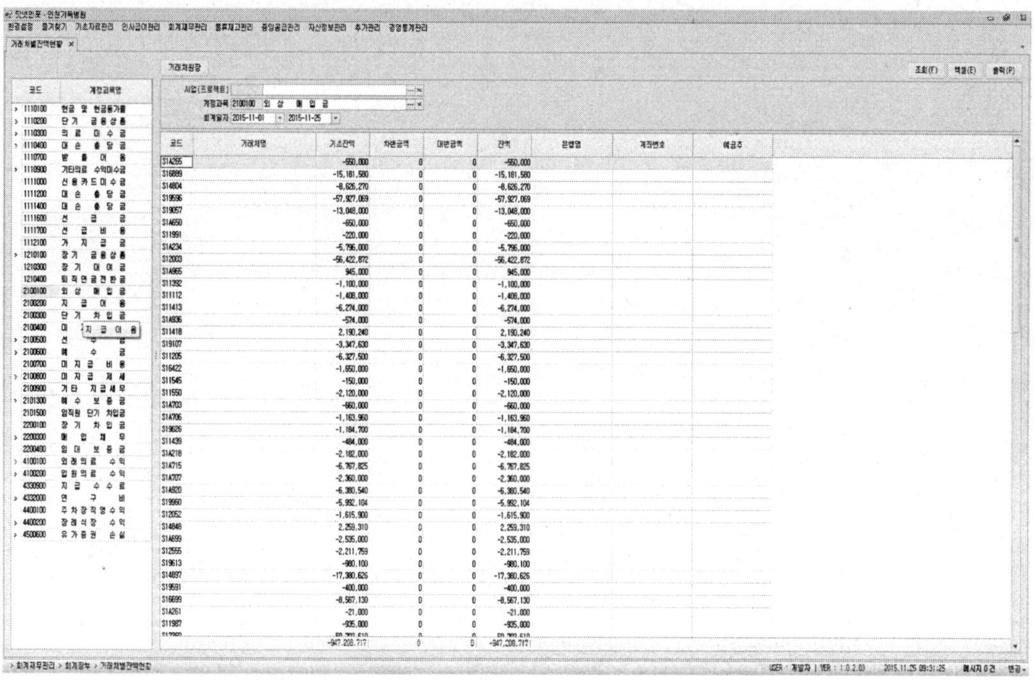

■ 내용설명

① 거래처원장 : 선택된 칸에 해당되는 거래처원장으로 세부내역을 볼 수 있다.

② 조회 : [조회] 버튼을 누르면 조회조건에 따라 조회할 수 있다.

③ 엑셀 : 조회한 전표를 엑셀로 내려 받는 기능이다.

④ 출력 : 장부를 양식으로 출력하기 위한 것으로 [출력] 버튼을 누르면 화면출력으로 먼저 나타나고, 화면출력에서 부분출력과 일괄출력을 선택하여 장부를 출력할 수 있다.

5. 거래처원장

거래처원장은 계정과목에서 거래처관리를 체크한 계정들만 거래처원장을 볼 수 있다. 조회방법은 계정과목을 선택하고 해당 거래처와 회계일자에서 기간을 입력한 후 [조회] 버튼을 누르면 해당 조건에 따른 거래처원장이 만들어진다. 그리고 여기에서 세부내역을 조회하고자 할 경우, 원하는 칸에서 마우스를 더블 클릭하면 전표분개 내역으로 넘어간다. 거래처별 원장화면에서 다시 전표분개내역으로 연결이 가능하므로 조회에서 수정까지 역 추적시스템으로 개발하여 사용자의 편의성을 제공하였다.

[회계재무관리] → [회계장부] → [거래처원장]

〈그림 13-17〉 거래처원장 화면

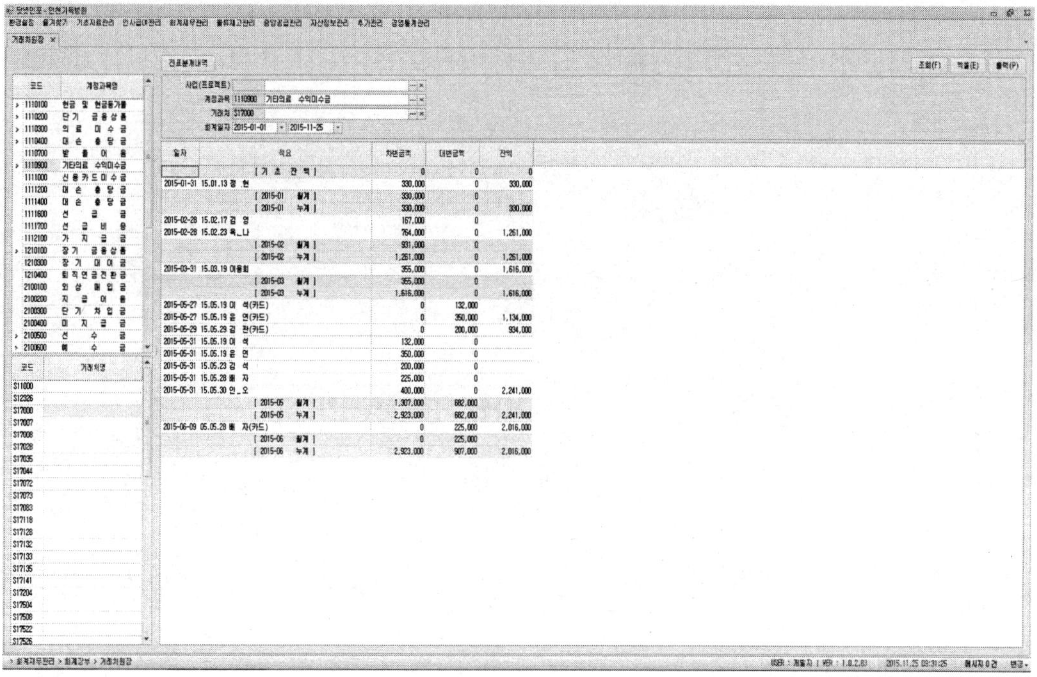

■ 내용설명

① 전표분개내역 : 선택된 칸에 해당되는 전표세부내역을 볼 수 있다.
② 조회 : [조회] 버튼을 누르면 조회조건에 따라 조회할 수 있다.
③ 엑셀 : 조회한 전표를 엑셀로 내려 받는 기능이다.
④ 출력 : 장부를 양식으로 출력하기 위한 것으로 [출력] 버튼을 누르면 화면상으로 먼저 나타나고, 화면출력에서 부분출력과 일괄출력을 선택하여 장부를 출력할 수 있다.

6. 참조별 현황

참조코드는 계정항목에서 집계 참조번호를 기입하고 참조항목을 기입한 계정항목에 한하여 참조별 현황을 볼 수 있다. 조회방법은 계정과목을 선택하고 해당 거래처와 회계일자에서 기간을 입력한 후 「조회」 버튼을 클릭하면 해당 조건에 따른 참조별 현황이 만들어진다. 그리고 여기에서 세부내역을 조회하고자 할 경우, 원하는 칸에서 마우스를 더블 클릭하면 참조원장으로 넘어간다. 참조원장화면에서 다시 전표분개내역으로 연결이 가능하므로 조회에서 수정까지 역추적시스템으로 개발하여 사용자의 편의성을 제공하였다.

[회계재무관리] → [회계장부] → [참조별현황]

〈그림 13-18〉 참조별 현황 화면

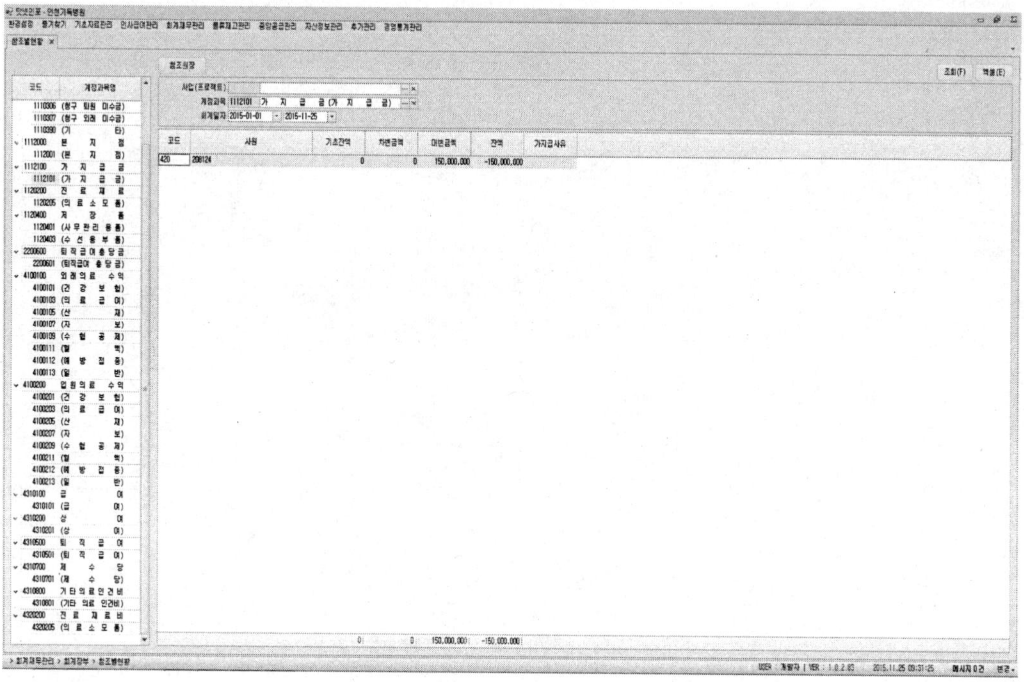

내용설명

① 참조원장 : 선택된 칸에 해당되는 전표내역을 참조원장으로 볼 수 있다.
② 조회 : [조회] 버튼을 누르면 조회조건에 따라 조회할 수 있다.
③ 엑셀 : 조회한 전표를 엑셀로 내려 받는 기능이다.
④ 출력 : 장부를 양식으로 출력하기 위한 것으로 [출력] 버튼을 누르면 화면출력으로 먼저 나타나고, 화면출력에서 부분출력과 일괄출력을 선택하여 장부를 출력할 수 있다.

7. 매입매출장

매입매출장은 전표입력에서 부가가치세 칸에서 부가세코드가 기입된 전표만 볼 수 있다. 조회방법은 회계일자에서 기간을 입력하고 조회구분은 1.매입, 2.매출 중 확인할 조회구분을 선택 후 [조회] 버튼을 누르면 해당 조건에 따른 매입매출전표가 만들어진다. 그리고 여기에서 전표분개내역을 조회하고자 할 경우, 원하는 칸에서 마우스를 더블 클릭하면 전표분개 내역으로 넘어 간다. 다시 전표분개내역에서 전표수정으로 연결이 가능하므로 조회에서 수정까지 역추적시스템으로 개발하여 사용자의 편의성을 제공하였다.

[회계재무관리] → [회계장부] → [매입매출장]

〈그림 13-19〉 매입매출장 화면

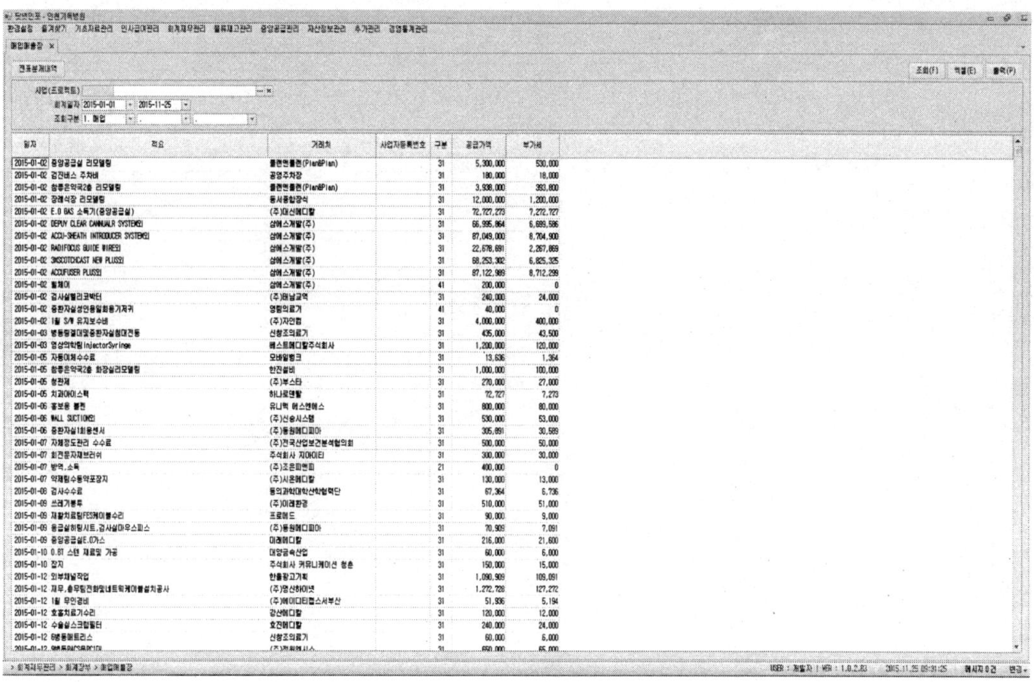

■ 내용설명

① 전표분개내역 : 선택된 칸에 해당되는 전표세부내역을 볼 수 있다.
② 조회 : [조회] 버튼을 누르면 조회조건에 따라 조회할 수 있다.
③ 엑셀 : 조회한 전표를 엑셀로 내려 받는 기능이다.
④ 출력 : 장부를 양식으로 출력하기 위한 것으로 [출력] 버튼을 누르면 화면출력으로 먼저 나타나고, 화면출력에서 부분출력과 일괄출력을 선택하여 장부를 출력할 수 있다.

8. 분개장

분개장은 전표입력한 내역을 조회하는 것이다. 조회방법은 회계일자에서 기간을 입력하고 조회버튼을 누르면 해당 조건에 따른 분개장이 만들어진다. 그리고 여기에서 전표분개내역을 조회하고자 할 경우, 원하는 칸에서 마우스를 더블 클릭하면 전표분개내역으로 넘어간다. 다시 전표분개내역에서 전표수정으로 연결이 가능하므로 조회에서 수정까지 역추적시스템으로 개발하여 사용자의 편의성을 제공하였다.

[회계재무관리] → [회계장부] → [분개장]

〈그림 13-20〉 분개장 화면

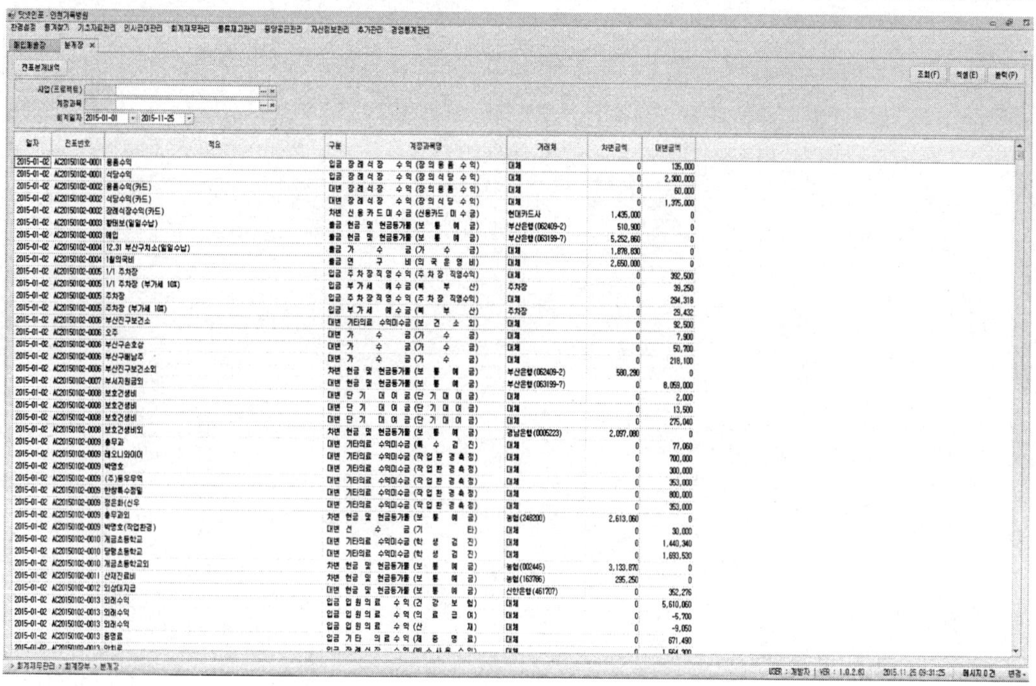

▣ 내용설명

① 전표분개내역 : 선택된 칸에 해당되는 전표세부내역을 볼 수 있다.

② 조회 : [조회] 버튼을 누르면 조회조건에 따라 조회할 수 있다.

③ 엑셀 : 조회한 전표를 엑셀로 내려 받는 기능이다.

④ 출력 : 장부를 양식으로 출력하기 위한 것으로 [출력] 버튼을 누르면 화면출력으로 먼저 나타나고, 화면출력에서 부분출력과 일괄출력을 선택하여 장부를 출력할 수 있다.

13.3.3 재무제표

1. 재무상태표

재무상태표는 전표입력에서 계정별 집계잔액으로 내역을 조회한다. 조회방법은 회계년월을 입력하고 조회구분을 선택한다. 조회구분에서 1.계정과목은 대표계정을 보여주고, 2.계정과목+항목은 계정과목과 계정항목을 모두 보여주는 조건이다. 또 1.단기회계는 단기기수만 조회하는 조건이고, 2.전기비교(당월기준)은 전년도 기수의 당월과 조회 회계년월에 해당하는 당월과 비교검토 하는 것이며, 3.전기비교(기수기준)은 전년도 기수말 자료와 조회 회계년월까지 자료를 비교하는 것이다. 조회조건을 확인 후 [조회] 버튼을 누르면 해당 조건에 따른 재무상태표가 만들어진다. 그리고 여기에서 각 계정보조장부를 조회하고자 할 경우, 원하는 칸에서 마우스를 더블 클릭하면 각 계정보조장로 넘어간다. 다시 각 계정보조장부에서 전표분개내역까지 역추적하여 전표수정까지 할 수 있게 하여 사용자의 편의성을 제공하였다.

[회계재무관리] → [재무제표] → [재무상태표]

〈그림 13-21〉 재무상태표 화면

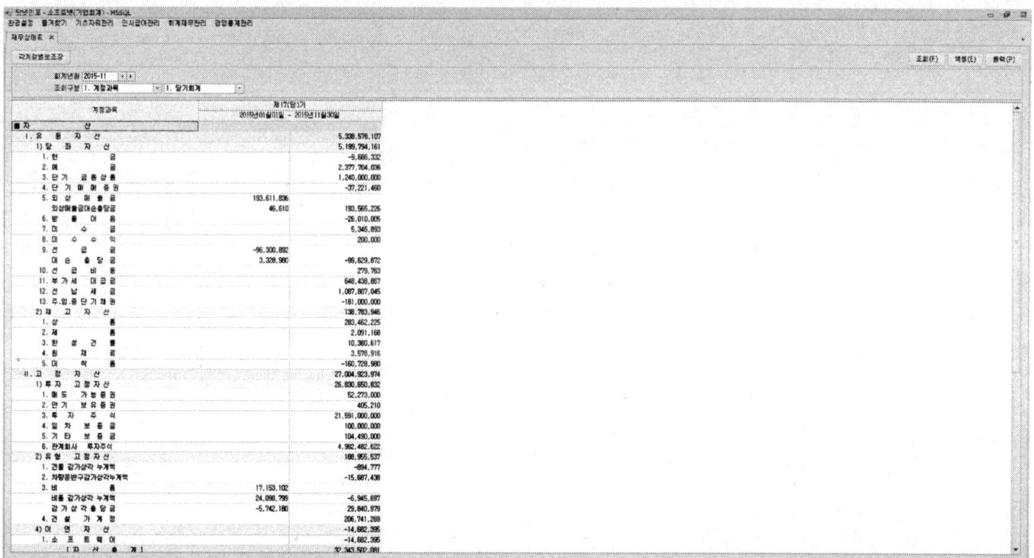

■ 내용설명

① 각계정별보조장 : 선택된 칸에 해당되는 계정과목을 각 계정보조장부를 볼 수 있다.

② 조회 : [조회] 버튼을 누르면 조회조건에 따라 조회할 수 있다.

③ 엑셀 : 조회한 전표를 엑셀로 내려 받는 기능이다.

④ 출력 : 장부를 양식으로 출력하기 위한 것으로 [출력] 버튼을 누르면 화면출력으로 먼저 나타나고, 화면출력에서 부분출력과 일괄출력을 선택하여 장부를 출력할 수 있다.

2. 손익계산서

손익계산서는 전표입력에서 계정별 집계잔액으로 내역을 조회한다. 조회방법은 회계년월을 입력하고 조회구분을 선택한다. 조회구분에서 1.계정과목은 대표계정을 보여주고, 2.계정과목+항목은 계정과목과 계정항목을 모두 보여는 조건이다. 또 1.단기회계는 단기기수만 조회하는 조건이고, 2.전기비교(당월기준)은 전년도 기수의 당월과 조회 회계년월에 해당하는 당월과 비교검토 하는 것이며, 3.전기비교(기수기준)은 전년도 기수말 자료와 조회 회계년월까지 자료를 비교하는 것이다. 조회조건을 확인 후 [조회] 버튼을 누르면 해당 조건에 따른 손익계산서가 만들어진다. 그리고 여기에서 각 계정보조장부를 조회하고자 할 경우, 원하는 칸에서 마우스를 더블 클릭하면 각 계정보조장로 넘어간다. 다시 각 계정보조장부에서 전표분개내역까지 역추적하여 전표수정까지 할 수 있게 하여 사용자의 편의성을 제공하였다.

[회계재무관리] → [재무제표] → [손익계산서]

〈그림 13-22〉 손익계산서 화면

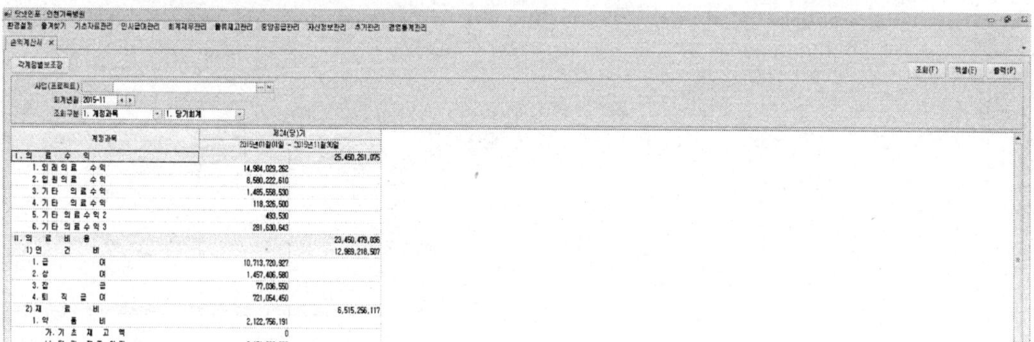

■ 내용설명

① 각계정별보조장 : 선택된 칸에 해당되는 계정과목을 각 계정보조장부를 볼 수 있다.
② 조회 : [조회] 버튼을 누르면 조회조건에 따라 조회할 수 있다.
③ 엑셀 : 조회한 전표를 엑셀로 내려 받는 기능이다.
④ 출력 : 장부를 양식으로 출력하기 위한 것으로 [출력] 버튼을 누르면 화면출력으로 먼저 나타나고, 화면출력에서 부분출력과 일괄출력을 선택하여 장부를 출력할 수 있다.

3. 원가명세서

원가명세서는 전표입력에서 계정별 집계잔액으로 내역을 조회하는 것입니다. 조회방법은 회계년월을 입력하고 조회구분을 선택한다. 조회구분에서 1.계정과목은 대표계정을 보여주고, 2.계정과목+항목은 계정과목과 계정항목을 모두 보여는 조건이다. 또 1.단기회계는 단기기수만 조회하는 조건이고, 2.전기비교(당월기준)은 전년도 기수의 당월과 조회 회계년월에 해당하는 당월과 비교검토 하는 것이며, 3.전기비교(기수기준)은 전년도 기수말 자료와 조회 회계년월까지 자료를 비교한다. 조회조건을 확인 후 [조회] 버튼을 누르면 해당 조건에 따른 원가명세서가 만들어진다. 그리고 여기에서 각 계정보조장부를 보고 싶으면 원하는 칸에서 마우스를 더블 클릭하면 각 계정보조장로 넘어간다. 다시 각 계정보조장부에서 전표분개내역까지 역추적하여 전표수정까지 할 수 있게 하여 사용자의 편의성을 제공하였다.

[회계재무관리] → [재무제표] → [원가명세서]

〈그림 13-23〉 원가명세서 화면

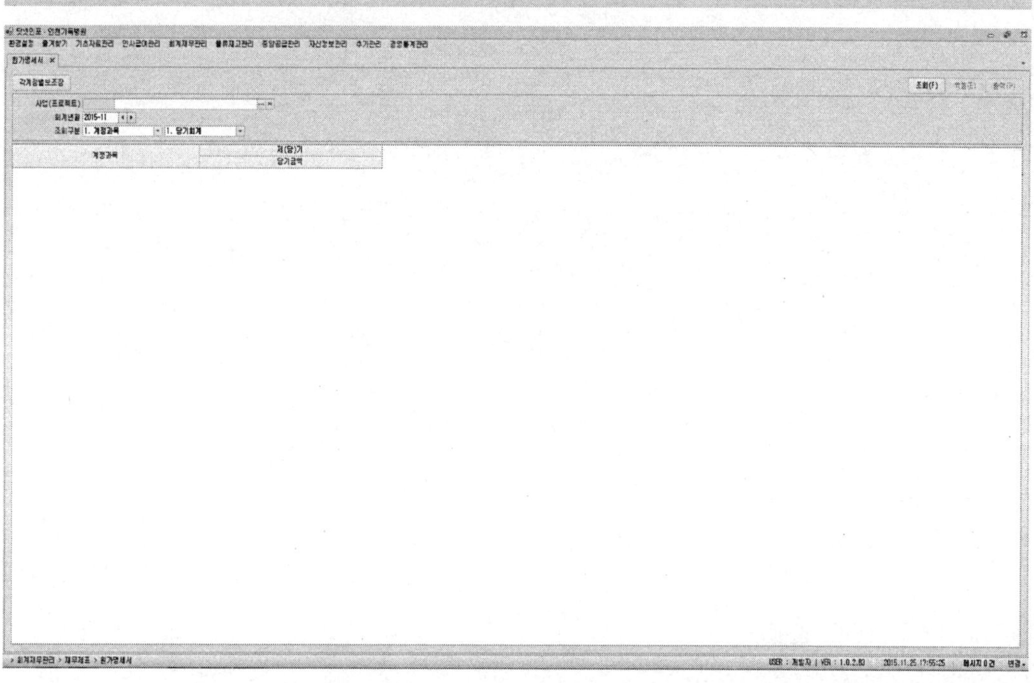

내용설명

① 각계정별보조장 : 선택된 칸에 해당되는 계정과목을 각 계정보조장부를 볼 수 있다.

② 조회 : [조회] 버튼을 누르면 조회조건에 따라 조회할 수 있다.

③ 엑셀 : 조회한 전표를 엑셀로 내려 받는 기능이다.

④ 출력 : 장부를 양식으로 출력하기 위한 것으로 [출력] 버튼을 누르면 화면출력으로 먼저 나타나고, 화면출력에서 부분출력과 일괄출력을 선택하여 장부를 출력할 수 있다.

4. 합계잔액시산표

합계잔액시산표는 전표입력에서 계정별 집계잔액으로 내역을 조회한다. 조회방법은 회계년월을 입력하고 조회구분을 선택한다. 조회구분에서 1.계정과목은 대표계정을 보여주고, 2.계정과목+항목은 계정과목과 계정항목을 모두 보여주는 조건이다. 또 1.일반약식 2.신고약식을 구분하여 장부를 만들 수 있도록 하였다. 그리고 여기에서 각 계정보조장부를 조회하고자 할 경우, 원하는 칸에서 마우스를 더블 클릭하면 각 계정보조장로 넘어간다. 다시 각 계정보조장부에서 전표분개내역까지 역추적하여 전표수정까지 할 수 있게 하여 사용자의 편의성을 제공하였다.

[회계재무관리] → [재무제표] → [합계잔액시산표]

〈그림 13-24〉 합계잔액시산표 화면

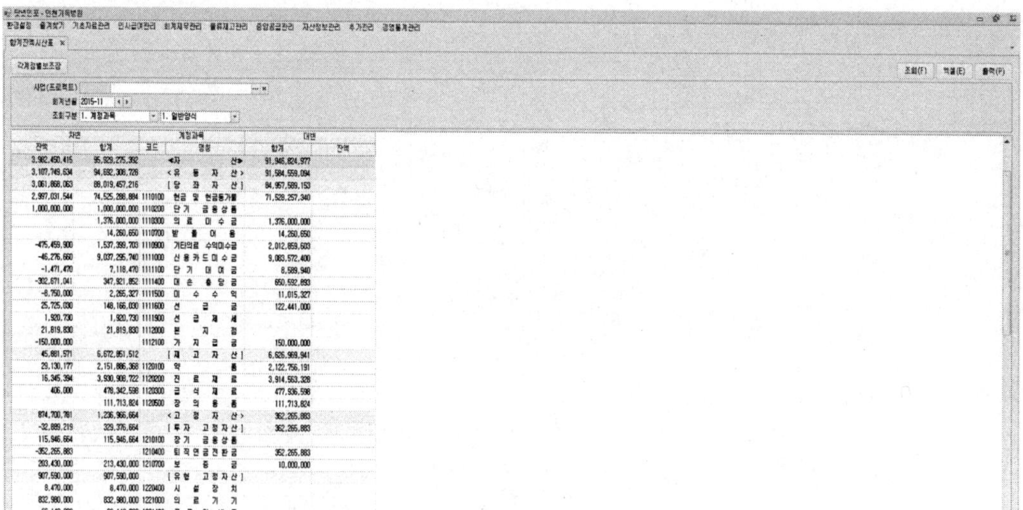

내용설명

① 각계정별보조장 : 선택된 칸에 해당되는 계정과목을 각 계정보조장부를 볼 수 있다.

② 조회 : [조회] 버튼을 누르면 조회조건에 따라 조회할 수 있다.

③ 엑셀 : 조회한 전표를 엑셀로 내려 받는 기능이다.

④ 출력 : 장부를 양식으로 출력하기 위한 것으로 [출력] 버튼을 누르면 화면출력으로 먼저 나타나고, 화면출력에서 부분출력과 일괄출력을 선택하여 장부를 출력할 수 있다.

5. 현금흐름표

현금흐름표는 전표입력에서 계정별로 금액을 기초관리 → 회계관리 → 현금흐름관리에서 설정한 내역에 의해 조회한다. 조회방법은 회계년월을 입력하고 조회구분을 선택한다. 조회구분에서 1.계정과목은 대표계정을 보여주고, 2.계정과목+항목은 계정과목과 계정항목을 모두 보여주는 조건이다. 또 1.일반약식 2.신고약식을 구분하여 장부를 만들 수 있도록 하였다.

[회계재무관리] → [재무제표] → [현금흐름표]

〈그림 13-25〉 현금흐름표 화면

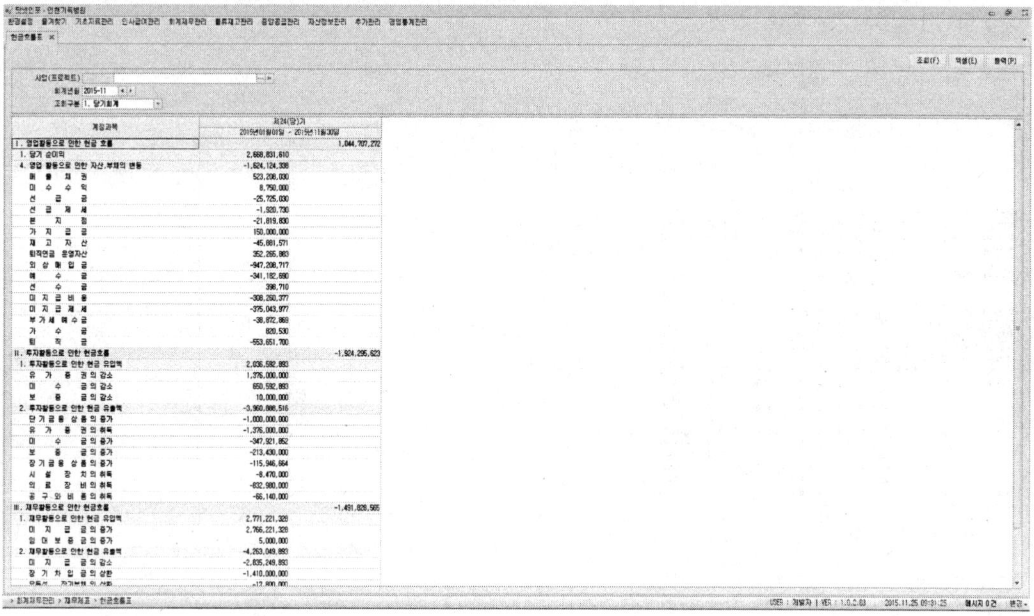

내용설명

① 조회 : [조회] 버튼을 누르면 조회조건에 따라 조회할 수 있다.

② 엑셀 : 조회한 전표를 엑셀로 내려 받는 기능이다.

③ 출력 : 장부를 양식으로 출력하기 위한 것으로 [출력] 버튼을 누르면 화면출력으로 먼저 나타나고, 화면출력에서 부분출력과 일괄출력을 선택하여 장부를 출력할 수 있다.

6. 일계표

일계표는 전표입력에서 일별로 집계한 자료이다. 조회방법은 회계년월일을 입력하고 조회구분을 선택한다. 조회구분에서 1.계정과목은 대표계정을 보여주고, 2.계정과목+항목은 계정과목과 계정항목을 모두 보여주는 조건이다. 그리고 여기에서 각 계정보조장부를 조회하고자 할 경우, 원하는 칸에서 마우스를 더블 클릭하면 각 계정보조장로 넘어간다. 다시 각 계정보조장부에서 전표분개내역까지 역추적하여 전표수정까지 할 수 있게 하여 사용자의 편의성을 제공하였다.

[회계재무관리] → [재무제표] → [일계표]

〈그림 13-26〉 일계표 화면

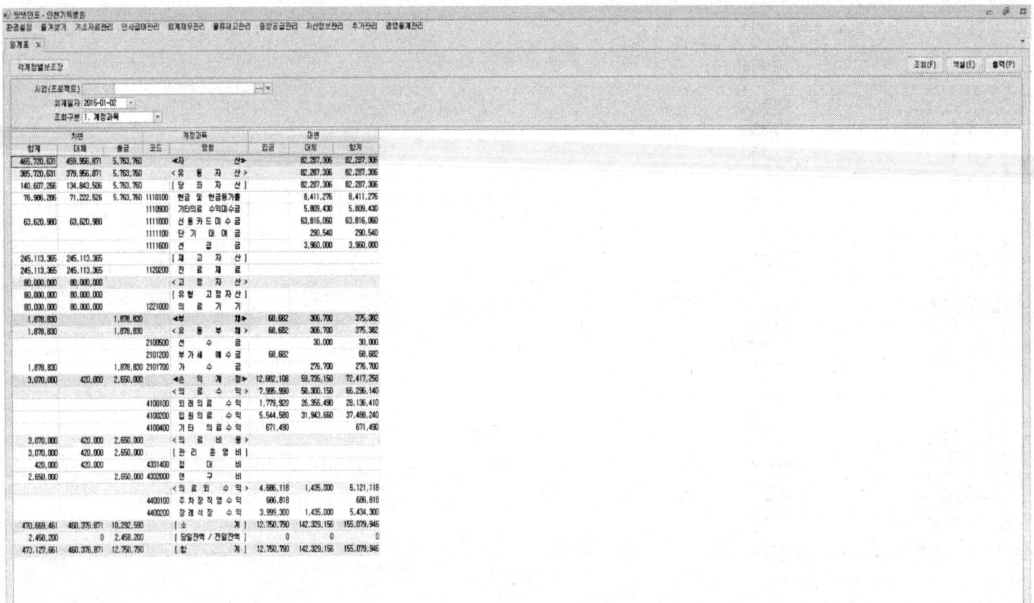

■ 내용설명

① 각계정별보조장 : 선택된 칸에 해당되는 계정과목을 각 계정보조장부를 볼 수 있다.

② 조회 : [조회] 버튼을 누르면 조회조건에 따라 조회할 수 있다.

③ 엑셀 : 조회한 전표를 엑셀로 내려 받는 기능이다.

④ 출력 : 장부를 양식으로 출력하기 위한 것으로 [출력] 버튼을 누르면 화면출력으로 먼저 나타나고, 화면출력에서 부분출력과 일괄출력을 선택하여 장부를 출력할 수 있다.

7. 월계표

월계표는 전표입력에서 월별로 집계한 자료이다. 조회방법은 회계년월을 입력하고 조회구분을 선택한다. 조회구분에서 1.계정과목은 대표계정을 보여주고, 2.계정과목+항목은 계정과목과 계정항목을 모두 보여주는 조건이다. 그리고 여기에서 각 계정보조장부를 조회하고자 할 경우, 원하는 칸에서 마우스를 더블 클릭하면 각 계정보조장로 넘어간다. 다시 각 계정보조장부에서 전표분개내역까지 역추적하여 전표수정까지 할 수 있게 하여 사용자의 편의성을 제공하였다.

[회계재무관리] → [재무제표] → [월계표]

〈그림 13-27〉 월계표 화면

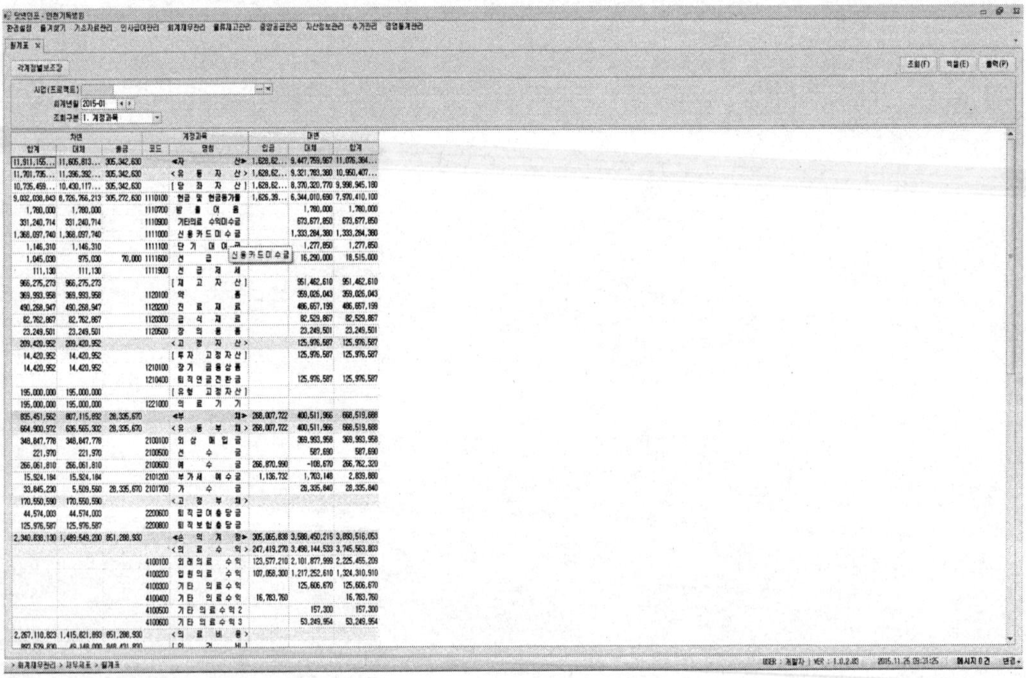

■ 내용설명

① 각계정별보조장 : 선택된 칸에 해당되는 계정과목을 각 계정보조장부를 볼 수 있다.

② 조회 : [조회] 버튼을 누르면 조회조건에 따라 조회할 수 있다.

③ 엑셀 : 조회한 전표를 엑셀로 내려 받는 기능이다.

④ 출력 : 장부를 양식으로 출력하기 위한 것으로 [출력] 버튼을 누르면 화면출력으로 먼저 나타나고, 화면출력에서 부분출력과 일괄출력을 선택하여 장부를 출력할 수 있다.

8. 기간별재무상태표

기간별재무상태표는 월별로 집계한 자료를 조회기간에 월별로 분석하는 자료이다. 조회방법은 회계년월을 조회할 기간을 입력하고 조회구분을 선택한다. 조회구분에서 1.계정과목은 대표계정을 보여주고, 2.계정과목+항목은 계정과목과 계정항목을 모두 보여주는 조건이다. 그리고 여기에서 각 계정보조장부를 조회하고자 할 경우, 원하는 칸에서 마우스를 더블 클릭하면 각 계정보조장로 넘어간다. 다시 각 계정보조장부에서 전표분개내역까지 역추적하여 전표수정까지 할 수 있게 하여 사용자의 편의성을 제공하였다.

[회계재무관리] → [재무제표] → [기간별재무상태표]

〈그림 13-28〉 기간별재무상태표 화면

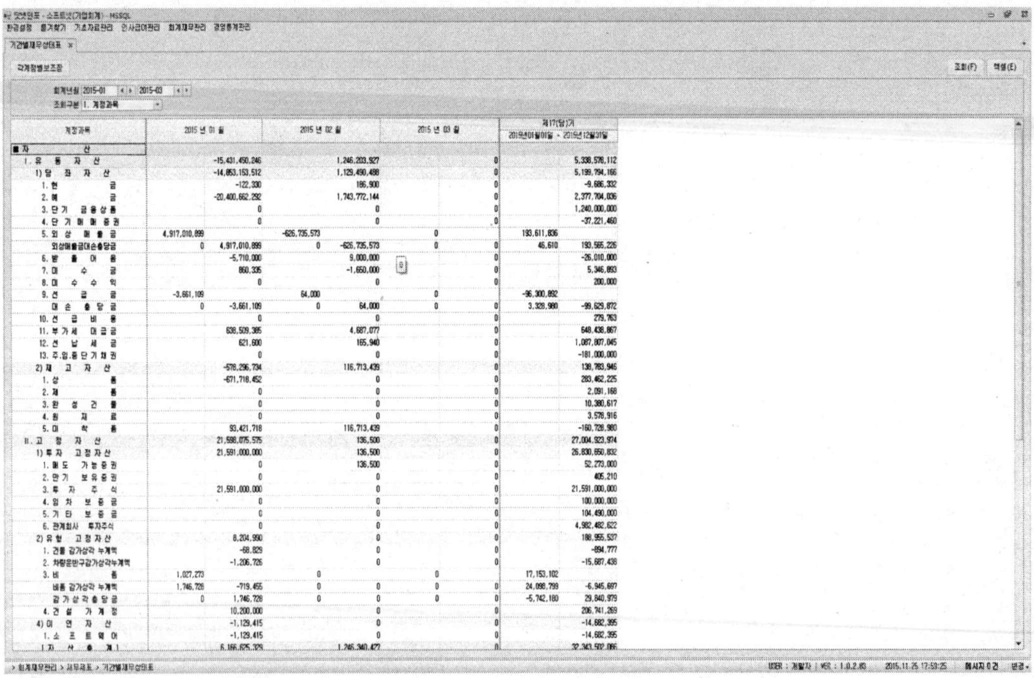

내용설명

① 각계정별보조장 : 선택된 칸에 해당되는 계정과목을 각 계정보조장부를 볼 수 있다.

② 조회 : [조회] 버튼을 누르면 조회조건에 따라 조회할 수 있다.

③ 엑셀 : 조회한 전표를 엑셀로 내려 받는 기능이다.

④ 출력 : 장부를 양식으로 출력하기 위한 것으로 [출력] 버튼을 누르면 화면출력으로 먼저 나타나고, 화면출력에서 부분출력과 일괄출력을 선택하여 장부를 출력할 수 있다.

9. 기간별손익계산서

기간별손익계산서는 월별로 집계한 자료를 조회기간에 월별로 분석하는 자료이다. 조회방법은 회계년월을 조회기간을 입력하고 조회구분을 선택한다. 조회구분에서 1.계정과목은 대표계정을 보여주고, 2.계정과목+항목은 계정과목과 계정항목을 모두 보여주는 조건이다. 그리고 여기에서 각 계정보조장부를 조회하고자 할 경우, 원하는 칸에서 마우스를 더블 클릭하면 각 계정보조장로 넘어간다. 다시 각 계정보조장부에서 전표분개내역까지 역 추적하여 전표수정까지 할 수 있게 하여 사용자의 편의성을 제공하였다.

[회계재무관리] → [재무제표] → [기간별손익계산서]

〈그림 13-29〉 기간별손익계산서 화면

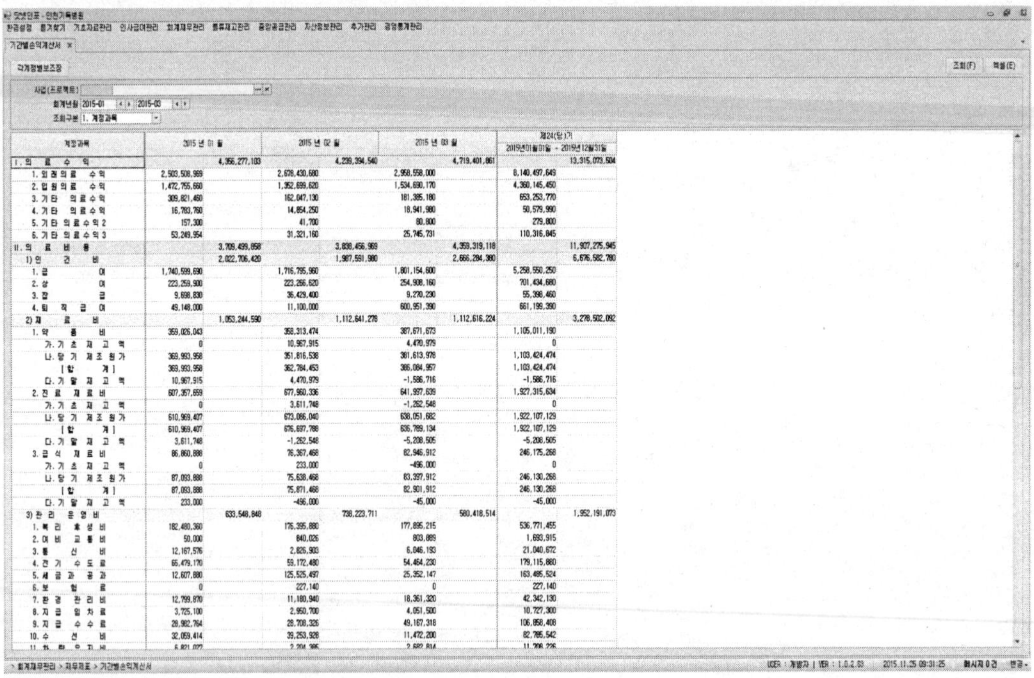

내용설명

① 각계정별보조장 : 선택된 칸에 해당되는 계정과목을 각 계정보조장부를 볼 수 있다.

② 조회 : [조회] 버튼을 누르면 조회조건에 따라 조회할 수가 있다.

③ 엑셀 : 조회한 전표를 엑셀로 내려 받는 기능이다.

④ 출력 : 장부를 양식으로 출력하기 위한 것으로 [출력] 버튼을 누르면 화면출력으로 먼저 나타나고, 화면출력에서 부분출력과 일괄출력을 선택하여 장부를 출력할 수 있다.

10. 기간별원가명세서

기간별원가명세서는 월별로 집계한 자료를 조회기간에 월별로 분석하는 자료이다. 조회방법은 회계년월을 조회기간을 입력하고 조회구분을 선택한다. 조회구분에서 1.계정과목은 대표계정을 보여주고, 2.계정과목+항목은 계정과목과 계정항목을 모두 보여주는 조건이다. 그리고 여기에서 각 계정보조장부를 조회하고자 할 경우, 원하는 칸에서 마우스를 더블 클릭하면 각 계정보조장로 넘어간다. 다시 각 계정보조장부에서 전표분개내역까지 역 추적하여 전표수정까지 할 수 있게 하여 사용자의 편의성을 제공하였다.

[회계재무관리] → [재무제표] → [기간별원가명세서]

〈그림 13-30〉 기간별원가명세서 화면

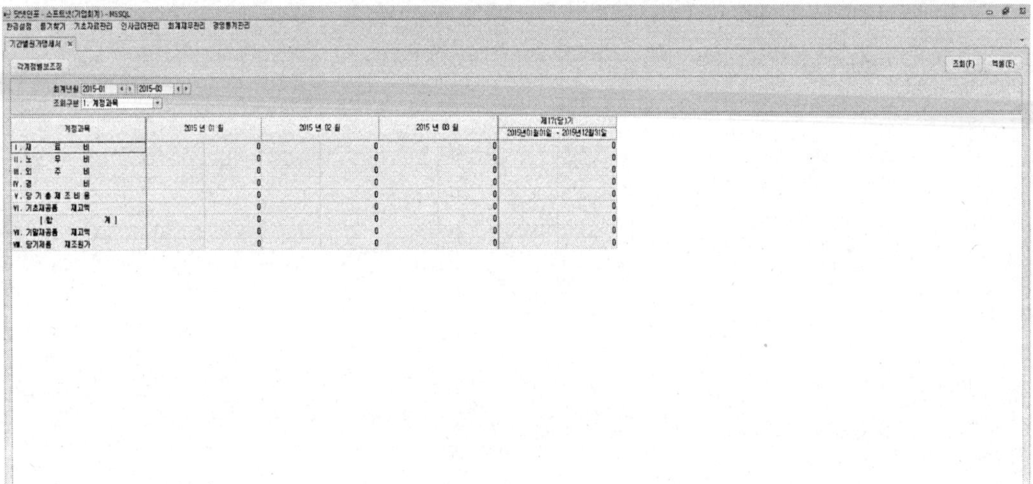

■ 내용설명

① 각계정별보조장 : 선택된 칸에 해당되는 계정과목을 각 계정보조장부를 볼 수 있다.

② 조회 : [조회] 버튼을 누르면 조회조건에 따라 조회할 수 있다.

③ 엑셀 : 조회한 전표를 엑셀로 내려 받는 기능이다.

④ 출력 : 장부를 양식으로 출력하기 위한 것으로 [출력] 버튼을 누르면 화면출력으로 먼저 나타나고, 화면출력에서 부분출력과 일괄출력을 선택하여 장부를 출력할 수 있다.

13.3.4 예산편성

1. 예산편성입력

예산관리는 계정과목별로 월별, 분기별, 반기, 년간 예산을 등록하여 예산집행 관리를 하는데 목적이 있다. 예산관리를 하는 계정과목관리는 기초관리 → 회계관리 → 계정과목관리에서 예산관리를 체크하면 예산관리에 계정과목이 나타난다. 먼저 예산을 부서별로 분리하여 관리하고자 한다면 부서코드와 예산배분금액을 월별로 입력한다. 또 예산배분금액을 연간 예산에서 월별로 일괄 배분을 할 경우는 아래에 년예산금액분배 칸에서 금액을 입력하고 [Enter] 키를 누르면 월별로 배분율에 따라 자동으로 배분이 이루어진다.

[회계재무관리] → [예산편성] → [예산편성입력]

〈그림 13-31〉 예산입력 화면

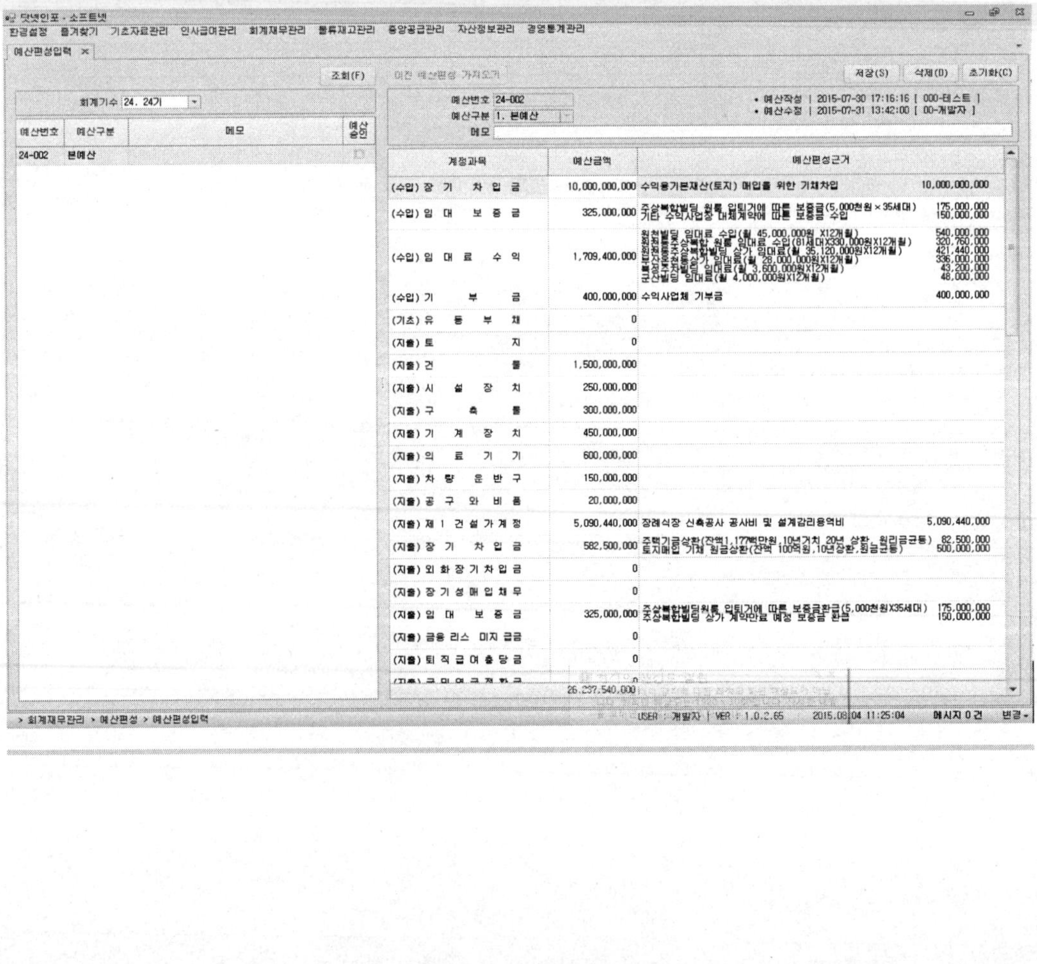

2. 예산사용현황

예산사용현황은 예산관리에서 계정과목별로 편성한 자료와 각 부서에서 사용한 자료를 확인하고 예산사용내역을 상세하게 조회하고자 할 경우, [각계정별보조장]을 클릭하면 회계전표내역을 볼 수 있다.

[회계재무관리] → [예산편성] → [예산사용현황]

〈그림 13-32〉 예산사용현황 화면

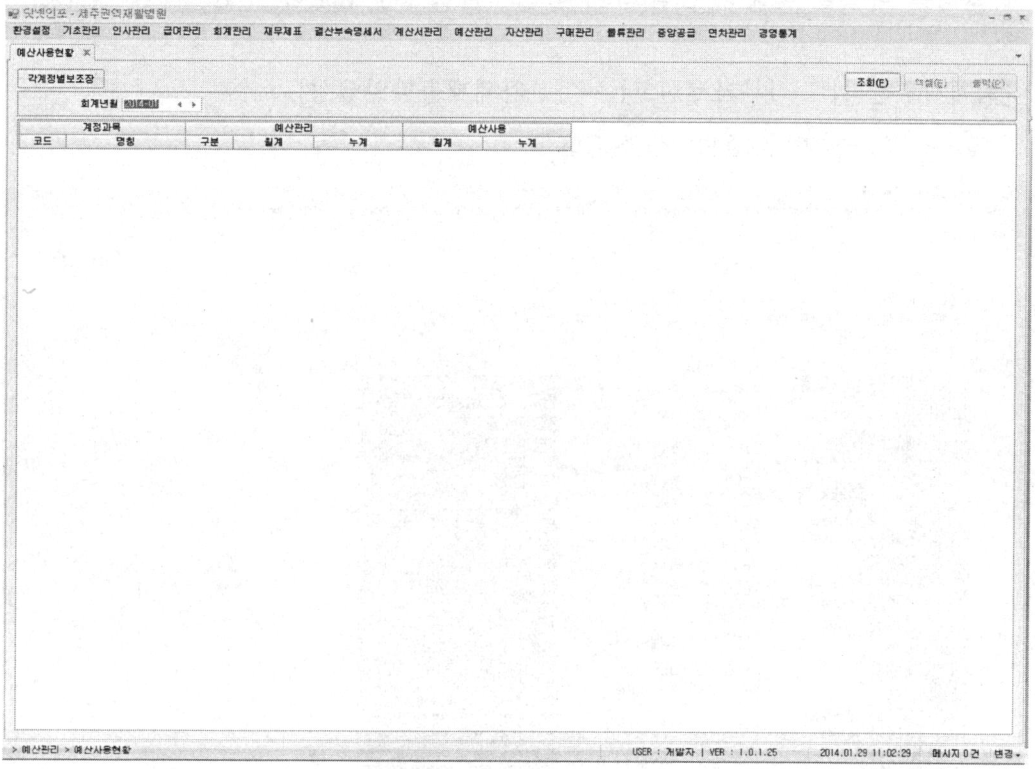

13.3.5 부가세신고

1. 부가세제출파일생성

전자세금계산서발행 하고 부가세신고를 하기 위한 부가세제출 파일생성 프로그램이다.

부가세신고파일의 생성위치를 설정하면 저장하고자 하는 곳에 신고파일이 생성된다.

생성된 파일을 국세청 홈택스 사이트로 들어가서 첨부하여 신고하면 된다.

[회계재무관리] → [부가세신고] → [부가세제출파일생성]

〈그림 13-33〉 부가세제출파일생성 화면

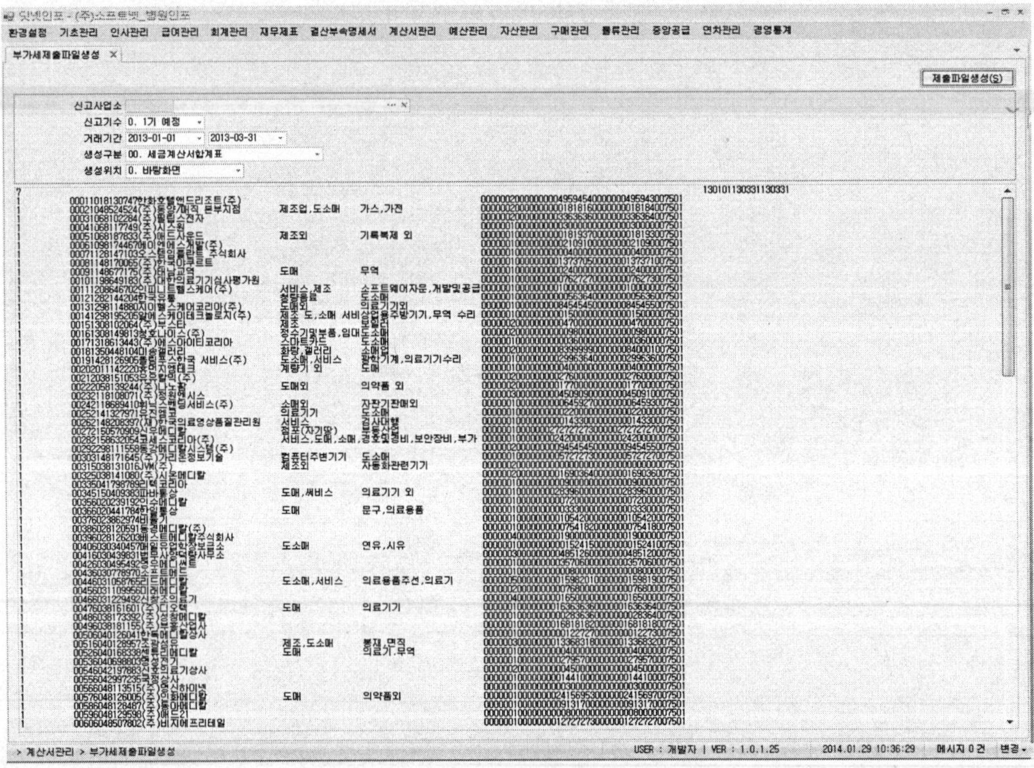

2. 매입세금계산서집계표

세금계산서로 매입하여 신고대상인 모든 자료가 나타나는데, 여기서 거래처별로 매입한 세금계산서의 매수와 금액이 일치하는지 확인을 하는 프로그램이다. 만약 특정 거래처에서 궁금한 사항을 조회하고자 할 경우, [부가세상세내역]을 누르면 원하는 거래처에 대한 상세한 현황을 볼 수 있다.

[회계재무관리] → [부가세신고] → [매입세금계산서집계표]

〈그림 13-34〉 매입세금계산서집계표 화면

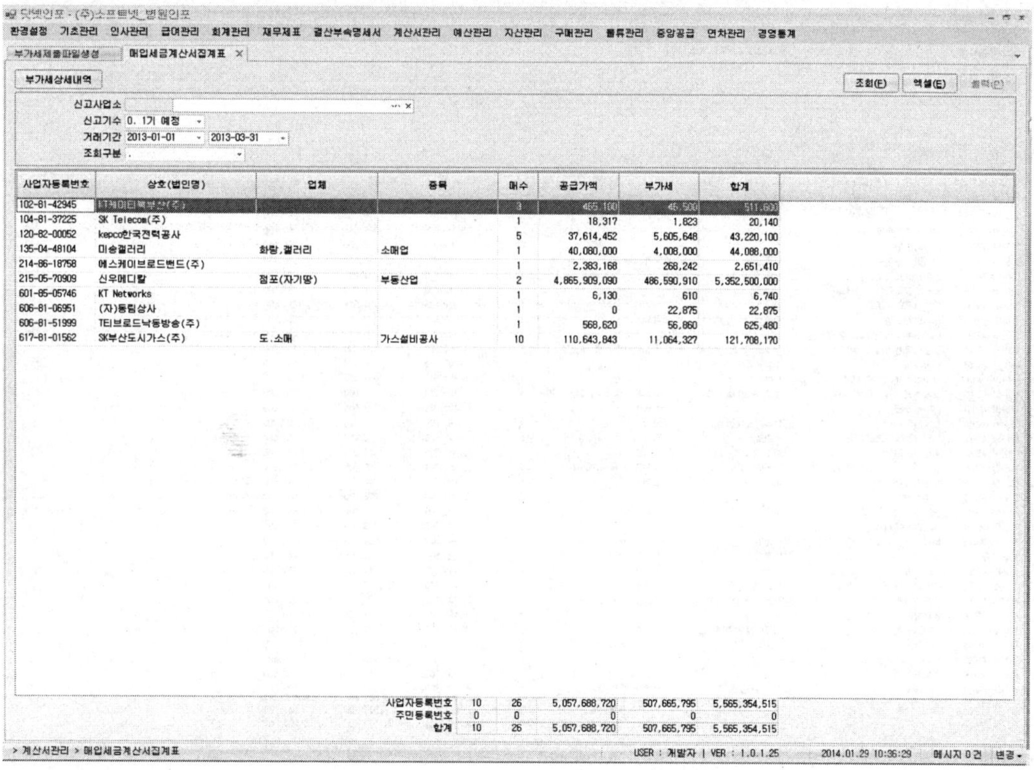

사업자등록번호	상호(법인명)	업체	종목	매수	공급가액	부가세	합계
102-81-42945	KT케이티텍부산(주)			3	465,100	46,500	511,600
104-81-37225	SK Telecom(주)			1	18,317	1,823	20,140
120-82-00052	kepco한국전력공사			5	37,614,452	5,605,648	43,220,100
135-04-48104	미송갤러리	화랑,갤러리	소매업	1	40,080,000	4,008,000	44,088,000
214-86-18758	에스케이브로드밴드(주)			1	2,383,168	268,242	2,651,410
215-05-70909	신우메디칼	점포(자기땅)	부동산업	2	4,865,909,090	486,590,910	5,352,500,000
601-85-05746	KT Networks			1	6,130	610	6,740
606-81-06951	(자)동림상사			1	0	22,875	22,875
606-81-51999	TEI브로드낙동방송(주)			1	568,620	56,860	625,480
617-81-01562	SK부산도시가스(주)	도.소매	가스설비공사	10	110,643,843	11,064,327	121,708,170
사업자등록번호				10 / 26	5,057,688,720	507,665,795	5,565,354,515
주민등록번호				0 / 0	0	0	0
합계				10 / 26	5,057,688,720	507,665,795	5,565,354,515

3. 매출세금계산서집계표

세금계산서로 매출하여 신고대상인 모든 자료가 나타나는데, 여기서 거래처별로 매출한 세금계산서의 매수와 금액이 일치하는지 확인을 하는 화면이다. 만약 특정 거래처에서 궁금한 사항을 조회하고자 할 경우, [부가세상세내역]을 누르면 원하는 거래처에 대한 상세한 현황을 볼 수 있다.

[회계재무관리] → [부가세신고] → [매출세금계산서집계표]

〈그림 13-35〉 매출세금계산서집계표 화면

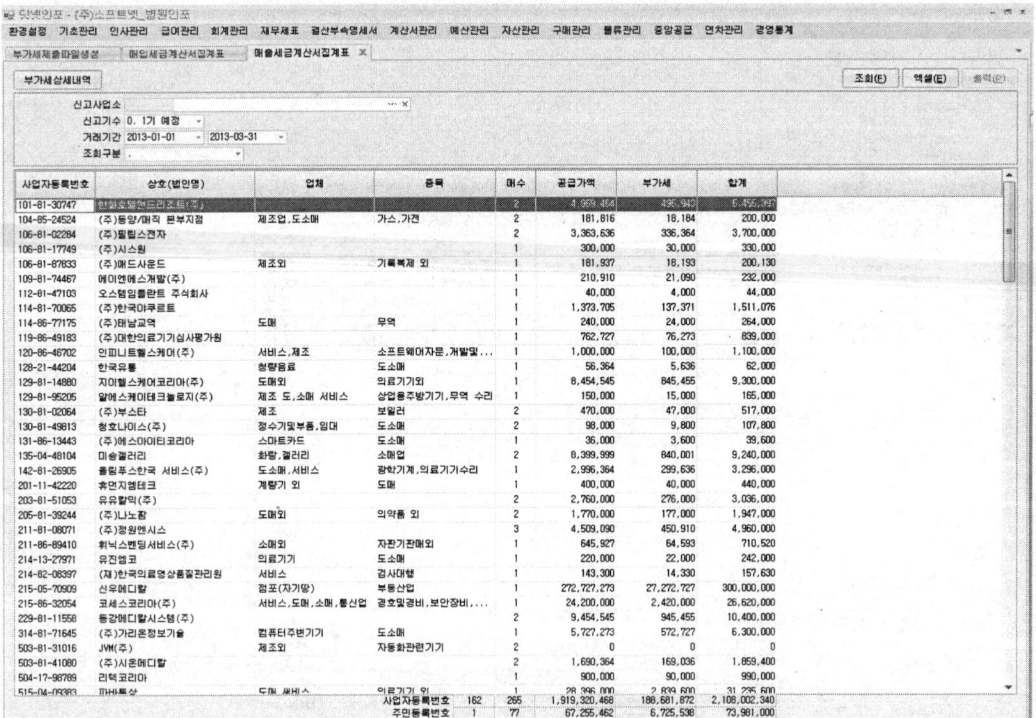

사업자등록번호	상호(법인명)	업체	종목	매수	공급가액	부가세	합계
101-81-30747	한화호텔앤드리조트(주)			2	4,959,454	495,943	5,455,397
104-85-24524	(주)동양/매직 본부지점	제조업,도소매	가스,가전	2	181,816	18,184	200,000
106-81-02284	(주)필립스전자			2	3,363,636	336,364	3,700,000
106-81-17749	(주)시스원			1	300,000	30,000	330,000
106-81-87833	(주)애드사운드	제조외	기록복제 외	1	181,937	18,193	200,130
109-81-74467	에이엔에스개발(주)			1	210,910	21,090	232,000
112-81-47103	오스템임플란트 주식회사			1	40,000	4,000	44,000
114-81-70065	(주)한국야쿠르트			1	1,373,705	137,371	1,511,076
114-86-77175	(주)태남교역	도매	무역	1	240,000	24,000	264,000
119-86-49183	(주)대한의료기기심사평가원			1	762,727	76,273	839,000
120-86-46702	인피니트헬스케어(주)	서비스,제조	소프트웨어자문,개발및...	1	1,000,000	100,000	1,100,000
128-21-44204	한국유통	청량음료	도소매	1	56,364	5,636	62,000
129-81-14880	지이헬스케어코리아(주)	도매외	의료기기외	1	8,454,545	845,455	9,300,000
129-81-95205	알에스케이테크놀로지(주)	제조 도,소매 서비스	상업용주방기기,무역 수리	1	150,000	15,000	165,000
130-81-02064	(주)부스타	제조	보일러	2	470,000	47,000	517,000
130-81-49813	청호나이스(주)	정수기및부품,임대	도소매	2	98,000	9,800	107,800
131-86-13443	(주)에스아이티코리아	스마트카드	도소매	1	36,000	3,600	39,600
135-04-48104	미송갤러리	화랑,갤러리	소매업	2	8,399,999	840,001	9,240,000
142-81-26905	올림푸스한국 서비스(주)	도소매,서비스	광학기계,의료기기수리	1	2,996,364	299,636	3,296,000
201-11-42220	휴먼지엠테크	계량기 외	도매	1	400,000	40,000	440,000
203-81-51053	유유팔익(주)			2	2,760,000	276,000	3,036,000
205-81-39244	(주)나노팜	도매외	의약품 외	2	1,770,000	177,000	1,947,000
211-81-08071	(주)정원엔시스			3	4,509,090	450,910	4,960,000
211-86-89410	휘닉스벤딩서비스(주)	소매외	자판기판매외	1	645,927	64,593	710,520
214-13-27971	유진엠코	의료기기	도소매	1	220,000	22,000	242,000
214-82-08397	(재)한국의료영상품질관리원	서비스	검사대행	1	143,300	14,330	157,630
215-05-70909	신우메디칼	점포(자기땅)	부동산업	1	272,727,273	27,272,727	300,000,000
215-86-32054	코세스코리아(주)	서비스,도매,소매,통신업	경호및경비,보안장비,...	1	24,200,000	2,420,000	26,620,000
229-81-11558	동강메디칼시스템(주)			2	9,454,545	945,455	10,400,000
314-81-71645	(주)가리온정보기술	컴퓨터주변기기	도소매	1	5,727,273	572,727	6,300,000
503-81-31016	JVM(주)	제조외	자동화관련기기	2	0	0	0
503-81-41080	(주)시온메디칼			2	1,690,364	169,036	1,859,400
504-17-98789	리텍코리아			1	900,000	90,000	990,000
515-04-09383	파버통상	도매,서비스	의료기기 외	1	28,396,000	2,839,600	31,235,600
			사업자등록번호 162	265	1,919,320,468	188,681,872	2,108,002,340
			주민등록번호 1	77	67,255,462	6,725,538	73,981,000
			합계 163	342	1,986,575,930	195,407,410	2,181,983,340

4. 매입계산서집계표

계산서로 매입하여 신고대상인 모든 자료가 나타나는데, 여기서 거래처별로 매입한 계산서의 매수와 금액이 일치하는지 확인을 하는 프로그램이다. 만약 특정 거래처에서 궁금한 사항을 조회하고자 할 경우, [부가세상세내역]을 누르면 원하는 거래처에 대한 상세한 현황을 볼 수 있다.

[회계재무관리] → [부가세신고] → [매입세금계산서집계표]

〈그림 13-36〉 매입계산서집계표 화면

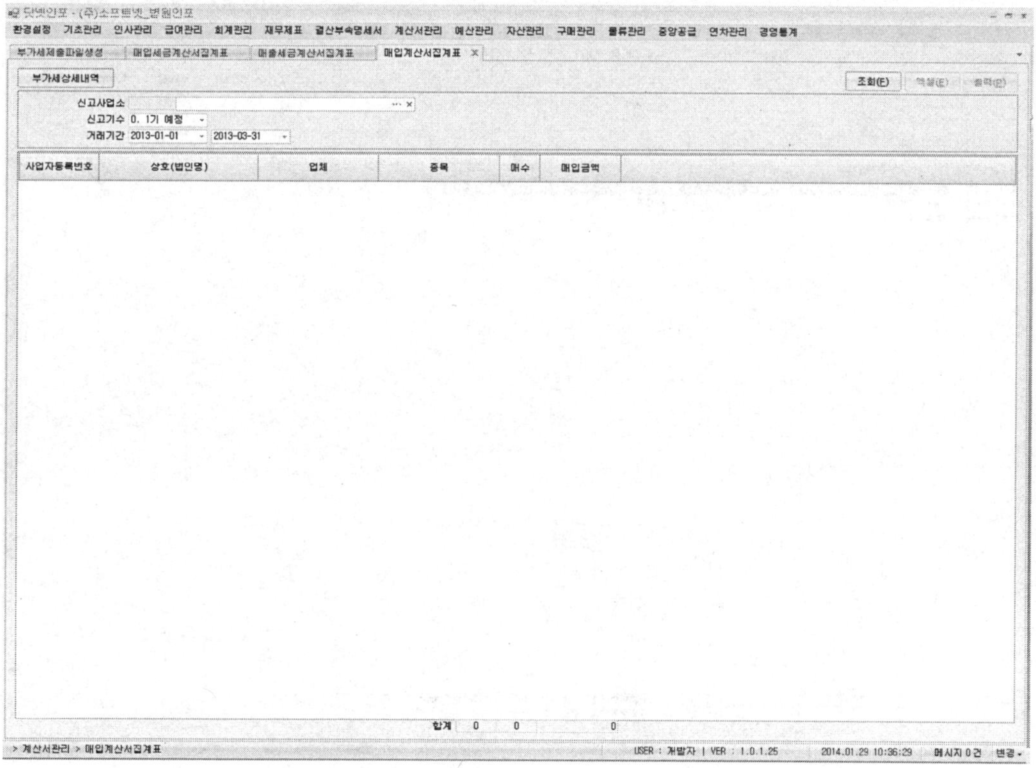

5. 매출계산서집계표

계산서로 매출하여 신고대상인 모든 자료가 나타나는데, 여기서 거래처별로 매출한 계산서의 매수와 금액이 일치하는지 확인을 하는 프로그램이다. 만약 특정 거래처에서 궁금한 사항을 조회하고자 할 경우, [부가세상세내역]을 누르면 원하는 거래처에 대한 상세한 현황을 볼 수 있다.

[회계재무관리] → [부가세신고] → [매출계산서집계표]

〈그림 13-37〉 매출계산서집계표 화면

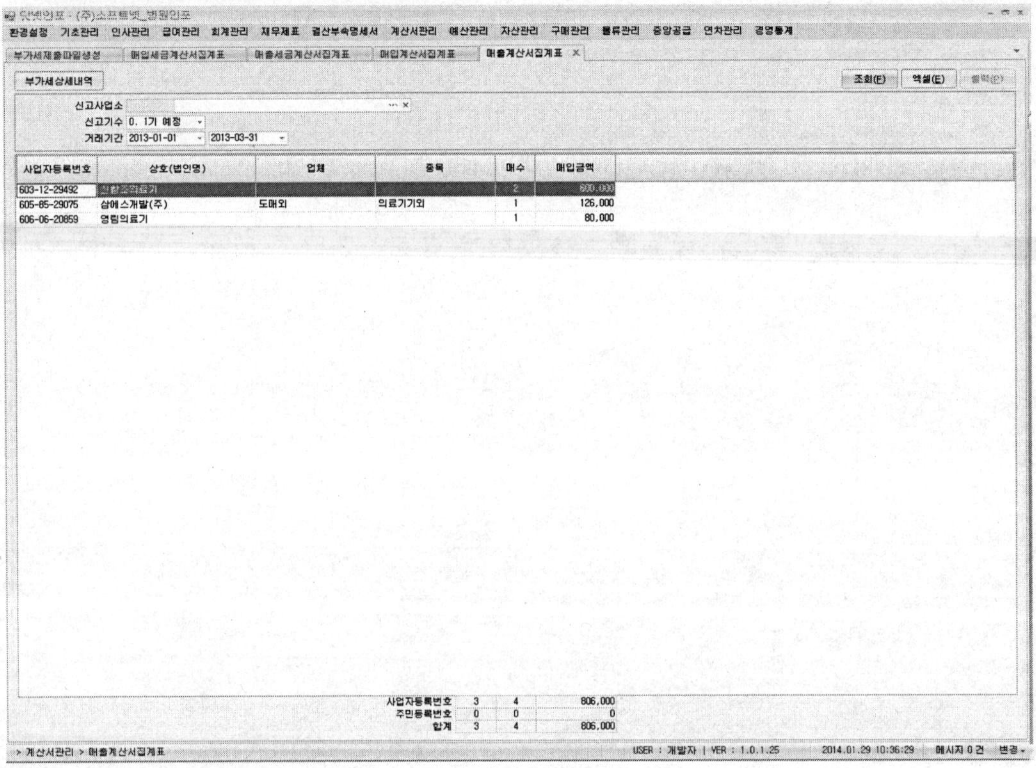

6. 신용카드매출전표등수취명세서

신용카드로 매출하여 신고대상인 모든 자료가 나타나는데, 여기서 거래처별로 매출한 계산서의 매수와 금액이 일치하는지 확인을 하는 화면이다.

[회계재무관리] → [부가세신고] → [신용카드매출전표등수취명세서]

〈그림 13-38〉 신용카드매출전표등수취명세서 화면

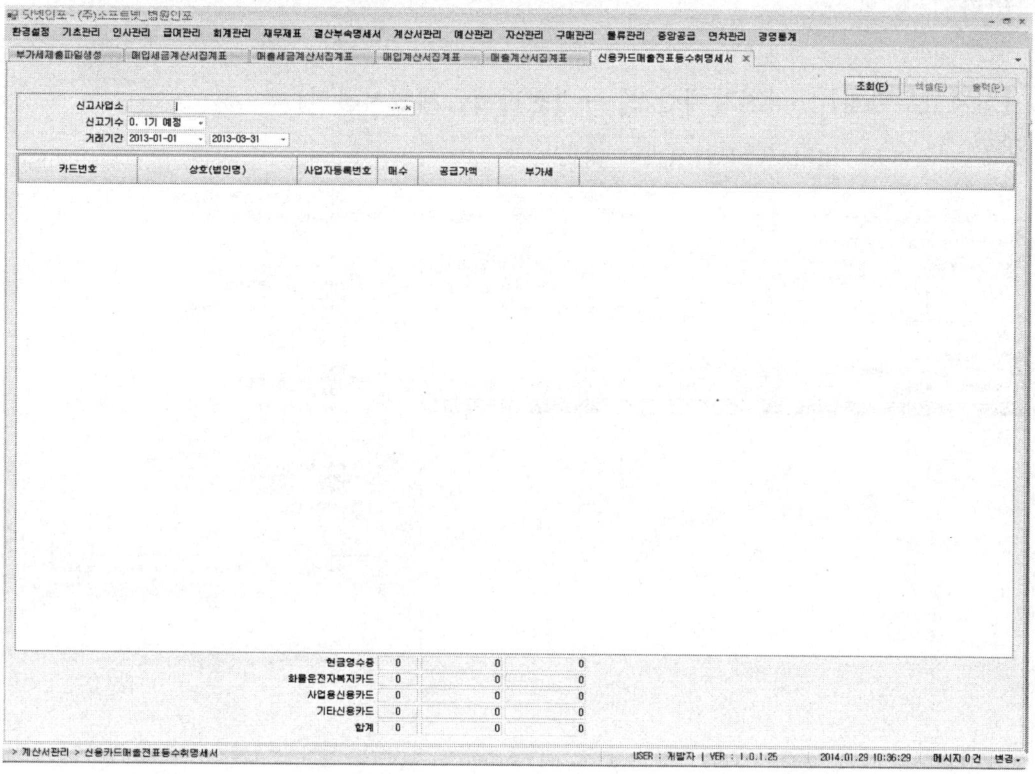

13.3.6 전자계산서

1. 전자세금계산서관리

전자세금계산서는 전자세금계산서 발행을 먼저 입력한 후 전자세금계산서관리에서 조회하여 전자세금계산을 계산서발행과 메일전송, 문자재전송, 계산서취소, 계산서삭제, 계산서출력, 국세청신고 등 계산서에 관련된 모든 업무를 수행할 수 있다.

[회계재무관리] → [전자계산서] → [전자세금계산서관리]

〈그림 13-39〉 전자세금계산서관리 화면

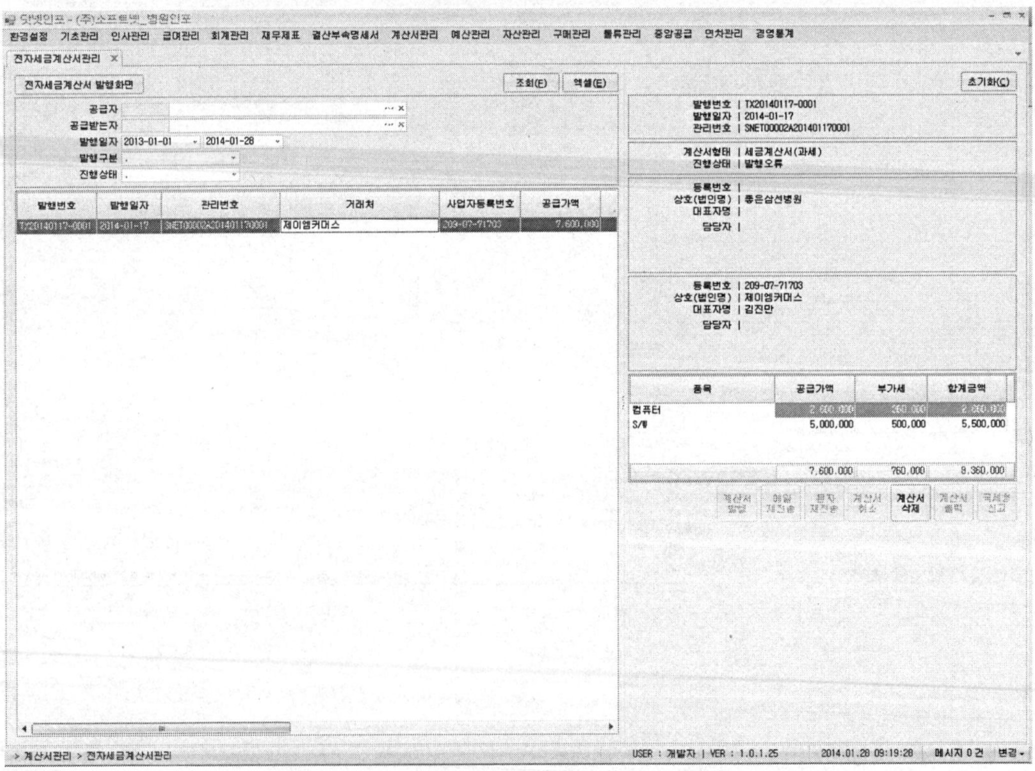

2. 전자세금계산서발행

전자세금계산서발행은 구매관리에서 구매전표 입력할 때 전자세금계산서를 발행하지 않고 직접 전자세금계산서를 발행할 경우에만 사용한다.

[회계재무관리] → [전자계산서] → [전자세금계산서발행]

〈그림 13-40〉 전자세금계산서발행 화면

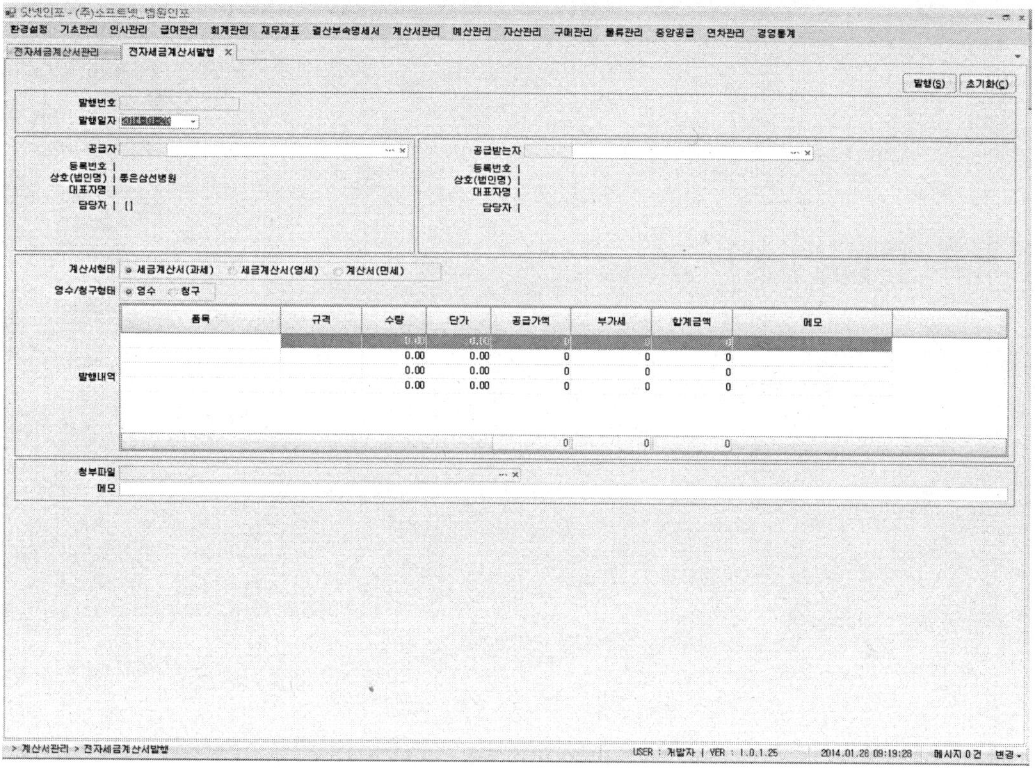

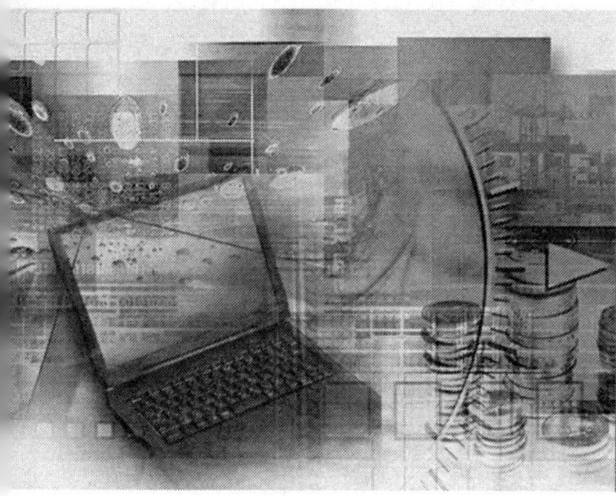

제 14 장

자산관리 시스템

14.1 자산관리 주요업무

14.1.1 자산관리 업무흐름

〈그림 14-1〉 자산관리 업무흐름도

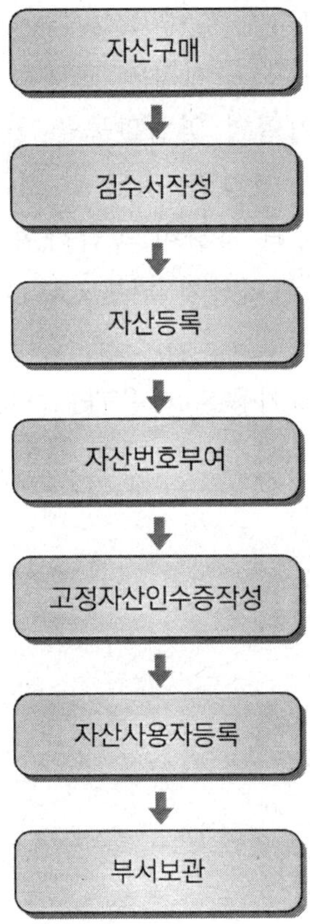

14.1.2 자산관리 업무기능

자산관리는 병원에서 보유하고 있는 유형고정자산과 무형고정자산으로 분류하여 관리한다. '고정자산'이란 판매 또는 처분을 목적으로 하지 않고 비교적 장기간에 걸쳐 영업활동에 사용하고자 취득한 각종 자산이다. '유형고정자산'은 건물, 기계장치, 토지, 차량 등 구체적인 형태가 있는 것을 말하며 기업의 설비규모를 나타낸다. 반면 '무형고정자산'은 구체적인 형태는 없지만 법률상으로 인정되고 있는 권리라든가 영업권 등 기업의 영업활동을 위해 1년 이상 사용되는 것을 이른다. 영업권, 의장권, 특허권, 어업권, 광업권, 상표권 등이 여기에 속한다.

이러한 자산을 구입에서부터 자산이 공급하여 사용하고 있는 부서나 위치를 관리하여 자산의 보유현황을 관리하기 위한 것이다.

자산관리의 세부적인 업무기능은 다음과 같다.

① 자산취득 전표입력
② 자산취득 전표조회
③ 감가상각계산
④ 감가상각내역 출력
⑤ 자산이력관리
⑥ 자산현황 조회
⑦ 자산재고 관리
⑧ 자산별 수불장 조회

14.2 메뉴화면

〈그림 14-2〉 자산관리 메뉴화면

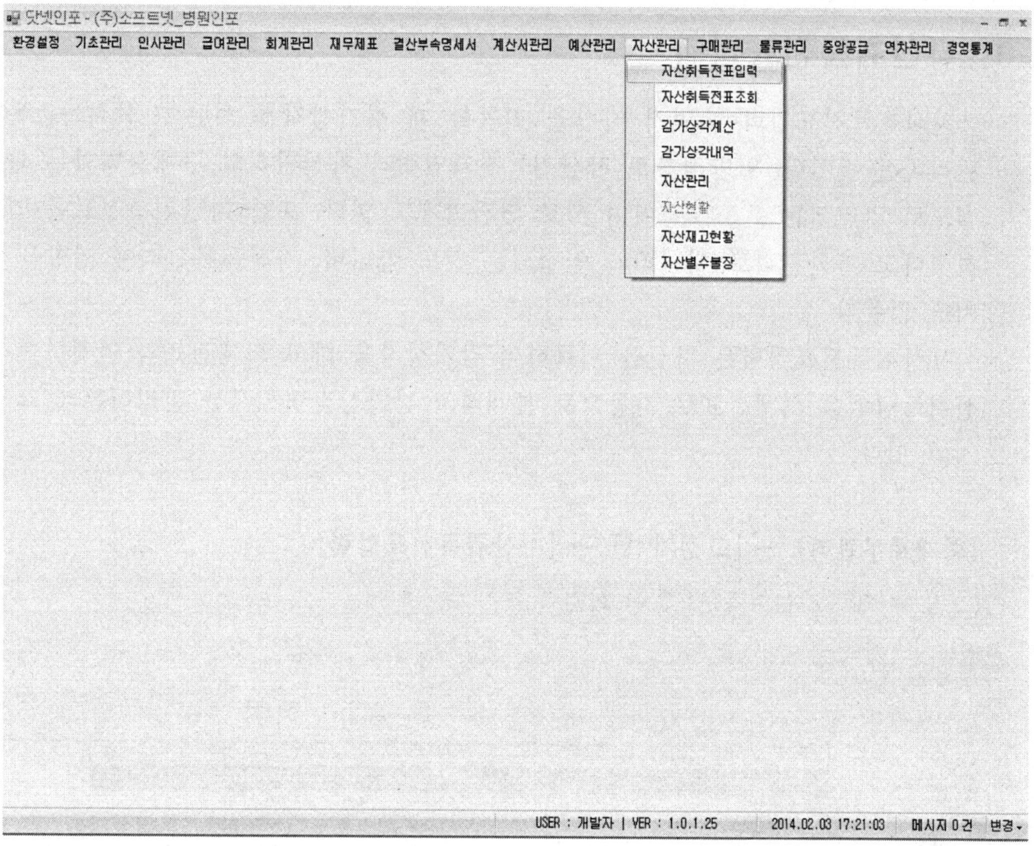

14.3 업무처리 화면

14.3.1 고정자산

1. 자산취득전표입력

자산취득전표입력은 먼저 자산을 취득할 때 감가상각을 하는 자산취득품목만 관리하는 것이다. 일반적으로 자산취득전표입력과 자산관리와 구매관리와는 완전 별도로 관리되는 프로그램이며 서로 연관관계도 없다. 또한 자산취득전표를 입력하였다고 자산관리로 데이터가 연결되는 것도 아니며, 자산품목관리에 영향을 주지도 않는다.

자산취득전표입력은 자산을 취득하여 감가상각을 하고 회계전표와 연계하여 자산취득금액을 회계전표로 자동으로 분개하고 감가상각명세서를 관리하는데 그 목적이 있다.

[회계재무관리] → [고정자산] → [자산취득전표입력]

〈그림 14-3〉 자산취득전표입력 화면

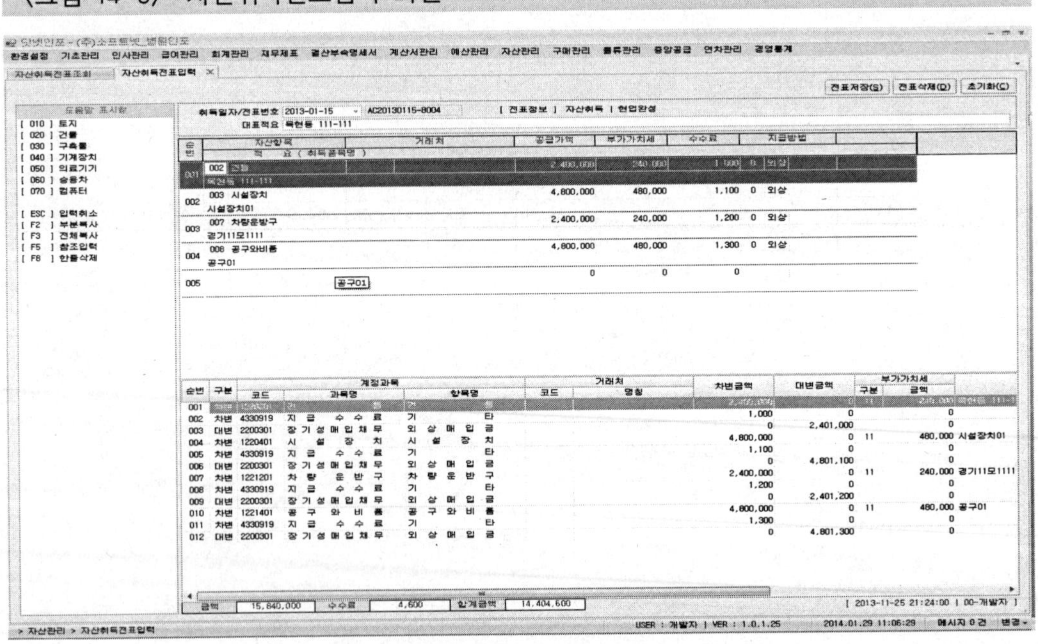

내용설명

① 취득일자/전표번호 : 취득일자는 자산을 취득한 일자를 입력하고 전표번호는 자동으로 부여되며 사용자가 선택하는 것이 아니다.

② 대표적요 : 자산취득전표를 입력할 때 대표적인 적요를 사용자가 직접 입력할 수 있다. 전표를 입력하고 저장하면 자동으로 맨 처음 자산항목의 적요가 대표적으로 저장된다.

③ 자산항목 : 기초관리 → 회계관리 → 자산항목관리에서 등록한 자산항목이 좌측 도움말 표시창에 나타난 항목을 선택하면 된다. 이때 전표분개는 자산항목관리에서 설정한 전표분개 형태를 기본으로 하여 자동 분개된다.

④ 거래처 : 자산을 취득한 거래처를 선택 또는 직접 입력하면 된다.

⑤ 공급금액/부가가치세 : 자산을 취득한 공급금액과 그에 따른 부가가세를 입력한다.

⑥ 수수료 : 자산을 취득할 때 각 종 수수료를 지불한 금액을 입력한다.

⑦ 지급방법 : [0]외상, [1]현금, [2]이체, [3]카드 등 지급방법 중에 하나를 선택하면 된다.

2. 자산취득전표조회

자산취득전표입력에서 등록한 전표를 조회하는 화면이다. 조회조건을 입력하고 [조회] 버튼을 클릭하면 자산취득전표가 나타나며, 여기에서 전표수정이나 전표출력을 원할 때 전표를 선택한 후 원하는 작업을 수행할 수 있다.

[회계재무관리] → [고정자산] → [자산취득전표조회]

〈그림 14-4〉 자산취득전표조회 화면

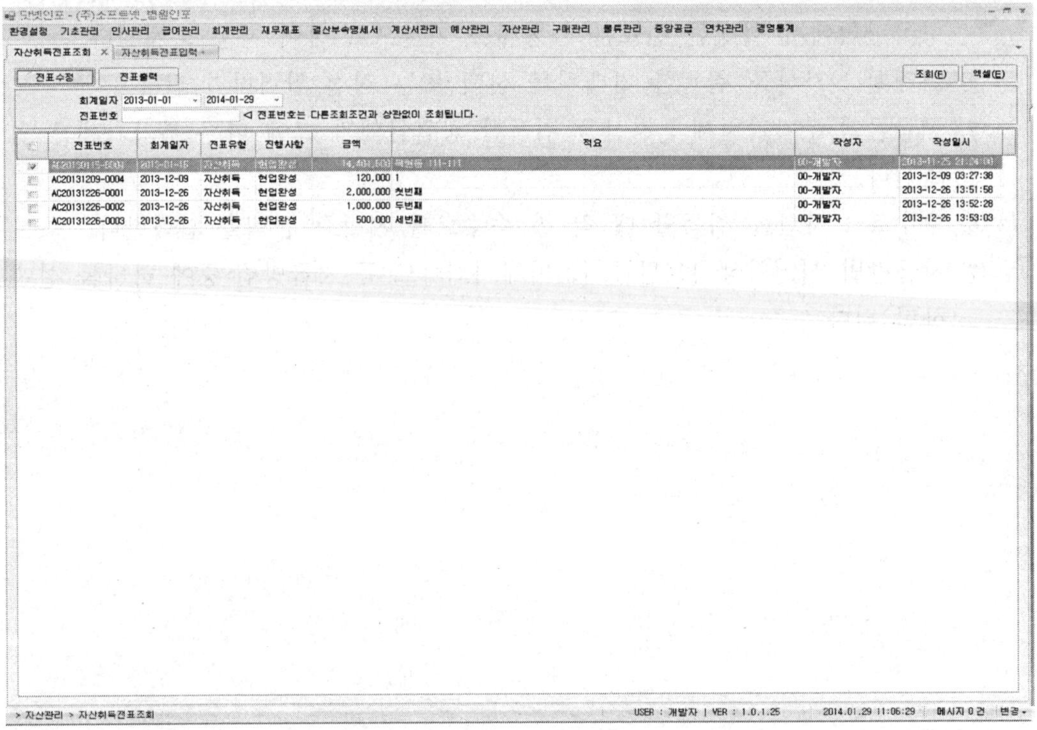

■ 내용설명

① 조회 : [조회] 버튼을 누르면 조회조건에 따라 조회할 수 있다.

② 엑셀 : 조회한 전표를 엑셀로 내려 받는 기능이다.

③ 전표수정 : 선택한 전표를 수정이나 전표분개 내역을 확인할 때 사용한다.

④ 전표출력 : 선택한 전표를 전표출력 할 때 사용한다.

3. 감가상각계산

결산 때 자동으로 감가상각계산을 하는 화면이다.

[회계재무관리] → [고정자산] → [감가상각계산]

〈그림 14-5〉 감가상각계산 화면

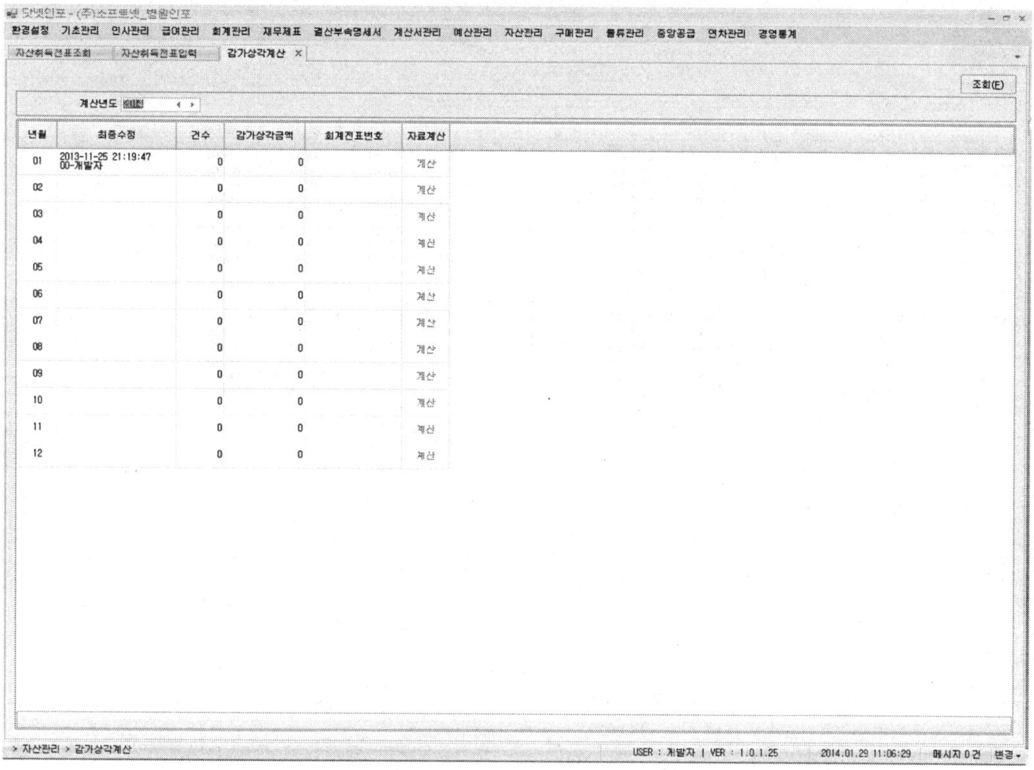

4. 감가상각내역

감가상각계산 후 감가상각내역 출력하는 화면이다.

[회계재무관리] → [고정자산] → [감가상각내역]

〈그림 14-6〉 감가상각내역 화면

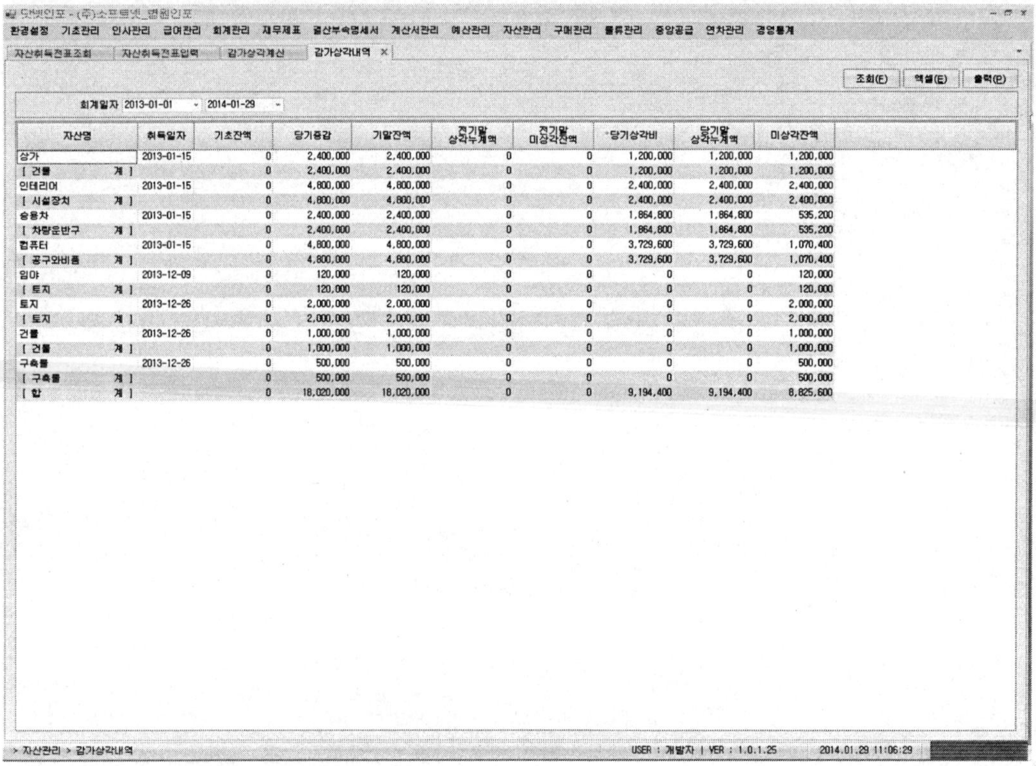

자산명	취득일자	기초잔액	당기증감	기말잔액	전기말 상각누계액	전기말 미상각잔액	당기상각비	당기말 상각누계액	미상각잔액
상가	2013-01-15	0	2,400,000	2,400,000	0	0	1,200,000	1,200,000	1,200,000
[건물 계]		0	2,400,000	2,400,000	0	0	1,200,000	1,200,000	1,200,000
인테리어	2013-01-15	0	4,800,000	4,800,000	0	0	2,400,000	2,400,000	2,400,000
[시설장치 계]		0	4,800,000	4,800,000	0	0	2,400,000	2,400,000	2,400,000
승용차	2013-01-15	0	2,400,000	2,400,000	0	0	1,864,800	1,864,800	535,200
[차량운반구 계]		0	2,400,000	2,400,000	0	0	1,864,800	1,864,800	535,200
컴퓨터	2013-01-15	0	4,800,000	4,800,000	0	0	3,729,600	3,729,600	1,070,400
[공구와비품 계]		0	4,800,000	4,800,000	0	0	3,729,600	3,729,600	1,070,400
임야	2013-12-09	0	120,000	120,000	0	0	0	0	120,000
[토지 계]		0	120,000	120,000	0	0	0	0	120,000
토지	2013-12-26	0	2,000,000	2,000,000	0	0	0	0	2,000,000
[토지 계]		0	2,000,000	2,000,000	0	0	0	0	2,000,000
건물	2013-12-26	0	1,000,000	1,000,000	0	0	0	0	1,000,000
[건물 계]		0	1,000,000	1,000,000	0	0	0	0	1,000,000
구축물	2013-12-26	0	500,000	500,000	0	0	0	0	500,000
[구축물 계]		0	500,000	500,000	0	0	0	0	500,000
[합 계]		0	18,020,000	18,020,000	0	0	9,194,400	9,194,400	8,825,600

14.3.2 자산정보관리

1. 자산입력

자산관리 화면은 자산취득을 하고 각 부서에 보급할 자산을 등록하여 관리한다. 관리상태가 정상인지 수리 중인지 처분이나 폐기한 자산인지에 대한 자산이력을 관리하는 것이 목적이다.

[자산정보관리] → [자산관리] → [자산입력]

〈그림 14-7〉 자산입력 화면

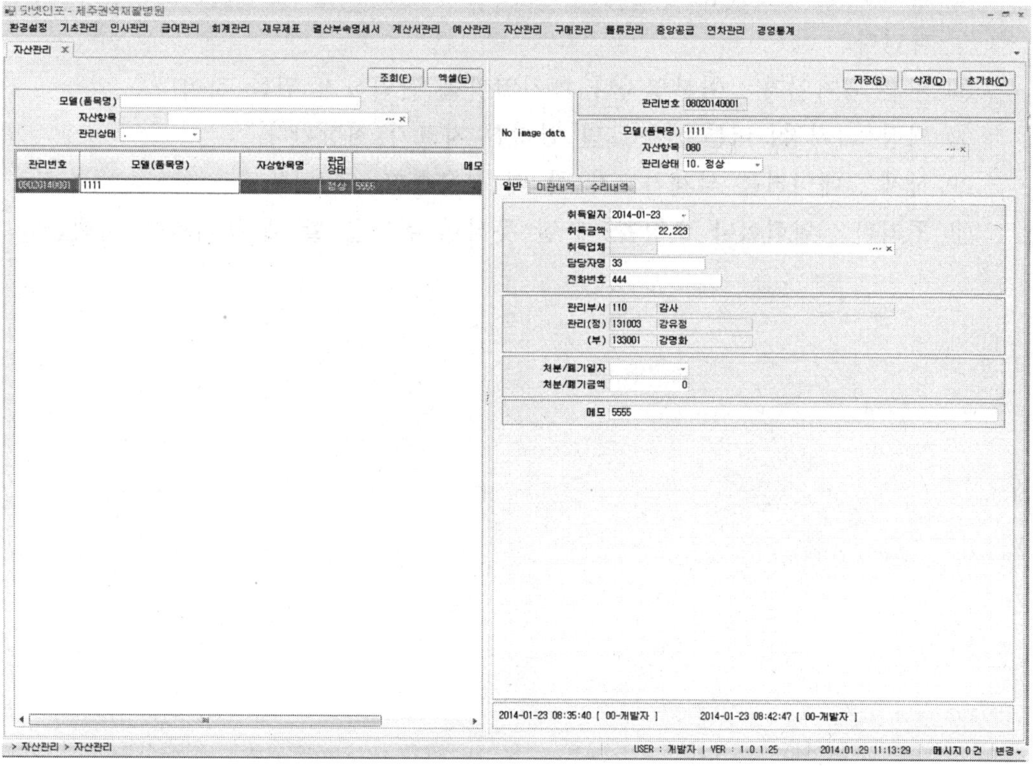

■ 내용설명

① 관리번호 : 관리번호는 프로그램에서 자동으로 부여하는 번호이다.

② 모델(품목명) : 자산이름을 입력한다.

③ 자산항목 : 기초관리 → 회계관리 → 자산항목관리에서 분류한 자산항목을 선택한다.

④ 취득일자 : 자산을 취득한 일자를 입력한다.

⑤ 취득금액 : 자산별로 취득금액을 입력한다.

⑥ 취득업체 : 자산을 취득한 거래처를 선택하여 입력한다.

⑦ 담당자명 /전화번호 : 거래처 담당자 및 연락처를 입력한다.

⑧ 관리부서 / 관리(정) / 관리(부) : 이관내역에서 입력한 마지막 담당자가 나타난다.

⑨ 처분/폐기일자 : 처분일자나 폐기일자를 관리하기 위한 것이다.

⑩ 저장 : [저장] 버튼을 누르면 입력한 자료가 저장된다.

⑪ 삭제 : 데이터를 삭제하고자 할 때 사용한다.

⑫ 초기화 : 입력이나 수정할 때 잘 못하여 취소를 할 때 초기화를 선택한다.

2. 자산현황

자산을 보유하고 있는 전체 현황을 보기 위한 화면이다

[자산정보관리] → [자산장부] → [자산현황]

〈그림 14-8〉 자산현황 화면

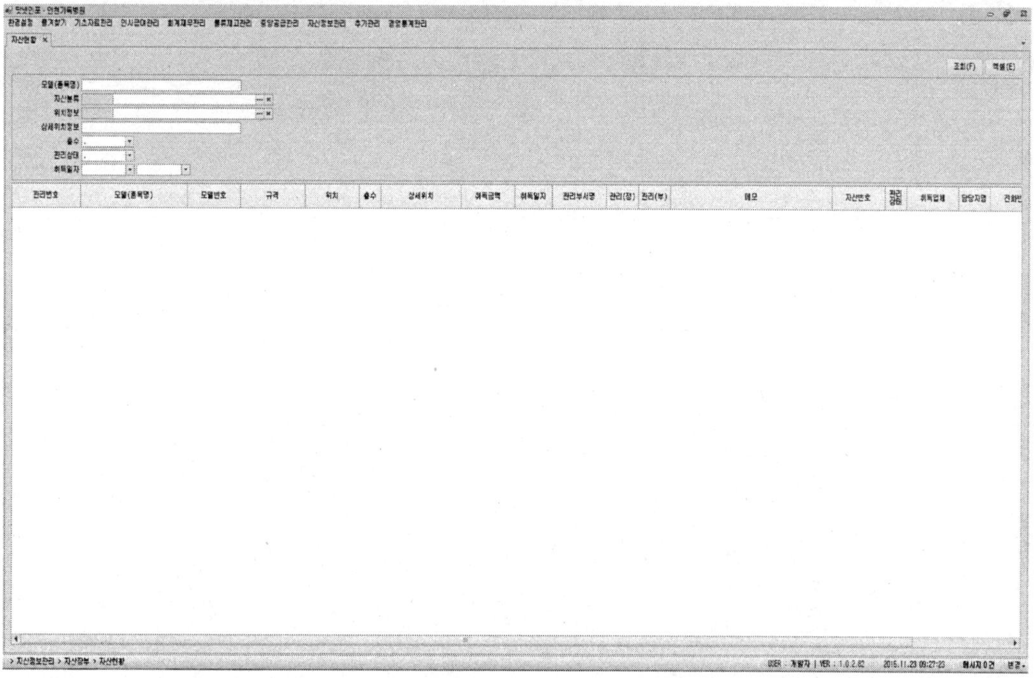

3. 자산재고

자산을 보유하고 있는 전체 재고를 보기 위한 것이고. 여기서 조회한 후 자산별 수불장으로 자산의 흐름을 파악을 연계하여 쉽게 볼 수 있다.

[자산정보관리] → [자산장부] → [자산재고현황]

〈그림 14-9〉 자산재고 화면

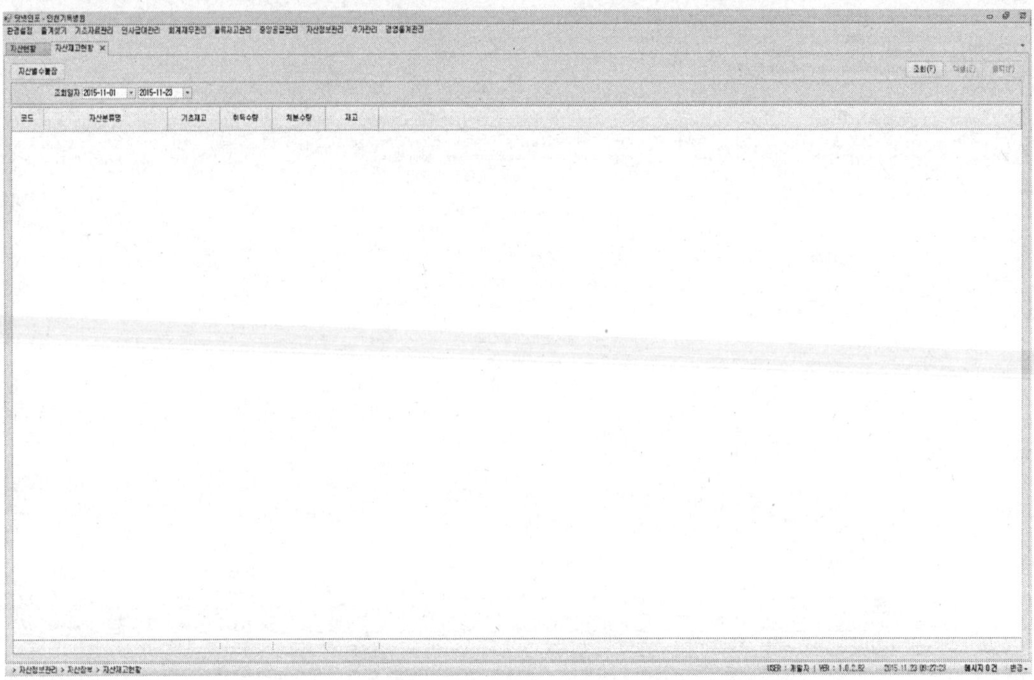

4. 자산별수불장

보유하고 있는 자상항목별로 자산의 흐름을 파악을 하는 화면이다.

[자산정보관리] → [자산장부] → [자산별수불장]

〈그림 14-10〉 자산별수불장 화면

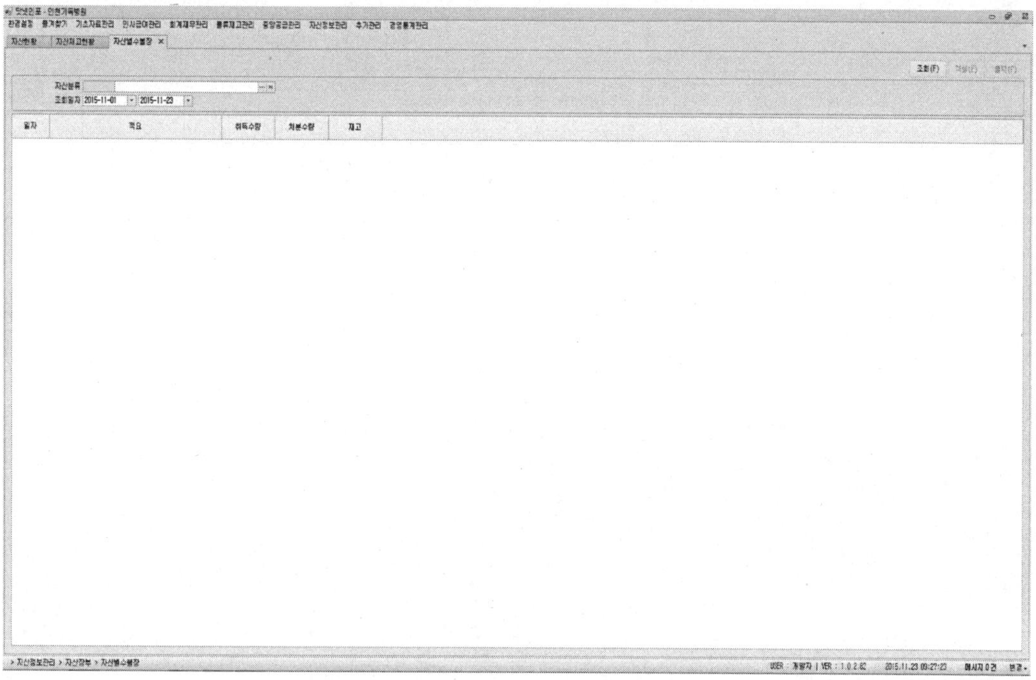

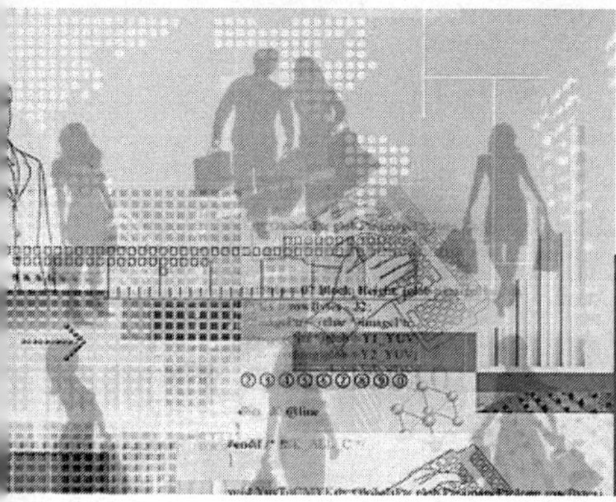

제15장 구매관리 시스템

15.1 구매관리 주요업무

15.2 메뉴화면

15.3 업무처리 화면

15.1 구매관리 주요업무

15.1.1 구매관리 업무흐름

〈그림 15-1〉 구매관리 업무흐름도

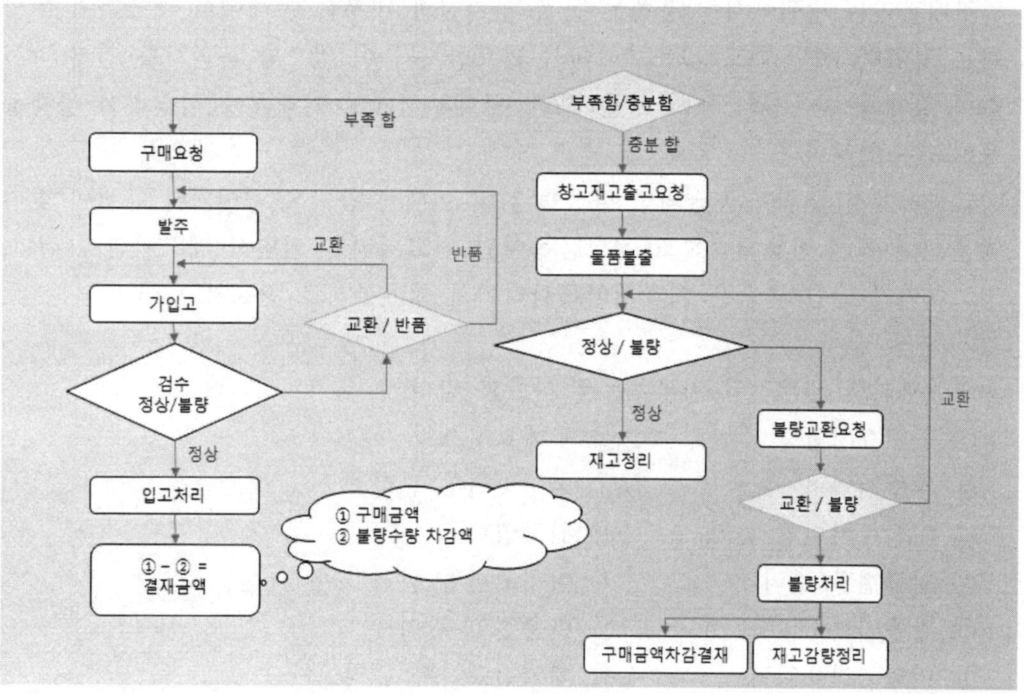

병원의 구매업무는 양질의 의료서비스를 제공하기 위해 품질, 납기, 수량 등의 조건에 합당한 진료재료 및 기타 필요한 물자를 적정가격에 구입함으로써 병원의 성과를 창출하는 적극적인 활동이다.

<그림 15-1>에서와 같이, 사용부서는 구매요구서를 작성(입력)하여 구매부서에 구매요청을 한다. 구매부서에서는 시장조사를 통하여 물품공급업체를 선정하고, 계약서 작성 및 주문서를 발행하여 발주를 하게 된다. 주문서에 따라 물품공급업체는 납기에 물품을 납품하고 세금계산서와 거래명세서를 발주처에 제출한다. 납입물품은 검수 절차를 거쳐 합격품은 창고에 입고처리하고 불량품은 교환

또는 반품처리하며, 입고된 물품은 재고관리부서에서 재고를 관리한다. 사용부서의 출고요청 시 해당 재고품을 사용부서로 불출한다.

15.1.2 구매관리 업무기능

구매관리는 병원에서 사용하는 물품과 자산과 비품을 구매에서 재고까지 처리하는 것이다. 일반적으로 각 부서에서 필요한 물품이 없으면 품의서를 먼저 작성하여 결재를 받은 뒤 구매요청을 하면, 구매부서에서 거래처를 선정하여 물품을 구매하는 업무이다.

납품처에서 물품이 공급되면 검수를 하고 이때 물품이 불량이거나 규격이 맞지 않을 경우에는 반품처리하고 정상품목이면 입고처리가 되면서 재고관리가 된다, 입고처리가 끝난 물품은 거래처미급관리에서 회계부서로 전표가 넘어간다.

구매관리의 세부적인 업무기능은 다음과 같다.

① 구매요청입력 ② 구매요청조회
③ 발주서입력 ④ 발주서현황 관리
⑤ 미발주서현황 관리 ⑥ 입고입력
⑦ 입고현황 관리 ⑧ 미입고현황 관리
⑨ 반품입력 ⑩ 반품현황 관리
⑪ 미입고전표입력 ⑫ 매입전표현황 관리
⑬ 미매입전표현황 관리 ⑭ 지급전표입력
⑮ 지급전표현황 관리 ⑯ 미지급전표현황 관리
⑰ 미지급집계 관리 ⑱ 미지급내역 관리

15.2 메뉴화면

〈그림 15-2〉 구매관리 메뉴화면

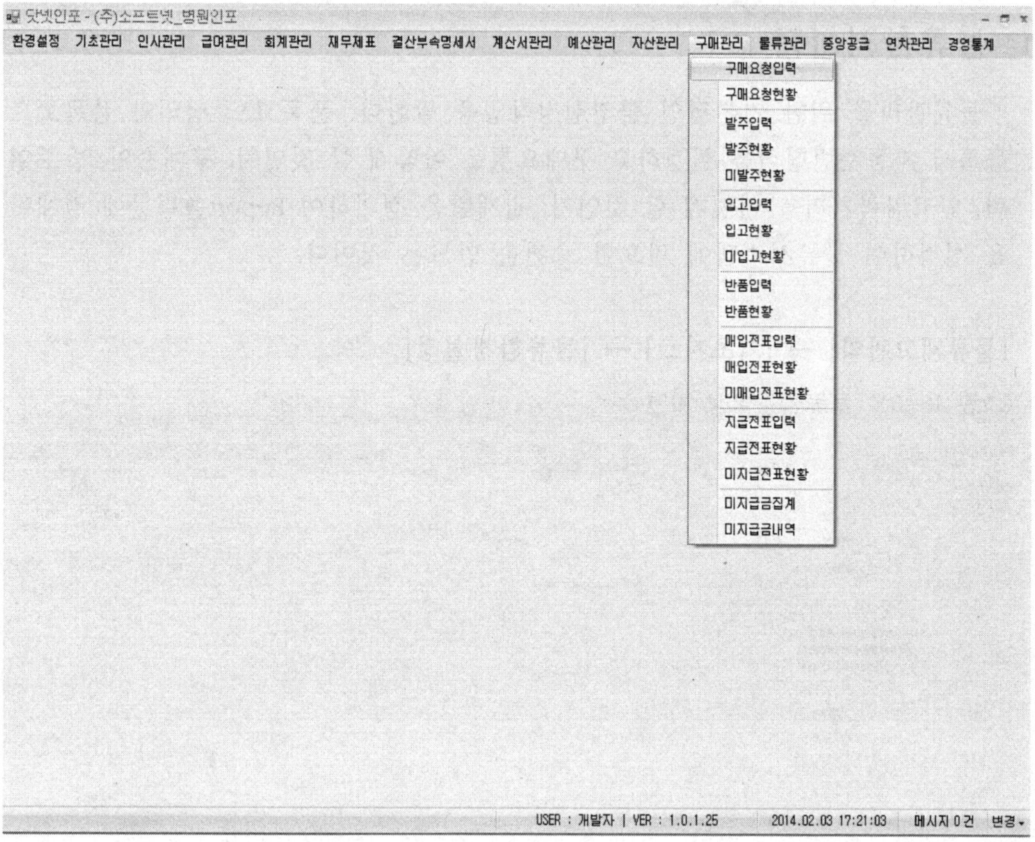

15.3 업무처리 화면

15.3.1 기초자료관리

1. 물류환경설정

물류관리를 위한 기본적인 환경설정작업을 말한다. 품목코드 정의와 품목코드 등록시 자동순번형식을 설정하고 구매요청을 어떻게 할 것인지, 구매승인, 발주입력, 입고입력처리를 어떻게 할 것인지, 결재란을 정의하여 Report출력물에 결재란을 설정하여 물류시스템에 필요한 요건을 만드는 것이다.

[물류재고관리] → [기초자료] → [물류환경설정]

〈그림 15-3〉 물류환경설정 화면

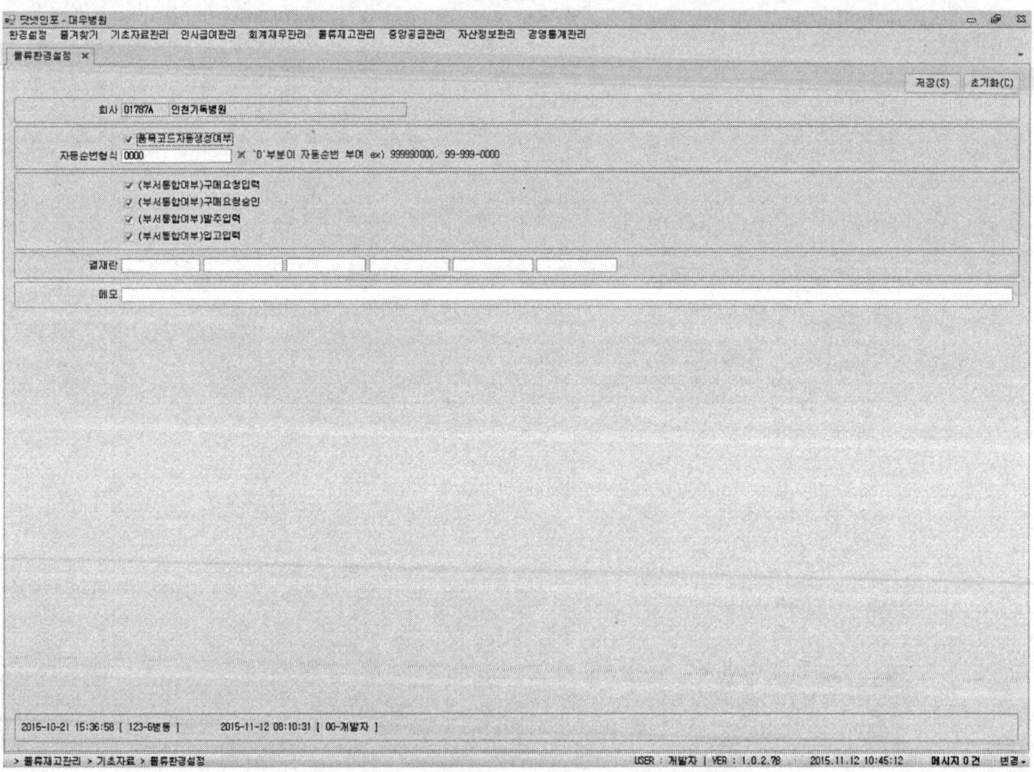

내용설명

① 품목코드자동생성여부 : 품목코드 자리수는 13자리로 설정되어 있습니다. 13자리수 중 끝자리에서 ('0000') '0'부분이 자동순번 부여하는 자리수가 된다. ex) 9999990000, 99－99－0000씩으로 '0'자리수는 자동 카운트가 된다.

② (부서통합여부)구매요청입력 : 구매요청을 각 부서에서 처리할 것인지 구매팀에서 일괄적으로 처리할 것인지를 결정하여 체크를 하면 각 부서에서 구매요청서를 입력하여야 되고 체크가 없으면 구매팀에서 구매요청을 하여 관리하는 것이다.

③ (부서통합여부)구매요청승인 : 구매요청입력 자료를 바로 구매요청서가 발행되는 것이 아니라 반드시 구매요청승인을 한 후 구매를 할 수 있도록 하기위해 구매요청승인을 할 것인지를 결정한다.

④ (부서통합여부)발주입력 : 구매요청한 물품을 발주하는 구매부서에서 일괄처리할 것인지 각 부서에서 구매요청하고 발주입력까지 할 것인지를 결정하는 것이다.

⑤ (부서통합여부)입고입력 : 입고입력도 마찬가지로 물품을 어디에서 입고를 처리할 것인지를 결정하는 것이다.

⑥ 결재란 : 결재란은 물류재고관리에서만 사용하는 현황이나 결재서류에 결재란을 결정하여 기입하면 된다.

2. 물품분류관리

물품분류관리는 구매관리에 품목관리등록에서 분류종류와 구매전표 입력할 때 회계전표분개를 위해 분류하는 것으로서, 구매 재료나 자재에 따라 상세하게 분류하여 주는 것이 구매재고관리를 다양하게 운영할 수 있다.

[물류재고관리] → [기초자료] → [품목분류관리]

〈그림 15-4〉 분류관리 화면

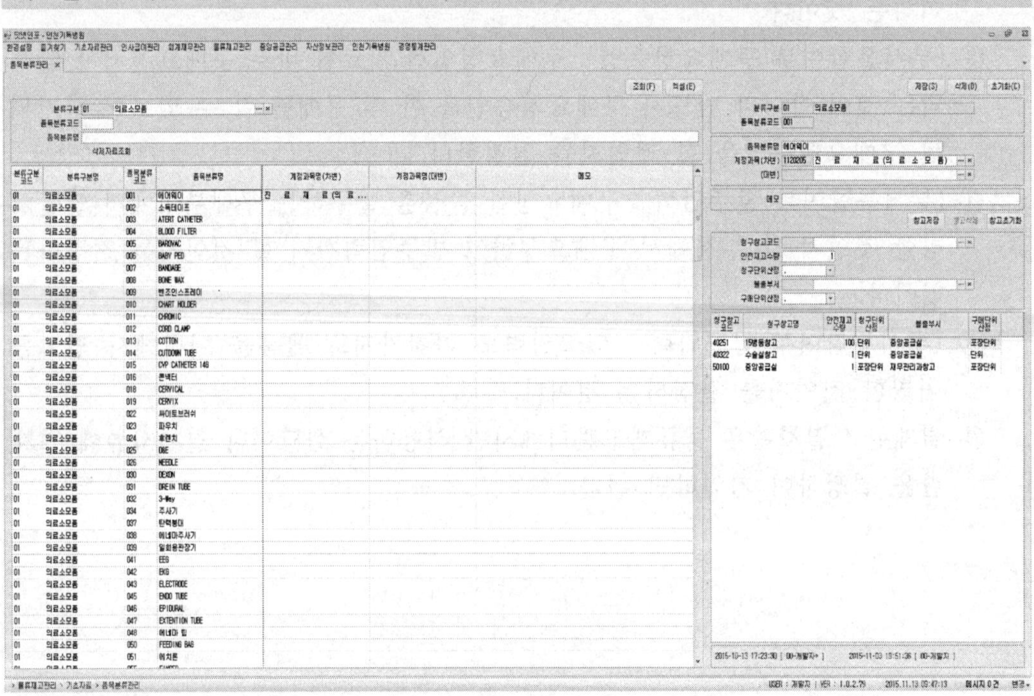

내용설명

① 물품분류코드 : 분류코드 자리 수는 3자리로 설정되어 있으며, 사용자에 따라 원하는 코드분류를 설정하여 부여하면 된다.

② 물품분류명 : 분류명은 분류코드에 따라 이름을 부여하는 것이다.

③ 계정과목 : 계정과목은 회계전표분개에 필요한 것이므로 회계부서와 협의하여 계정과목을 선택하면 된다.

④ 메모 : 부류코드에 따라 설명이나 메모가 필요할 때 입력한다.

⑤ 청구창고코드 : 물품을 관리하는 창고를 설정하여 창고별 재고를 관리와 물품청구를 할 수 있는 권한을 부여하기 위한 것이다.

⑥ 안전재고수량 : 각 창고에서 보유하여야 하는 최소한의 안전재고를 말한다.

⑦ 청구단위산정 : 물품을 청구할 때 최소 청구단위를 말한다.

⑧ 불출부서 : 물품을 청구하면 어느 창고에서 물품을 불출할 것인지를 결정하여 각 창고에서 물품을 청구하면 자동으로 해당 불출창고로 물품을 요청하기 위한 것이다.

⑨ 구매단위산정 : 각 물품에 따라 구매할 사용하는 구매단위를 선택하여 사용한다.

⑩ 저장 : 데이터를 모두 입력하고 [저장] 버튼을 누르면 자료가 저장된다.

⑪ 삭제 : 특정 분류코드가 잘 못 입력한 것이든 더 이상 사용할 필요가 없을 때 [삭제] 버튼을 누르면 자료가 삭제되는 것이 아니고 사용중지 상태로 된다. 이후 잘 못 삭제한 것이나 다시 복원을 원한다면 좌측에 삭제자료조회를 체크하고 [조회] 버튼을 누른다. 그리고 현재까지 삭제한 자료별 또는 전체를 조회된 것을 선택하고 [복원] 버튼이 우측상단에 나타날 경우, 이때 [복원] 버튼을 누르면 자료가 복원된다.

⑫ 초기화 : 데이터를 입력 또는 수정할 때 잘못 입력하여 취소를 원할 때 사용하며 화면을 지우는 역할을 한다.

3. 품목관리

품목관리에서 취급하는 품목은 회사에서 구매하는 모든 품목을 대상으로 하며, 품목대상에 따른 품목분류와 단위 매입단가를 설정하여 품목관리를 한다. 매입단가는 매입단가가 변동이 있을 때 매입일자별로 단가 내역을 관리하여 매입단가 흐름을 파악할 수 있게 함으로써 품목구매 시 단가결정에 많은 도움이 된다.

또한 수가코드생성 버튼을 누르면 OCS에서 사용하고 있는 수가 코드를 가져와서 자동으로 품목코드를 부여하여 사용할 수가 있다.

[물류재고관리] → [기초자료] → [품목관리]

〈그림 15-5〉 품목관리 화면

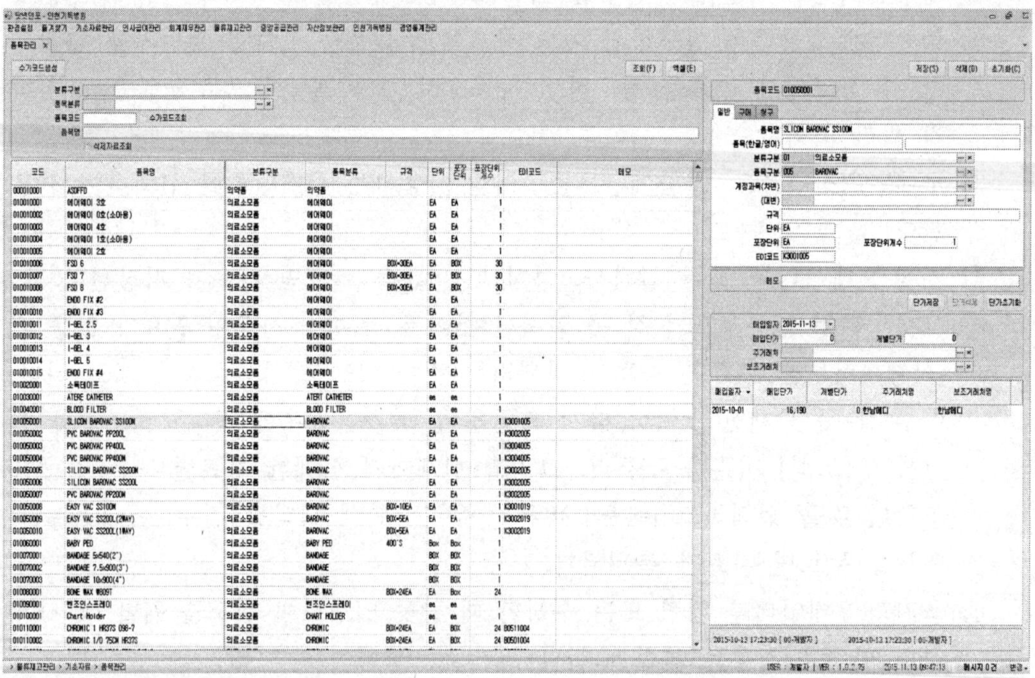

내용설명

① 품목코드 : 분류코드 자리 수는 13자리로 설정되어 있으며, 사용자에 따라 원하는 품목코드분류를 설정하여 부여한다.

② 품목명 : 품목명은 품목코드에 따라 이름을 부여한다.

③ 분류구분 : 이 품목이 어떤 분류에 속하는지를 분류하여 관리함으로써 품목관리에 다양한 현황과 통계를 만들 수 있다.

④ 품목구분 : 품목이 어떤 품목인지를 구분하여 품목관리에 다양하게 조회 및 재고를 확인할 수가 있다.

⑤ 계정과목 : 품목을 구매하여 회계전표를 작성할 때 회계전표 자동분계를 하기 위하여 주계정과목과 상대계정을 설정하여 주는 것이다.

⑥ 규격 : 품목에 따라 각자 규격을 입력하면 된다.

⑦ 단위 : 품목에 따라 사용하는 단위가 틀리기 때문에 이 단위를 명확하게 표시함으로써 수량을 확인할 때 실수를 발생하지 않게 하는 것이다.

⑧ 포장단위 : 품목이 포장된 최소단위를 입력한다.

⑨ 포장단위개수 : 품목에 포장단위에 들어 있는 품목 개수를 입력한다.

⑩ EDI코드 : 수가코드에서 자동으로 가져와서 자동기입이 된다.

⑪ 매입일자/매입단가/주거래처/보조거래처 : 품목별 단가 내역(history) 관리한다. 여기서 직접 사용자가 내역을 입력을 할 수도 있으나 품목을 구매하면 단가를 비교하여 자동으로 단가 내역에 저장이 되게 되어 있다.

⑫ 단가삭제 : 하단에 단가LIST에서 [단가삭제]를 클릭하면 최종단가가 삭제된다.

4. 품목처방소모관리

품목처방소모관리는 품목코드를 수가코드와 연계하여 사용하고자 할 때 여기에서 수가코드를 가져와서 품목코드에 수가코드를 등록하면 된다.

품목에 따라 소모량을 자동처리 할 경우 「입원소모방법」, 「외래소모방법」, 「응급소모방법」에 따라 각 계산방법이 「ORDER, 회당올림, 일집계올림, 총집계올림」이 4가지 중에 하나를 선택하여 처방에 따라 소모량을 계산하여 자동으로 재고관리에 반영한다.

[물류재고관리] → [기초자료] → [품목처방소모관리]

〈그림 15-6〉 품목처방소모관리 화면

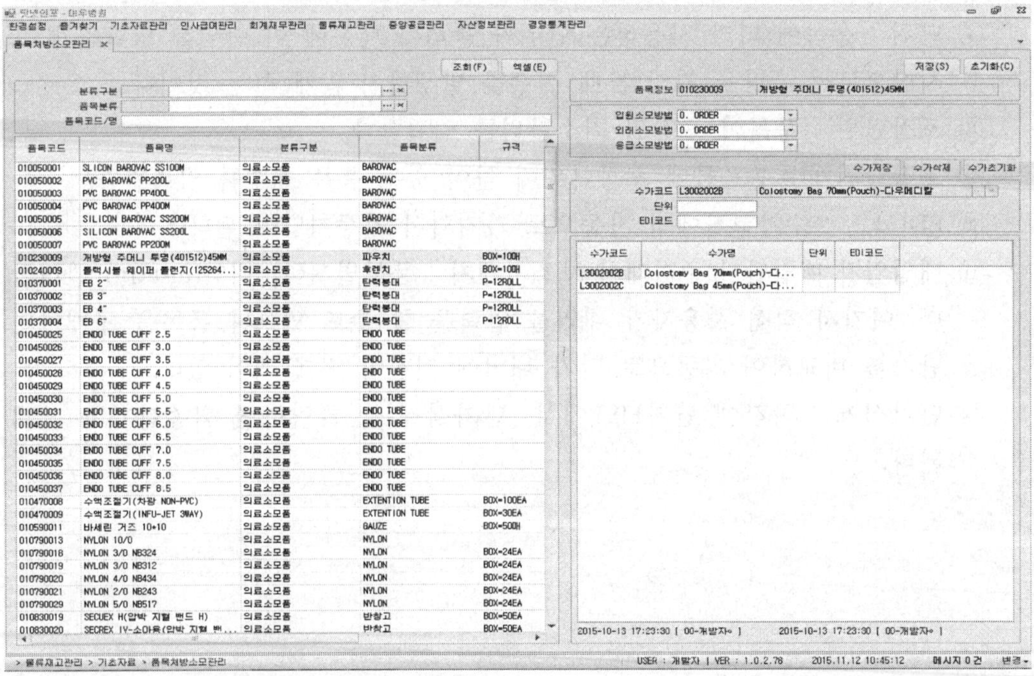

내용설명

① 품목정보 : 품목정보는 좌측화면에 나타난 품목을 선택하면 자동으로 부여되는 것이다.

② 입원소모방법 : 품목정보에 있는 품목이 입원환자 처방에서 자동불출을 할 때 어떻게 소모처리를 할 것인지 선택하는 것이다.

③ 외래소모방법 : 품목정보에 있는 품목이 외해환자 처방에서 자동불출을 할 때 어떻게 소모처리를 할 것인지 선택하는 것이다.

④ 응급소모방법 : 품목정보에 있는 품목이 응급환자 처방에서 자동불출을 할 때 어떻게 소모처리를 할 것인지 선택하는 것이다.

⑤ 수가코드 : 수가코드는 OCS에 사용하고 있는 수가 코드를 연계하여 자동으로 불러온 품목을 선택하면 단위와 EDI 코드가 같이 나타난다.

⑥ 수가저장 : 수가코드를 선택한 품목이 아래 화면으로 이동하면 저장이 되고 또한 같은 품목에 여러 수가코드가 존재하면 계속해서 수가코드를 선택하여 추가하면 재고관리에 여러 가지 수가코드에 의해 처방자료를 가지고 품목재고에 반영하게 된다.

⑦ 수가삭제 : 수가코드를 잘 못 입력한 데이터를 삭제하거나 더 이상 수가코드를 사용하지 않을 경우에 삭제를 하면 된다.

⑧ 수가초기화 : 현재 선택한 수가코드가 잘 못 선택하였다면 [수가초기화] 버튼을 누르면 선택한 자료가 지워진다.

⑨ 저장 : 상단에 있는 저장 버튼은 품목정보에 따라 수가코드를 모두 입력하였다면 [저장] 버튼을 누르면 해당 품목정보에 입력한 자료를 저장하게 된다.

⑩ 초기화 : 초기화버튼 현재 조회한 품목정보를 화면에서 지워주는 작업을 말한다.

5. 청구세트코드관리

청구세트코드관리는 청구부서에서 물품을 편리하게 청구하기 위하여 만들어 놓은 것이다. 청구구분에 따라 청구하는 품목이 틀린다고 보면 청구세트코드를 만들어 청구할 품목을 청구세트품목등록에 등록하여 물품을 청구하면 된다.

청구세트코드를 부여하고 저장한 후 청구세트코드를 조회하고 [청구세트품목등록] 버튼을 누르면 청구세트품목을 등록할 수가 있다.

[물류재고관리] → [기초자료] → [청구세트코드관리]

〈그림 15-7〉 청구세트코드관리 화면

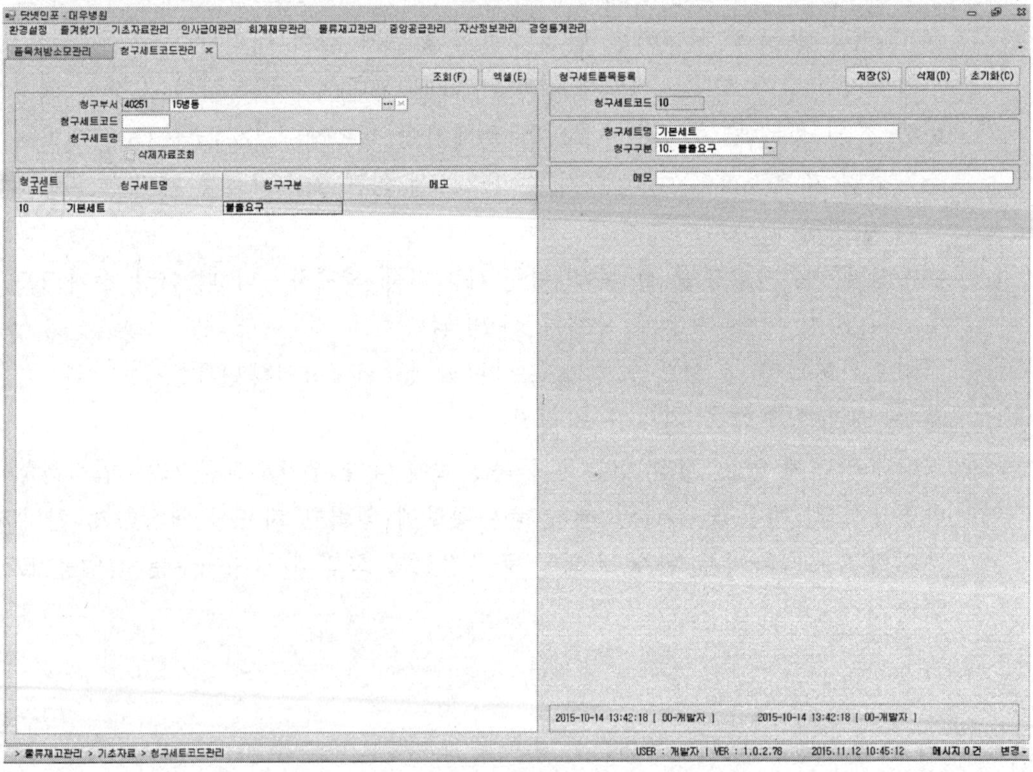

내용설명

① 청구세트코드 : 청구세트코드는 6자리로 정의 되었으며 코드는 사용자 부여하여 사용하면 된다.

② 청구세트명 : 청구세트명은 각 부서에서 사용하는 청구구분에 따라 세트명을 부여하여 사용하면 된다.

③ 청구구분 : 청구구분도 각 부서에서 청구 종류에 따라 청구구분을 부여하여 청구요청입력에서 쉽게 사용할 수 있도록 하기 위한 것이다.

6. 청구세트품목등록

청구세트품목등록은 위에서 설명한 것과 마찬가지로 청구를 할 때 편리하게 사용하기 위한 것이다. 여기서는 좌측 화면에서 청구부서를 먼저 선택하고 우측에 청구세트를 선택한 후 좌측에서 품목을 선택하고 좌측상단에 선택품목추가 버튼을 누르면 우측화면으로 선택한 품목이 나타나게 된다. 우측화면에 있는 품목을 확인하고 이상이 없으면 저장 버튼을 누르면 청구세트품목이 만들어 진다.

여기서 만들어진 청구세트코드를 「청구품목화면」에서 선택하여 쉽게 청구업무할 수 있도록 한 것이다.

[물류재고관리] → [기초자료] → [청구세트품목등록]

〈그림 15-8〉 청구세트품목등록 화면

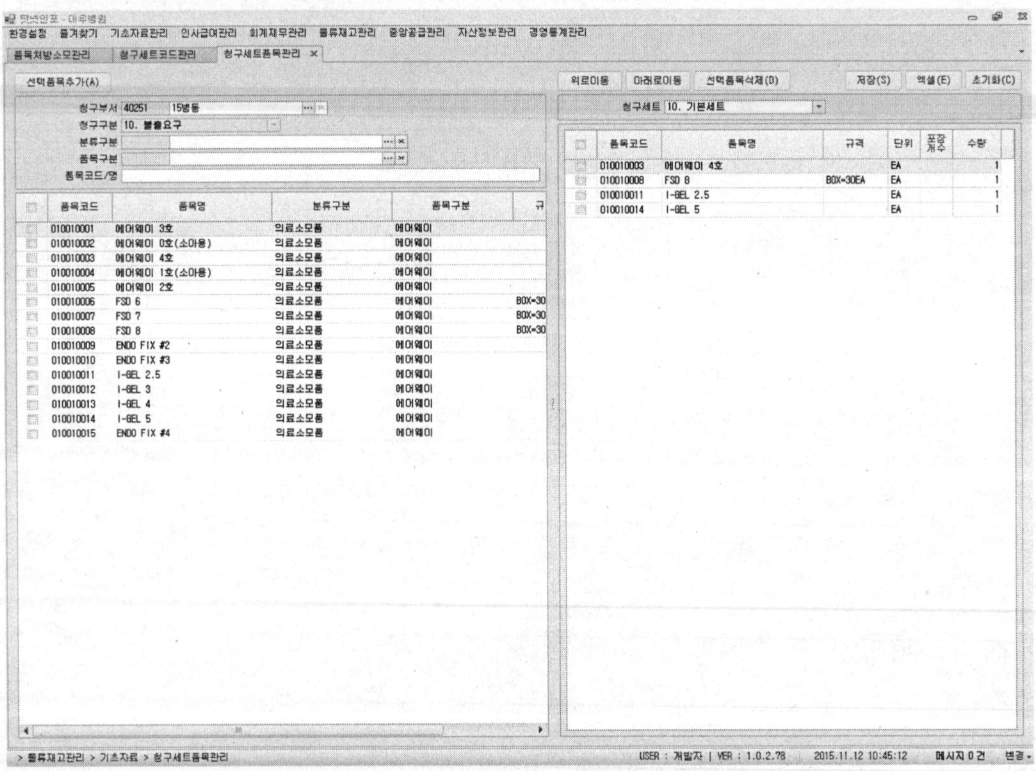

내용설명

① 청구세트 : 좌측화면에서 조회 조건에 따라 조회된 데이터를 선택하면 우측 청구세트를 선택한 후 품목을 선택하여 좌측 상단에 있는 [선택품목추가] 버튼을 누르면 우측화면으로 이동하게 된다. 이 이동된 데이터를 확인하고 저장을 하면 청구세트가 완성되어 청구요청에서 사용하면 된다.

② 위로이동/아래이동 : 이동된 데이터를 자주 청구하는 품목 순으로 위치를 조정할 때 사용한다.

③ 선택품목삭제 : 필요 없는 품목을 선택하고 [선택품목삭제] 버튼을 누르면 삭제된다.

7. 구매요청세트 코드관리

구매요청세트 코드관리는 각 창고부서에서 물품을 편리하게 구매하기 위하여 만들어 놓은 것이다. 구매요청구분에 따라 구매하는 품목이 틀린다고 보면 구매요청세트코드를 만들어 구매할 품목을 구매요청세트품목등록에 등록하여 물품을 구매하면 된다.

구매요청세트코드를 부여하고 저장한 후 구매요청세트코드를 조회하고 [요청세트품목등록] 버튼을 누르면 구매요청세트품목을 등록할 수가 있다.

[물류재고관리] → [기초자료] → [구매요청세트코드관리]

〈그림 15-9〉 구매요청세트코드관리 화면

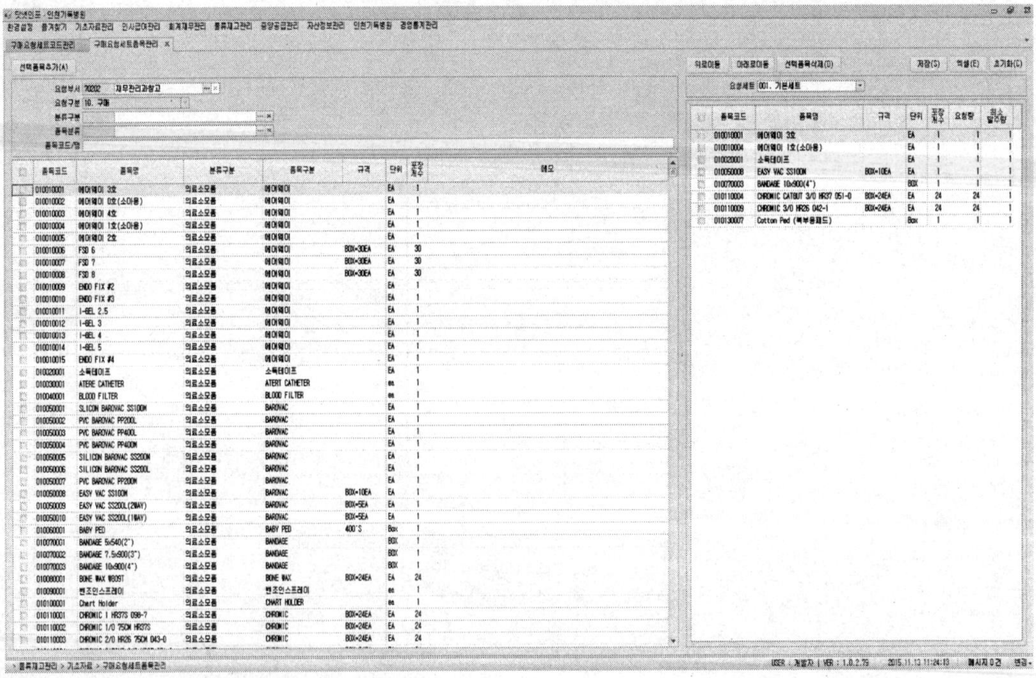

■ 내용설명

① 요청세트코드 : 요청세트코드는 6자리로 정의 되었으며 코드는 사용자 부여하여 사용하면 된다.

② 요청세트명 : 요청세트명은 각 부서에서 사용하는 요청구분에 따라 세트명을 부여하여 사용하면 된다.

③ 요청구분 : 요청구분도 각 부서에서 요청 종류에 따라 요청구분을 부여하여 요청입력에서 쉽게 사용할 수 있도록 하기 위한 것이다.

8. 창고관리

창고관리는 물품재고를 관리하는 부서를 창고로 설정하여 병원전체 재고관리를 하기 위한 것이다. 여기에 부여한 부서별 창고가 창고별 재고현황에서 각 창고별 재고와 병원 전체재고를 한 화면에 나타남으로 재고관리에 매우 유용하게 재고파악을 할 수가 있다.

[물류재고관리] → [기초자료] → [창고관리]

〈그림 15-10〉 창고관리 화면

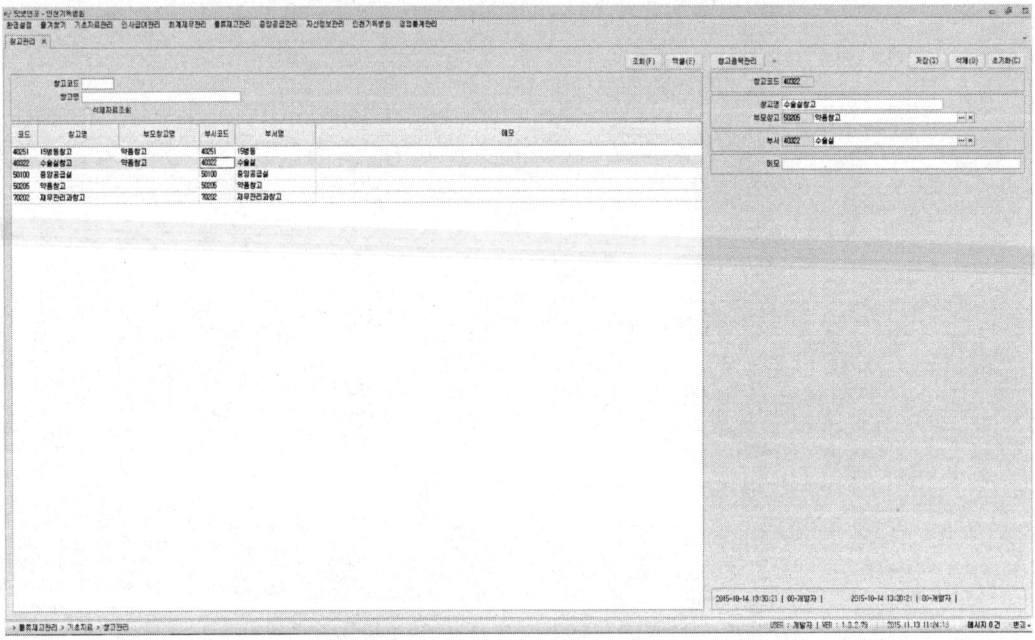

내용설명

① 창고코드 : 창고코드는 자래수를 6자리로 설정되어 있으며 번호는 병원 내규에 따라 부여하면 된다.

② 창고명(부서명) : 각 부서이름을 부여하여 사용해도 된다.

③ 부모창고 : 부모창고란 현재 부여한 부서의 상급 부서를 의미한다.

④ 부서 : 사용하는 부서를 말한다.

9. 창고품목관리

창고품목관리는 물품재고를 관리하는 부서에서 관리물품을 등록하는 것이다.

여기에 등록된 물품들만 재고관리를 하도록 하고 또한 물품구매요청이나 발주도 여기에서 등록한 것을 제안하여 각 부서에서 사용하는 물품을 설정하는 것이다.

[물류재고관리] → [기초자료] → [창고품목관리]

〈그림 15-11〉 창고품목관리 화면

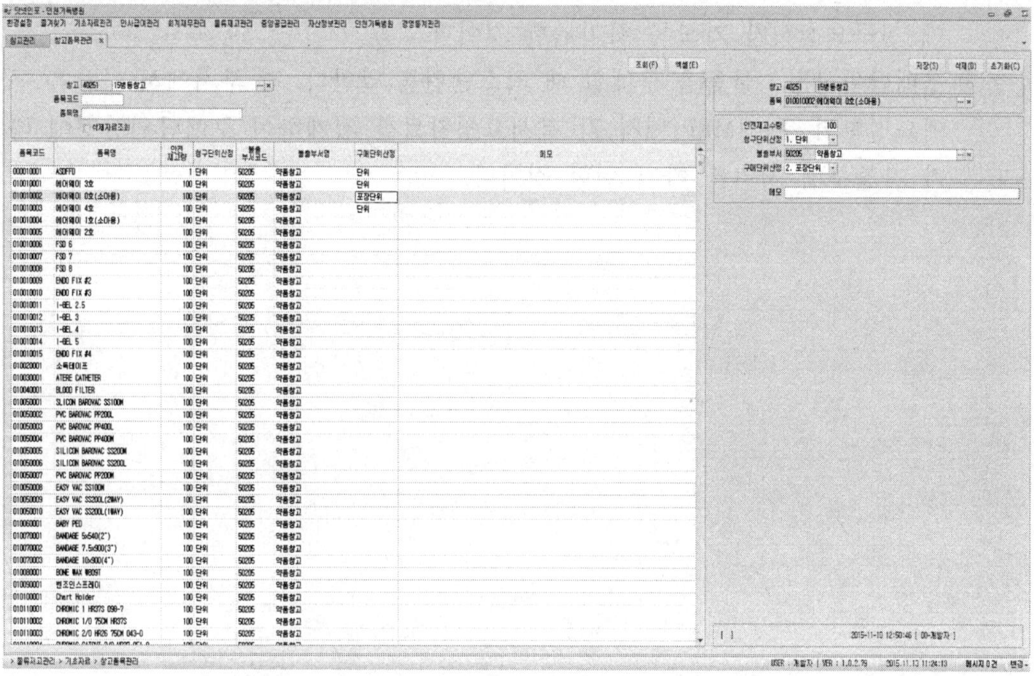

내용설명

① 창고/품목 : 우측 화면의 창고와 품목은 좌측 화면에서 선택 품목을 보여주는 것이다.

② 안전재고수량 : 각 부서에서 보유하여야 할 최소한의 수량을 말하는 것이다. 이 안전재고 수량은 다음에 구매요청이나 청구요청을 할 경우 보유수량에 따라 자동으로 구매와 청구를 발생하도록 하기위한 수량이다.

③ 청구단위산정 : 물품을 청구할 때 사용하는 최소단위를 말한다.

④ 불출부서 : 청구하는 부서에 물품을 청구하게 되면 자동으로 해당 불출부서에 청구요청서가 가도록 하기위한 것이다.

⑤ 구매단위산정 : 물품을 구매할 때 최소단위를 말한다. 각 부서에서 물품을 구매요청하면 구매(MRP)에서 각 부서요청자료를 집계하여 구매단위산정에 따라 자동구매 처리를 하기 위한 것이다.

10. 청구마감관리

청구마감관리는 일별로 마감 처리하여 업무가 완료됨으로써 일일청구 자료를 다시 수정하거나 추가 청구요청을 결정권자의 허락 없이 함부로 발생시키지 못하게 하는 장치이다.

[물류재고관리] → [기초자료] → [청구마감관리]

〈그림 15-12〉 청구마감관리 화면

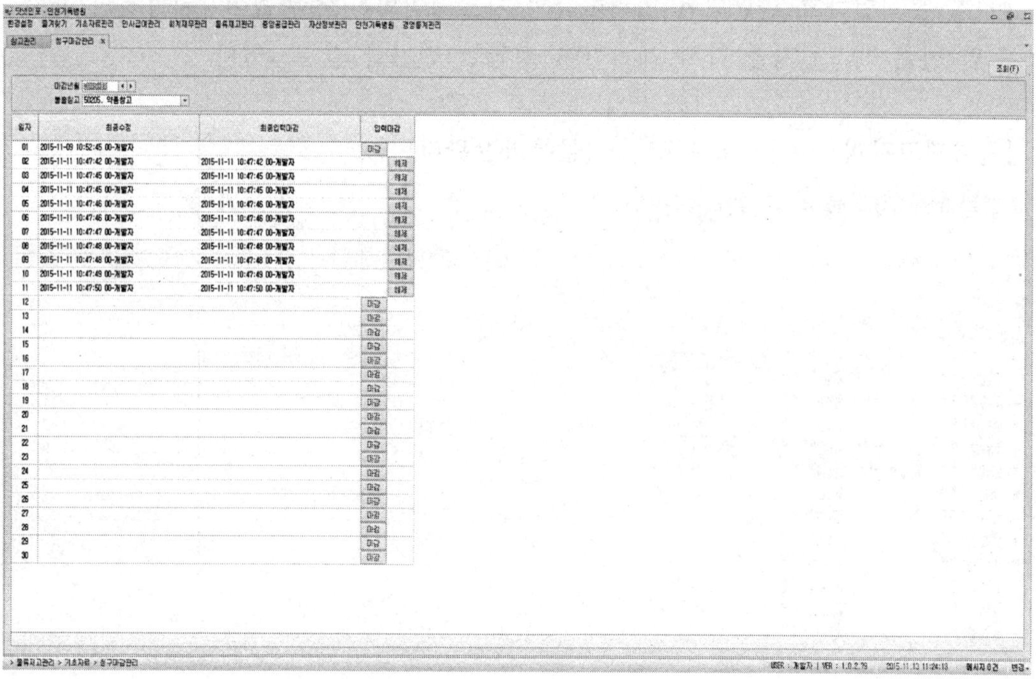

◼ 내용설명

① 마감년월 : 마감할 년월을 확인한 후 선택한다.

② 불출장고 : 불출창고를 선택하고 [입력마감]을 누르면 해당 불출창고는 마감 처리한 월은 청구입력을 할 수가 없다.

11. 물류마감관리

물류마감관리는 월별로 마감 처리하여 업무가 완료된 월 자료를 다시 수정하거나 추가업무를 결정권자의 허락 없이 함부로 발생시키지 못하게 하는 장치이다.

그리고 자료정리는 품목별 재고수량이 오류가 발생하여 자료집계에 문제가 있다고 판단될 경우, [자료정리]를 누르면 다시 데이터 집계를 해줌으로써 집계자료가 정확하게 되도록 하는데 도움이 된다.

또한 원가정리는 재고원가를 말하는 것이며 이것도 마찬가지로 재고원가 계산이 잘 못되었다고 판단되면 입력마감과 자료정리와는 상관없이 [원가정리]만 누르면 월별 재고원가를 다시 계산하여 정확한 원가를 볼 수 있다.

[물류재고관리] → [기초자료] → [물류마감관리]

〈그림 15-13〉 물류마감관리 화면

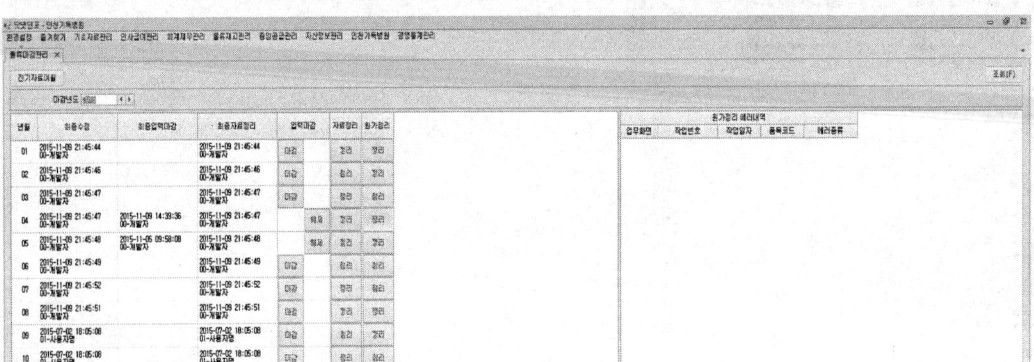

내용설명

① 마감년도 : 마감할 년도를 확인한 후 선택한다.

② 입력마감 : 입력마감을 진행하면 그 달에 모든 자료입력을 할 수 없게 하는 것이다.

③ 자료정리 : 재고데이터가 잘못되었을 때 해당 데이터의 [정리] 버튼을 누르면 데이터가 정상으로 나타난다.

④ 원가정리 : 재고원가 계산이 잘못되었을 때 해당 데이터의 [정리] 버튼을 누르면 원가 데이터가 정상으로 나타난다.

15.3.2 청구불출관리

1. 처방소모입력

처방소모입력은 진료 ORDER(입원, 외래, 응급)에 의해서 약국이나 각 부서(병동, 진료부서)에서 사용한 물품을 자동으로 소모처리 하고, 또한 각 부서에서 변경한 Acting작업에 의해 이루어진 소모 자료도 함께 집계하여 소모부서별로 당일 처방에 의해 처리한 처방소모입력을 편리하게 처리할 수 있도록 하는 것이다.

[물류재고관리] → [청구불출관리] → [처방소모입력]

〈그림 15-14〉 처방소모입력 화면

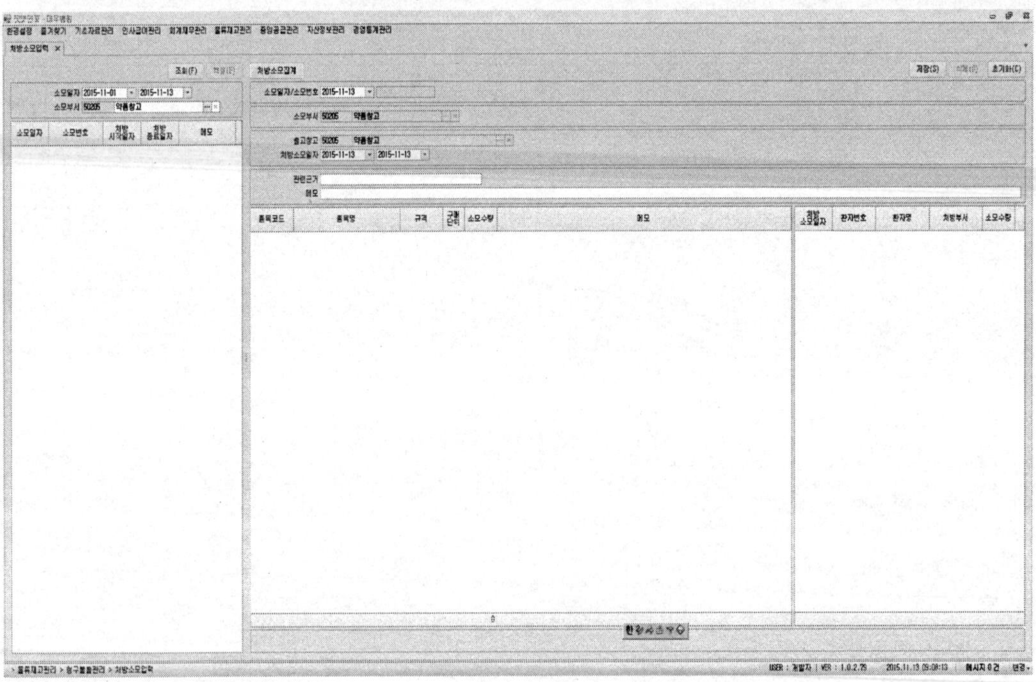

내용설명

① 소모일자 : 처방소모일자를 선택한다.

② 소모부서 : 소모부서는 본인 ID에 등록된 부서를 자동으로 나타낸다.

③ 출고창고 : 기본적으로 소모부서와 연결된 출고창고를 설정되고 품목별로 출고창고가 다르게 설정하면 자동으로 OCS에서 연결된 출고창고로 소모처리를 하도록 한다.

④ 처방소모일자 : 처방소모일자를 From, To로 설정하여 OCS에 처방 데이터를 가져와서 처방소모집계를 하여 소모처리를 할 수 있다.

⑤ 저장 : 처방소모집계를 확인하고 이상이 없으면 [저장] 버튼을 누르면 처방소모가 처리된다.

2. 청구입력

각 청구부서에서 물품을 청구하기 위한 화면으로서 먼저 청구일자와 청구부서를 입력을 하고 청구방법과 청구구분을 선택한다. 화면상단에 [청구품목]이나 [청구품목(MRP)] 버튼을 누르고 각 부서에서 사용하고 있는 청구품목을 선택하여 청구하거나 MRP에 의해 자동으로 부족분에 대한 청구를 할 수 있도록 한다.

[물류재고관리] → [청구불출관리] → [청구입력]

〈그림 15-15〉 청구입력 화면

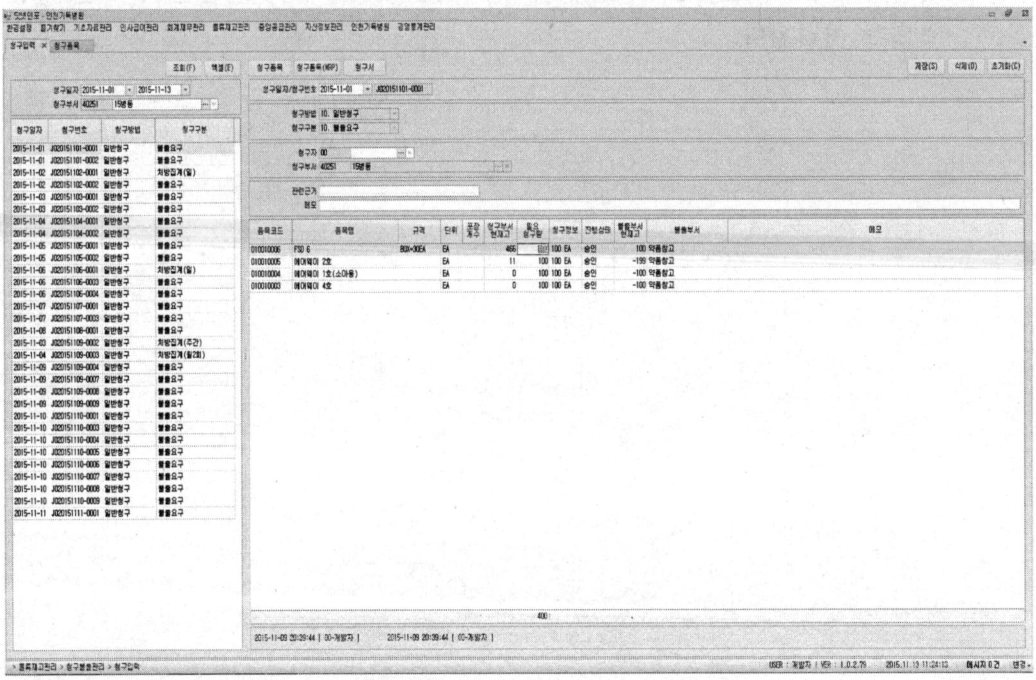

내용설명

① 청구일자/청구번호 : 물품을 청구할 일자를 선택한다.

② 청구방법 : 청구방법은 일반청구 Acting에 위한 청구를 구분하여 처리한다.

③ 청구구분 : 청구부서에서 설정한 청구구분을 선택한다.

④ 청구자 : 본인 ID에 따라 자동으로 본인으로 설정된다.

⑤ 청구부서 : 본인 ID에 따라 자동으로 본인부서가 설정된다.

⑥ 관련근거 : 청구에 따라 관련근거를 기록한다.

⑦ 청구품목버튼 : [청구품목] 버튼은 각 부서에 설정한 청구구분에 따라 청구품목을 보고 선택하여 청구입력을 하면 된다.

⑧ 청구품목(MRP)버튼 : [청구품목(MRP)] 버튼은 각 부서에서 최소 보유수량과 비교하여 부족분을 자동으로 청구입력을 진행하는 것이다.

⑨ 저장버튼 : [저장] 버튼은 청구입력을 모두 완료하고 데이터를 저장하기 위한 것이다.

3. 청구품목

각 청구부서에서 물품을 쉽게 청구하기 위해 청구구분에 따라 청구세트를 만들어 사용하는 데이터를 가지고 사용자가 편리하게 만들어 놓은 화면이다. 여기에서 청구부서를 선택하고 청구구분과 청구세트를 선택하면 기초자료에서 설정한 품목이 나타난다. 청구할 품목을 선택하여 [선택품목추가] 버튼을 누르면 우측화면으로 자료가 이동되고 확인 후에 이상이 없으면 [청구입력] 버튼을 누르고 청구입력 화면에서 선택한 품목을 청구하면 된다.

[물류재고관리] → [청구불출관리] → [청구품목]

〈그림 15-16〉 청구품목 화면

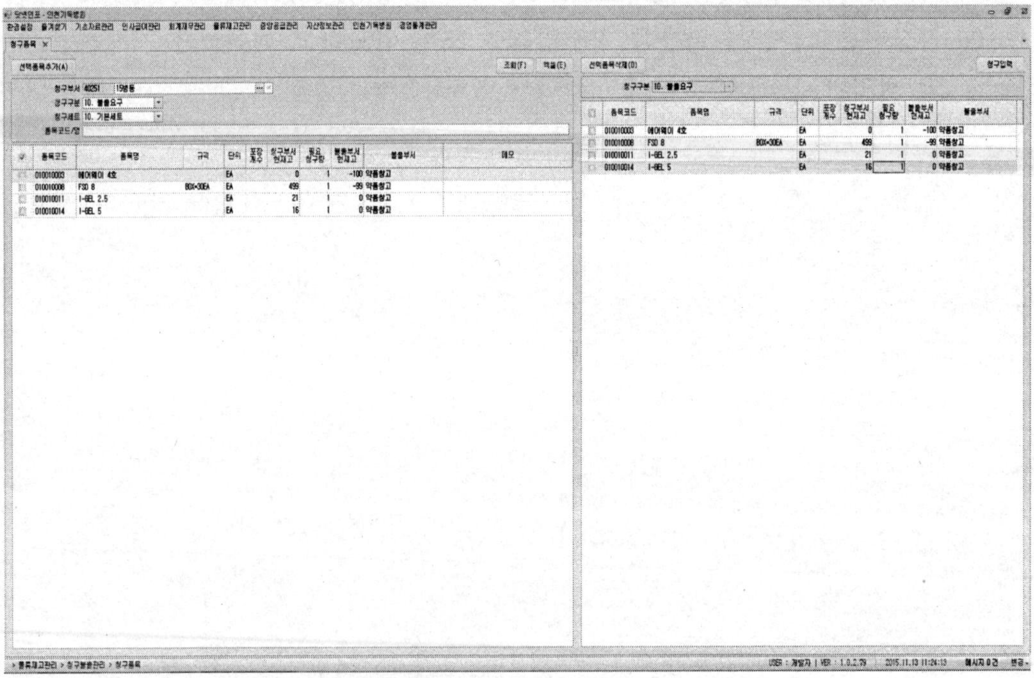

내용설명

① 청구부서 : 본인 ID에 따라 자동으로 본인부서가 설정된다.
② 청구구분 : 청구부서에서 설정한 청구구분을 선택한다.
③ 청구세트 : 청구부서에서 설정한 청구세트를 선택한다.
④ 선택품목추가버튼 : 선택품목추가] 버튼을 누르면 아래 선택한 품목을 우측으로 이동한다.
⑤ 선택품목삭제버튼 : [선택품목삭제] 버튼은 선택한 품목을 삭제할 때 사용한다.
⑥ 청구입력버튼 : [청구입력] 버튼을 누르면 청구입력화면으로 전환된다.

4. 청구품목(MRP)

각 청구부서에서 물품을 쉽게 청구하기 위해 청구구분에 MRP(자재소요량계산)에 따라 사용하는 데이터를 가지고 사용자가 편리하게 계산하는 화면이다. 여기에서 청구부서를 선택하고 청구구분을 선택하면 설정한 품목이 나타난다. MRP계산에 의해 최소보유량에 부족한 품목을 선택하고 [선택품목추가] 버튼을 누르면 우측화면으로 자료가 이동되고, 확인 후에 이상이 없으면 [청구입력]을 누르고 청구입력화면에서 선택한 품목을 청구하면 된다.

[물류재고관리] → [청구불출관리] → [청구품목(MRP)]

〈그림 15-17〉 청구품목 화면

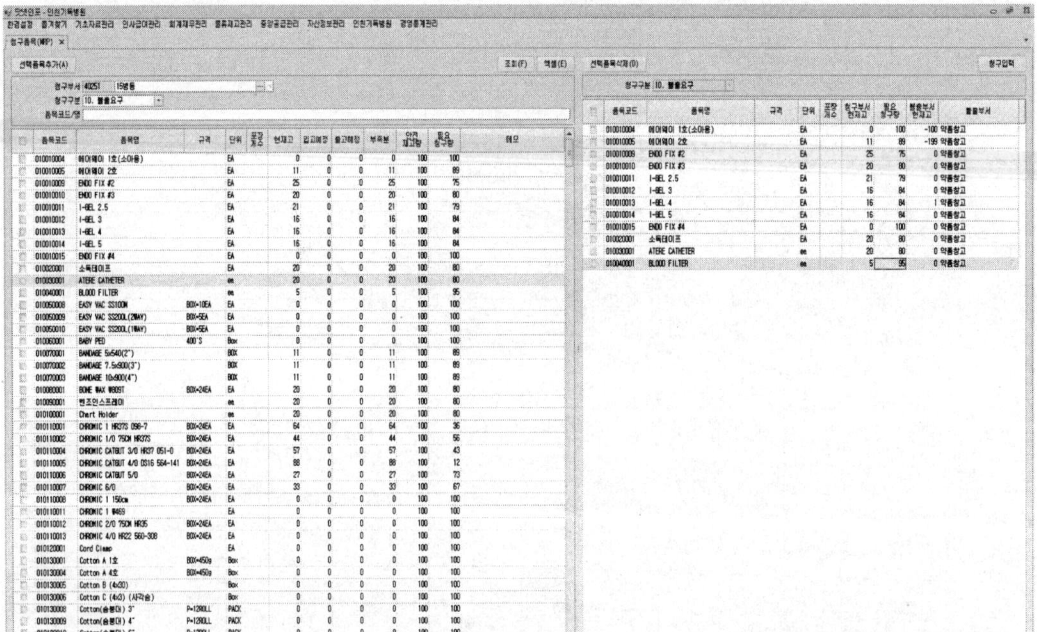

내용설명

① 청구부서 : 본인 ID에 따라 자동으로 본인부서가 설정된다.

② 청구구분 : 청구부서에서 설정한 청구구분을 선택한다.

③ 선택품목추가버튼 : [선택품목추가] 버튼을 누르면 아래 선택한 품목을 우측으로 이동한다.

④ 선택품목삭제버튼 : [선택품목삭제] 버튼은 선택한 품목을 삭제할 때 사용한다.

⑤ 청구입력버튼 : [청구입력] 버튼을 누르면 청구입력 화면으로 전환된다.

5. 청구승인

각 청구부서에서 물품을 청구한 자료를 보고 청구승인 권한이 있는 담당자가 청구승인을 함으로써 물품청구를 할 수 있다.

[물류재고관리] → [청구불출관리] → [청구승인]

〈그림 15-18〉 청구승인 화면

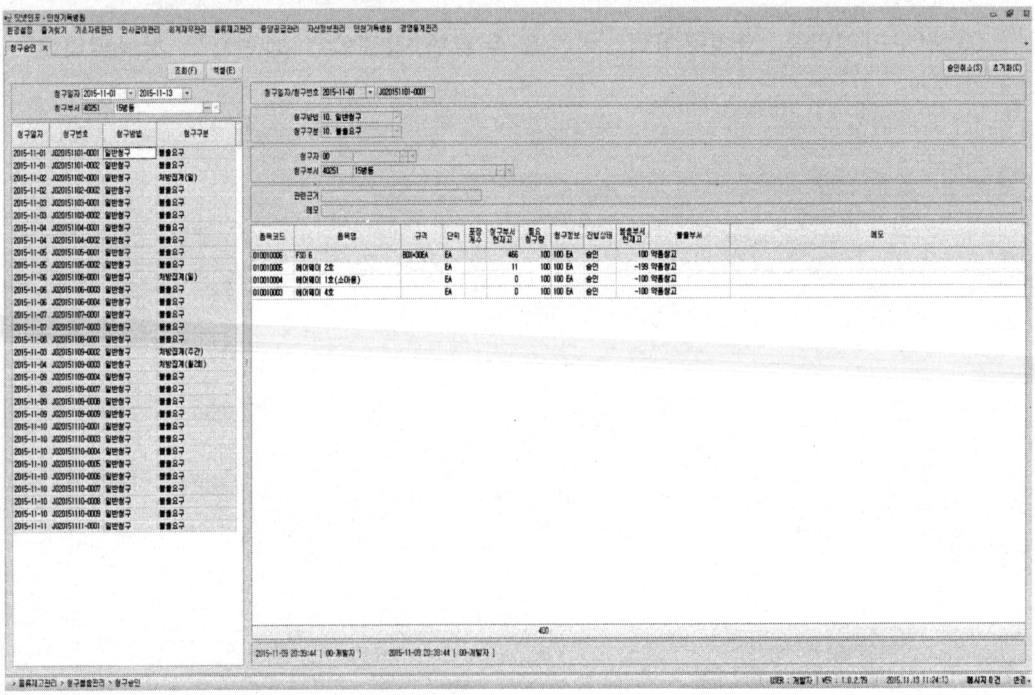

내용설명

① 청구일자 : 청구일자를 선택하여 조회한다.

② 청구부서 : 청구부서를 선택하면 아래화면에 청구부서에 청구한 전표가 나타난다.

6. 청구접수

각 청구부서에서 물품을 청구 승인한 자료를 보고 청구접수 부서에서 권한이 있는 담당자가 청구접수를 하고, 물품을 불출하면 된다.

[물류재고관리] → [청구불출관리] → [청구접수]

〈그림 15-19〉 청구승인 화면

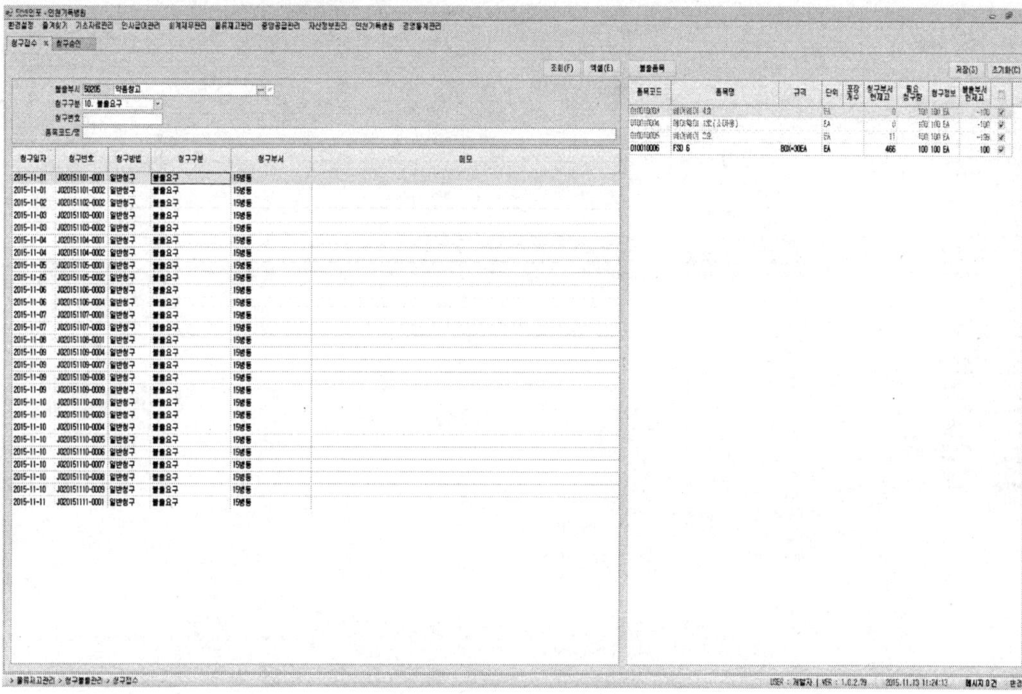

◼ 내용설명

① 불출부서 : 청구를 할 때 불출부서를 선택한대로 각 부서에서 청구한 물품이 나타난다.

② 청구구분 : 각 부서에서 청구한 청구구분으로 조회를 하기 위한 것이다.

③ 저장버튼 : 좌측 화면에서 청구번호별로 조회한 후 우측화면 불출할 품목을 선택하여 저장하면 청구가 완료되고, 불출품목으로 저장되어 불출품목화면에서 물품을 선택한 후 불출을 진행하면 된다.

7. 불출입력

각 [불출입력] 버튼을 누르면 불출품목화면으로 전환되어 불출할 품목을 선택하여 불출입력을 할 수 있도록 한다.

[물류재고관리] → [청구불출관리] → [불출입력]

〈그림 15-20〉 불출입력 화면

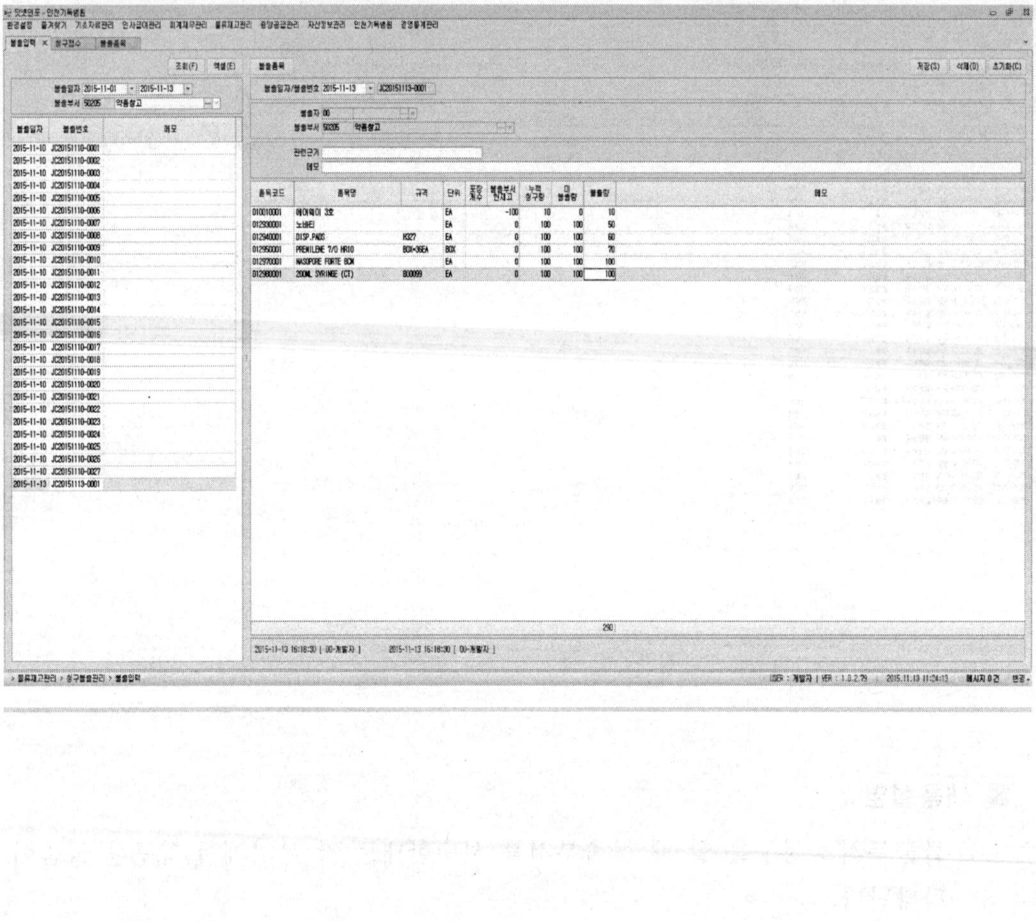

내용설명

① 불출품목버튼 : [불출품목] 버튼은 불출할 품목을 선택하여 가지고 올 때 사용한다.

② 불출일자 : 불출하는 일자를 입력한다.

③ 불출자/불출부서 : 로그인 할 때 사용한 ID와 연계되어 자동으로 불출자와 불출부서가 나타난다.

④ 저장버튼 : 불출량을 입력하고 [저장] 버튼을 누르면 불출이 완료된다.

⑤ 삭제버튼 : 불출 입력한 자료가 잘못 입력하여 자료를 삭제할 때 사용한다.

⑥ 초기화버튼 : 불출입력을 하다가 저장을 하지 않고 다시 작업을 하여야 할 때 초기화버튼을 누르면 화면에 입력한 내용이 지워진다.

15.3.3 구매입고관리

1. 구매요청입력

구매관리는 「구매요청」 → 「발주」 → 「입고」 → 「매입전표작성」 순서로 업무가 진행된다. 먼저 구매요청은 각 부서에서 구매부서로 필요한 품목을 구매요청을 하는 것이다. 요청서를 작성할 때는 요청일자와 요청자 관련근거를 입력하여 왜 필요한지를 구매부서에서 쉽게 확인할 수 있도록 입력하고 품목과 요청수량을 정확하게 입력한다.

[물품재고관리] → [구매입고관리] → [구매요청입력]

〈그림 15-21〉 구매요청입력 화면

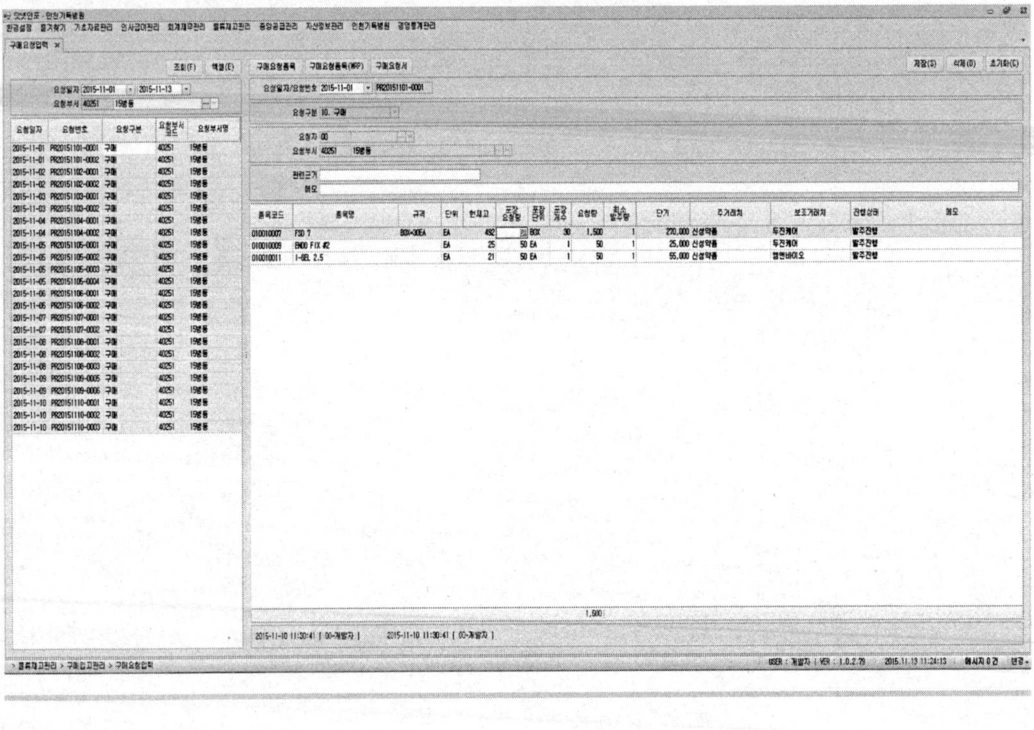

■ 내용설명

① 조회버튼 : 구매 요청한 자료를 바로 확인하고자 할 때 클릭한다.

② 요청일자/요청번호 : 요청일자는 사용자가 직접 또는 자동으로 나타난 일자를 선택하고, 요청번호는 프로그램에서 자동으로 부여되는 것이므로 수정이 불가하다.

③ 요청자 : 구매요청을 하는 직원을 선택하여 입력한다.

④ 관련근거 : 구매하는 품목에 대한 사용근거를 간단하게 입력한다.

⑤ 메모 : 물품구매에 주의사항이나 전달사항을 입력한다.

⑥ 품목코드 : 품목관리에서 등록한 품목코드를 선택하여 입력한다.

⑦ 포장요청량 : 구매 요청수량을 입력한다.

⑧ 포장단위/포장개수/요청량/최소발주량 : 참고로 확인하고 이상 없는지 체크한다.

⑨ 주거래처/보조거래처 : 이 품목이 거래하고 있는 업체가 맞는지를 확인다.

⑩ 저장 : [저장] 버튼을 누르면 입력한 자료가 저장된다.

⑪ 삭제 : 데이터를 삭제를 하고자 할 때 사용한다.

⑫ 초기화 : 입력이나 수정할 때 잘 못하여 취소를 할 경우 초기화를 선택한다.

2. 구매요청품목

구매요청입력을 쉽게 하기 위해 구매요청품목화면에서 요청부서에 따라 요청구분과 요청세트를 선택하고, 아래 화면 나타난 품목을 요청구분에 맞는 품목을 선택하여 [선택품목추가] 버튼을 누르면 우측화면으로 이동된다. 이때 구매요청 할 품목을 확인한 후 상단에 있는 [구매요청입력] 버튼을 누르면 구매요청입력을 할 수 있다.

[물류재고관리] → [구매입고관리] → [구매요청품목]

〈그림 15-22〉 구매요청품목 화면

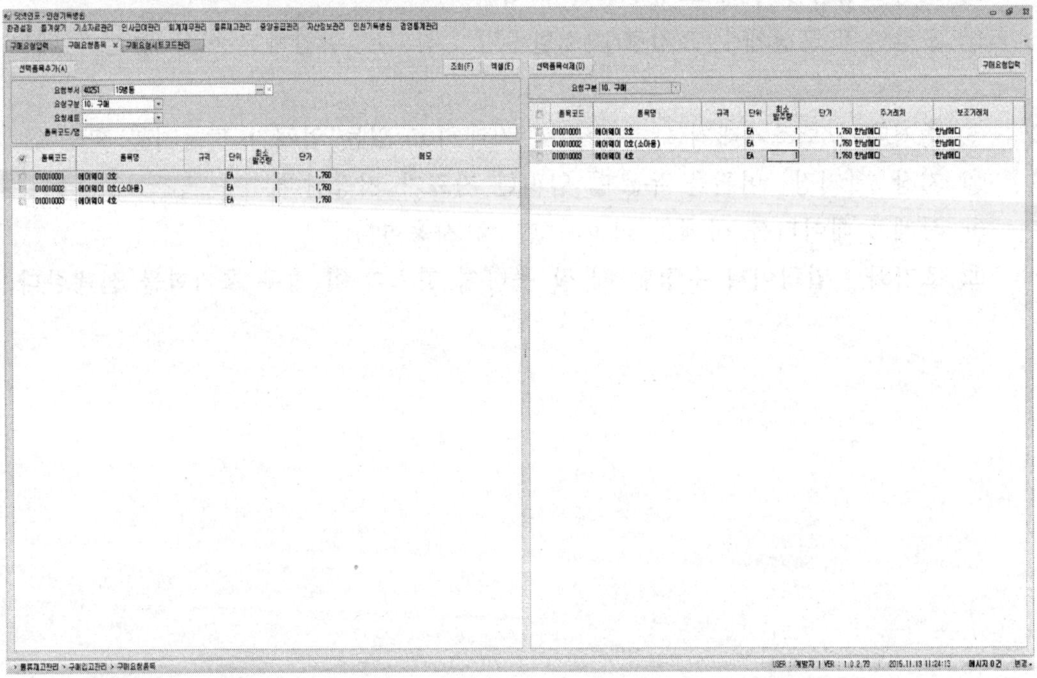

내용설명

① 요청부서 : 구매 요청하는 요청부서를 선택한다.

② 요청구분 : 각 부서에서 요청구분을 정의한 요청구분을 선택하면 요청구분에 따라 품목이 아래 화면에 나타난다.

③ 요청세트 : 요청구분에 따라 세부적으로 요청세트를 정의한 요청세트를 선택하면 요청구분에 따라 품목이 나타난다.

④ 선택품목추가버튼 : 화면에 나타난 품목을 선택한 후 [선택품목추가] 버튼을 누르면 우측화면으로 자료가 이동이 되고 이 품목들을 [구매요청입력] 버튼을 누르면 구매요청입력을 할 수 있다.

3. 구매요청품목(MRP)

각 요청부서에서 물품을 쉽게 요청하기 위해 요청구분에 MRP(자재소요량계산)에 따라 사용하는 데이터를 가지고 사용자가 편리하게 계산하는 화면이다. 여기에서 요청부서를 선택하고 요청구분을 선택하면 설정한 품목이 나타난다. MRP계산에 의해 최소보유량에 부족한 품목을 선택하여 [선택품목추가] 버튼을 누르면 우측화면으로 자료가 이동되고 확인 후에 이상이 없으면 [구매요청입력] 버튼을 누르면 구매요청 입력을 할 수 있다.

[물류재고관리] → [구매입고관리] → [구매요청품목(MRP)]

〈그림 15-23〉 구매요청품목(MRP) 화면

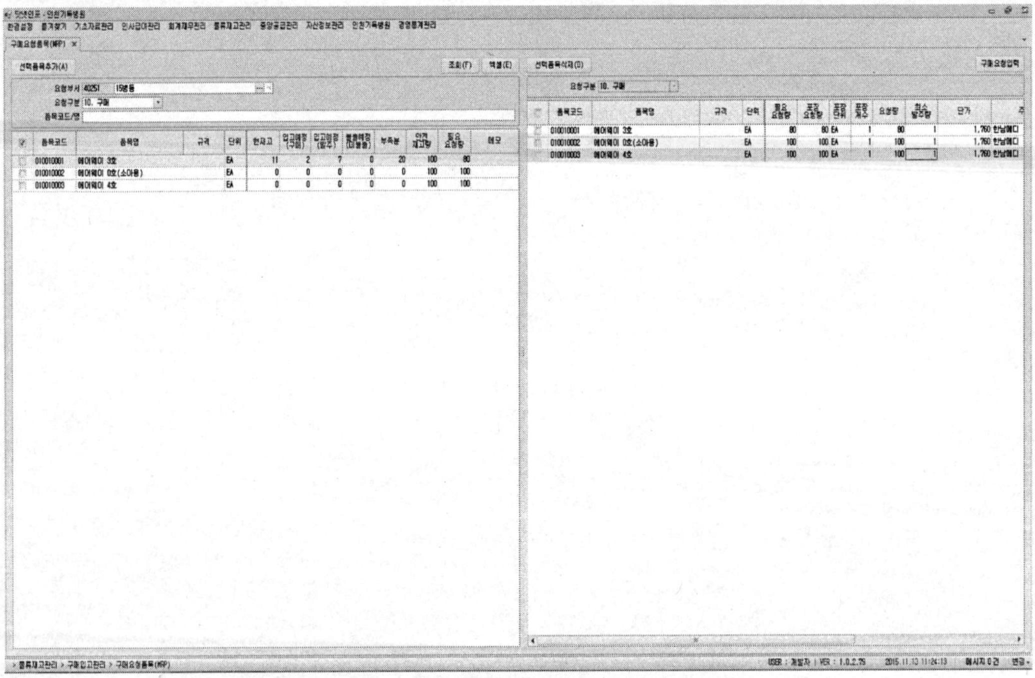

■ 내용설명

① 요청부서 : 본인 ID에 따라 자동으로 본인부서가 설정된다.

② 요청구분 : 청구부서에서 설정한 청구구분을 선택한다.

③ 선택품목추가버튼 : [선택품목추가] 버튼을 누르면 아래 선택한 품목을 우측으로 이동한다.

④ 선택품목삭제버튼 : [선택품목삭제] 버튼은 선택한 품목을 삭제할 때 사용한다.

⑤ 구매요청입력버튼 : [구매요청입력] 버튼을 누르면 구매요청입력 화면으로 전환된다.

4. 구매요청승인

각 요청부서에서 물품을 요청한 자료를 보고 구매요청승인 권한이 있는 담당자가 구매요청승인을 함으로써 물품요청을 할 수 있다.

[물류재고관리] → [구매입고관리] → [구매요청승인]

〈그림 15-24〉 구매요청승인 화면

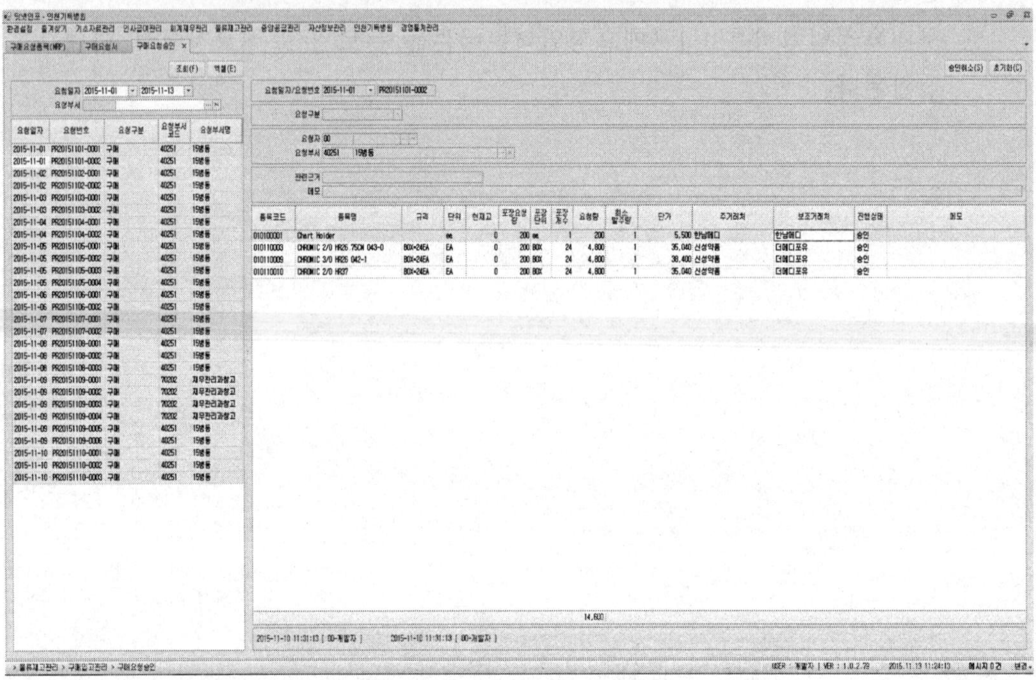

■ 내용설명

① 요청일자 : 요청일자를 선택하여 조회한다.

② 요청부서 : 요청부서를 선택하면 아래화면에 요청부서에 구매요청 전표가 나타난다.

③ 승인버튼 : [승인] 버튼을 누르면 구매요청이 완료된다.

5. 자동발주입력

자동발주입력은 구매요청 → 발주 → 입고 → 매입전표작성 순서 중에 두 번째로 처리하는 업무절차이다. 각 부서에서 구매부서로 필요한 품목을 구매요청을 할 때, 아직 발주를 하지 않은 미 발주현황을 보고 발주품목을 선택하여 [발주전표작성] 버튼을 클릭하면 자동으로 발주 처리한다.

[물류재고관리] → [구매입고관리] → [자동발주입력]

〈그림 15-25〉 자동발주입력 화면

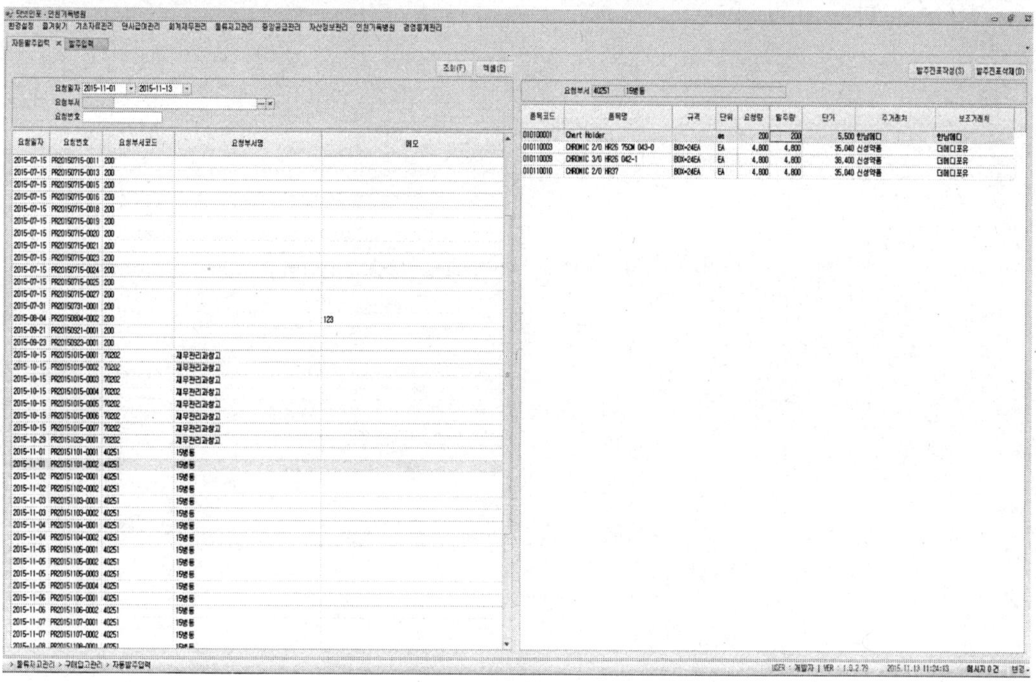

■ 내용설명

① 요청일자 : 자동발주로 구매 요청한 일자를 선택하여 조회버튼을 누르면 된다.

② 요청부서 : 각 부서에서 구매 요청한 물품들 중에서 아직까지 발주서를 보내지 않은 자료를 확인할 때 클릭한다.

③ 발주전표작성 : 발주일자는 사용자가 직접 또는 자동으로 나타난 일자를 선택하고 발주번호는 프로그램에서 자동으로 부여되므로 수정이 불가하다.

④ 발주전표삭제 : 발주전표 데이터를 삭제를 하고자 할 때 사용한다.

6. 발주입력

발주입력은 구매요청 → 발주 → 입고 → 매입전표작성 순서 중에 두 번째로 처리하는 업무절차이다. 먼저 발주품목에서 각 부서에서 구매부서로 필요한 품목을 구매요청을 할 때, 아직 발주를 하지 않은 발주품목을 보고 품목을 선택하여 [발주서입력]을 클릭하면 자동으로 발주서 입력으로 선택한 자료를 가져와서 발주처리를 한다. 발주서입력은 발주품목에서 선택한 자료가 자동으로 표시되므로 발주수량과 단가만 입력하면 된다.

[물류재고관리] → [구매입고관리] → [발주입력]

〈그림 15-26〉 발주입력 화면

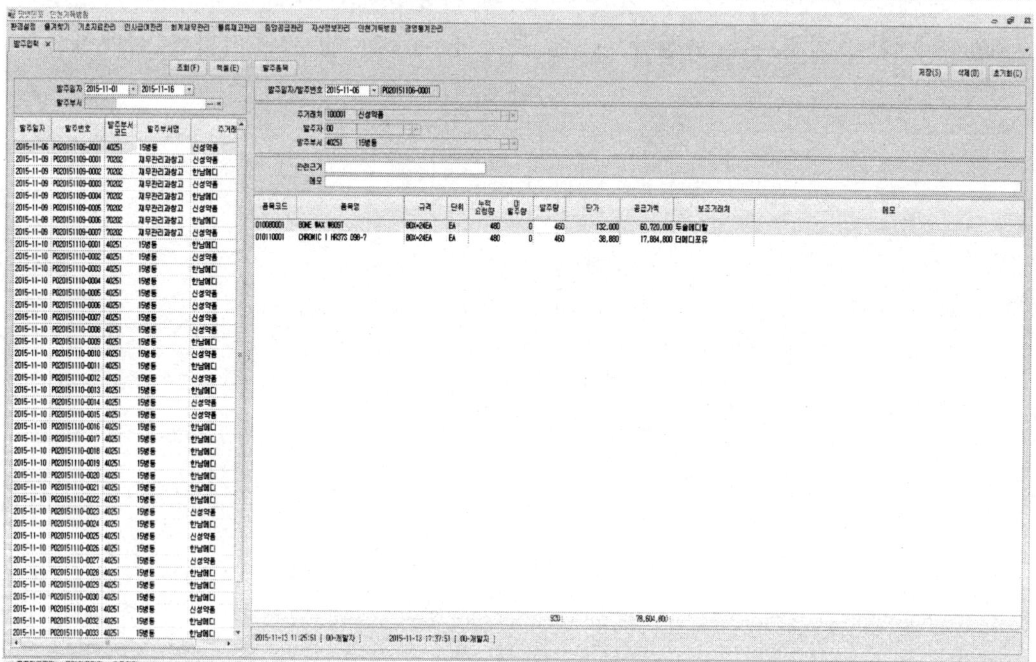

내용설명

① 발주일자 : 발주일자는 시스템일자를 기준으로 자동으로 부여되나 사용자가 직접일자를 조정하여 입력하면 된다.

② 주거래처/발주자/발주부서 : 주거래처/발주자/발주부서는 발주품목을 선택하여 [발주입력] 버튼을 누르면 주거래처/발주부서 자동으로 부여되고 발주자는 선택해서 입력이 가능하다.

③ 발주일자/발주번호 : 발주일자는 사용자가 직접 또는 자동으로 나타난 일자를 선택하고 발주번호는 프로그램에서 자동으로 부여되므로 수정이 불가하다.

④ 저장 : [저장] 버튼을 누르면 입력한 자료가 저장된다.

⑤ 삭제 : 데이터를 삭제를 하고자 할 때 사용한다.

⑥ 초기화 : 입력이나 수정할 때 잘 못하여 취소할 경우 초기화를 선택한다.

7. 발주품목

발주서입력에서 발주서를 등록한 자료를 조회하는 화면이다. 조회조건은 요청부서, 요청번호, 주거래처코드/명, 품목코드/명으로 조회가 가능하고, 조회된 자료를 수정이나 발주 취소할 때는 해당 요청전표를 선택한 후, [발주입력] 버튼을 클릭하면 발주서입력으로 선택한 자료를 가져와서 발주서 입력이나 수정을 할 수 있다.

[물류재고관리] → [구매입고관리] → [발주품목]

〈그림 15-27〉 발주품목 화면

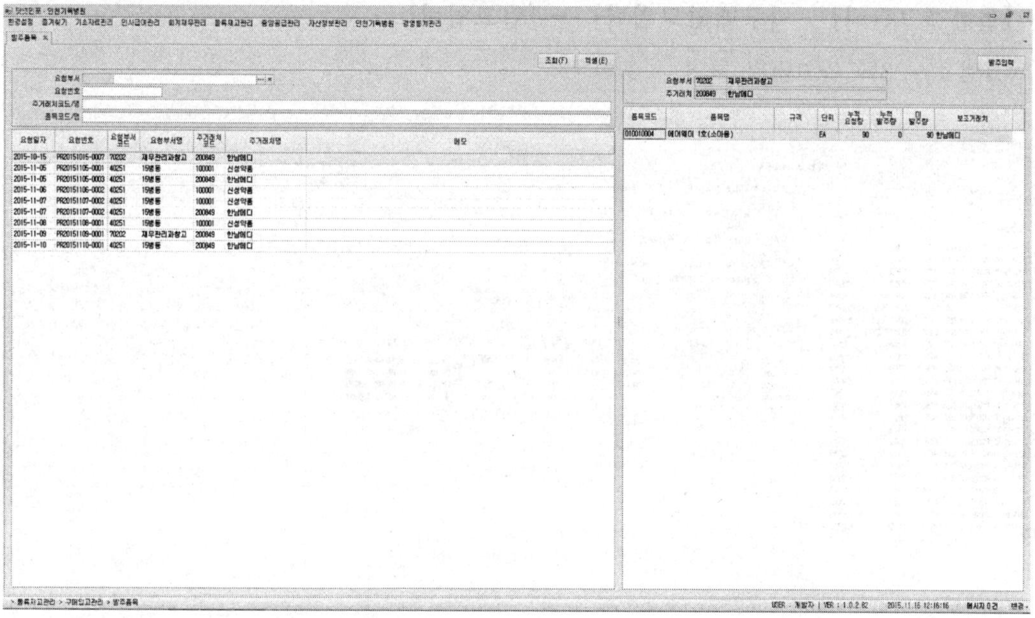

내용설명

① 요청부서/요청번호/주거래처/품목 : 요청부서/요청번호/주거래처/품목 등을 입력하여 조회버튼을 누르면 발주품목을 조회할 수 있다.

② 발주입력: 발주품목을 조회한 후 요청번호를 선택하면 우측화면에 요청전표에 있는 품목들이 나타난다. 이 품목을 확인한 후 미발주량을 보고 이상이 없으면 [발주입력] 버튼을 누르면 「발주입력 화면」으로 이동하여 발주 처리를 할 수 있다.

8. 입고입력

입고입력은 구매요청 → 발주 → 입고 → 매입전표작성 순서 중에 세 번째로 처리하는 업무절차이다. 먼저 발주한 자료들 중에 아직 입고가 되지 않은 품목들을 입고품목에서 확인하고, 입고가 들어온 명세서를 보면서 입고품목을 선택한 후 입고입력으로 넘어오면 손쉽게 입고 처리할 수 있다. 여기서는 단순히 발주수량과 입고수량이 맞는지를 체크하고 수량이 틀리면 입고수량만큼만 입고량에 입력하고 나머지는 자동으로 미 입고수량으로 남게 된다.

[물류재고관리] → [구매입고입력] → [입고입력]

〈그림 15-28〉 입고입력 화면

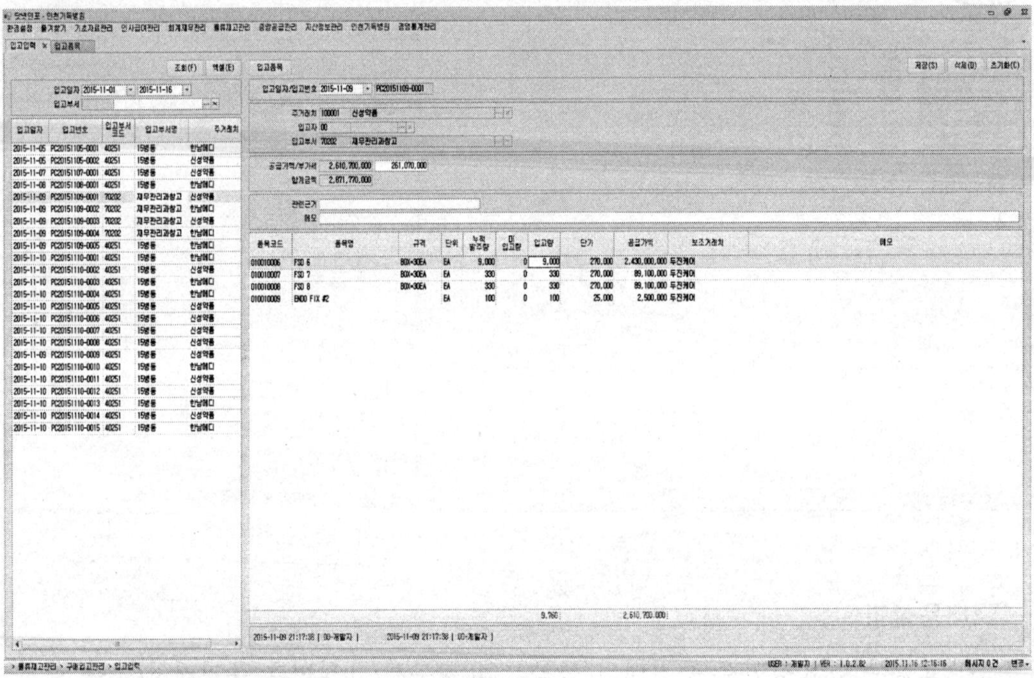

내용설명

① 입고일자/입고번호 : 입고일자는 사용자가 직접 또는 자동으로 기입된 일자를 선택하고, 입고번호는 프로그램에서 자동으로 부여 하는 것이므로 수정이 불가하다.

② 주거래처/입고자/입고부서 : 주거래처와 입고부서는 입고품목에서 자동으로 연계가 되도 입고자는 사용자 ID에 따라 자동으로 부여된다.

③ 공급금액/부가세 : 공급금액에은 하단에 공급금액을 합산하여 보여주는 것이고 부가세금액은 공급금액에 1/10을 적용하지 않고 다르게 수정입력도 가능하다.

④ 저장 : [저장] 버튼을 누르면 입력한 자료가 저장된다.

⑤ 삭제 : 데이터를 삭제하고자 할 때 사용한다.

⑥ 초기화 : 입력이나 수정할 때 잘못하여 취소할 경우 초기화를 선택한다.

9. 입고품목

입고입력에서 발주서를 등록한 자료를 조회하는 화면이다. 조회조건은 발주부서, 발주번호, 주거래처코드/명, 품목코드/명으로 조회가 가능하고, 조회된 자료를 수정이나 입고 취소할 때는 해당 발주전표를 선택한 후, [입고입력]을 클릭하면 입고입력으로 선택한 자료를 가져와서 입고입력이나 수정을 할 수가 있다.

[물류재고관리] → [구매입고관리] → [입고품목]

〈그림 15-29〉 입고품목 화면

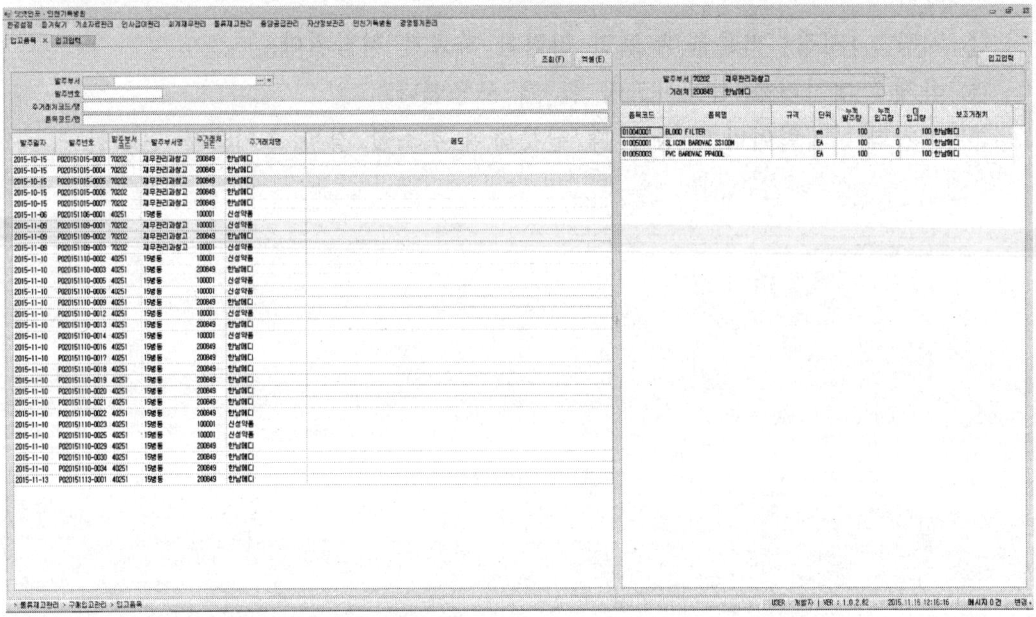

내용설명

① 발주부서/발주번호/주거래처/품목 : 발주부서/발주번호/주거래처/품목 등을 입력하여 조회버튼을 누르면 입고품목을 조회할 수 있다.

② 입고입력: 입고품목을 조회한 후 요청번호를 선택하면 우측화면에 요청전표에 있는 품목들이 나타난다. 이 품목을 확인한 후 미발주량을 보고 이상이 없으면 [발주입력] 버튼을 누르면 발주입력화면으로 이동하여 발주 처리를 할 수 있다.

10. 반품입력

반품입력은 입고된 물품 중에서 불량이나 유효기간이 지나 사용이 불가능한 약품을 반품 처리하고자 할 때 사용하는 화면이다.

[물류재고관리] → [구매입고입력] → [반품입력]

〈그림 15-30〉 반품입력 화면

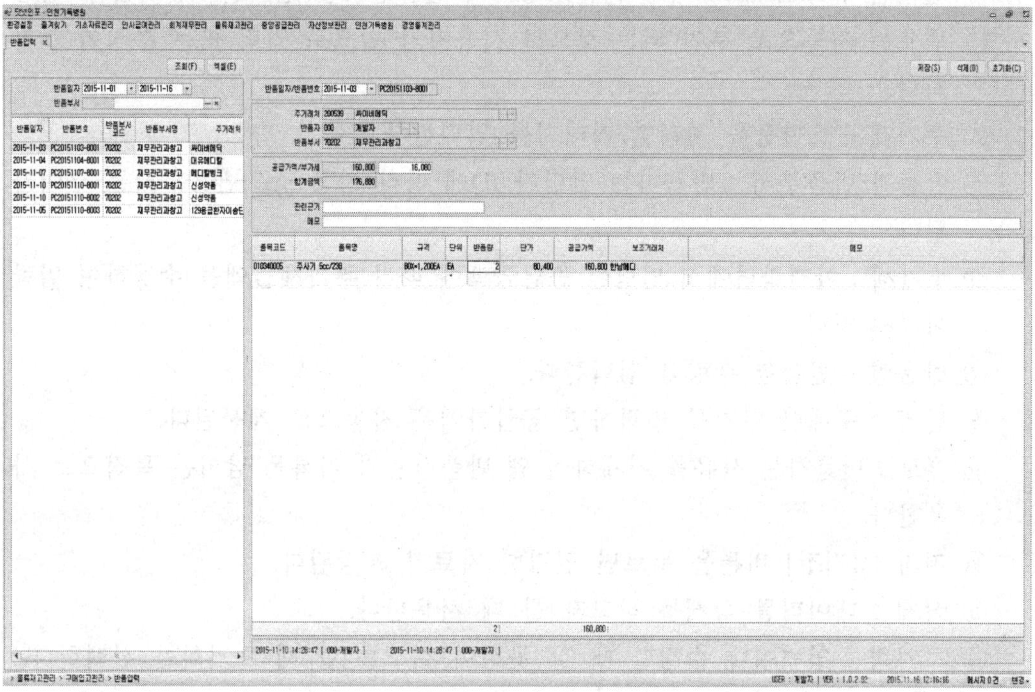

내용설명

① 반품일자 : 반품입력에서 입력한 자료를 확인하고자 일자별로 확인할 때 입력하여 조회한다.

② 반품부서 : 반품부서를 선택하여 해당 부서에 대한 반품전표를 조회할 때 입력하여 조회한다.

③ 반품일자/반품번호 : 우 측화면에 있는 반품일자는 자동으로 시스템일자를 선택하여 보여 주고 사용자가 수정하여 반품일자를 입력할 수도 있다. 반품번호는 자동으로 부여 되는 것으로 사용자가 임으로 입력 또는 수정이 불가하다.

④ 주거래처 : 반품을 처리할 거래처를 입력한다.

⑤ 반품자/반품부서 : 반품하는 담당자 ID에 따라 자동으로 반품부서는 부여가 된다.

⑥ 부가세 : 아래화면에서 입력한 공급금액에 따라 부가세금액을 수정하여 입력이 가능하다.

⑦ 반품량 : 반품할 수량을 입력한다.

⑧ 단가 : 구매한 단가를 입력하면 공급가액은 자동으로 계산된다.

⑨ 메모 : 반품하는 사유를 기재하여 왜 반품하는지 기록을 남기는 목적으로 사용한다.

⑩ 저장 : [저장] 버튼을 누르면 입력한 자료가 저장된다.

⑪ 삭제 : 데이터를 삭제를 하고자 할 때 사용한다.

⑫ 초기화 : 입력이나 수정할 때 잘 못하여 취소를 할 때 초기화를 선택한다.

15.3.4 구매입고장부

1. 구매요청현황

구매요청입력에서 구매요청서를 등록한 자료를 조회하는 화면이다. 조회조건은 요청일자, 요청부서, 품목, 요청번호 별로 조회가 가능하고, 조회된 자료를 수정이나 구매요청 취소할 때는 해당 품목을 선택한 후, [구매요청입력] 버튼을 클릭하면 구매요청입력으로 선택한 자료를 가져와서 구매요청입력에서 수정 또는 취소를 할 수 있다.

[물류재고관리] → [구매입고장부] → [구매요청현황]

〈그림 15-31〉 구매요청현황 화면

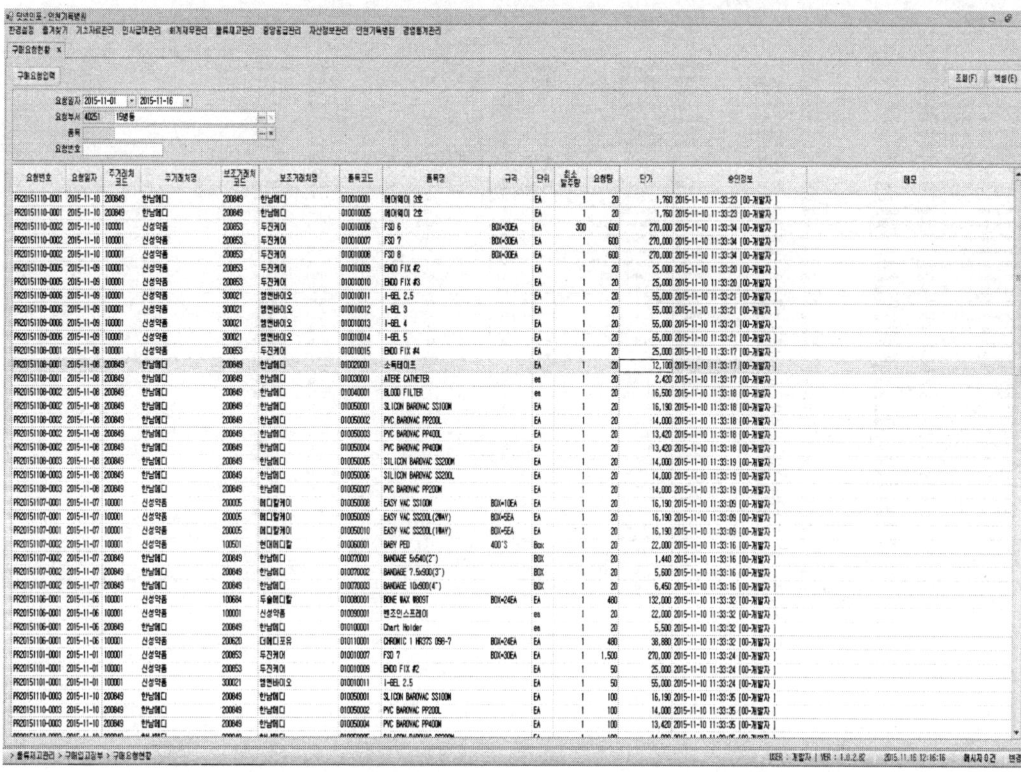

2. 발주현황

발주서입력에서 발주서를 등록한 자료를 조회하는 화면이다. 조회조건은 발주일자, 발주부서, 거래처, 품목, 발주번호 별로 조회가 가능하고, 조회된 자료를 수정이나 발주 취소할 때는 해당 품목을 선택한 후, [발주입력] 버튼을 클릭하면 발주입력으로 선택한 자료를 가져와서 발주서 입력에서 수정할 수 있다.

[물류재고관리] → [구매입고장부] → [발주현황]

〈그림 15-32〉 발주현황 화면

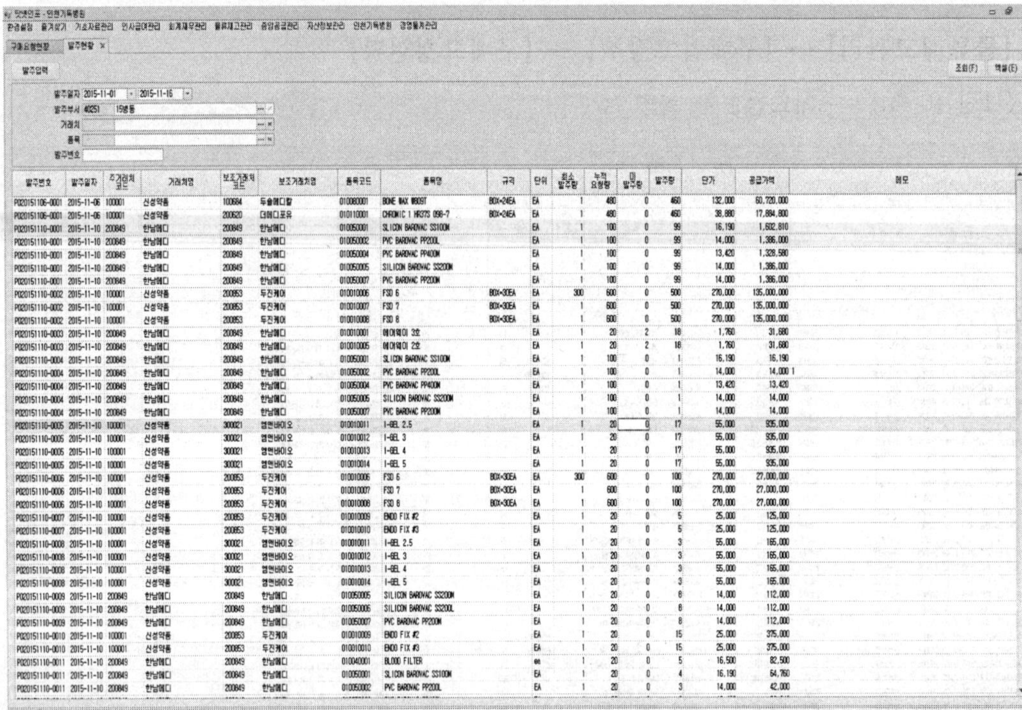

발주번호	발주일자	주거래처코드	거래처명	보조거래처코드	보조거래처명	품목코드	품목명	규격	단위	최소발주량	누적요청량	미발주량	발주량	단가	공급가액	메모
P020151106-0001	2015-11-06	100001	신성약품	100684	두솔메디칼	010080001	BONE WAX W809T	BOX=24EA	EA	1	480	0	460	132,000	60,720,000	
P020151106-0001	2015-11-06	100001	신성약품	200620	더메디포유	010110001	CHROMIC 1 HR37S 098-7	BOX=24EA	EA	1	480	0	460	38,880	17,884,800	
P020151110-0001	2015-11-10	200849	한남메디	200849	한남메디	010050001	SLICON BAROVAC SS100M		EA	1	100	0	99	16,190	1,602,810	
P020151110-0001	2015-11-10	200849	한남메디	200849	한남메디	010050002	PVC BAROVAC PP200L		EA	1	100	0	99	14,000	1,386,000	
P020151110-0001	2015-11-10	200849	한남메디	200849	한남메디	010050004	PVC BAROVAC PP400M		EA	1	100	0	99	13,420	1,328,580	
P020151110-0001	2015-11-10	200849	한남메디	200849	한남메디	010050005	SILICON BAROVAC SS200M		EA	1	100	0	99	14,000	1,386,000	
P020151110-0001	2015-11-10	200849	한남메디	200849	한남메디	010050007	PVC BAROVAC PP200M		EA	1	100	0	99	14,000	1,386,000	
P020151110-0002	2015-11-10	100001	신성약품	200853	두진케어	010010006	FSD 6	BOX=30EA	EA	300	600	0	500	270,000	135,000,000	
P020151110-0002	2015-11-10	100001	신성약품	200853	두진케어	010010007	FSD 7	BOX=30EA	EA	1	600	0	500	270,000	135,000,000	
P020151110-0002	2015-11-10	100001	신성약품	200853	두진케어	010010008	FSD 8	BOX=30EA	EA	1	600	0	500	270,000	135,000,000	
P020151110-0003	2015-11-10	200849	한남메디	200849	한남메디	010010001	에어웨이 3호		EA	1	20	2	18	1,760	31,680	
P020151110-0003	2015-11-10	200849	한남메디	200849	한남메디	010010005	에어웨이 2호		EA	1	20	2	18	1,760	31,680	
P020151110-0004	2015-11-10	200849	한남메디	200849	한남메디	010050001	SLICON BAROVAC SS100M		EA	1	100	0	1	16,190	16,190	
P020151110-0004	2015-11-10	200849	한남메디	200849	한남메디	010050002	PVC BAROVAC PP200L		EA	1	100	0	1	14,000	14,000 1	
P020151110-0004	2015-11-10	200849	한남메디	200849	한남메디	010050004	PVC BAROVAC PP400M		EA	1	100	0	1	13,420	13,420	
P020151110-0004	2015-11-10	200849	한남메디	200849	한남메디	010050005	SILICON BAROVAC SS200M		EA	1	100	0	1	14,000	14,000	
P020151110-0004	2015-11-10	200849	한남메디	200849	한남메디	010050007	PVC BAROVAC PP200M		EA	1	100	0	1	14,000	14,000	
P020151110-0005	2015-11-10	100001	신성약품	300021	엠엔바이오	010010011	I-GEL 2.5		EA	1	20	0	17	55,000	935,000	
P020151110-0005	2015-11-10	100001	신성약품	300021	엠엔바이오	010010012	I-GEL 3		EA	1	20	0	17	55,000	935,000	
P020151110-0005	2015-11-10	100001	신성약품	300021	엠엔바이오	010010013	I-GEL 4		EA	1	20	0	17	55,000	935,000	
P020151110-0005	2015-11-10	100001	신성약품	300021	엠엔바이오	010010014	I-GEL 5		EA	1	20	0	17	55,000	935,000	
P020151110-0006	2015-11-10	100001	신성약품	200853	두진케어	010010006	FSD 6	BOX=30EA	EA	300	600	0	100	270,000	27,000,000	
P020151110-0006	2015-11-10	100001	신성약품	200853	두진케어	010010007	FSD 7	BOX=30EA	EA	1	600	0	100	270,000	27,000,000	
P020151110-0006	2015-11-10	100001	신성약품	200853	두진케어	010010008	FSD 8	BOX=30EA	EA	1	600	0	100	270,000	27,000,000	
P020151110-0007	2015-11-10	100001	신성약품	200853	두진케어	010010009	ENDO FIX #2		EA	1	20	0	5	25,000	125,000	
P020151110-0007	2015-11-10	100001	신성약품	200853	두진케어	010010010	ENDO FIX #3		EA	1	20	0	5	25,000	125,000	
P020151110-0008	2015-11-10	100001	신성약품	300021	엠엔바이오	010010011	I-GEL 2.5		EA	1	20	0	3	55,000	165,000	
P020151110-0008	2015-11-10	100001	신성약품	300021	엠엔바이오	010010012	I-GEL 3		EA	1	20	0	3	55,000	165,000	
P020151110-0008	2015-11-10	100001	신성약품	300021	엠엔바이오	010010013	I-GEL 4		EA	1	20	0	3	55,000	165,000	
P020151110-0008	2015-11-10	100001	신성약품	300021	엠엔바이오	010010014	I-GEL 5		EA	1	20	0	3	55,000	165,000	
P020151110-0009	2015-11-10	200849	한남메디	200849	한남메디	010050005	SILICON BAROVAC SS200M		EA	1	20	0	8	14,000	112,000	
P020151110-0009	2015-11-10	200849	한남메디	200849	한남메디	010050006	SILICON BAROVAC SS200L		EA	1	20	0	8	14,000	112,000	
P020151110-0009	2015-11-10	200849	한남메디	200849	한남메디	010050007	PVC BAROVAC PP200M		EA	1	20	0	8	14,000	112,000	
P020151110-0010	2015-11-10	100001	신성약품	200853	두진케어	010010009	ENDO FIX #2		EA	1	20	0	15	25,000	375,000	
P020151110-0010	2015-11-10	100001	신성약품	200853	두진케어	010010010	ENDO FIX #3		EA	1	20	0	15	25,000	375,000	
P020151110-0011	2015-11-10	200849	한남메디	200849	한남메디	010040001	BLOOD FILTER		ea	1	20	0	5	16,500	82,500	
P020151110-0011	2015-11-10	200849	한남메디	200849	한남메디	010050001	SLICON BAROVAC SS100M		EA	1	20	0	4	16,190	64,760	
P020151110-0011	2015-11-10	200849	한남메디	200849	한남메디	010050002	PVC BAROVAC PP200L		EA	1	20	0	3	14,000	42,000	

3. 미발주현황

구매요청입력에서 구매요청을 등록한 자료 중에 발주를 하지 않은 자료를 조회하는 화면이다. 발주하고자 하는 품목을 선택하고 [발주입력] 버튼을 클릭하면 발주입력으로 선택한 자료를 가져와서 손쉽게 발주할 수 있다.

[물류재고관리] → [구매입고장부] → [미발주현황]

〈그림 15-33〉 미발주현황 화면

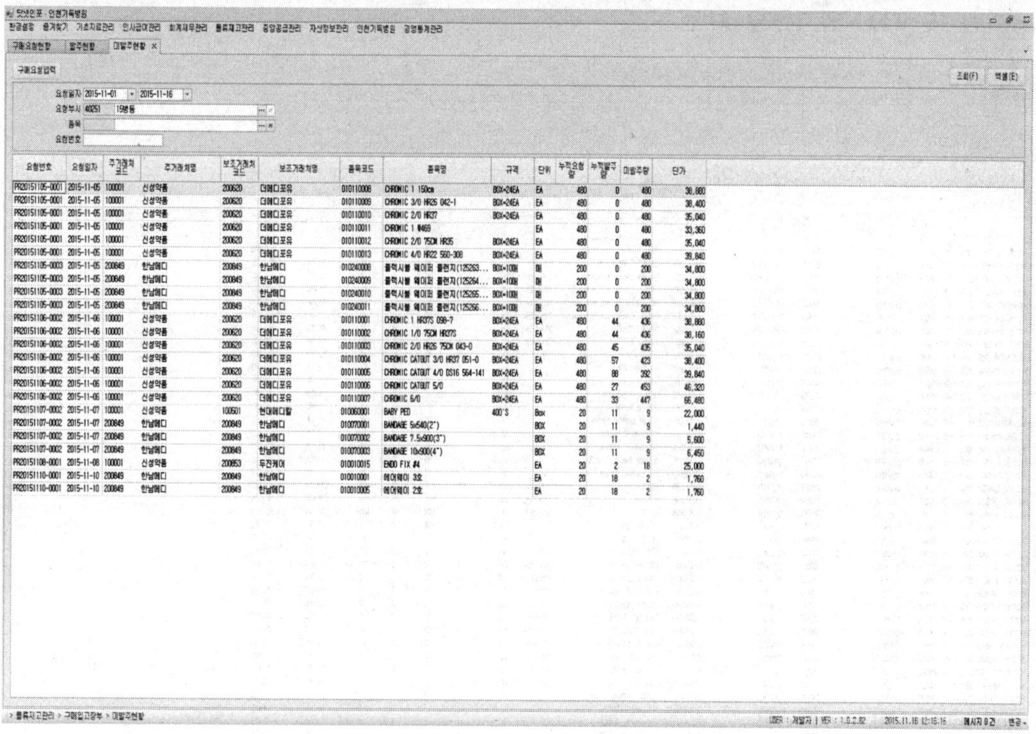

4. 입고현황

입고입력에서 품목이 입고된 자료를 조회하는 화면이다. 조회조건은 입고일자, 거래처, 품목, 입고번호 별로 조회가 가능하고, 조회된 자료를 수정이나 입고취소를 할 때는 해당 품목을 선택한 후 [입고입력] 버튼을 클릭하면, 입고입력으로 선택한 자료를 가져와서 입고입력에서 수정할 수 있다.

[물류재고관리] → [구매입고장부] → [입고현황]

〈그림 15-34〉 입고현황 화면

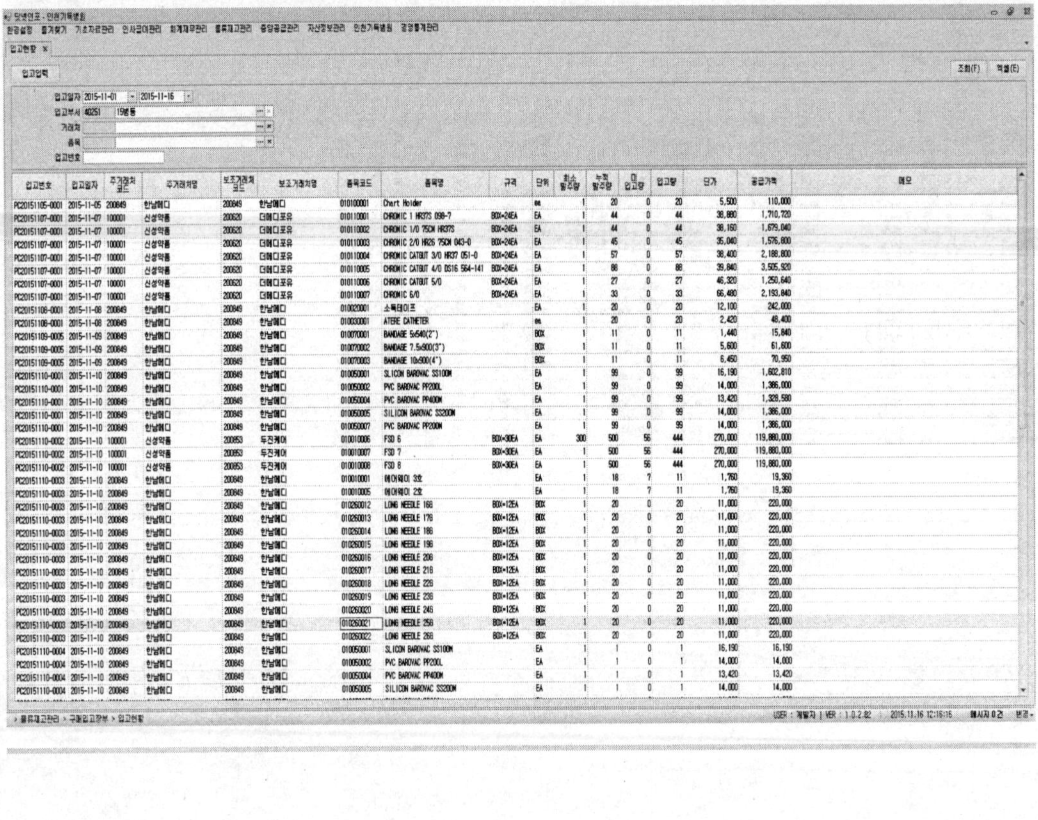

5. 미입고현황

발주입력에서 발주한 물품 중에 입고되지 않은 물품을 조회하는 화면이다. 입고처리를 하고자 하는 품목을 선택하고 [입고입력] 버튼을 클릭하면 입고입력으로 선택한 자료를 가져와서 손쉽게 입고처리를 할 수 있다.

[물류재고관리] → [구매입고장부] → [미입고현황]

〈그림 15-35〉 미입고현황 화면

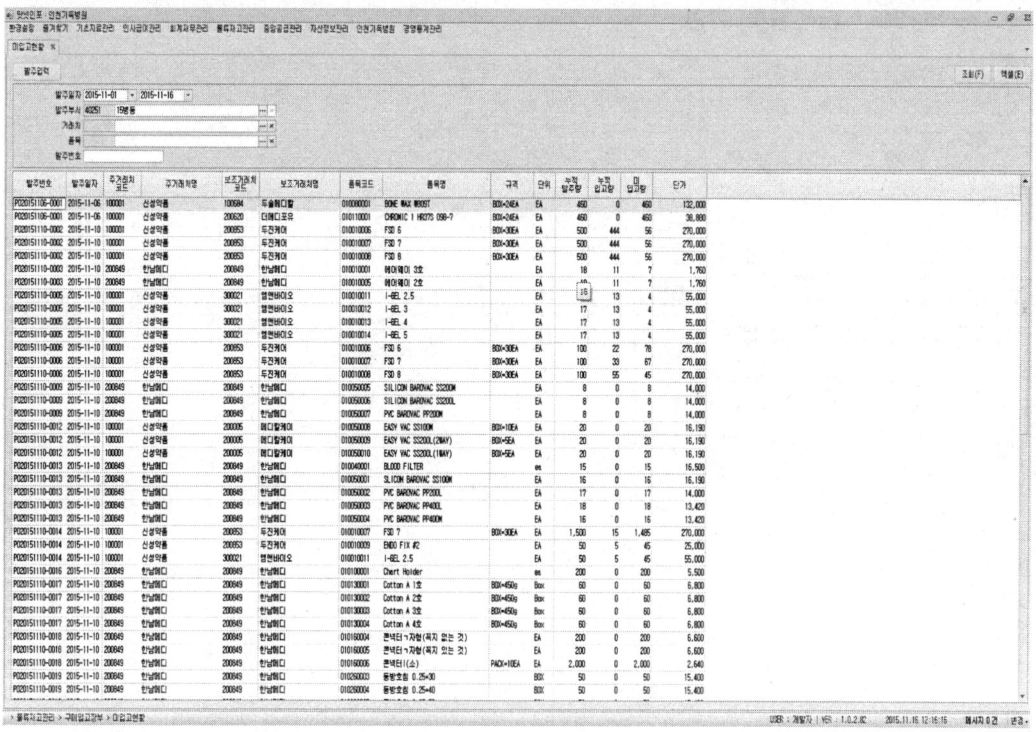

6. 반품현황

반품입력에서 반품 처리된 물품을 조회하는 화면이다. 조회조건은 반품일자, 반품부서, 거래처, 품목, 반품번호별로 조회가 가능하고, 조회된 자료를 수정이나 반품취소를 할 때는 해당 품목을 선택한 후 [반품입력] 버튼을 클릭하면, 반품입력으로 선택한 자료를 가져와서 반품입력에서 수정할 수 있다.

[물류재고관리] → [구매입고장부] → [반품현황]

〈그림 15-36〉 반품현황 화면

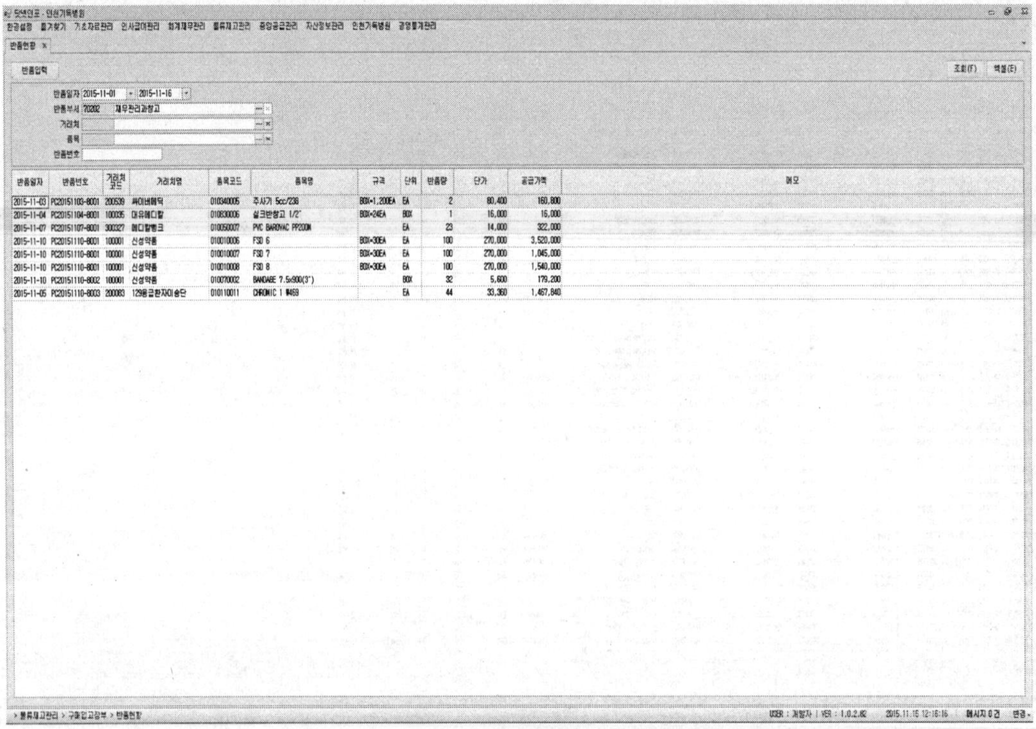

15.3.5 전표관리

1. 매입전표입력

매입전표입력에서는 입고된 물품을 [매입전표품목]에서 확인하여 매입전표를 입력함으로써 미지급금현황으로 연계가 되고, 회계전표에는 지급유형에 따라 외상매입이나 현금 또는 사용자가 설정하는 계정으로 회계전표가 만들어진다. 이렇게 하여 구매에서 회계까지 자동으로 전표가 연계되어 사용자로 하여금 이중으로 관리하지 않도록 하였다.

[물류재고관리] → [전표관리] → [매입전표입력]

〈그림 15-37〉 매입전표입력 화면

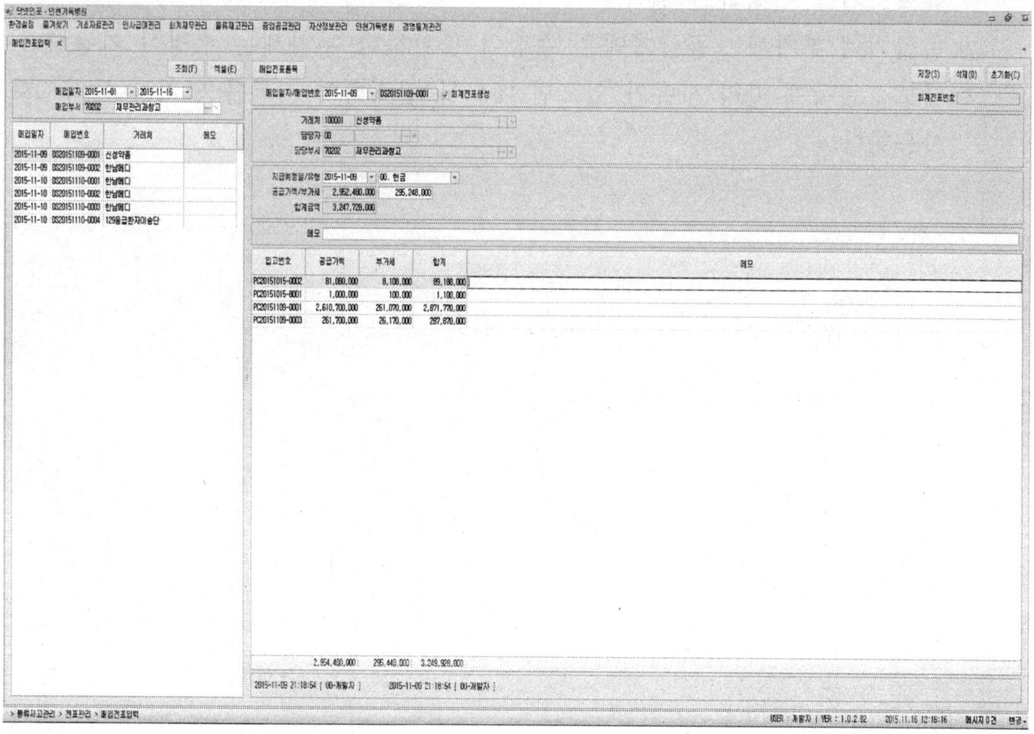

내용설명

① 매입일자 : 좌측화면에 있는 매입일자는 매입전표를 조회할 때 해당 일자를 입력하여 조회버튼을 누르면 기간 내 자료가 나타난다.

② 매입부서 : 좌측화면에 있는 매입부서를 선택하여 조회버튼을 누르면 조회기간에 해당하는 매입부서만 조회가 가능하다.

③ 매입일자/매입번호 : 우측 화면에 있는 매입일자는 사용자가 직접 또는 자동으로 기입된 일자를 선택되고 매입번호는 프로그램에서 자동으로 부여되므로 수정이 불가하다.

④ 거래처 : 매입할 때 선택된 거래처이므로 수정이 불가하다.

⑤ 담당자 : 로그인 할 때 본인 ID에 의하여 부여된 것으로 수정이 불가능 하다.

⑥ 지급예정일/유형 : 대금지급예정일을 기입하고 유형은 지급유형을 의미하며 유형조건을 선택하면 된다.

⑦ 공급가액/부가세 : 공급가액은 수정이 불가하나 부가세는 수정이 가능하다.

⑧ 메모 : 품목에 따라 사유가 있으면 메모를 입력하여 기록을 남기는 목적으로 사용한다.

2. 매입전표품목

매입전표입력에서 거래처별로 매입한 품목 중에 매입전표처리가 되지 않은 품목을 조회하는 화면이다. 매입전표입력을 하고자 하는 품목을 선택하고 [매입전표품목] 버튼을 클릭하면 미처리 매입전표 업체를 선택한 매입금액을 가져와서 손쉽게 매입전표처리를 할 수 있다.

[물류재고관리] → [전표관리] → [매입전표품목]

〈그림 15-38〉 매입전표현황 화면

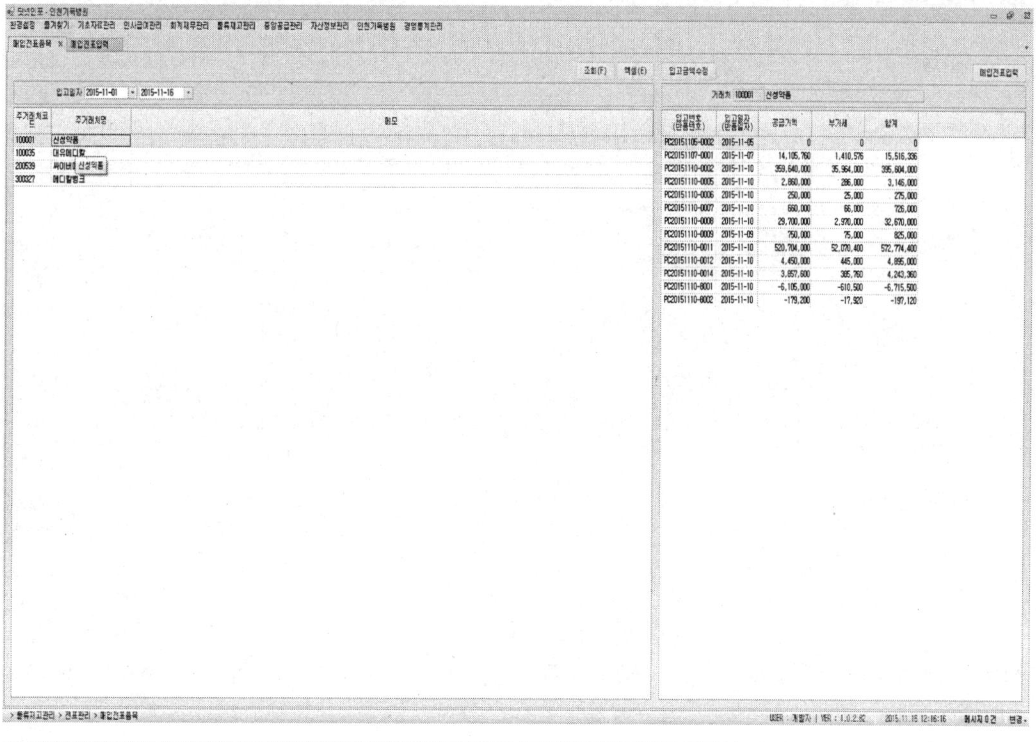

3. 기타매입전표입력

기타매입전표입력에서는 일반 의료품외의 물품을 구매할 경우만 사용하는 것으로 구분코드 부여하여 사용자가 쉽게 입력을 할 수 있도록 하였다. 기타매입전표를 입력을 하고 나면 자동으로 회계전표가 발생되고 미지급전표 상태가 된다.

[물류재고관리] → [전표관리] → [기타매입전표입력]

〈그림 15-39〉 기타매입전표입력 화면

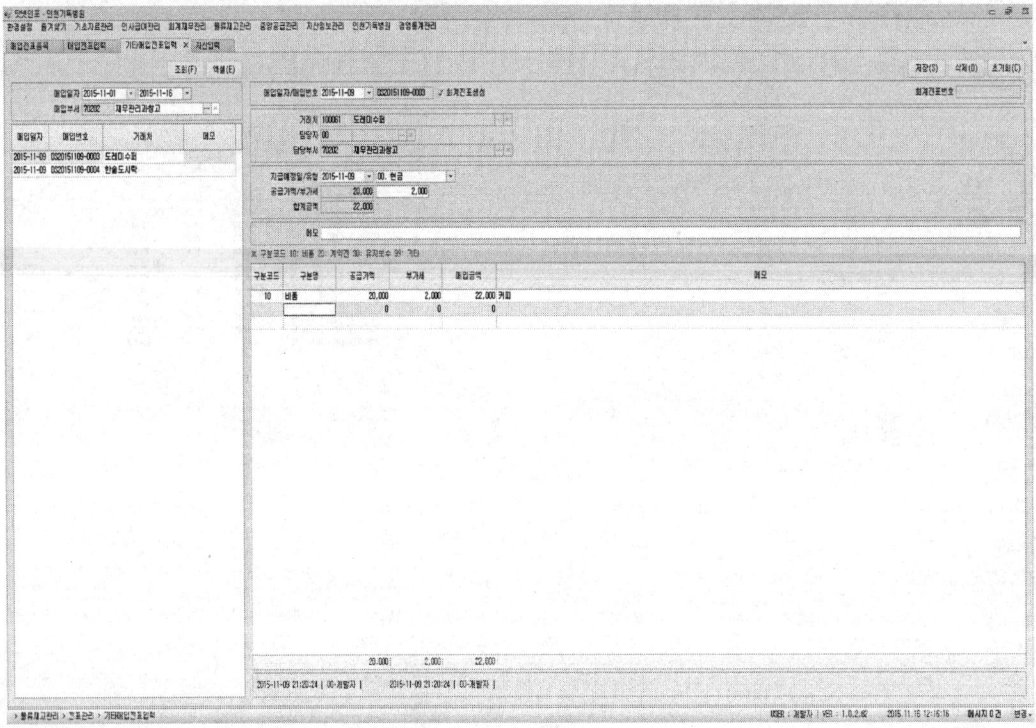

내용설명

① 매입일자 : 좌측화면에 있는 매입일자는 기타매입전표를 조회할 때 해당 일자를 입력하여 조회버튼을 누르면 기간 내 자료가 나타난다.

② 매입부서 : 좌측화면에 있는 매입부서를 선택하여 [조회] 버튼을 누르면 조회기간에 해당하는 매입부서만 조회가 가능하다.

③ 매입일자/매입번호 : 우측 화면에 있는 매입일자는 사용자가 직접 또는 자동으로 기입된 일자를 선택되고 매입번호는 프로그램에서 자동으로 부여되므로 수정이 불가하다.

④ 거래처 : 매입할 때 선택된 거래처이므로 수정이 불가하다.

⑤ 담당자 : 로그인 할 때 본인 ID에 의하여 부여된 것으로 수정이 불가능 하다.

⑥ 지급예정일/유형 : 대금지급예정일을 기입하고 유형은 지급유형을 의미하며 유형조건을 선택하면 된다.

⑦ 공급가액/부가세 : 공급가액은 수정이 불가하나 부가세는 수정이 가능하다.

⑧ 메모 : 품목에 따라 사유가 있으면 메모를 입력하여 기록을 남기는 목적으로 사용한다.

4. 지급전표입력

지급전표입력은 매입전표입력나 기타매입전표입력에서 처리가 완료된 거래처별로 지급전표품목에서 확인하여 대금을 지급할 때 사용한다. 지급전표품목에서 대금 지급할 거래처를 선택하고 [지급전표입력]을 클릭하면 선택한 거래처를 지급전표입력으로 가져와서 대금지급처리를 하면 된다. 이렇게 하여 지급전표에서 회계까지 자동으로 전표가 연계되어 사용자로 하여금 이중으로 관리하지 않도록 하였다.

[물류재고관리] → [전표관리] → [지급전표입력]

〈그림 15-40〉 지급전표입력 화면

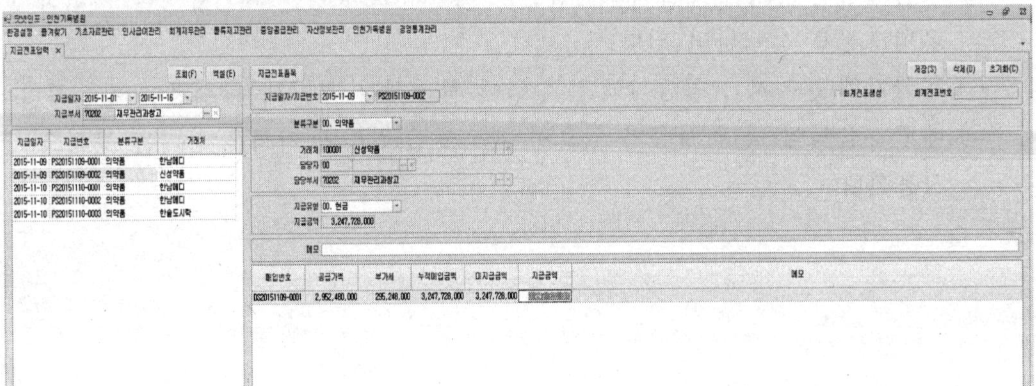

내용설명

① 지급일자 : 좌측화면에 있는 지급일자는 지급전표를 조회할 때 해당 일자를 입력하여 조회버튼을 누르면 기간 내 자료가 나타난다.

② 지급부서 : 좌측화면에 있는 지급부서를 선택하여 조회버튼을 누르면 조회기간에 해당하는 지급부서만 조회가 가능하다.

③ 지급일자/지급번호 : 우측 화면에 있는 지급일자는 사용자가 직접 또는 자동으로 기입된 일자를 선택되고 지급번호는 프로그램에서 자동으로 부여되므로 수정이 불가하다.

④ 거래처 : 매입할 때 선택된 거래처이므로 수정이 불가하다.

⑤ 담당자 : 로그인 할 때 본인 ID에 의하여 부여된 것으로 수정이 불가능 하다.

⑥ 지급유형 : 대금지급 유형은 대금지급을 어떻게 결재할 것인지 유형조건을 선택하면 된다.

⑦ 지급금액 : 아래화면에서 지급대상금액을 수정한 후 Enter Key나 셀 이동을 하면 지상단에 있는 지급금액이 변경된다.

⑧ 메모 : 품목에 따라 사유가 있으면 메모를 입력하여 기록을 남기는 목적으로 사용한다.

5. 지급전표품목

매입전표입력에서 거래처별로 품목을 매입한 대금이 지급되지 않은 자료를 조회하는 화면이다. 대금지급을 처리하고자 하는 거래처를 선택하고 [지급전표입력] 버튼을 클릭하면 지급전표입력으로 선택한 자료를 가져와서 손쉽게 지급전표를 처리할 수 있다.

[물류재고관리] → [전표관리] → [지급전표품목]

〈그림 15-41〉 지급전표품목 화면

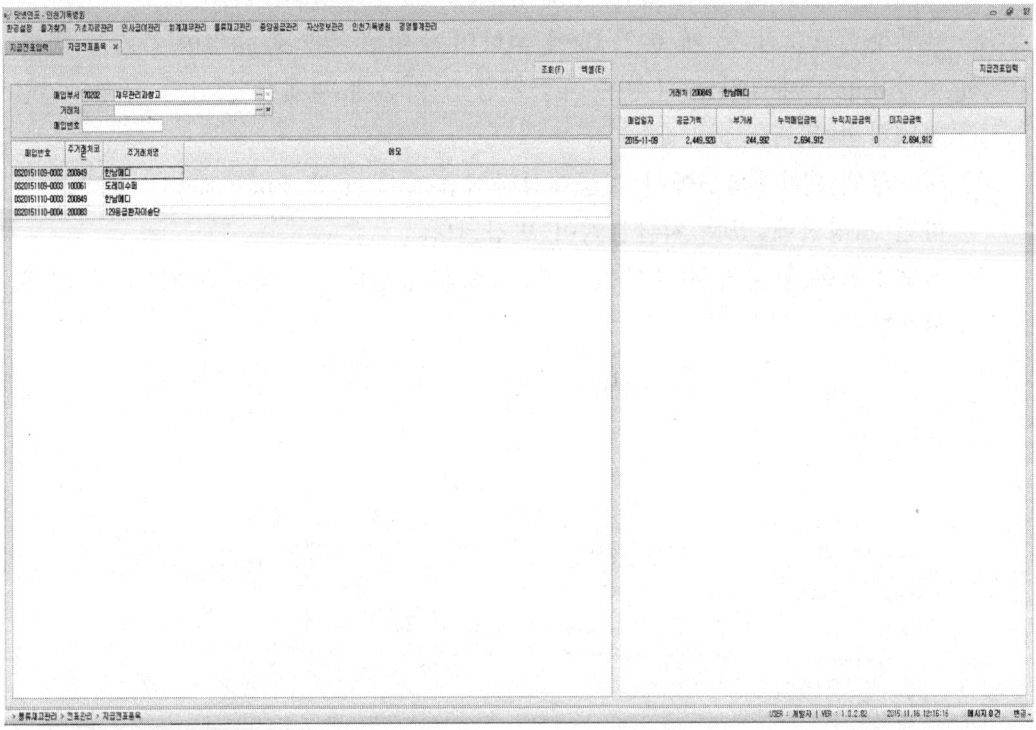

15.3.6 전표장부

1. 매입전표현황

매입전표입력에서 거래처별로 입고된 품목을 조회하는 화면이다. 조회조건은 매입일자, 매입부서, 거래처, 매입번호 별로 조회가 가능하고 조회된 자료를 수정이나 매입전표취소를 할 때는 해당 품목을 선택한 후 [매입전표입력] 버튼을 클릭하면, 입고입력으로 선택한 자료를 가져와서 매입전표입력에서 수정할 수 있다.

[물류재고관리] → [전표장부] → [매입전표현황]

〈그림 15-42〉 매입전표현황 화면

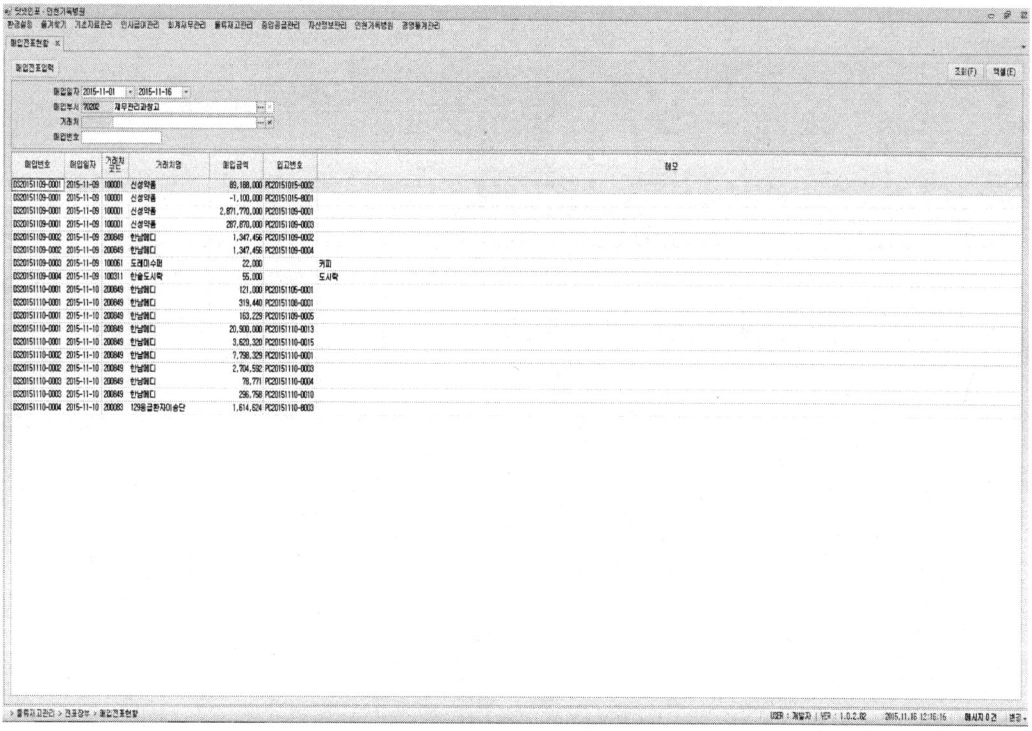

2. 미매입전표현황

매입전표입력에서 거래처별로 입고된 품목을 조회하는 화면이다. 조회조건은 매입일자, 매입부서, 거래처, 매입번호 별로 조회가 가능하고 조회된 자료를 수정이나 매입전표취소를 할 때는 해당 품목을 선택한 후 [입고(반품)입력] 버튼을 클릭하면, 입고(반품)입력으로 가서 입고(반품)전표를 수정할 수 있다.

[물류재고관리] → [전표장부] → [미매입전표현황]

〈그림 15-43〉 미매입전표현황 화면

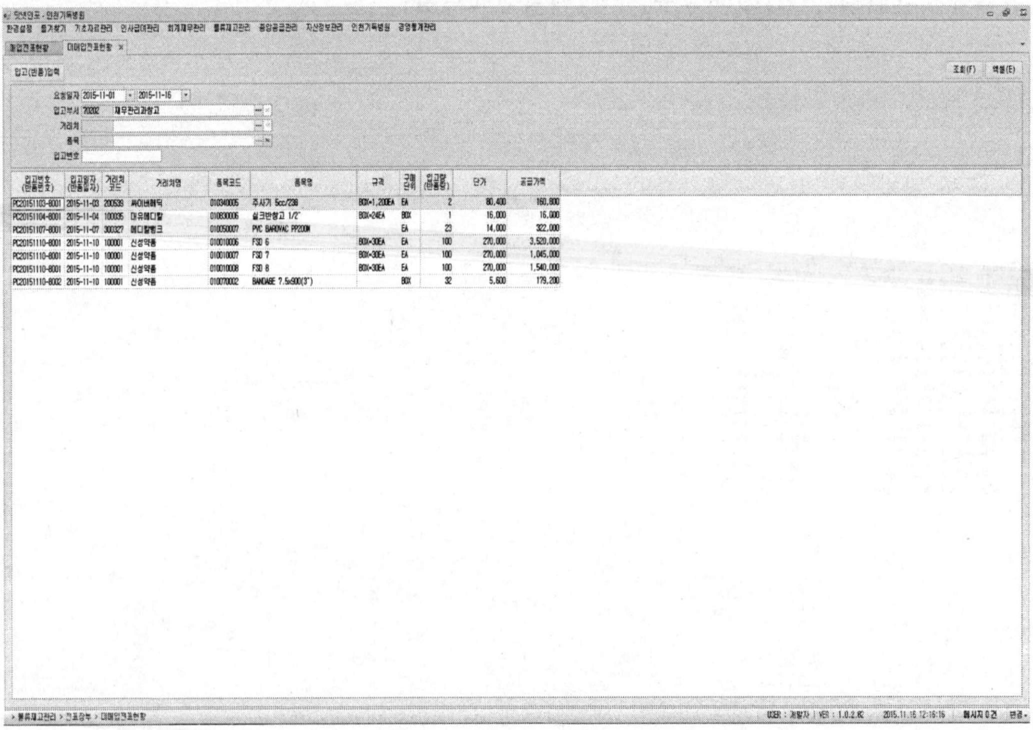

3. 지급전표현황

지급전표입력에서 거래처별로 대금이 지급된 자료를 조회하는 화면이다. 조회 조건은 지급일자, 지급부서, 거래처, 지급번호 별로 조회가 가능하고 조회된 자료를 수정이나 지급전표를 취소할 때는 해당 전표를 선택한 후 [지급전표입력] 버튼을 클릭하면 지급전표입력으로 선택한 자료를 가져가서 지급전표입력에서 수정할 수 있다.

[물류재고관리] → [전표장부] → [지급전표현황]

〈그림 15-44〉 지급전표현황 화면

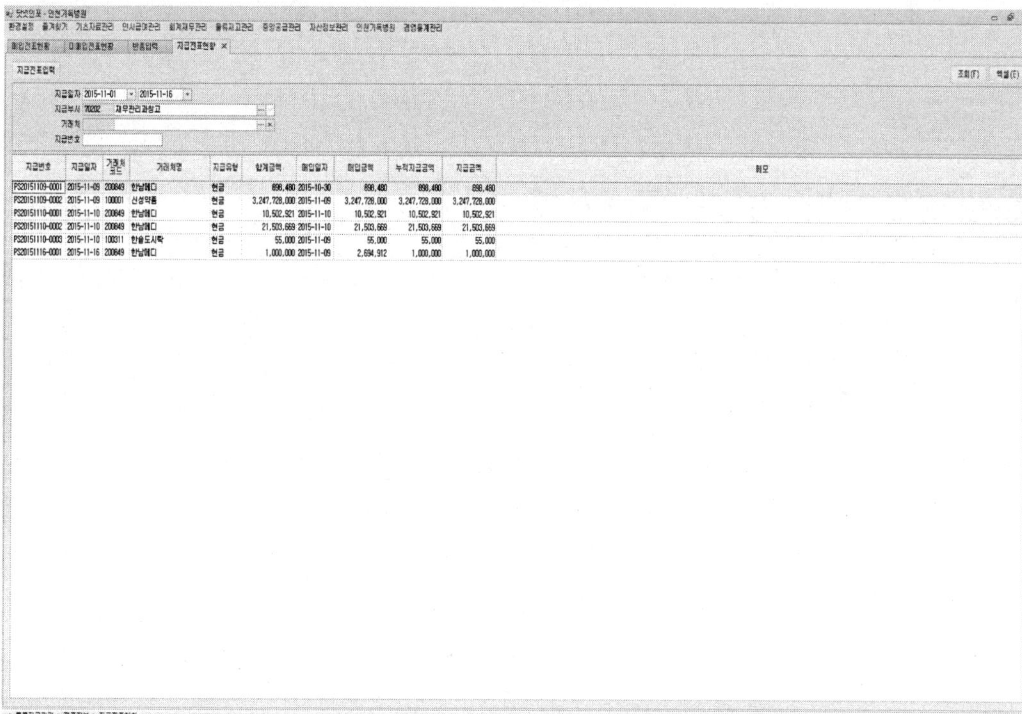

4. 미지급전표현황

구매전표입력에서 거래처별로 대금이 미지급된 자료를 조회하는 화면이다. 조회조건은 매입일자, 매입부서, 거래처, 매입번호 별로 조회가 가능하고 조회된 자료를 수정이나 매입전표를 취소할 때는 해당 전표를 선택한 후 [매입전표입력] 버튼을 클릭하면 매입전표입력으로 선택한 자료를 가져가서 매입전표입력에서 수정할 수 있다.

[물류재고관리] → [전표장부] → [미지급전표현황]

〈그림 15-45〉 미지급전표현황 화면

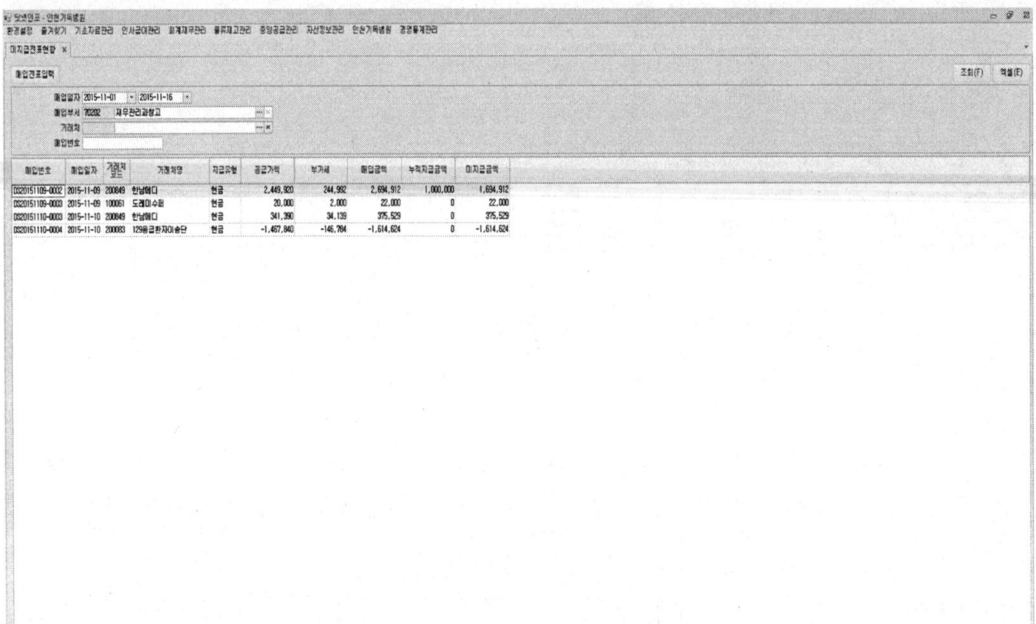

5. 미지급집계

거래처별 미지급을 관리하는 현황으로서 매입전표가 발생하여 대급지급전표에 의한 데이터를 종합적으로 보는 현황이다. 여기서 매입금액과 지급금액, 그리고 잔액까지 확인한 후 자료를 세부내역을 조회하고자 할 경우, [미지급금내역] 버튼을 클릭하여 거래내역을 상세하게 확인할 수 있다.

[물류재고관리] → [전표장부] → [미지급금집계]

〈그림 15-46〉 미지급집계 화면

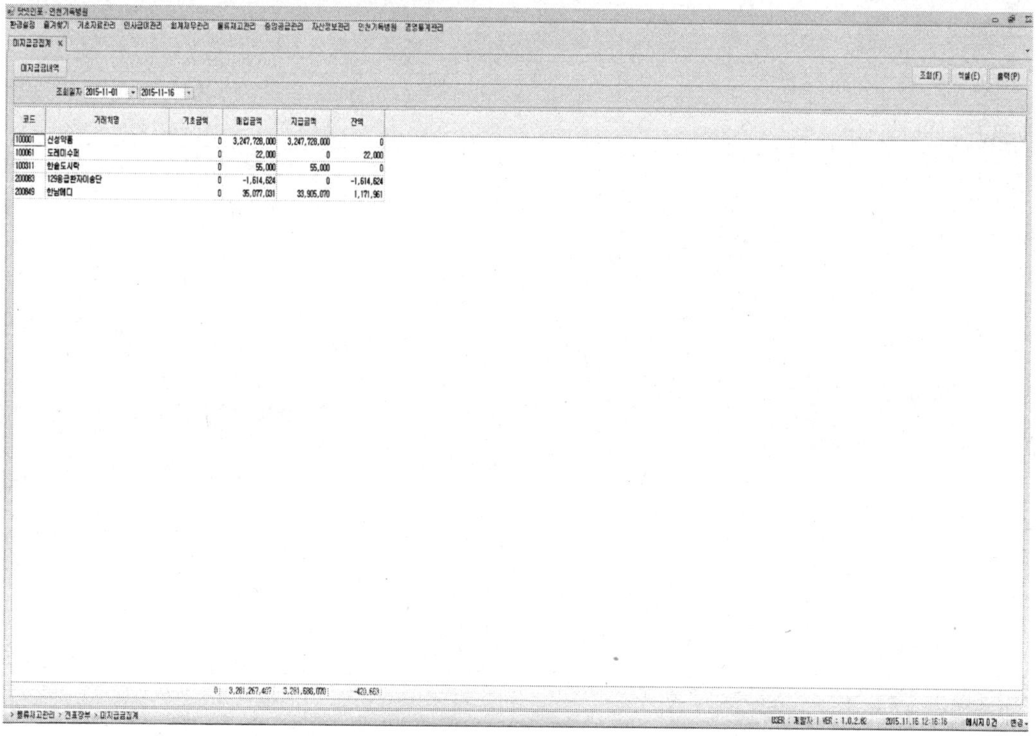

6. 미지급내역

거래처별 미지급상세내역을 조회하는 화면으로서 거래처를 선택하고 조회기간을 설정한 후 [조회] 버튼을 클릭하면 기간에 매입내역과 지급내역을 확인할 수 있다.

[물류재고관리] → [전표장부] → [미지급금내역]

〈그림 15-47〉 미지급내역 화면

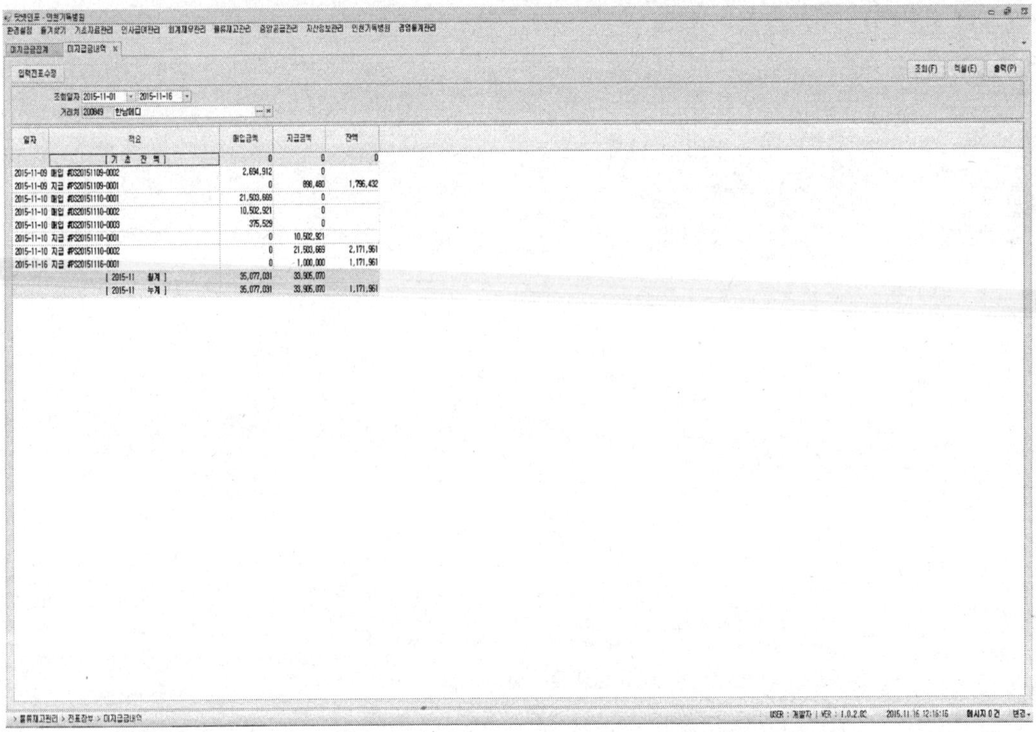

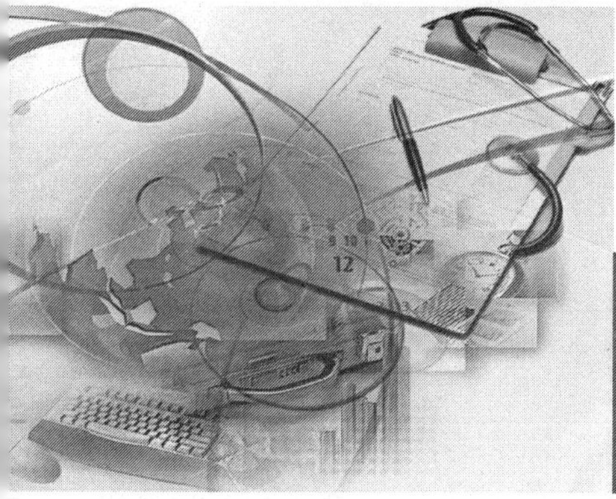

제16장

물류관리 시스템

16.1 물류관리 주요업무

16.1.1 물류관리 업무흐름

〈그림 16-1〉 물류관리 업무흐름도

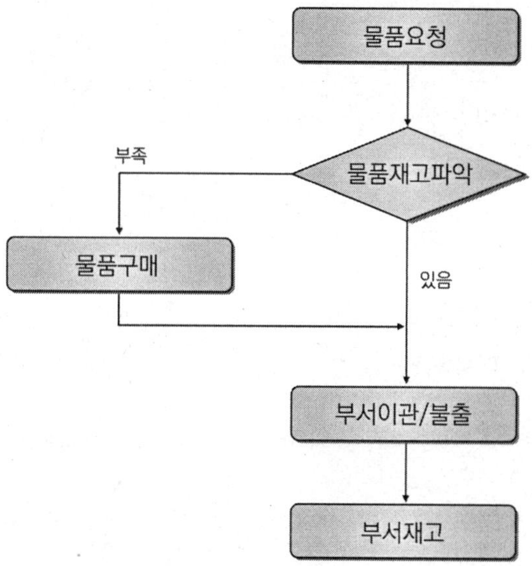

16.1.2 물류관리 업무기능

물류관리는 병원에서 물품을 공급하는 과정을 전산처리하여 물품을 관리하는 것이 목적이 다. 사용부서에서 필요한 물품을 요청하면 부서창고나 구매창고에서 보유물품을 확인한 후 부족분이 발생하면, 즉시 구매요청을 의뢰하여 물품을 공급하고, 현재 보유하고 있는 물품은 즉시 요청부서로 이관 처리함으로써 물품을 관리하게 된다.

물류관리의 세부기능은 다음과 같다.

① 창고이관입력
② 창고이관현황 관리
③ 창고보유현황 관리
④ 공급입고입력
⑤ 공급입고현황 관리
⑥ 공급이관입력
⑦ 공급이관현황 관리
⑧ 공급보유현황 관리

16.2 메뉴화면

〈그림 16-2〉 물류관리 메뉴화면

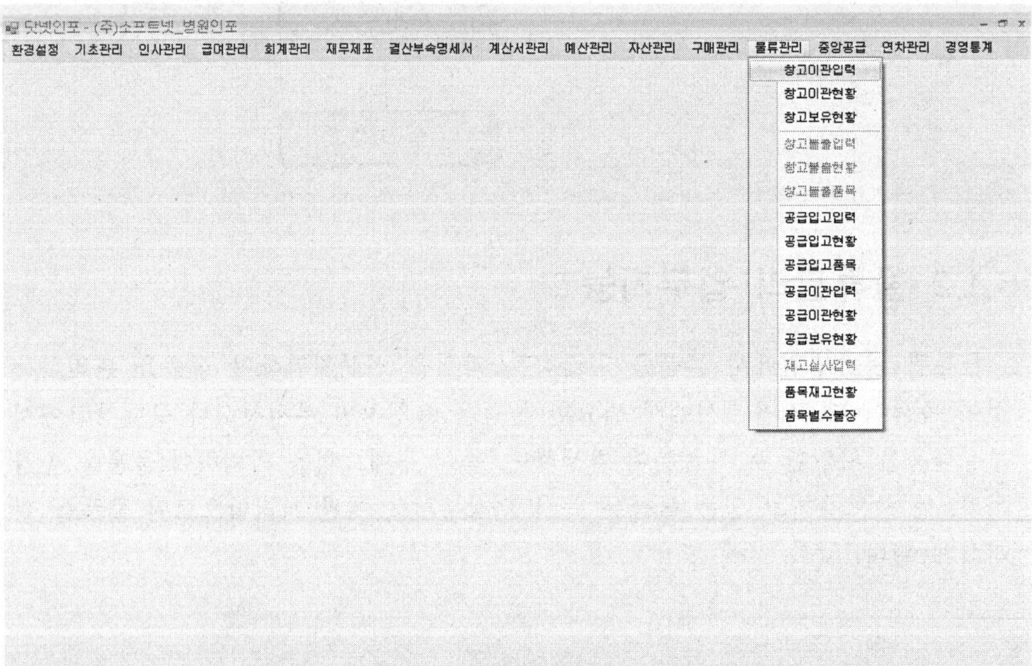

16.3 업무처리 화면

1. 창고입출고입력

창고입출고입력은 물품을 구매하여 물품을 물류창고나 부서창고에 보관하기 위해 처리하는 화면으로서 구매창고에서 다른 부서창고로 물품을 이관처리하기 위한 것이다. 여기서 출고장고는 물품이 나가는 창고를 말하고 입고창고는 물품을 보관하기 위한 창고를 의미하며, 이때 처리구분은 00.창고이관을 선택한다. 그리고 처리구분에 20.처방소모집계, 21.소모불출 등 각 부서에서 물품을 소모 처리하여 재고관리를 하고, 29.자체폐기는 보유하고 있는 물품을 폐기 처리하여 재고를 관리한다.

입력하는 방법은 먼저 [창고입출고품목] 버튼을 누르면 출고하는 창고에서 보관하고 있는 물품을 확인 할 수가 있다. 출고창고에서 재고를 확인한 후 물품을 선택하고 출고 또는 폐기를 처리하면 된다.

[물류재고관리] → [물류관리] → [창고입출고입력]

〈그림 16-3〉 창고입출고입력 화면

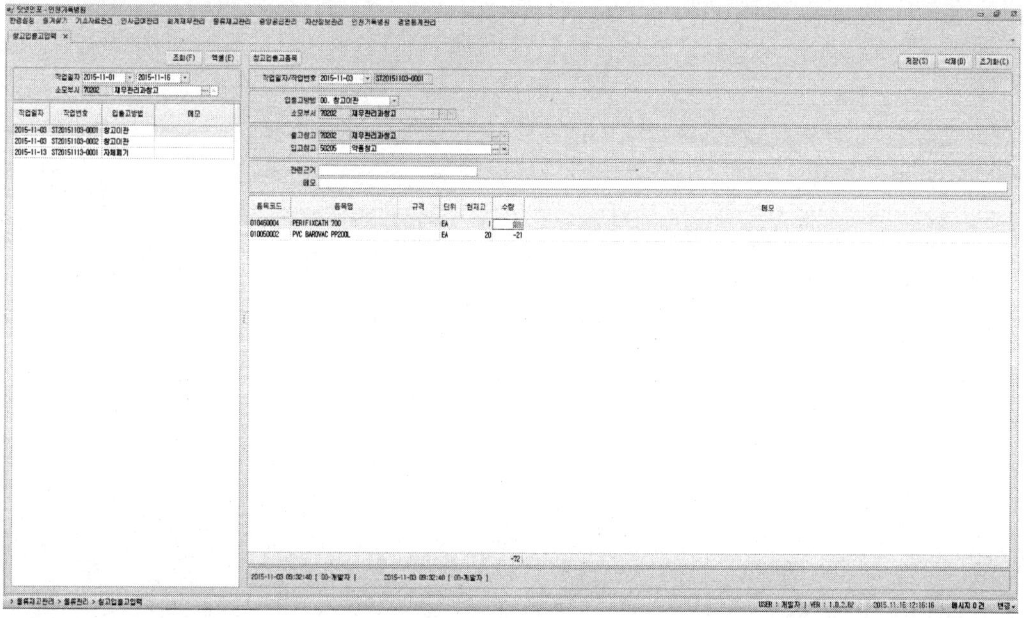

■ 내용설명

① 작업일자 : 좌측화면의 작업일자는 창고입출고한 자료를 조회하기 위한 작업일자이다.

② 소모부서 : 좌측화면의 소모부서는 출고부서별로 조회하기 위한 것이다.

③ 작업일자/작업번호 : 작업일자는 사용자가 직접 또는 자동으로 나타난 일자를 선택하고, 작업번호는 프로그램에서 자동으로 부여되므로 수정이 불가하다.

④ 출고창고 : 입력하는 담당자 ID에 따라 자동으로 창고가 부여된다. 임의로 출고창고를 선택할 수 없다.

⑤ 입고창고 : 물품을 이관이나 소모와 폐기를 할 창고를 선택한다. 이관할 때는 출고창고와 같을 수 없고, 소모와 폐기는 출고창고와 항상 일치하여야 된다.

⑥ 처리구분 : 처리하는 구분을 선택하면 된다.

⑦ 품목명 : 물품품목을 선택하여 입력한다.

⑧ 보유수량 : 현재 물품을 보유하고 있는 입고창고의 재고수량을 말한다.

⑨ 수량 : 지금 이관이나 소모와 폐기할 수량을 입력하면 된다.

⑩ 메모 : 물품처리에 따라 사유가 있으면 메모를 기재하여 기록을 남긴다.

2. 재고실사입력

물품을 보관하고 있는 창고에서 실재고와 전산재고가 서로 다른 경우에 재고실사를 통하여 전산재고를 맞추는 작업을 하기위한 것이다. 먼저 [재고실자품목] 버튼을 누르면 해당부서 창고에서 보유하고 있는 품목현황이 나타난다. 재고실사품목을 선택한 후 [재고실사입력] 버튼을 누르면 재고실사입력으로 자료가 넘어오게 되고 조정수량을 입력하면 재고실사입력이 완료된다.

[물류재고관리] → [물류관리] → [재고실사입력]

〈그림 16-4〉 재고실사입력 화면

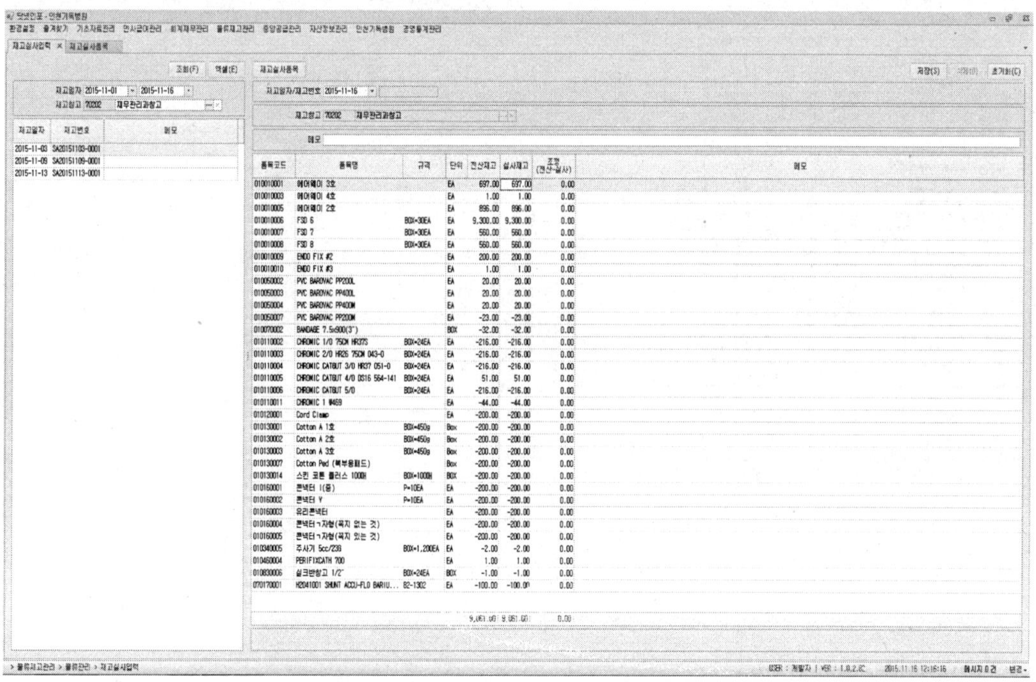

3. 재고실사품목

각 부서창고에서 보유하고 있는 물품과 현재전산에 있는 재고를 보여주고 여기에서 실사를 할 품목을 선택하여 [재고실사입력] 버튼을 누르면 재고실사입력을 손쉽게 할 수 있다.

[물류재고관리] → [물류관리] → [재고실사품목]

〈그림 16-5〉 재고실사품목 화면

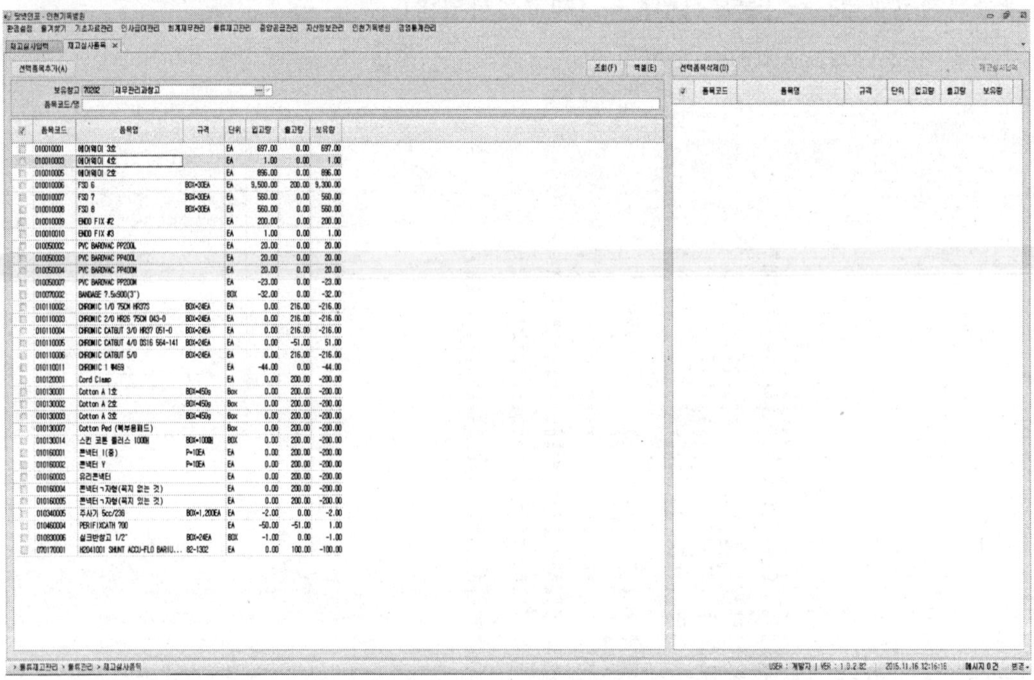

4. 창고재고현황

창고재고현황은 각 부서창고와 주 창고를 구분하지 않고 당사에서 보유하고 있는 물품을 한 화면에서 일괄적으로 파악할 수가 있도록 한 것이다. 여기에서 특정 부서창고를 선택하여 [품목재고현황]이나 [품목재고내역]을 누르면 해당 부서창고에 대하여 상세하게 품목재고를 볼 수 있다.

[물류재고관리] → [물류장부] → [창고재고현황]

〈그림 16-6〉 창고재고현황 화면

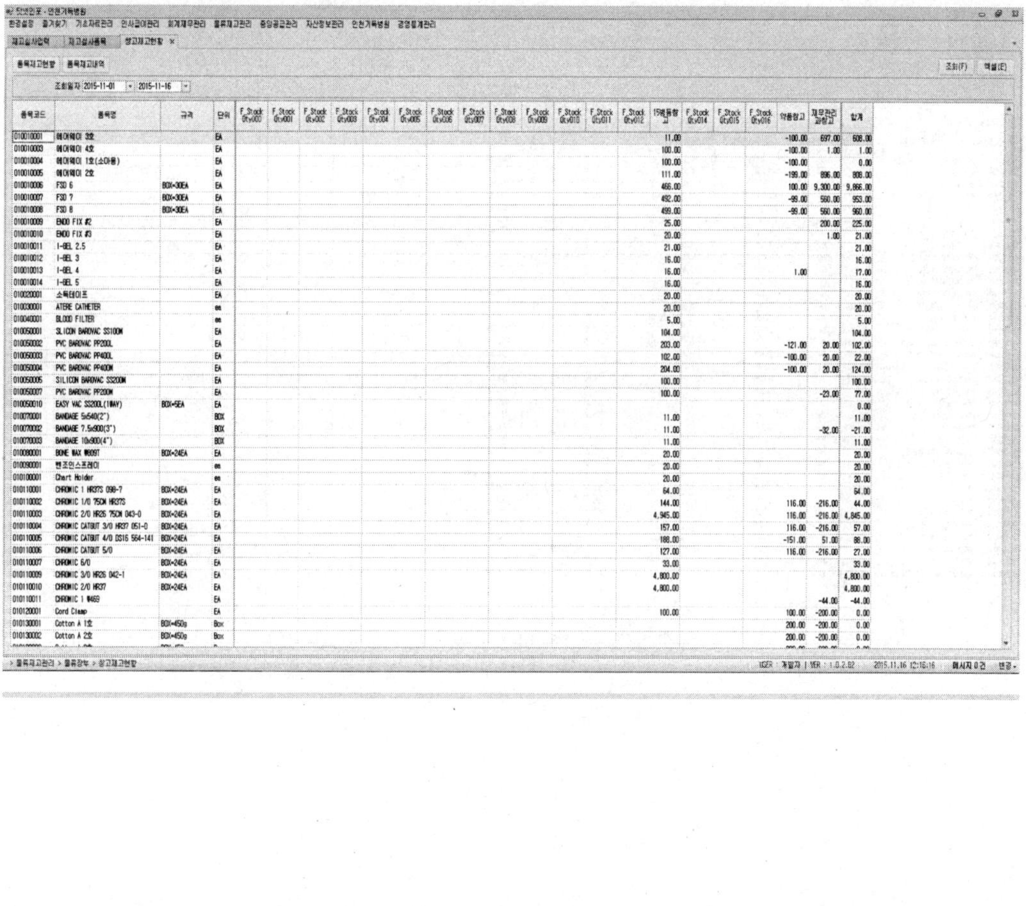

5. 품목재고현황

창고재고현황은 각 부서창고에서 보유하고 있는 물품을 조회 기간에 입고와 불출에 대하여 상세하게 확인할 수 있도록 한 것이다. 여기에서 특정 품목을 선택하여 [품목재고내역]을 누르면 해당 품목에 대하여 상세하게 품목수불 내용을 조회할 수 있다.

[물류재고관리] → [물류장부] → [품목재고현황]

〈그림 16-7〉 품목재고현황 화면

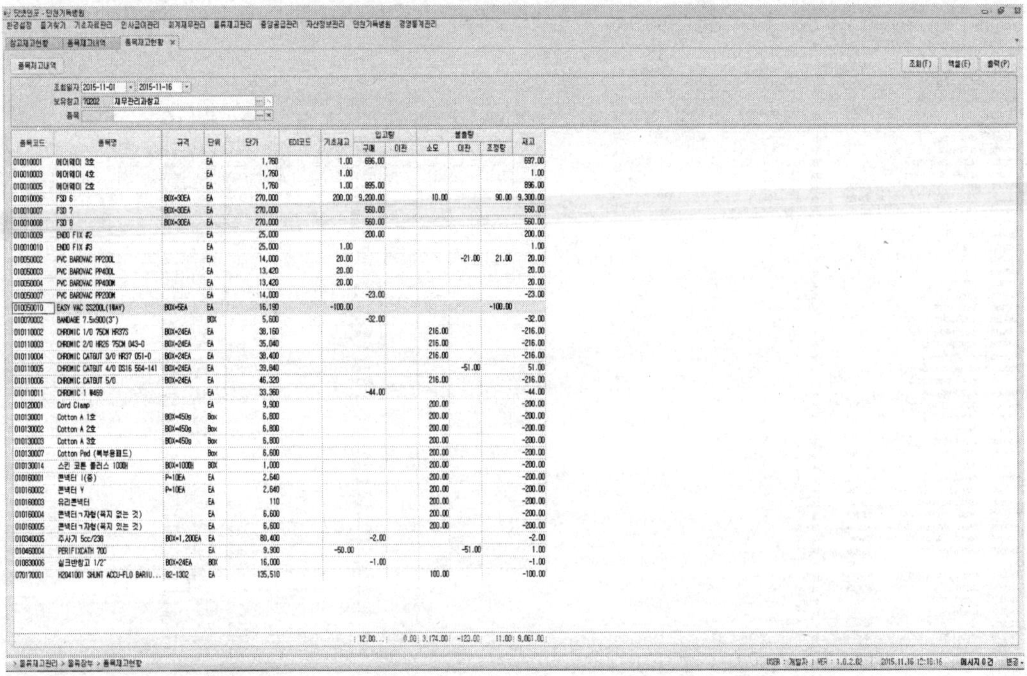

품목코드	품목명	규격	단위	단가	EDI코드	기초재고	입고량		불출량			재고
							구매	이관	소모	이관	조정량	
010010001	에어웨이 3호		EA	1,760		1.00	696.00					697.00
010010003	에어웨이 4호		EA	1,760		1.00						1.00
010010005	에어웨이 2호		EA	1,760		1.00	895.00					896.00
010010006	FSD 6	BOX=30EA	EA	270,000		200.00	9,200.00		10.00		90.00	9,300.00
010010007	FSD 7	BOX=30EA	EA	270,000			560.00					560.00
010010008	FSD 8	BOX=30EA	EA	270,000			560.00					560.00
010010009	ENDO FIX #2		EA	25,000			200.00					200.00
010010010	ENDO FIX #3		EA	25,000		1.00						1.00
010050002	PVC BAROVAC PP200L		EA	14,000		20.00				-21.00	21.00	20.00
010050003	PVC BAROVAC PP400L		EA	13,420		20.00						20.00
010050004	PVC BAROVAC PP400M		EA	13,420		20.00						20.00
010050007	PVC BAROVAC PP200M		EA	14,000			-23.00					-23.00
010050010	EASY VAC SS200L(1WAY)	BOX=5EA	EA	16,190		-100.00					-100.00	
010070002	BANDAGE 7.5x900(3")		BOX	5,600			-32.00					-32.00
010110002	CHROMIC 1/0 75CM HR37S	BOX=24EA	EA	38,160					216.00			-216.00
010110003	CHROMIC 2/0 HR26 75CM 043-0	BOX=24EA	EA	35,040					216.00			-216.00
010110004	CHROMIC CATGUT 3/0 HR37 051-0	BOX=24EA	EA	38,400					216.00			-216.00
010110005	CHROMIC CATGUT 4/0 DS16 564-141	BOX=24EA	EA	39,840						-51.00		51.00
010110006	CHROMIC CATGUT 5/0	BOX=24EA	EA	46,320					216.00			-216.00
010110011	CHROMIC 1 W469		EA	33,360			-44.00					-44.00
010120001	Cord Clamp		EA	9,900					200.00			-200.00
010130001	Cotton A 1호	BOX=450g	Box	6,800					200.00			-200.00
010130002	Cotton A 2호	BOX=450g	Box	6,800					200.00			-200.00
010130003	Cotton A 3호	BOX=450g	Box	6,800					200.00			-200.00
010130007	Cotton Ped (복부용패드)		Box	6,600					200.00			-200.00
010130014	스킨 코튼 플러스 100매	BOX=100매	BOX	1,000					200.00			-200.00
010160001	콘넥터 I(중)	P=10EA	EA	2,640					200.00			-200.00
010160002	콘넥터 Y	P=10EA	EA	2,640					200.00			-200.00
010160003	유리콘넥터		EA	110					200.00			-200.00
010160004	콘넥터ㄱ자형(꼭지 없는 것)		EA	6,600					200.00			-200.00
010160005	콘넥터ㄱ자형(꼭지 있는 것)		EA	6,600					200.00			-200.00
010340005	주사기 5cc/23G	BOX=1,200EA	EA	80,400			-2.00					-2.00
010460004	PERIFIXCATH 700		EA	9,900		-50.00				-51.00		1.00
010830006	실크반창고 1/2"	BOX=24EA	BOX	16,000			-1.00					-1.00
070170001	H2041001 SHUNT ACCU-FLO BARIU...	82-1302	EA	135,510					100.00			-100.00
							12.00...	0.00	3,174.00	-123.00	11.00	9,061.00

6. 품목재고내역

창고재고내역 각 부서창고에서 보유하고 있는 물품을 조회 기간에 입고와 불출에 대하여 상세하게 확인할 수 있도록 한 것이다.

[물류재고관리] → [물류장부] → [품목재고내역]

〈그림 16-8〉 품목재고내역 화면

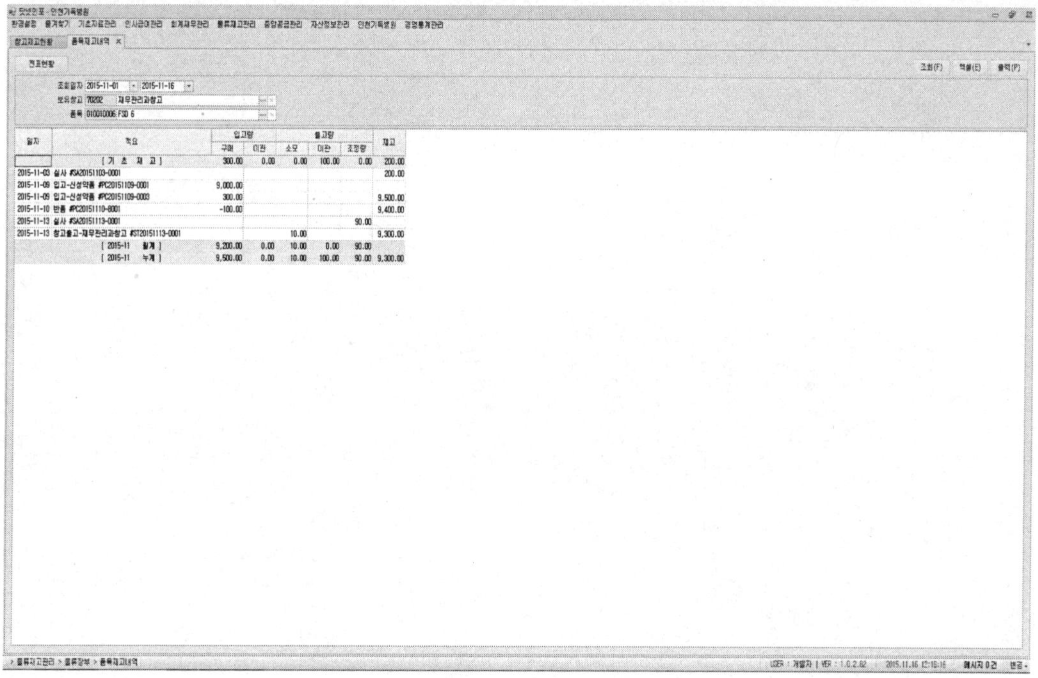

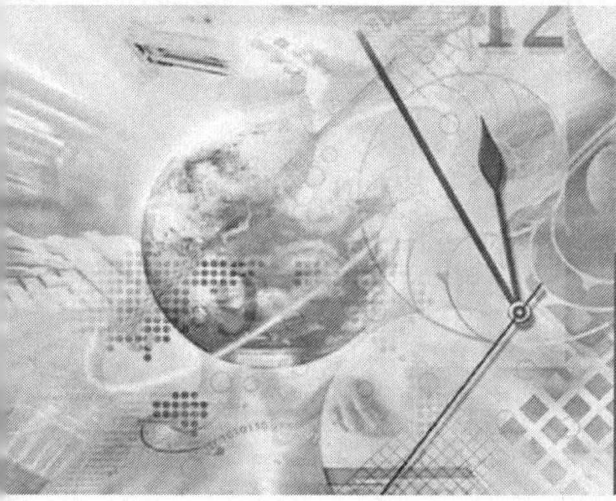

제 17 장 중앙공급관리 시스템

17.1 중앙공급관리 주요업무

17.1.1 중앙공급관리 업무흐름

〈그림 17-1〉 중앙공급관리 업무흐름도

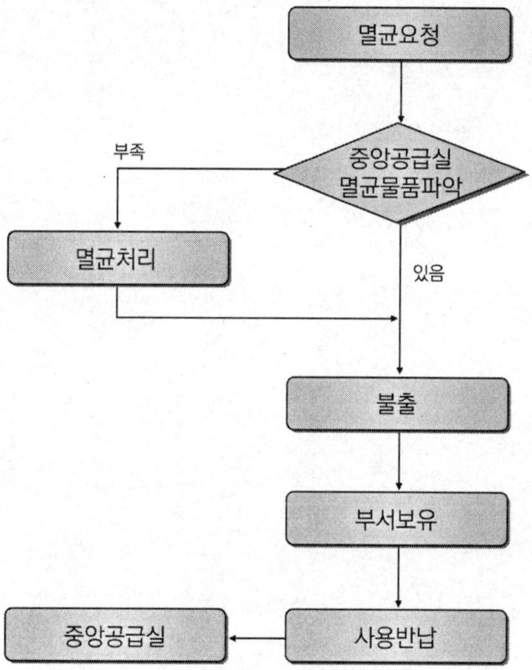

17.1.2 중앙공급관리 업무기능

중앙공급관리는 중앙공급실에서 사용하는 프로그램이며, 각 병동에서 사용하는 물품을 구매부서에서 구매하여 중앙공급실로 이관 처리한 물품을 각 병동으로 공급하고 다시 사용한 물품은 멸균 처리하여 각 병동으로 공급과 물품을 관리하는 업무이다.

따라서 중앙공급실에서 중앙공급관리를 사용함을 인하여 각 병동에 사용하고 있는 물품재고 파악과 위생관리를 동시에 이루어지는 것이다.

17.2 메뉴화면

〈그림 17-2〉 중앙공급관리 메뉴화면

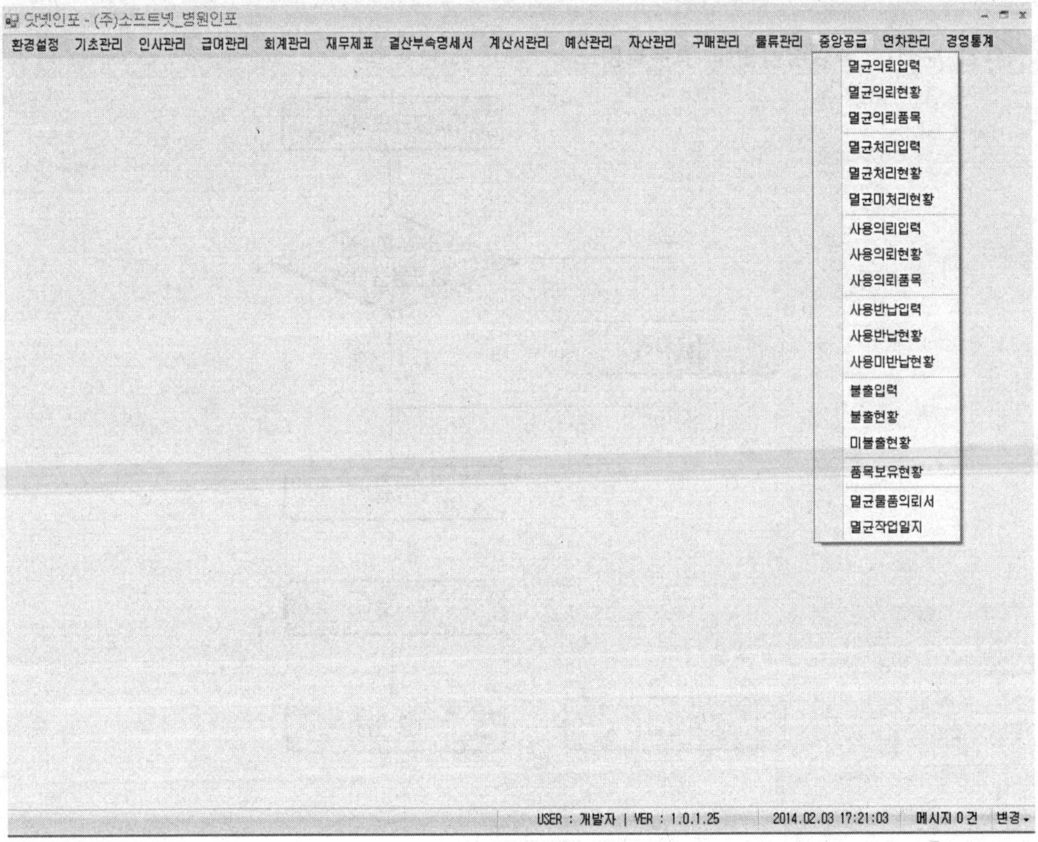

17.3 업무처리 화면

17.3.1 기초자료관리

1. 공급물품관리

공급물품관리는 중앙공급에서 사용하는 물품을 관리는 것을 말한다.

[중앙공급관리] → [기초자료] → [공급물품관리]

〈그림 17-3〉 공급물품관리 화면

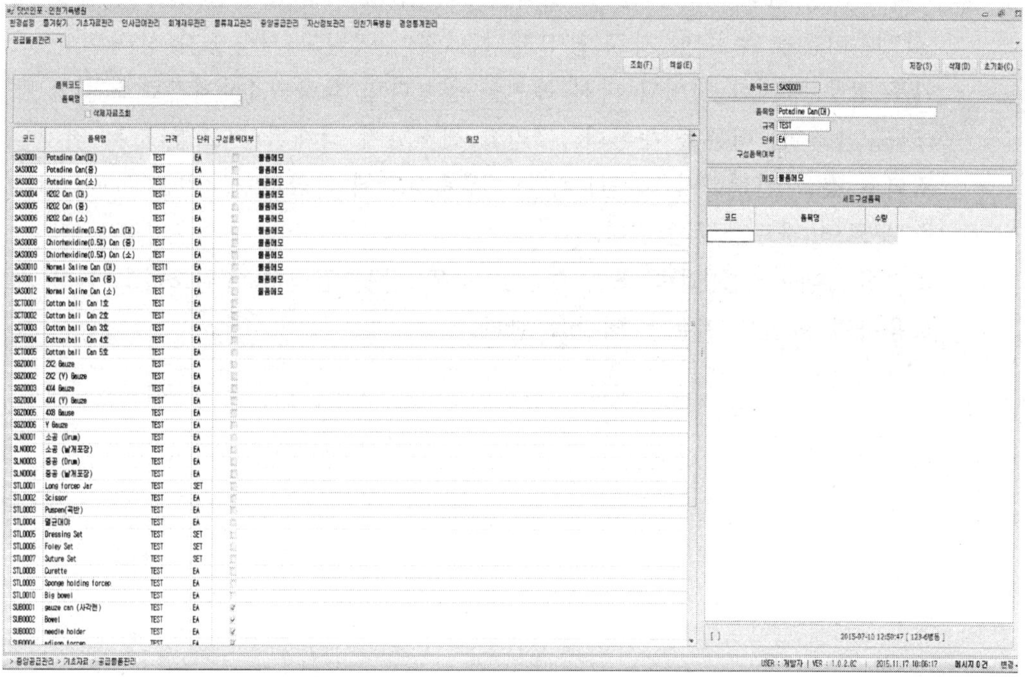

내용설명

① 품목코드 : 품목코드 자리수는 7자리로 설정되어 있으며 사용자에 따라 원하는 코드분류를 설정하여 부여한다.

② 품목명 : 품목명은 품목코드에 따라 이름을 부여한다.

③ 규격 : 품목코드에 해당하는 규격을 입력한다.

④ 단위 : 품목을 관리 하는 단위를 입력한다.

⑤ 구성품목여부 : 화면 하위의 세트구성품목을 사용할 것인지를 선택하는 것이다.

⑤ 저장 : 데이터를 모두 입력하고 [저장] 버튼을 누르면 자료가 저장된다.

⑥ 삭제 : 특정 물품코드가 잘 못 입력되었거나, 더 이상 사용할 필요가 없을 때 [삭제] 버튼을 누르면, 자료가 삭제되는 것이 아니고 사용중지 상태로 된다. 이후 잘못 삭제한 것이나 다시 복원을 원한다면 좌측의 [삭제자료조회]를 체크하고 [조회] 버튼을 누른다. 그리고 현재까지 삭제한 자료별 또는 전체를 조회된 것을 선택하여 [복원] 버튼이 우측상단에 나타나면, 이때 [복원] 버튼을 누르면 자료가 복원된다.

⑦ 초기화 : 데이터를 입력 또는 수정할 경우, 잘못 입력하여 취소하고자 할 때 사용하면 화면을 지우는 역할을 한다.

2. 마감시간관리

마감시간관리는 공급마감을 회사내에서 지정한 마감시간에 의해 마감 처리하여 업무가 완료된 자료를 다시 수정하거나 추가 공급을 결정권자의 허락 없이 함부로 공급자료를 발생시키지 못하게 하는 장치이다. 그리고 자료정리는 품목별 공급물량이 오류가 발생하여 자료집계에 문제가 있다고 판단될 경우, [자료정리]를 누르면 다시 데이터 집계를 해줌으로써 집계자료의 정확성을 기하게 된다.

[중앙공급관리] → [기초자료] → [마감시간관리]

〈그림 17-4〉 마감시간관리 화면

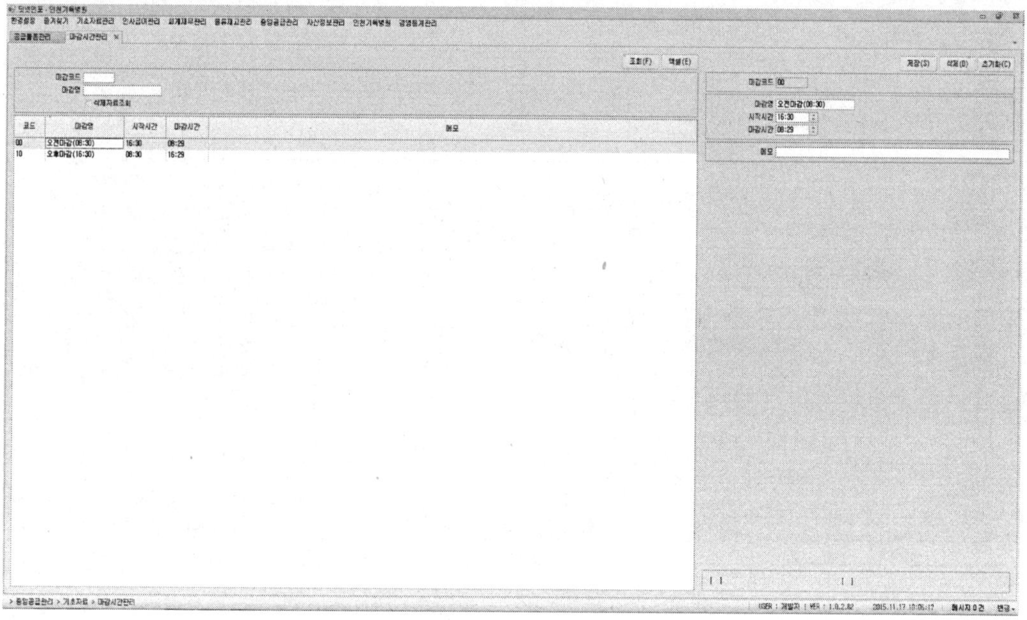

내용설명

① 마감코드 : 품목을 공급하는 시간을 정하여 공급자와 사용자간의 서로 업무의 효율성을 높이기 위하여 일일에 마감시간을 몇 차례 정하여 품목을 공급하기 위한 것이다.

② 마감명 : 마감시간 때에 따라 마감명을 설정하여 입력하면 된다.

③ 시작시간/마감시간 : 마감시간을 From, To를 설정하는 것이다.

3. 공급부서관리

공급부서는 중앙공급실에서 관리하고 있는 물품이나 멸균소독을 의뢰하는 부서를 관리하기 위해 공급부서관리를 입력하는 것이다.

[중앙공급관리] → [기초자료] → [공급부서관리]

〈그림 17-5〉 공급부서관리 화면

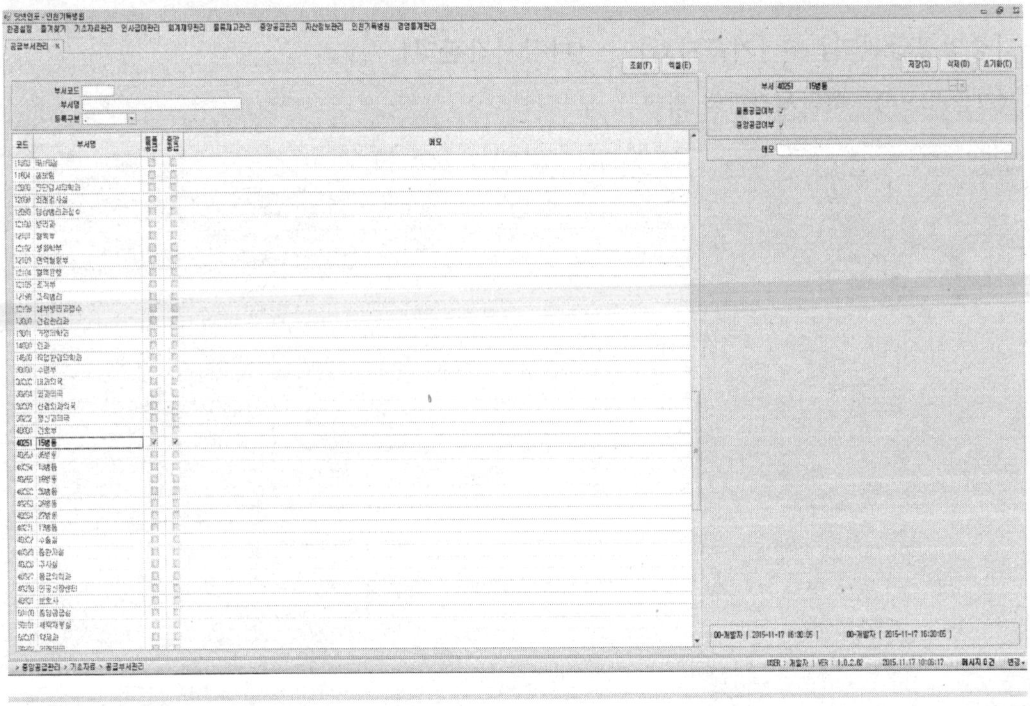

내용설명

① 부서 : 부서는 좌측화면에서 부서를 선택하면 자동으로 부여된다.

② 물품공급여부 : 중앙공급실에서 물품을 공급할 것인지를 체크하는 것이다.

③ 중앙공급여부 : 멸균소득에 대하여 의뢰를 할 것인지를 체크하는 것이다.

4. 공급자료정리

각 보유부서에서 보유하는 있는 보유수량이 잘못되어 수량이 서로 다른 경우, 좌측상단의 [자료정리] 버튼을 누르면 자료를 자동 집계하여 정확한 데이터를 보여준다.

[중앙공급관리] → [기초자료] → [공급자료정리]

〈그림 17-6〉 공급자료정리 화면

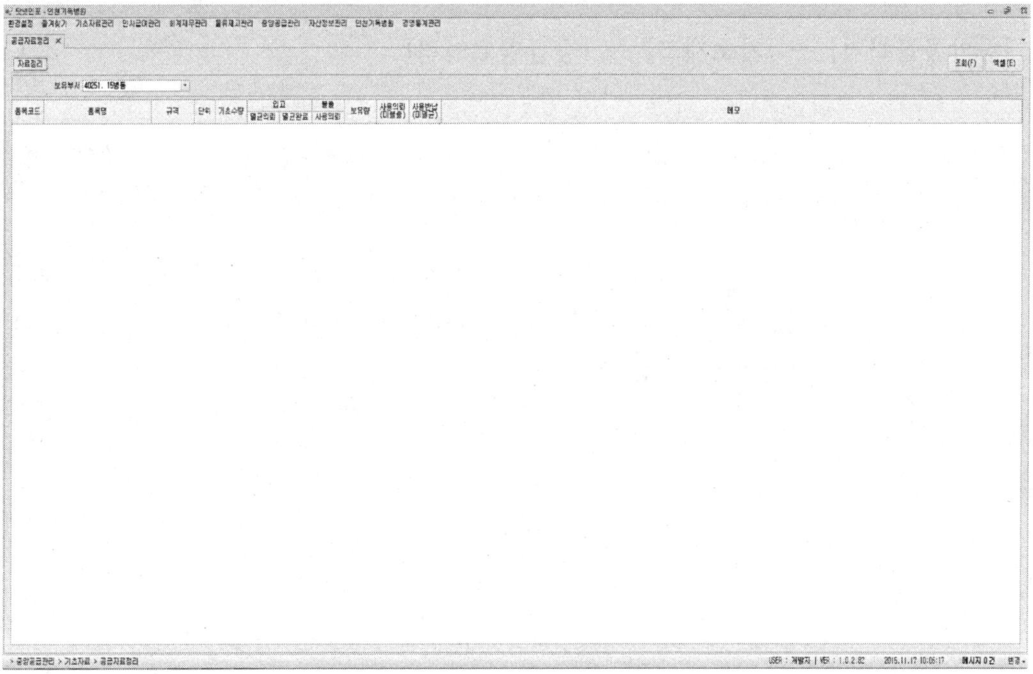

17.3.2 기초재고

1. 공급입고입력

중앙공급실에서 각 병동으로 물품을 공급 처리하는 화면이다. 먼저 입고부서를 선택하고 [공급입고품목] 버튼을 누르면 해당 병동에서 사용하고 있는 품목이 나타나게 되는데, 입고된 물품만 선택하여 [공급입고입력] 버튼을 누르면 공급 입고 처리를 완료하게 된다.

[중앙공급관리] → [기초재고] → [공급입고입력]

〈그림 17-7〉 공급입고입력 화면

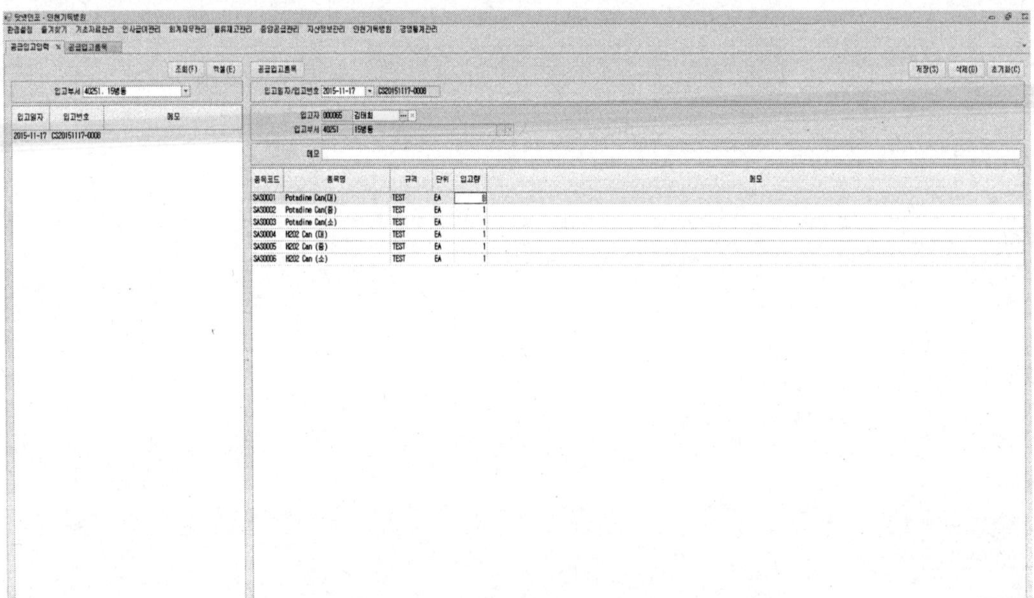

내용설명

① 입고부서 : 화면 좌측의 입고부서는 입고 또는 조회할 해당 부서를 선택하면 된다.

② 입고일자/입고번호 : 입고일자는 자동으로 시스템 날자가 부여되면 사용자가 직접 입고일자를 선택하여 입력하여도 된다. 그리고 입고번호는 자동으로 부여되어 사용자가 수정 할 수 없다.

③ 입고자 : 물품 입고 담당자를 입력하면 된다.

④ 입고부서 : 사용자를 선택하면 입고부서는 자동으로 가져온다.

2. 공급입고현황

중앙공급실이나 각 부서로 입고된 물품을 확인하기 위한 것이다. 또 입고전표번호에 입력된 물품이 잘못 기입 되었다면 해당전표를 선택한 후 [공급입고입력] 버튼을 누르면

「공급입고입력 화면」으로 전환이 되어 수정, 삭제를 할 수 있다.

[중앙공급관리] → [기초재고] → [공급입고현황]

〈그림 17-8〉 공급입고현황 화면

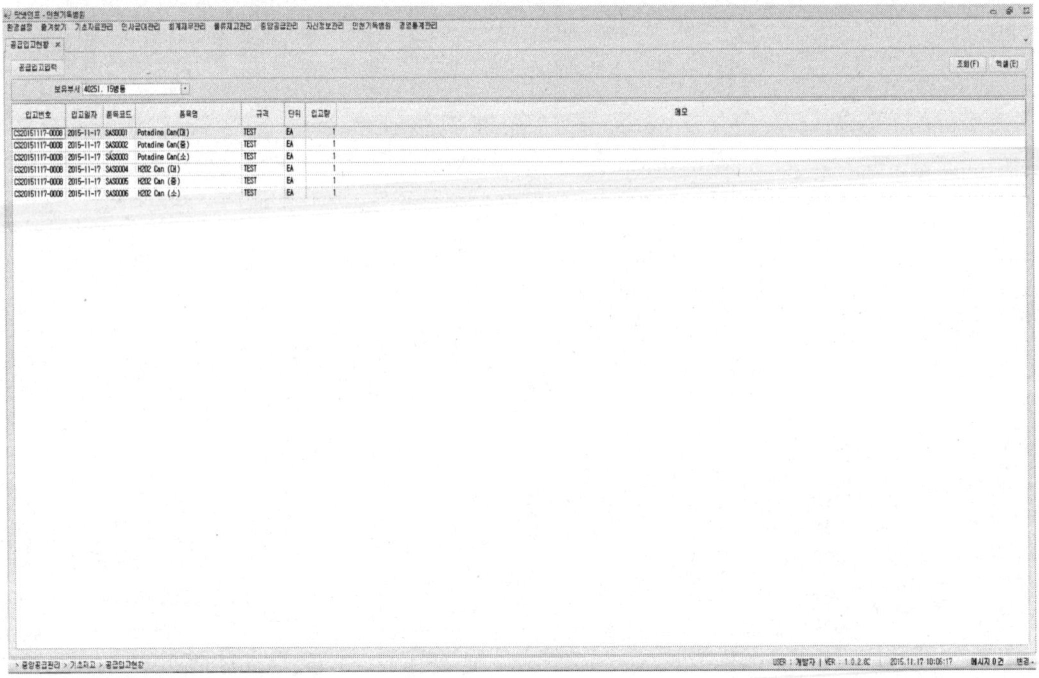

내용설명

① 보유부서 : 부서를 선택한 후 조회버튼을 누르면 해당 부서에 입고된 자료가 나타난다.

② 공급입고입력 : [공급입고입력] 버튼은 선택된 전표 데이터를 수정이나 삭제를 할 경우에 「공급입고입력 화면」으로 가서 작업할 수 있다.

3. 물품보유현황

중앙공급실이나 각 부서로 보유하고 있는 물품을 현재 상태에서 어떻게 관리가 되고 있는지 물품이동 내역을 조회할 수 있는 화면이다.

[중앙공급관리] → [기초재고] → [물품보유현황]

〈그림 17-9〉 물품보유현황 화면

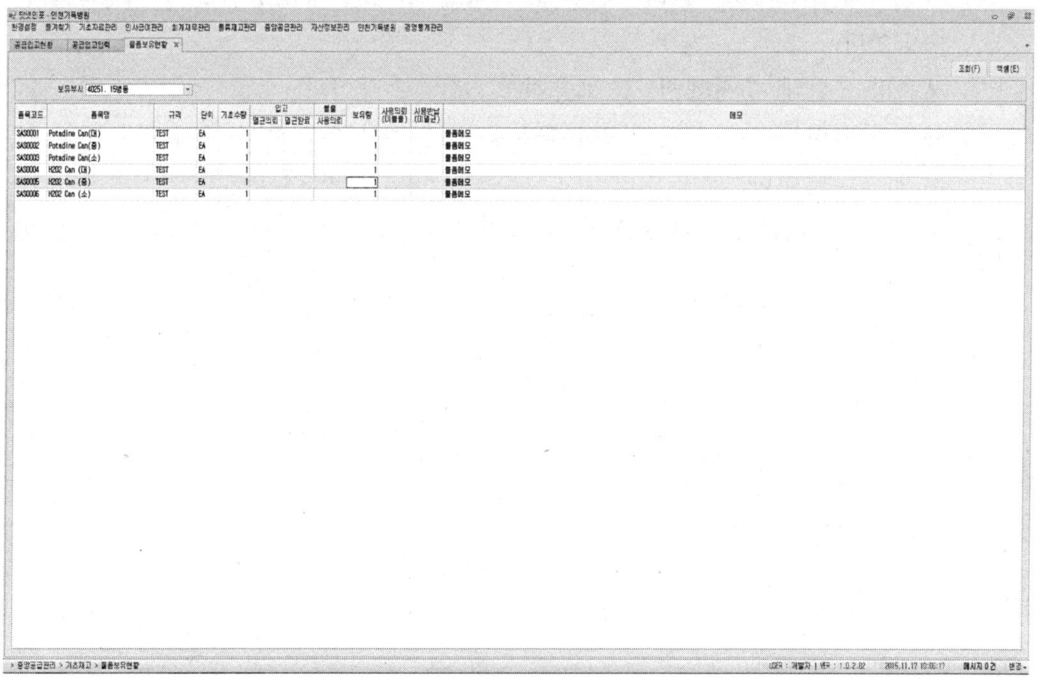

내용설명

① 보유부서 : 부서를 선택한 후 조회버튼을 누르면 해당 부서에 입고된 자료가 나타난다.

② 멸균의뢰 : 보유하고 있는 물품을 중앙공급실에 멸균 의뢰한 수량을 보여준다.

③ 멸균완료 : 멸균이 완료되어 항시 사용이 가능한 수량을 보여준다.

④ 사용의뢰 : 임시로 사용할 물품을 요청한 물품을 중앙공급실에 사용의뢰한 수량이다.

⑤ 보유량 : 현재 부서에서 총 보유하고 있는 수량이다.

⑥ 사용의뢰(미불출) : 사용의뢰한 물품을 보유하고 있으면서 아직 반납하지 않은 물품수량이다.

⑦ 사용반납(미멸균) : 사용반납 받은 물품을 멸균처리 하지 않은 수량을 말한다.

17.3.3 멸균처리

1. 멸균의뢰입력

각 부서에서 보유하고 있는 품목을 멸균소독하기 위해 중앙공급센터로 의뢰하는데 이용된다. 프로그램을 사용하는 방법은 먼저 멸균의뢰품목 프로그램을 실행하여 의뢰품목을 선택한 후 멸균의뢰입력 화면으로 와서 의뢰수량을 입력하면 된다. 의뢰일자와 소독시간과 의뢰번호는 자동으로 부여되므로 사용자가 선택하지 않는다.

[중앙공급관리] → [멸균처리] → [멸균의뢰입력]

〈그림 17-10〉 멸균의뢰입력 화면

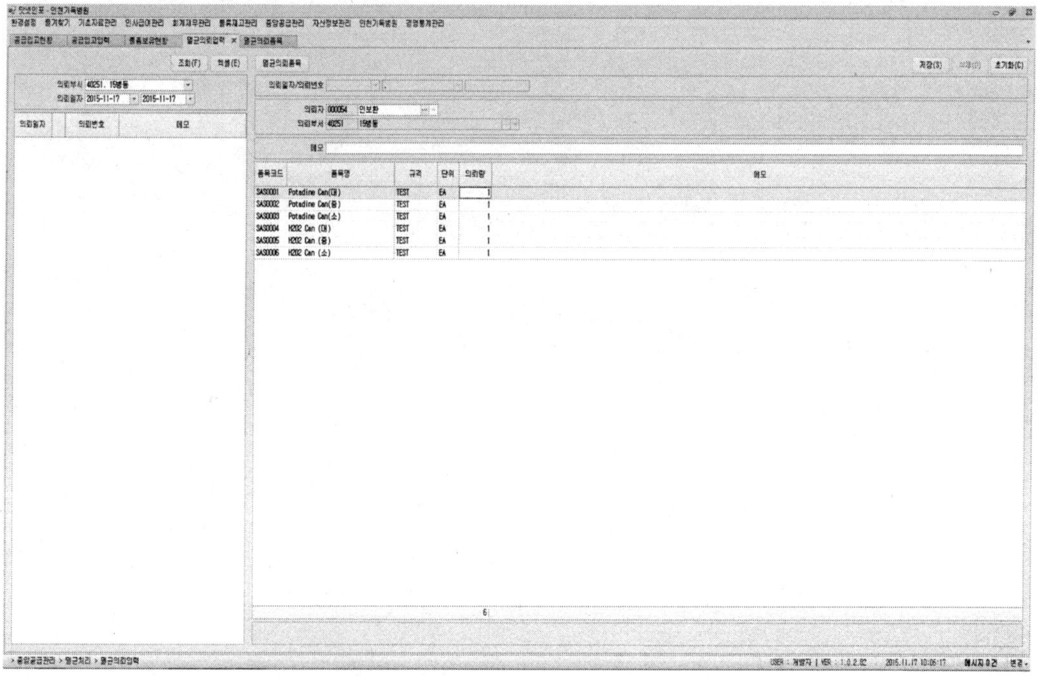

내용설명

① 멸균의뢰품목 : 각 부서에서 보유하고 있는 물품의 종류와 보유상태를 확인하고자 할 때 클릭한다.

② 의뢰일자/의뢰번호 : 의뢰일자와 의뢰번호는 프로그램에서 자동으로 부여되므로 수정이 불가하다.

③ 품목명 : 품목선택은 멸균의뢰 입력에서 하는 것이 아니고 멸균의뢰품목에서 선택하여 의뢰수량만 입력하면 된다.

④ 의뢰량 : 멸균의뢰 할 품목수량을 입력한다.

⑤ 메모 : 멸균처리에 따라 전달사항이 있으면 메모를 입력하여 기록으로 남긴다.

⑥ 저장 : 입력한 자료가 저장되면 중앙공급실에서 멸균의뢰현황을 조회할 수 있다.

2. 사용의뢰입력

각 부서에서 신규나 추가로 사용할 물품을 신청하는 화면이다. 기존에 보유하고 있는 물품을 멸균소독을 하는 것과는 달리, 물품이 추가로 필요한 수량을 의뢰량에 입력하여 저장하면 중앙공급실에서 확인한 후 각 부서로 사용 의뢰한 수량만큼 보급하여 주는 화면이다.

[중앙공급관리] → [멸균처리] → [사용의뢰입력]

〈그림 17-11〉 사용의뢰입력 화면

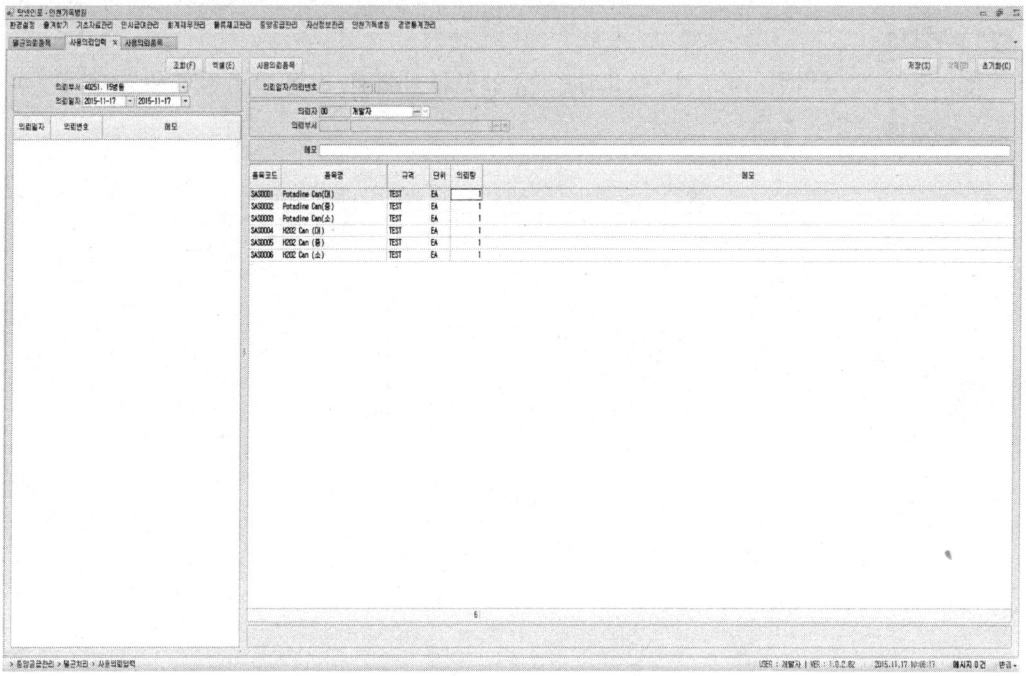

■ 내용설명

① 사용의뢰품목 : 각 부서에서 보유하고 있는 물품의 종류와 보유상태를 확인하고자 할 때 클릭한다.

② 의뢰일자/의뢰번호 : 의뢰일자와 의뢰번호는 프로그램에서 자동으로 부여되므로 수정이 불가하다.

③ 품목명 : 품목선택은 사용의뢰 입력에서 하는 것이 아니고 사용의뢰품목에서 선택하여 의뢰수량만 입력하면 된다.

④ 의뢰량 : 사용의뢰 할 품목수량을 입력한다.

⑤ 메모 : 사용의뢰에 따라 전달사항이 있으면 메모를 입력하여 기록으로 남긴다.

⑥ 저장 : 입력한 자료가 저장되면 중앙공급실에서 사용의뢰현황을 조회할 수 있다.

3. 사용반납입력

각 부서에서 사용의뢰를 신청한 물품을 중앙공급실에서 불출 처리하고 사용부서에서 더 이상 보유할 필요가 없을 때 해당 물품들을 각 부서에서 중앙공급실로 반납할 경우 사용하는 화면이다. 반납처리를 입력하는 방법은 먼저 [사용반납품목]에서 확인한 후 반납할 품목을 선택하고 [사용반납입력]을 클릭하여 저장하면 사용반납 처리가 완료된다.

[중앙공급관리] → [멸균처리] → [사용반납입력]

〈그림 17-12〉 사용반납입력 화면

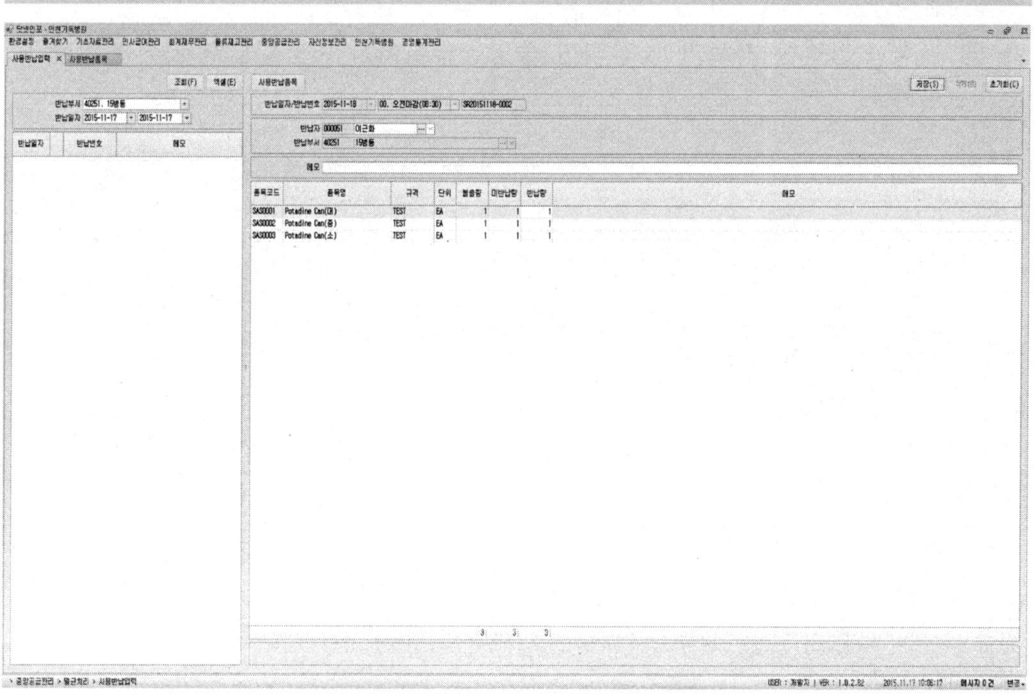

내용설명

① 사용반납품목 : 각 부서에서 사용의뢰하여 보유하고 있는 물품의 종류와 보유상태를 확인하고자 할 때 클릭한다.

② 반납일자/반납번호 : 반납일자와 반납번호는 프로그램에서 자동으로 부여되므로 수정이 불가하다.

③ 품목명 : 품목선택은 사용의뢰 입력에서 하는 것이 아니고 사용반납품목에서 선택하여 반납수량만 입력하면 된다.

④ 반납량 : 사용반납 할 품목수량을 입력한다.

⑤ 메모 : 사용반납에 따라 전달사항이 있으면 메모를 입력하여 기록으로 남긴다.

⑥ 저장 : 입력한 자료가 저장되면 중앙공급실에서 사용반납현황을 조회할 수 있다.

4. 멸균처리입력

멸균처리입력은 각 부서에서 멸균소독하기 위해 중앙공급센터로 의뢰할 때 사용하는 화면이다. 프로그램을 사용하는 방법은 먼저 [멸균처리품목]을 클릭하여 멸균처리품목을 선택한 후 멸균처리입력 화면으로 와서 멸균수량을 입력하면 된다. 멸균일자와 멸균번호는 자동으로 부여되므로 사용자가 선택하지 않는다.

[중앙공급관리] → [멸균처리] → [멸균처리입력]

〈그림 17-13〉 멸균처리입력 화면

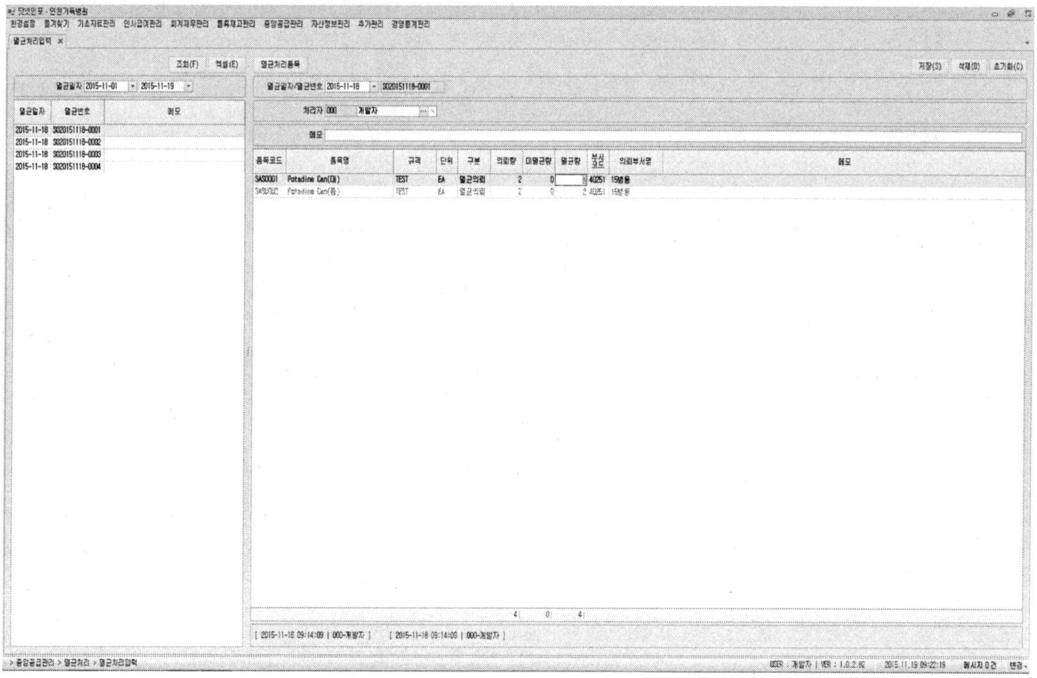

내용설명

① 멸균일자 : 화면의 좌측 있는 멸균일자는 멸균처리한 물품전표를 조회하기 위한 것이다.

② 멸균일자/멸균번호 : 우측화면에 있는 멸균일자와 멸균번호는 프로그램에서 자동으로 부여되므로 수정이 불가하다.

③ 품목명 : 품목선택은 사용의뢰 입력에서 하는 것이 아니고 멸균처리품목에서 선택하여 멸균량만 입력하면 된다.

④ 멸균량 : 멸균 처리한 품목수량을 입력한다.

⑤ 메모 : 멸균처리에 따라 전달사항이 있으면 메모를 입력하여 기록으로 남긴다.

⑥ 저장 : 입력한 자료가 저장되면 중앙 공급실에서 멸균처리현황을 조회할 수 있다.

5. 의뢰불출입력

각 부서에서 중앙공급실로 물품을 의뢰한 것을 불출하는 화면이다.

[중앙공급관리] → [멸균처리] → [의뢰불출입력]

〈그림 17-14〉 의뢰불출입력 화면

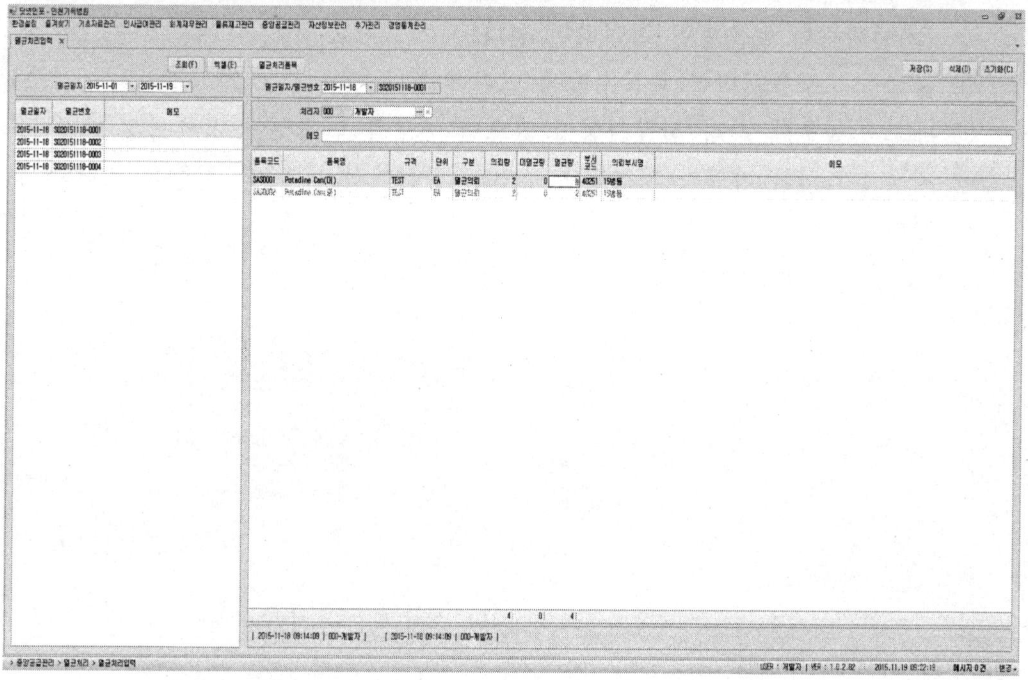

내용설명

① 불출일자 : 좌측화면 있는 불출일자는 의뢰한 물품대한 불출전표를 조회하기 위한 것이다.

② 불출일자/불출번호 : 우측화면에 있는 불출일자와 불출번호는 프로그램에서 자동으로 부여되므로 수정이 불가하다.

③ 품목명 : 품목선택은 사용의뢰 입력에서 하는 것이 아니고 품목의뢰한 물품을 선택하여 불출량만 입력하면 된다.

④ 불출량 : 불출처리한 품목수량을 입력한다.

⑤ 메모 : 불출에 따라 전달사항이 있으면 메모를 입력하여 기록으로 남긴다.

⑥ 저장 : 입력한 자료가 저장되면 중앙 공급실에서 불출처리현황을 조회할 수 있다.

6. 멸균의뢰현황

각 부서에서 멸균처리를 의뢰한 현황을 조회할 수 있는 화면이다. 의뢰일자와 마감시간 때 별로 확인하여 멸균 소독할 업무를 전달하기 위한 것이다.

[중앙공급관리] → [멸균장부] → [멸균의뢰현황]

〈그림 17-15〉 멸균의뢰현황 화면

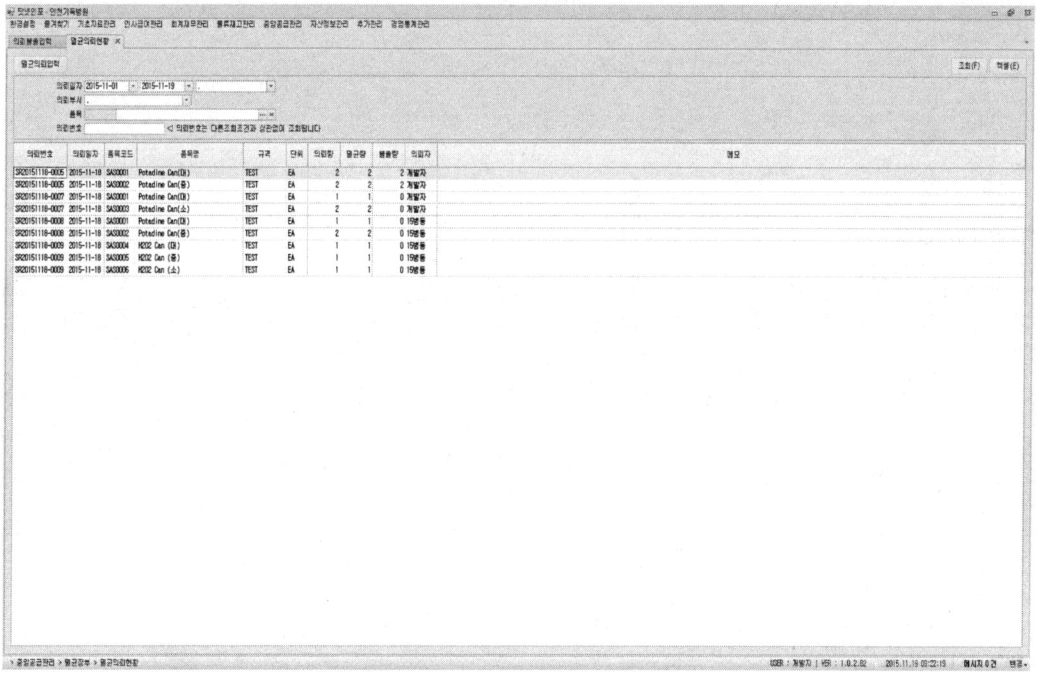

7. 사용의뢰현황

각 부서에서 사용의뢰를 신청한 현황을 조회할 수 있는 화면이다. 의뢰일자와 마감시간에 따라 사용의뢰현황을 확인하여 업무 처리한다.

[중앙공급관리] → [멸균장부] → [사용의뢰현황]

〈그림 17-16〉 사용의뢰현황 화면

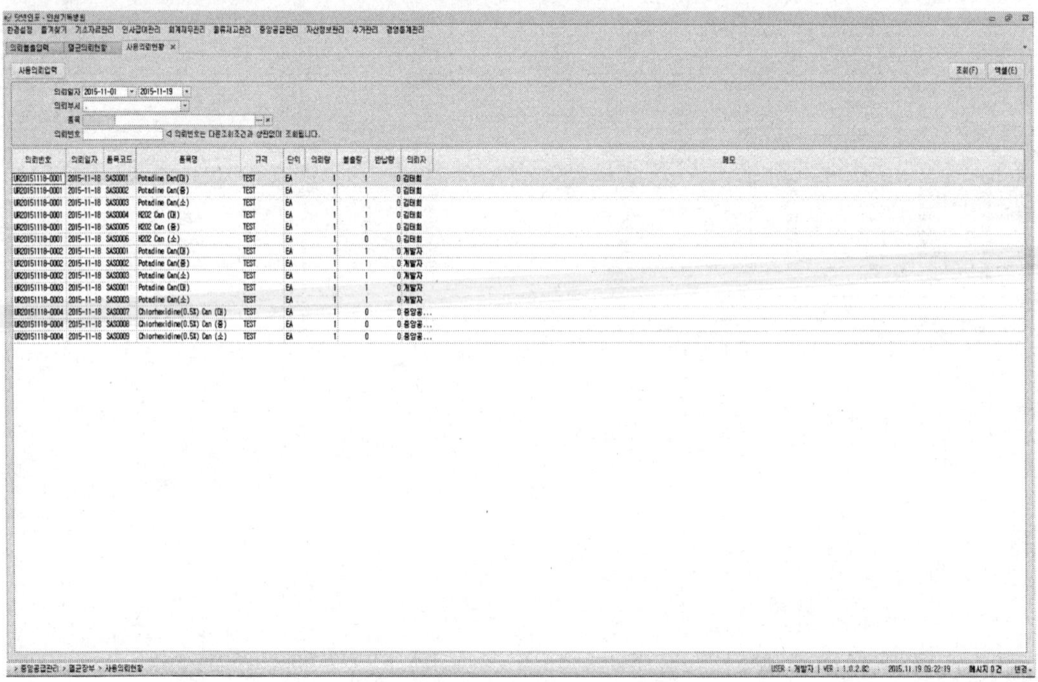

8. 사용반납현황

사용반납현황을 조회할 수 있는 화면이다. 반납일자에 따라 사용반납현황을 확인하여 업무 처리하면 되고, 사용반납처리가 잘 못 처리한 전표를 선택하여 [사용반납입력]을 누르면 사용반납처리를 수정 또는 삭제를 할 수 있다.

[중앙공급관리] → [멸균장부] → [사용반납현황]

〈그림 17-17〉 사용반납현황 화면

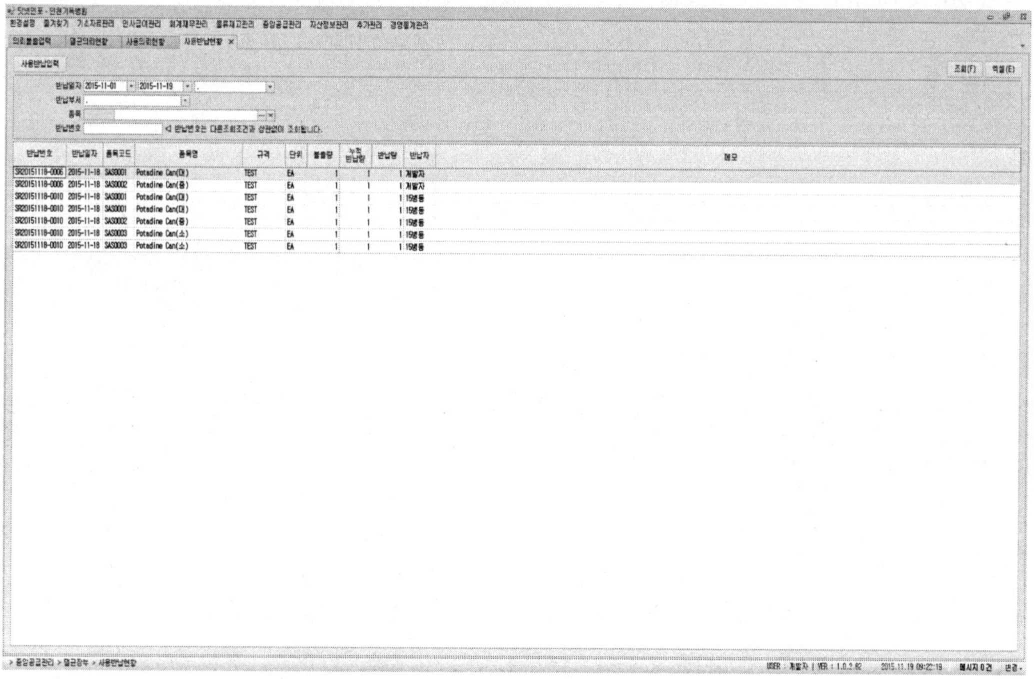

9. 사용미반납현황

중앙공급실에서 물품을 전달받아 보유하고 있는 물품 중 현재까지 반납하지 않고 보유하고 있는 물품현황이다.

[중앙공급관리] → [멸균장부] → [사용미반납현황]

〈그림 17-18〉 사용미반납현황 화면

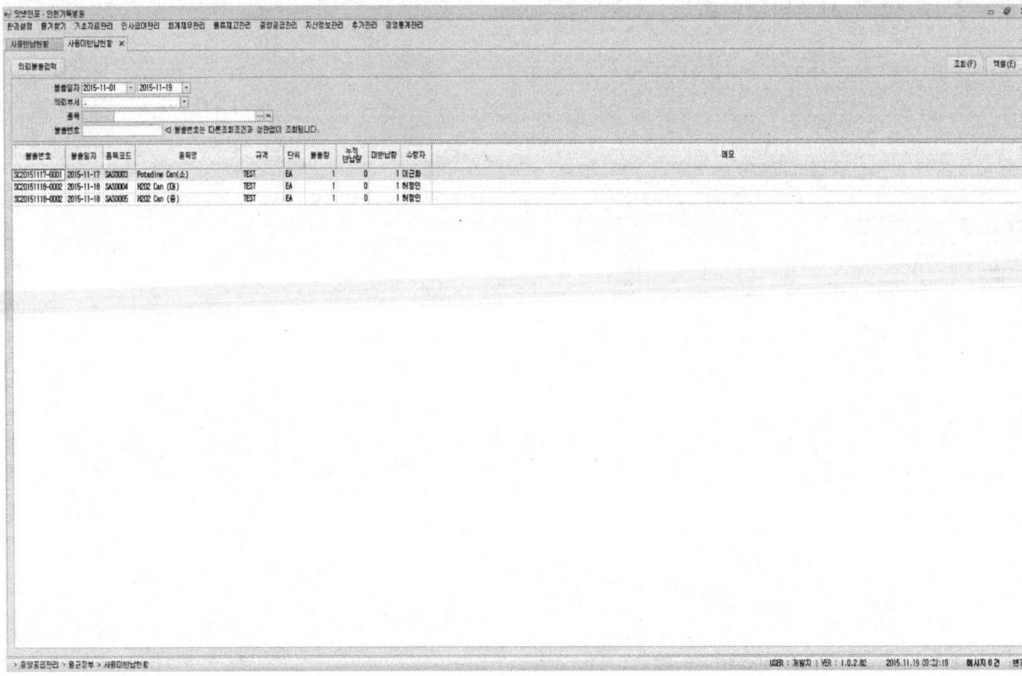

10. 멸균처리현황

각 부서에서 멸균처리를 의뢰한 현황을 멸균처리가 완료된 물품을 조회할 수 있는 화면이다. 처리일자와 의뢰부서 품목 처리번호에 따라 멸균 처리한 현황을 확인하여 업무를 전달하기 위한 것이다.

[중앙공급관리] → [멸균장부] → [멸균처리현황]

〈그림 17-19〉 멸균처리현황 화면

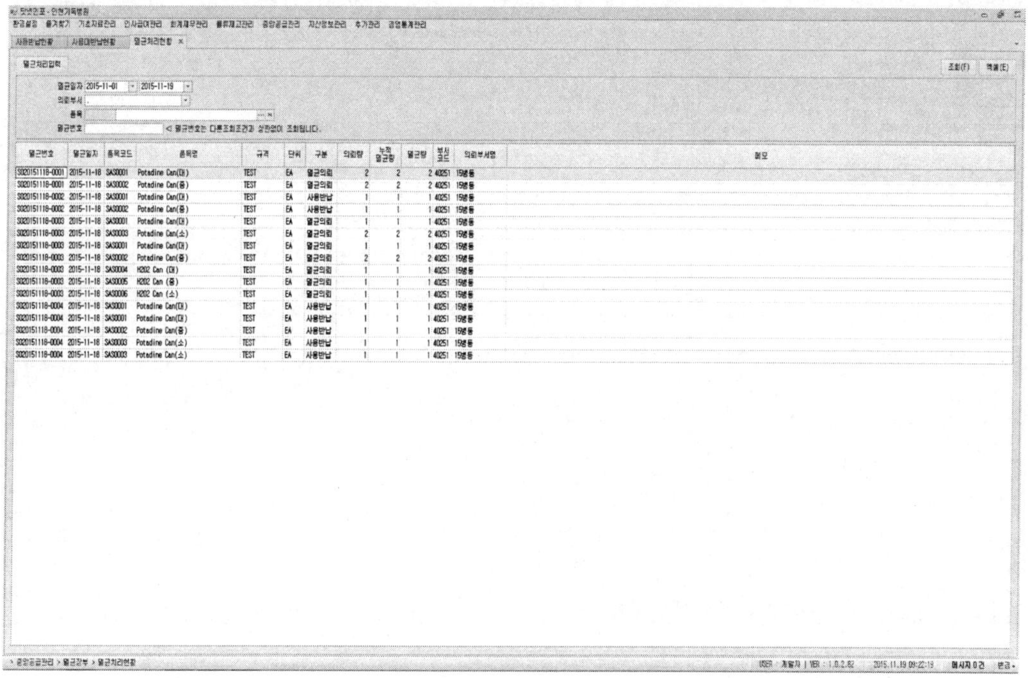

11. 멸균미처리현황

각 부서에서 멸균처리를 요청한 물품을 조회하면서 멸균처리를 입력할 때 멸균의뢰 품목을 선택하여 멸균처리입력으로 넘어가는 화면이다.

[중앙공급관리] → [멸균장부] → [멸균미처리현황]

〈그림 17-20〉 멸균미처리현황 화면

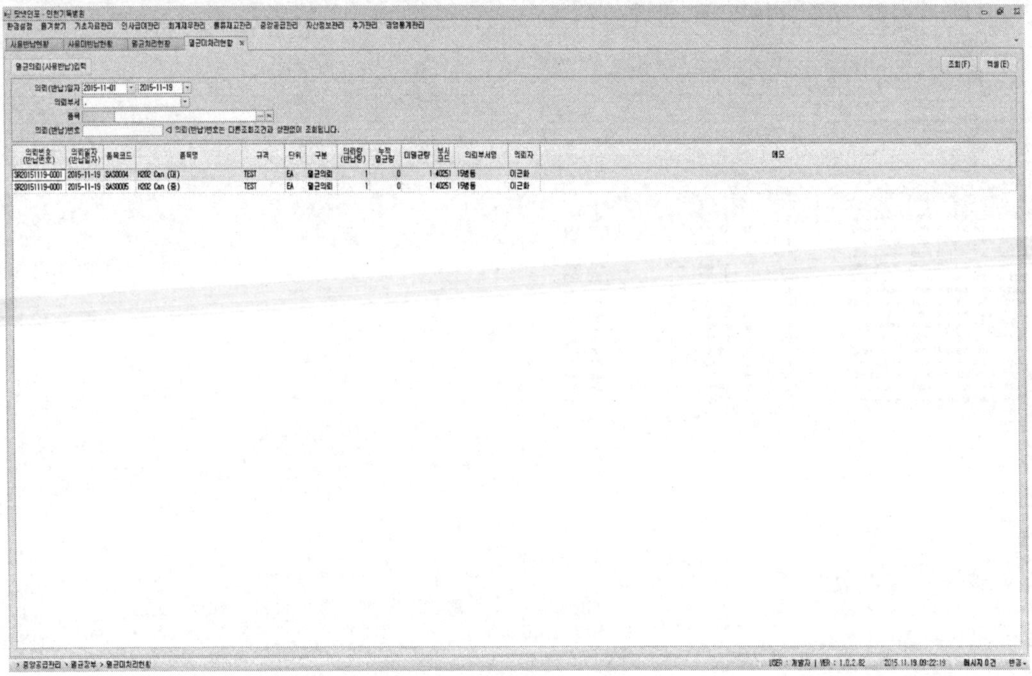

12. 의뢰불출현황

사용의뢰(멸균의뢰) 물품에 대하여 의뢰불출현황을 조회할 수 있는 화면이다. 불출일자에 따라 의뢰불출현황을 확인하여 업무 처리한다.

[중앙공급관리] → [멸균장부] → [의뢰불출현황]

〈그림 17-21〉 의뢰불출현황 화면

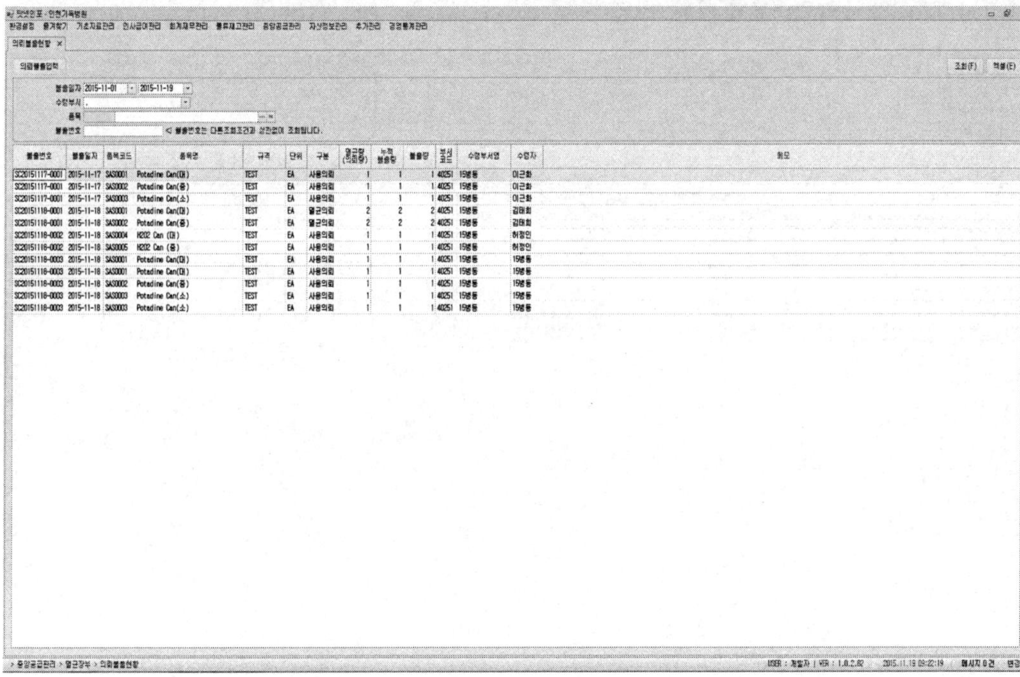

13. 의뢰미불출현황

중앙공급실에서 물품을 전달받아 보유하고 있는 물품을 조회하면서 멸균(사용) 의뢰 반납을 입력할 때 반납 할 품목을 선택하여 멸균처리(사용의뢰)입력으로 넘어가는 화면이다.

[중앙공급관리] → [멸균장부] → [의뢰미불출현황]

〈그림 17-22〉 의뢰미불출현황 화면

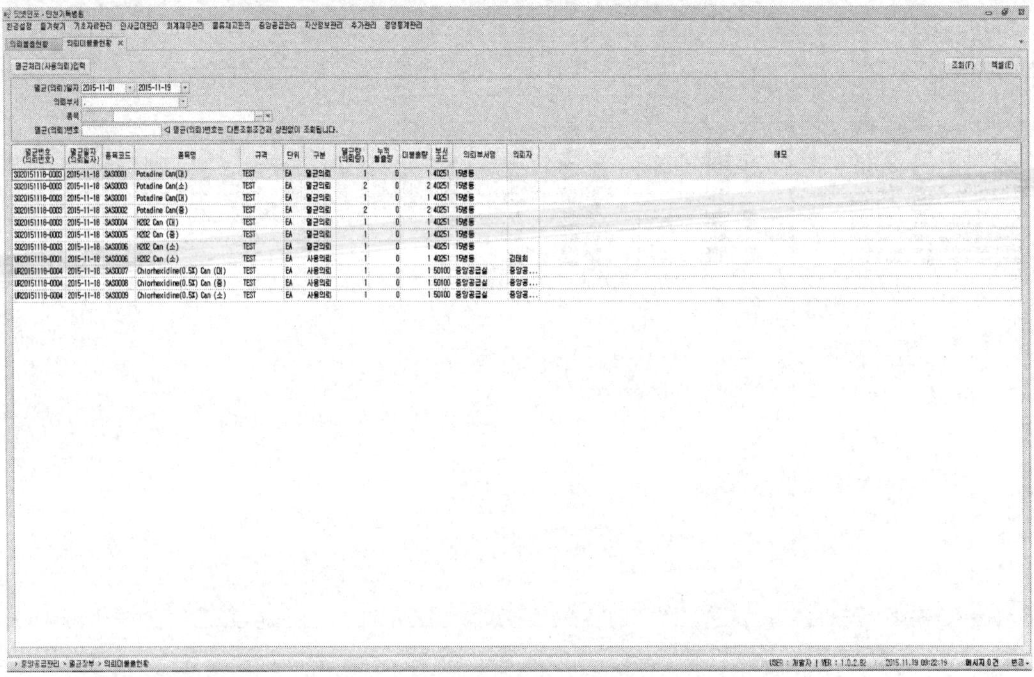

참고문헌

1. 고완석·김정태 공저, 컴퓨터의 이해와 정보활용, 박영사, 1997
2. 공명달, 전사적 자원관리 ERP(제3판), 피앤씨미디어, 2013
3. 공명달, 병원정보시스템운영실무, 피앤씨미디어, 2013
4. 공명달, 시스템 분석 및 설계, 21세기사, 2007
5. 권영대, 병원경영정보시스템의 현재와 미래, 전자신문, 2002
6. 김동수·박하영, 국내 대형 병원 정보화 현황 및 발전 전략에 대한 연구, 정보화정책 제11권 제3호, pp.13－29
7. 김미연·이철민·문창주·이동훈, 객체지향 지리정보시스템에서의 역할 기반 접근 제어, 정보기술응용연구, 제14권, 제3호, 2007
8. 김우주·백동현·서우종·서창교 옮김, 경영정보시스템, ㈜피어슨에듀케이션코리아, 2012
9. 김종훈·김종진, 컴퓨터개론, 한빛아카데미,2013
10. 김한규·박동선·이재광 공역, 데이터 통신과 네트워킹, 교보문고, 1999
11. 남태희, 보건의료정보학, 대학서림, 2008
12. 두산백과(www.doopedia.co.kr), 2013
13. 류시원 외, 보건의료정보학, 계축문화사, 2012
14. 매경닷컴, 매일경제, 2013
15. 박우성 외, 병원경영정보관리(제4판), 고려의학, 2012
16. 박종선 외, 의료정보관리학, 보문각, 2012
17. 박종선 외, 의료정보통신, 포널스출판사, 2012
18. 시사상식사전, 박문각, 2013
19. 에듀팩토리 편집부, (필통) 의무기록사, 에듀팩토리, 2013
20. 윤종훈·김용민, 경영정보시스템, 학현사, 2011
21. 오재인·안상형·유석천 공저, 경영과 정보시스템(제2판), 박영사, 2001
22. 이영환·박종순, 시스템 분석과 설계, 법영사, 1998
23. 이재규·권순범·임규건 편저, 경영정보시스템원론, 법영사, 2011
24. 이주헌, 실용 소프트웨어공학론, 법영사, 1996

25. 정덕훈·박정훈·백승익 공역, 정보기술의 이해, 교보문고, 2002
26. 한국의료정보교육협회, 보건의료정보학, 현문사, 2012
27. 한국의료정보교육협회, 의료전산일반, 서원미디어, 2010
28. 한국정보통신기술협회, IT용어사전, 2013
29. 한재민, 경영정보시스템(제2판), 학현사, 2002
30. 황하진, 유비쿼터스 시대의 경영정보시스템, 경문사, 2005
31. Bakker, A. & Pluyter-Wenting, E., Hospital Information Sytems, In J. Mantar and A. Hasman, Textbook in Health Informatics, Fairfax, VA: Hospital Press.
32. Behrouz Forouzan, Introduction to Data Communocation and Networking, McGraw-Hill, 1998
33. Hussain, D. & K. M. Hussain, Information Resource Management, Irwin, 1984
34. Laudon, K. C. & Laudon, J. P., Management Information Systems, Pearson, 2012
35. Laudon, K. C. & Laudon, J. P., Management Information Systems: A Contemporary Perspective, Macmillan, 1988
36. McGraw, Gary, Real-World Software Security, Information Week, Aug. 9, 2010
37. O'Brien, J. A., Introduction to Information Systems in Business Management, Irwin, 1991
38. O'Brien & Marakas, Management Information Systems, McGraw-Hill, 2011
39. O'Brien & Marakas, Introduction to Information Systems, McGraw-Hill, 2013
40. Parker, S. C., Management Informations: Strategy and Action, McGraw-Hill, 1989
41. Stallings, W., Business Data Communications, Macmillan, 1990

국문 찾아보기

(ㄹ)

(ㅁ)

(ㅇ)

(ㅊ)

영문 찾아보기

(P)

(Q)

(W)

(X)

[저자 약력]

공 명 달

공명달(孔明達) 교수는 동아고등학교를 나와 동아대학교 공업경영학과를 졸업하고 동 대학에서 석·박사학위(MIS전공)와 인제대학교 보건대학원에서 보건학 석사학위(병원경영학)를 취득하였다. 현대중공업㈜, 기아정보시스템㈜ 등에서 정보시스템 개발분야에 약 10여 년간의 실무경험을 가지고 있다. 기업체 근무시 기아자동차㈜, 현대중공업㈜ 등의 제조업체와 정보통신부, 국방부, 금융기관 및 언론기관 등의 정보시스템 개발 프로젝트를 다수 수행한 바 있으며, 기업체의 경영 및 기술자문과 정부기관의 정보통신 분야 평가위원을 역임하였다. 현재 영산대학교 경영학과를 거쳐 의료경영학과 교수로 재직 중이며 경영정보전공 책임교수와 지역발전연구원부원장, 그리고 한국산업단지공단 자문위원(경영분야)도 역임하였다.
그리고 2014년 8월부터 1년간 영국 서리대학교(University of Surrey) 의료경영학과에서 교환교수를 역임한 바 있다.
주요 관심분야는 병원정보시스템, 경영정보시스템, 생산정보시스템, 정보시스템 개발, 시스템 분석 및 설계, 시스템 개발방법론, CIM, ERP, SCM, e-Business 및 인사·조직관리 등이며, 주요 저서로는 병원정보시스템 운영실무(2013), 전사적 자원관리 ERP(2013, 제3판), 시스템 분석 및 설계(2007), 생산정보시스템의 이해(2001, 공저), 21세기 생산관리(2003, 공저) 등이 있다.

제2판
병원경영정보시스템

초판발행 2014년 3월 20일
제2판인쇄 2017년 2월 20일
제2판발행 2017년 2월 28일

지은이 공명달
펴낸이 박노일

총괄기획 김중용·최준규
편 집 심성보·김인숙

펴낸곳 pnc publishing and culture 피앤씨미디어
경기도 고양시 일산동구 강송로 153 310-1501
등록 제396-2012-000203호
전 화 070)7550-3758 팩 스 02)718-8554
홈페이지 www.pncmedia.co.kr 이메일 pnc@pncmedia.co.kr
ISBN 979-11-5730-399-1 93320

정 가 28,000원